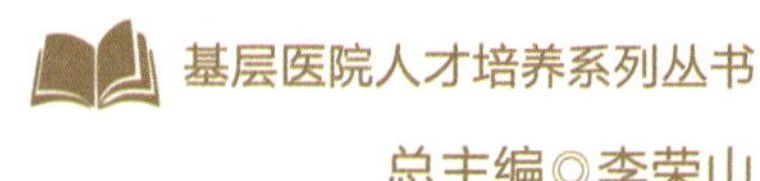

消化科

主　　编

汪　嵘

主　　审

赵　江　郭晓峰

副 主 编

（按拼音排序）

冯　璟　侯　波　郝玉霞　李　霞　刘京龙　马瑞军

参编人员

（按拼音排序）

曹　峥　段瑞波　范　静　冯　璟　巩　伟　郭婧怡　郭柳汀　郭艳娥
郝瑞军　郝玉霞　韩　轶　侯　波　贾宝会　李　霞　李培敏　梁　荣
刘京龙　刘晓兵　马瑞军　米俊杰　彭　鹏　乔　敏　秦　延　孙瑾琰
孙小雅　汪　嵘　王　洋　王红云　王慧莲　王彦景　王耀华　王志峰
卫怡蓉　吴龙龙　杨　婷　杨海昆　阴瑞瑞　张　华　张　瑾　张　晶
张　瑜　张睿雅　张舒静　赵丹瑜　赵一青

秘　　书

米俊杰

山西出版传媒集团
山西科学技术出版社

总编委会名单

总主编　李荣山
副总主编　孙化中　李耀平
执行总主编　张姣兰　陈胜利
执行副总主编　刘宝来　秦　洁
主审　刘　芳
秘书　朱　凌

分册主编

肾内科　李荣山　周晓霜
消化科　汪　嵘
内分泌科　神经内科　秦　洁　刘　毅
血液科　风湿免疫科　贺建霞　张改连
呼吸科　心内科　魏东光　杨五小　张　虹
普通外科　李耀平　孙化中
神经外科　陈胜利　刘宝来
妇产科　索玉平
口腔科　石　晶
骨科　李利军

在全国医疗系统中，基层医疗机构是不可或缺的一环。作为健康服务的前线，基层医疗机构承担着保障广大人民群众健康的重任。然而，面对人力和资源的限制，基层医疗工作者在为当地患者提供高质量医疗服务的过程中，常常遇到重重挑战。为此，专为基层医生设计的《基层医院人才培养系列丛书》应运而生。《基层医院人才培养系列丛书》的出版旨在为基层医生提供必要的知识支持和实操指导。

《基层医院人才培养系列丛书》涵盖了从常见病症的诊治到紧急情况的处理等多方面的知识。《基层医院人才培养系列丛书》所列举的病例都基于真实的临床案例，将理论与实践紧密结合，确保基层医生能够理解并应用其中的知识。通过学习书中介绍的最新的疾病诊疗标准，借鉴专家诊疗疾病的经验，基层医生会更加准确地把握疾病的本质，从而提高诊疗水平。

《基层医院人才培养系列丛书》的编写团队由经验丰富的临床医生（他们都是从事医学教育和医学研究的学者、专家）组成，他们共同努力，确保内容的临床相关性和教育有效性。每个分册中每一小节的开头都设有“核心提示”，“核心提示”概括了章节的重点，可使忙碌的基层医生能迅速把握关键信息；每一小节的结尾都设有“科普小常识”，“科普小常识”可加深基层医生对疾病预防和健康促进的理解。

此外，《基层医院人才培养系列丛书》对每个典型病例都提供了疾病诊断思路和鉴别诊断方法。这些内容不仅能够帮助基层医生理清错综复杂的疾病，而且能够培养他们综合分析和临床判断的能力。通过集思广益，作者们分享了他们的诊疗经验，包括如何在资源有限的条件下制定有效的治疗计划。

《基层医院人才培养系列丛书》共有10个分册，包含13个临床学科，每个临床学科包含若干种疾病介绍，每种疾病都设有“要点与讨论”栏目。“要点与讨论”中介绍了单个疾病最新的研究成果，特别强调了持续医学教育的重要性，鼓励基层医生通过阅读最新研究成果来不断更新医学知识。每种疾病的创新治疗方法和研究进展都是基于最新的科学研究，旨在提供给基层医生最前沿的医学信息，从而更好地服务病患。

作为一位长期关注基层医疗发展的临床工作者，我深知这些内容对基层医生的重要性。《基层医院人才培养系列丛书》不仅是一本医学书籍，更是一份责任和承诺，旨在提升基层医疗服务的整体水平，使每一位患者都能得到科学、合理和人性化的治疗。

我衷心推荐每一位基层医疗工作者阅读这套丛书，相信在这套丛书的帮助下，他们会更加自信和专业地面对各种医疗挑战。

李荣山

随着医学技术的不断进步及基层医疗服务的不断普及，基层医院在消化系统疾病诊疗中的地位日益重要。然而，由于地域、资源等限制，基层医院在获取最新医学技术资料、获取大量病例资源、传承优秀的诊疗经验方面往往存在一定局限。为此，我们特组织山西省人民医院消化科（以下简称“我科”）的专家团队编写了本书。

本书旨在提高广大基层医生对消化系统疾病的诊疗水平。

本书共有5章，含43节，内容涵盖了消化系统的常见病和疑难病。本书围绕消化系统的典型病例展开介绍，由浅入深，使读者逐步掌握对每个疾病的诊治技术。每个病例均包含详细的病史、临床表现、辅助检查、诊断思路和治疗过程，旨在帮助基层医生更好地理解和掌握消化疾病的诊疗要点。在编写过程中，我们注重病例的真实性和实用性，力求呈现最贴近基层医院实际情况的诊疗过程。

本书不仅适用于基层医院的消化内科医生、全科医生，也适用于医学院校学生和实习医生等广大读者群体。

我们希望通过本书，能够帮助基层医生更好地应对消化疾病诊疗中的挑战，提高诊疗效率和质量，为患者提供更加优质的医疗服务。

最后，我们衷心感谢所有为本书编写提供支持与帮助的专家和同仁，也期待广大读者在使用过程中提出宝贵的意见和建议，共同推动基层医院消化疾病诊疗水平的提高。

汪　嵘

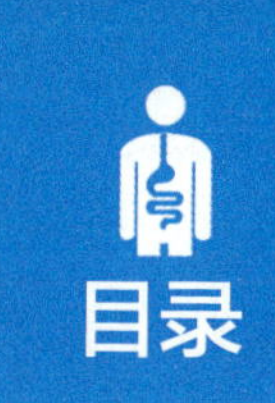
目录

第一章

食管疾病

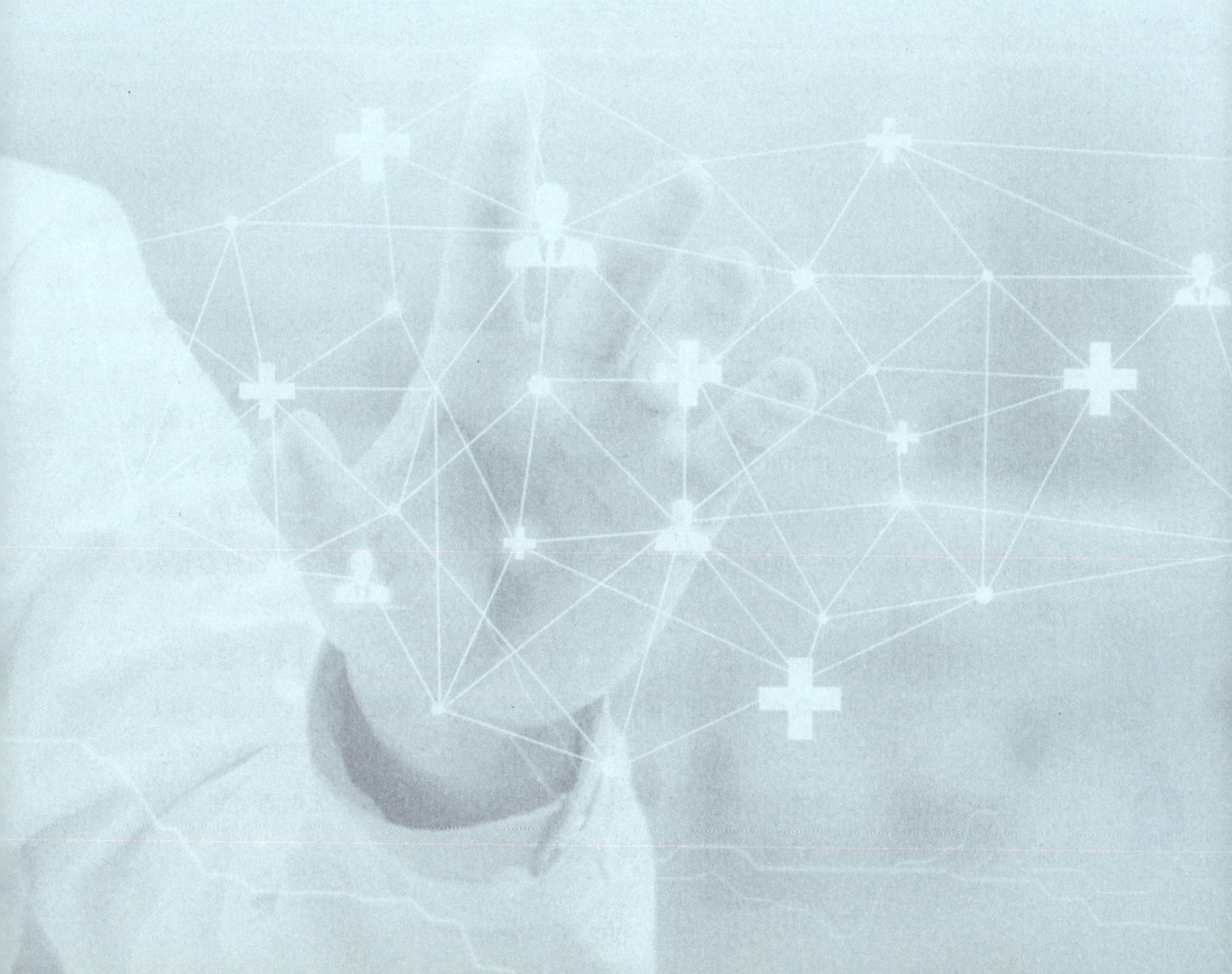

第一节 胃食管反流病（案例1）

核心提示

- ❖认清胃食管反流病的临床表现。
- ❖掌握胃食管反流病的诊断要点。
- ❖掌握胃食管反流病的治疗方法。

一、病历资料

1. 病史

李××，男，48岁，主因“间断反酸20年，加重1年”入院。

患者20年前无明显诱因出现反酸、烧心，无心悸、呼吸困难，无恶心、呕吐、咳嗽、咳痰，与进食及劳累无明显关系。患者于当地医院行胃镜检查，提示胃食管反流病，医生给予口服奥美拉唑胶囊治疗，效果一般。患者因反酸症状间断出现，多次复查胃镜，均提示胃食管反流病，其间患者不规律口服抑酸类药物及中成药治疗（具体不详），效果一般。1年前患者自觉反酸症状加重，伴胸骨后疼痛，伴咽部不适，再次口服奥美拉唑后症状缓解欠佳。为进一步诊治，患者就诊于我科门诊。胃镜检查提示：反流性食管炎，胃多发息肉。为进一步治疗，患者入住我科治疗。

发病以来，患者睡眠尚可，食欲如常，大便正常，小便正常，体重未有明显变化。

患者既往体健，否认高血压病史，否认糖尿病病史，否认肾脏病史，否认冠心病史，否认外伤史，否认手术史，否认输血史，否认肝炎史，否认结核病史；无传染病病史，预防接种史不详；否认食物过敏史，无药物过敏史。患者已婚已育，无烟酒嗜好，母亲体健，父亲患“贲门癌”已故；家族史无特殊病记载。

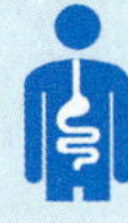

2. 体格检查

患者神志清楚，精神可；双侧瞳孔正大等圆，对光反射灵敏；皮肤、巩膜无黄染；双肺呼吸音正常；心律齐，心脏各瓣膜听诊区未闻及病理性杂音；体形稍肥胖；腹稍膨隆，腹软，全腹无压痛，无反跳痛，无明显肌紧张，未触及肿块，肝、脾肋缘下未触及，Murphy 征阴性，肝区无叩击痛，肠鸣音正常，肠鸣音 3~5 次 / 分；双下肢无水肿。

3. 实验室检查和辅助检查

胃镜检查提示：反流性食管炎、食管裂孔疝、胃多发息肉（山田Ⅰ、Ⅱ型）、慢性非萎缩性胃炎。

4. 初步诊断

胃食管反流病、食管裂孔疝、胃多发息肉、慢性非萎缩性胃炎。

二、诊治经过

患者主因“间断反酸 20 年，加重 1 年”入院。既往患者多次行胃镜检查，均提示胃食管反流病。

患者入院后的相关检查项目及结果如下：

实验室检查：白细胞计数 2.9×10^9/L、中性粒细胞 33.3%、中性粒细胞数 1.13×10^9/L、血红蛋白 137.0g/L。

心电图：正常心电图。

肺 CT：①左肺下叶小结节影，建议随诊；②双肺下叶钙化灶；③肝脏密度减低，考虑脂肪肝。

初步诊断为胃食管反流病等。具体治疗见本节相关内容。

三、案例分析

1. 病史特点

（1）中年男性，主诉间断反酸、烧心，伴胸骨后不适。

（2）既往应用质子泵抑制剂（PPI）抑酸治疗有效。

（3）皮肤、巩膜无黄染；双肺呼吸音正常；心律齐，心脏各瓣膜听诊区未闻及病理性杂音；体形稍肥胖；腹稍膨隆，腹软，全腹无压痛，无反跳痛，无明显肌紧张，未触及肿块，肝、脾肋缘下未触及，Murphy 征阴性，肝区无叩击痛，肠鸣音正常，肠鸣音 3~5 次 / 分；双下肢无水肿。

（4）患者既往多次行内镜检查提示：反流性食管炎、食管裂孔疝。

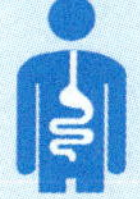

（5）患者入院后完善胸部及心脏相关检查未见明显异常，复查胃镜提示胃食管反流病。

2. 病情评估

确诊的胃食管反流病患者，可评估其分型、分级（轻或重度）、食管并发症（有无，性质和严重程度）、食管外表现（有无，与胃食管反流病症状的相关性）、心理、睡眠障碍（有无，严重程度）等。必要时，需要进行有关的胃食管反流检查，使患者能得到个体化的合理治疗。

3. 诊断和诊断依据

（1）诊断：胃食管反流病、食管裂孔疝、胃多发息肉、慢性非萎缩性胃炎。

（2）具有典型的反流、烧心和（或）反酸症状，抑酸剂试验性治疗有效。

（3）消化内镜检查提示：B 级及以上反流性食管炎、反流性狭窄或巴雷特食管炎（病理证实）。

（4）具有非典型上消化道症状，如表现为食管外症状，包括咽喉不适、慢性咳嗽、哮喘等，消化内镜检查未见食管黏膜破损或 A 级反流性食管炎，但食管反流监测提示存在病理性反流，也可以诊断为胃食管反流病。

（5）本案例患者有消化道症状 20 年，既有食管内症状，又有食管外症状，多次复查胃镜结果均提示胃食管反流病，既往应用抑酸类药物治疗可缓解。同时患者有胃食管反流病的高危因素肥胖及食管裂孔疝。

4. 鉴别诊断

（1）心绞痛。表现为发作性胸骨后疼痛，常为压迫性、紧缩性胸痛，持续 3~5 分钟，多于体力劳动或情绪激动诱发，舌下含服硝酸甘油几分钟内缓解，心电图可协助诊断。

（2）食道癌。老年男性居多，咽下困难为早期症状，呈进行性加重，后期伴有反食及呕吐黏液等，X 线钡餐检查可见不规则充盈缺损、黏膜中断、管腔狭窄或管壁僵硬。胃镜检查及病理可确诊。

（3）感染性食管炎。多见于各种病毒及霉菌感染及免疫功能低下的患者，如恶性肿瘤、糖尿病、放化疗等情况，内镜下可见食管弥漫性充血、糜烂、溃疡伴伪膜、白斑形成。

（4）贲门失弛缓症。因食管下段括约肌松弛障碍，持续性痉挛所致的疾病，临床表现为间歇性咽下困难、食物反流和下端胸骨后不适或疼痛。食管 X 线钡餐造影可见贲门呈漏斗或鸟嘴状，边缘光滑，食管下段明显扩张。

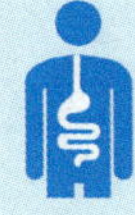

四、处理方案及基本原则

胃食管反流病的治疗总目标是促进黏膜愈合、控制症状、预防复发和避免并发症。目前治疗方式主要分为基础治疗、药物治疗、内镜治疗、手术治疗和其他治疗。胃食管反流病的异质性大，针对不同患者往往需要采用个体化治疗方案。

1. 基础治疗

调整生活方式是胃食管反流病的基础治疗手段。胃食管反流病患者的其他治疗需建立在基础治疗之上。生活方式的调整包括戒烟、戒酒，进食后不要立刻平躺，避免过撑过饱，睡前2~3小时禁食、抬高床头（20°~30°）。注意减少引起腹压增高的因素，如肥胖、便秘、紧束腰带等。避免进食使下食管括约肌压升高的食物，如高脂饮食、巧克力、碳酸饮料及浓茶等。

2. 药物治疗

胃食管反流病的药物治疗包括抑酸剂、抗酸剂和胃肠促动药等。

（1）抑酸剂：目前临床上的抑酸剂主要包括组胺 H_2 受体阻断剂、质子泵抑制剂和钾离子竞争性酸阻滞剂（P-CAB）。组胺 H_2 受体阻断剂通过竞争性可逆结合 H_2 受体，抑制胃酸分泌。质子泵抑制剂通过共价结合壁细胞活化态的质子泵，不可逆地抑制质子泵的活性，进而抑制胃酸分泌。P-CAB 则通过竞争性结合活化和非活化态的质子泵中的钾离子，可逆地抑制质子泵的活性，进而抑制胃酸分泌。

目前研究显示，质子泵抑制剂在缓解胃食管反流病症状、愈合食管炎方面的疗效优于组胺 H_2 受体阻断剂，而 P-CAB 的疗效非劣于质子泵抑制剂，质子泵抑制剂和 P-CAB 均为胃食管反流病初始治疗和维持治疗的首选药物。

1）对于初始治疗者，质子泵抑制剂的疗程为8周，单剂量质子泵抑制剂无效者可改用双倍剂量，合并食管裂孔疝的患者往往需要双倍剂量质子泵抑制剂；P-CAB 的疗程≥4周；若一种抑酸药物无效可尝试更换另一种抑酸药物。

2）对于维持治疗（包括按需治疗和长期维持）者，初始治疗有效的非糜烂性胃食管反流病和反流性食管炎洛杉矶分级 A 或 B 级患者可采用质子泵抑制剂或 P-CAB 按需治疗，质子泵抑制剂或 P-CAB 停药后症状复发、RE 洛杉矶分级 C 或 D 级、经扩张治疗后合并食管狭窄的患者需要质子泵抑制剂或 P-CAB 长期维持。

3）夜间酸突破（NAB）。NAB 指在服用质子泵抑制剂的情况下，夜间（当晚22：00至次日晨8：00）胃内 pH 值 <4.0 的时间 >1 小时。

NAB 出现的原因尚不清楚，但可能与以下原因有关：夜间迷走神经激活，酸分泌剧烈；无食物刺激时，能被质子泵抑制剂结合的激活的质子泵数量少；夜间质子泵更新，

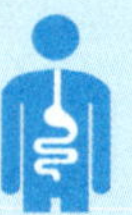

逃逸质子泵抑制剂的作用。

目前针对 NAB 的处理未有明确共识。美国的两项研究提示，睡前加用 H_2 受体阻断剂可改善 NAB。据此，2022 年美国胃肠病学院《临床实践更新》指出，对于有持续性夜间症状、反流监测显示仍有夜间酸反流的患者，可在质子泵抑制剂治疗的基础上睡前加用组胺 H_2 受体阻断剂，但需注意组胺 H_2 受体阻断剂可能存在的快速耐药反应。也有小样本对照研究显示，使用 P-CAB 和长半衰期的质子泵抑制剂（如右兰索拉唑）也可能减少患者 NAB 的发生。

长期应用质子泵抑制剂可能发生某些不良反应，如小肠细菌过度生长、机会性感染、骨质疏松相关骨折、慢性肾病、某些维生素和矿物质缺乏及痴呆等。目前并未明确质子泵抑制剂与这些不良结局之间的直接因果关系，合理使用质子泵抑制剂的益处大于理论风险。目前关于长期使用 P-CAB 的不良反应研究较少。日本目前正在开展一项随机对照的 VISION 研究，旨在评估 P-CAB 的长期安全性，其中期（4 年随访）分析显示，P-CAB 组的胃泌素水平持续高于质子泵抑制剂组，且 P-CAB 组的壁细胞和 G 细胞增生更为显著。

（2）抗酸剂：抗酸剂可直接快速中和胃酸，升高胃内 pH 值。临床上常用的抗酸剂有氢氧化铝、铝碳酸镁、海藻酸盐等。短期使用抗酸剂有助于快速缓解反流、烧心症状。

（3）胃肠促动药：胃肠促动药的作用机制不一，常见胃肠促动药包括多巴胺 D_2 受体拮抗剂（如甲氧氯普胺）、胃动素受体激动剂（如红霉素及其类似物）、外周性多巴胺 D_2 受体拮抗剂（如多潘立酮）、选择性 5- 羟色胺 4 受体激动剂（如莫沙必利）、具有多巴胺 D_2 受体阻滞和乙酰胆碱酯酶抑制双重作用的伊托必利，以及 5- 羟色胺 4 受体激动剂和多巴胺受体拮抗剂（如西尼必利）。胃肠促动药联合抑酸药物对缓解胃食管反流病患者的症状可能有效，但对内镜下的黏膜愈合无促进作用。

3. 内镜治疗

内镜下抗反流手术包括内镜下射频消融术、经口无切口胃底折叠术、经口内镜下贲门缩窄术等。

内镜下抗反流手术的适应证：胃食管反流病诊断明确、抑酸药物治疗有效、不愿长期服药或出现药物相关不良反应而无法耐受者。

禁忌证包括：①长度 >2cm 的食管裂孔疝；②反流性食管炎洛杉矶分级 C 或 D 级；③长节段巴雷特食管炎；④存在食管不典型增生、门静脉高压和（或）食管胃底静脉曲张、食管狭窄和食管溃疡；⑤经术前测压评估，存在其他动力障碍性疾病和严重的食管体部蠕动失败。拟行内镜治疗的患者术前均应完善既往抑酸疗效评估、上消化道内镜检

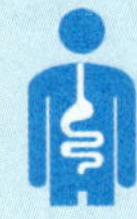

查、食管测压和反流监测等，这些评估缺一不可，有助于明确诊断和了解食管功能改变，排除手术禁忌证。

4. 手术治疗

外科抗反流手术包括各种角度的胃底折叠术。2019 年国际《抗反流手术指南》（《ICARUS 指南》）认为，抗反流手术适应证包括：①有典型胃食管反流病症状，质子泵抑制剂治疗有效；②有胃食管反流病症状，内镜下发现食管裂孔疝、巴雷特食管炎、反流性食管炎洛杉矶分级 B 级以上；③有胃食管反流病症状，X 线检查发现存在食管裂孔疝。

抗反流手术禁忌证包括：①停药的情况下反流监测结果正常；②功能性食管疾病；③嗜酸细胞性食管炎。

进行抗反流手术前必须进行内镜、食管反流监测和 HREM 检查以明确胃食管反流病的诊断并排除手术禁忌证。

磁环括约肌增强术（MSA）通过腹腔镜将磁珠环置于食管胃接合部（EGJ），增强抗反流屏障。目前国内已有医疗机构进行 MSA 治疗，其适应证同腹腔镜下胃底折叠术，可作为胃底折叠术的补充治疗。

5. 其他治疗

经皮电刺激（TEA）是一种通过表面电刺激穴位的无创治疗方法，患者可居家进行。2021 年一项随机对照研究显示，TEA 可通过兴奋迷走神经增强胃和食管的动力、升高食管下括约肌（LES）压力，从而改善患者症状。但目前关于 TEA 的长期疗效和可能存在的不良反应仍需大样本研究进一步确定。

近年来，胃食管反流病的补充和替代疗法受到越来越多的关注。补充和替代疗法包括针灸、艾灸、中草药治疗、行为干预、膳食补充剂等。有 Meta 分析显示常规治疗加用补充和替代疗法可能有助于控制胃食管反流病症状，但目前关于补充和替代疗法治疗胃食管反流病的研究均为小样本、低级别研究且异质性较大，仍需要进一步研究确定其对胃食管反流病的具体疗效。

6. 转诊及社区随访

胃食管反流病的症状以及长期治疗对患者的生命质量有较大的影响。胃食管反流病的临床表现呈高度异质性，发作频率及严重程度各不相同，且潜在的影响因素多样，因此对胃食管反流病的管理要坚持以患者为中心，强调个体化和全程化的原则。

（1）要准确评估胃食管反流病的病情。胃食管反流病是一种慢性疾病，评估其严重程度和影响因素是至关重要的。胃食管反流病的临床表现往往是由于侵袭性因素（如

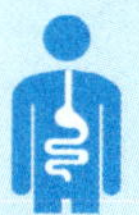

酸、胆汁等）与黏膜防御（如食管括约肌下压力等）之间的不平衡，故除需评估典型症状与病理性酸、碱暴露及其他改变的关系外，也需要明确食管外的非典型症状及其与病理性酸、碱暴露的关系。对于基层医疗卫生机构而言，要做好筛查工作，必要时内镜检查并活检明确诊断，并观察贲门解剖结构改变。如没有食管高分辨率测压及 pH 阻抗等检查，建议转诊上级医院。

（2）应尽早对患者进行健康教育。应让患者了解胃食管反流病的发病机制及其对生命质量的潜在影响，这种信息共享会促使患者通过积极的治疗来控制疾病进程，减少不必要的恐惧和焦虑。向患者介绍各种胃食管反流病治疗措施的利弊，不仅有助于患者选择更适合自己的治疗策略，而且能意识到潜在的相应不良事件以及可能的应对措施，增加患者的依从性。

（3）必须重视长期的生活方式、饮食的管理，防止疾病反复甚至恶化。即使是在长期抑酸或抗反流手术获得缓解的情况下亦是如此。任何一种治疗措施的有效性都无法保证反流不再复发，生活方式的干预仍是所有治疗措施的基础。在睡前至少 3 小时避免进食、抬高床头、减重、保证睡眠等都是有效的干预方式。

（4）实施以患者为中心，坚持长期、安全、可耐受和患者接受的个性化治疗原则。质子泵抑制剂在控制胃食管反流病症状方面是最有效的治疗药物。8 周的质子泵抑制剂治疗是糜烂性食管炎缓解和愈合的首选治疗方法，不同的质子泵抑制剂在疗效上并没有显著差异，但需注意的是，患者对不同的质子泵抑制剂治疗反应可能不同，需遵循个体化的用药原则。关于质子泵抑制剂的用药策略，有研究报告指出，患者对连续用药的满意度比按需用药度高。但是，对于轻症胃食管反流病患者，综合考虑治疗成本和长期用药的不良反应，按需用药都优于持续用药。

（5）普通转诊与紧急转诊。普通转诊：①怀疑有并发症（如食管狭窄或 Barrett 食管）的患者；②对经验性治疗反应不佳，如给予质子泵抑制剂治疗 8~12 周后，并没有得到明显改善的难治性胃食管反流病；③需考虑内镜检查来帮助诊断，如肿瘤或感染等；④需行内镜微创治疗或外科手术治疗。紧急转诊：有明显的报警征象发生时，如进行性吞咽困难、吞咽疼痛、体重减轻、贫血、呕血或黑便等。

五、要点与讨论

1. 诊断标准

（1）有反酸、烧心症状。

（2）内镜下发现反流性食管炎的表现。

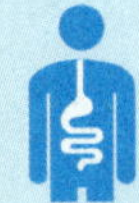

（3）食管过度酸反流的客观证据。

若有典型的烧心和反酸症状，可做出胃食管反流病的初步诊断。内镜下若发现有反流性食管炎并能排除其他原因引起的食管病变，胃食管反流病诊断可成立；若内镜检查阴性，但食管 pH 监测证实存在食管过度酸反流，则可建立非糜烂性胃食管反流病的诊断。对拟诊胃食管反流病的患者，可考虑先使用质子泵抑制剂经验性治疗，症状多会在1~2 周内得到改善，若给予治疗后症状消失，可确立胃食管反流病的诊断。对于症状不典型，特别是合并食管外症状的患者，常需结合多种检查手段进行综合分析来做出诊断。胃食管反流量表（GerdQ）是一种简单、易行、可以实现患者自我评估症状的诊断方法，适合在没有内镜检查条件、没有消化专科医生的基层医疗机构使用。

2. 检查方法

质子泵抑制剂试验：对于合并典型反流症状拟诊胃食管反流病或疑有反流相关食管外症状的患者，尤其是上消化道内镜检查阴性时，可采用质子泵抑制剂诊断性治疗。对表现为食管症状的患者，服用标准剂量质子泵抑制剂，如奥美拉唑 20mg，2 次 / 天，疗程 2~4 周，治疗的最后 1 周如症状完全消失或仅有 1 次轻度的反流症状，则可诊断为质子泵抑制剂试验阳性。对表现为食管外症状的患者，一般疗程至少 4 周，质子泵抑制剂试验阳性的判断标准目前尚无共识。抗反流药物可能对部分胃食管反流病无效，故质子泵抑制剂试验阴性并不能完全排除胃食管反流病。

食管反流监测：可检测食管腔内有无胃内容物反流，为胃食管反流病提供客观的诊断证据，为胃食管反流病诊断的金标准。具有典型的反流症状但内镜检查食管正常、症状不典型、药物治疗无效或拟行抗反流手术的患者需要行食管反流监测。

上消化道内镜检查：可排除上消化道肿瘤、诊断食管炎和巴雷特食管炎，并发现其他胃食管反流病的合并情况，如食管狭窄、食管裂孔疝等。内镜检查有助于提高内镜下食管炎的检出率。胃镜检查不仅可以确诊、评估胃食管反流病严重程度，更可以排除食管癌、胃癌。

内镜下胃食管反流病分级：①正常，指食管黏膜没有破损；② A 级，指有 1 个或 1 个以上食管黏膜破损，长径 <5mm；③ B 级，指有 1 个或 1 个以上食管黏膜破损，长径 >5mm，但没有融合性病变；④ C 级，指黏膜破损有融合，但 <75% 食管周径；⑤ D 级，指黏膜破损融合，至少达到 75% 的食管周径。

内镜下正常食管黏膜呈均匀粉红色，当其被化生的柱状上皮替代后呈橘红色，多发生于胃食管连接处的齿状线近侧，可为环形、舌形或岛状，此为 Barrett 食管。

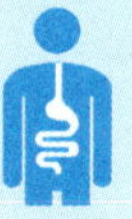

胃食管反流病问卷（GerdQ）：是诊断及评估胃食管反流病最简单有效的工具。问

卷设计基于患者就诊前1周内的症状，诊断精确性高，且能评价胃食管反流病对患者生命质量的影响，评价患者的治疗效果。

食管测压：可帮助了解食管体部的动力功能状态、下食管括约肌的压力、一过性下食管括约肌松弛的频率以及上食管括约肌的功能。高分辨食管测压有助于了解胃食管连接部的解剖生理功能，食管动力学检测结果有助于治疗方案的选择，也是评估胃食管反流病患者是否适合手术治疗及预测手术疗效和术后并发症的重要指标。需要注意的是，胃食管反流病患者的食管动力异常不具有特异性，不能作为诊断胃食管反流病的直接证据。

食管钡餐造影：食管钡餐检查可显示有无食管病变及胃食管反流，对诊断有补充作用，有助于鉴别诊断，但敏感性较低，不被推荐为胃食管反流病的诊断方法。

六、思考题

1. 胃食管反流病诊断的要点有哪些？
2. 胃食管反流病药物治疗的种类有哪些？
3. 随访胃食管反流病患者应注意什么？哪些情况下胃食管反流病患者需要转诊？

七、科普小常识

1. 什么是胃食管反流病？

胃食管反流病是由多种因素造成的消化道动力障碍性疾病。正常人存在防止胃内容物反流入食管，并能及时清除这些反流物的抗反流机制。

2. 胃食管反流病会引起哪些后果？

胃食管反流病除引起患者食管症状外，可引起糜烂性食管炎（EE），后者可合并上消化道出血、食管溃疡、食管狭窄，巴雷特食管炎有可能发展为食管腺癌。

3. 什么样的人容易发生胃食管反流病？

随着年龄的增加，胃食管反流病的发病率也在上升，60~70岁的男性人群是发病的高危人群。

对于吸烟、过度饮酒的患者，胃食管反流病的发生率也较正常人群有所提高。

对于肥胖患者，BMI大于35的人群，胃食管反流病的发生率明显增高。

服用非甾体类抗炎药和抗胆碱能药物、体力劳动、社会因素、身心疾病及有家族史等；饮食中有大量饮咖啡、浓茶和巧克力、肥胖、饮食过饱、过度食用辛辣酸甜等刺激性食物；长期便秘、某些药物刺激、精神因素、体位（如身体屈曲、弯腰、头低位、

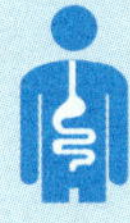

仰卧等姿势时）、腹带加压、季节气候因素等，均容易发生胃食管反流病。

4. 胃食管反流病的患者生活中要注意什么？

胃食管反流病的患者平时不宜穿紧身衣裤，不束腰带；睡觉时适当抬高床头20°~30°；左侧睡卧更好，可缓解胃食管反流；戒烟、戒酒。

肥胖患者宜合理运动，控制体重。

有慢性咳嗽或长期便秘者，应积极进行治疗。

避免暴饮暴食、不吃早饭、晚餐过多、睡前进食等习惯，晚上入睡前2~3小时不吃任何食物，白天进餐后不可立即平卧。

避免举重物、弯腰等增加腹压的动作和姿势，餐后30分钟可适量活动，促进胃排空。

饮食禁忌：忌食生冷、过热、粗硬食物；忌吃辛辣刺激性强的调味品，如胡椒、芥末等；严禁饮用烈性酒、浓茶等刺激性食物；避免过油及过于粗糙的食物，如炸鸡、油条等油炸食物；避免食用高脂食品、巧克力、咖啡、水果糖、柠檬等，严禁饮用碳酸类饮料，如可乐等；不宜食用辛辣刺激及产气食物，如萝卜、蒜苗、白薯等。

（编者 巩 伟）

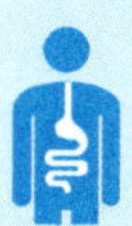

第二节　早期食管癌（案例 2）

核心提示

❖学会区分进展期食管癌与早期食管癌。

❖掌握进展期食管癌的治疗方式。

❖学会食管癌的筛查办法。

一、病历资料

1. 病史

王 ××，女，61 岁，主因“间断反酸、烧心 3 年”于 2017 年 11 月 6 日入院。

患者 3 年前间断出现反酸、烧心，多于餐后出现，伴有恶心，无呕吐，进食辣椒后可好转，无胸闷、胸痛，无咳嗽、咳痰，无吞咽困难，无腹痛、腹胀，无腹泻、便秘，无黑便、血便，未进一步就诊。其间上述症状反复出现，无缓解，无加重。3 个月前患者就诊于当地医院，胃镜提示慢性浅表性胃炎、十二指肠球部溃疡（活动期），予口服药物（具体不详）治疗。1 个月后停药。半个月前胃镜提示：食管中下段Ⅱ a + Ⅱ b 型黏膜病变，慢性非萎缩性胃炎伴糜烂，十二指肠球部溃疡。病理提示：食管黏膜慢性炎，表面被覆鳞状上皮呈高级别上皮内瘤变。予泮托拉唑抑酸、铝镁加混悬液及康复新液保护胃黏膜治疗，患者自觉反酸、烧心症状好转。为进一步治疗，患者入住我科。

患者自发病以来食欲尚可，睡眠不佳，二便如常，体重下降约 3kg。患者有双侧输卵管结扎术史，对青霉素过敏。患者生于山西并长期居住，无食管癌高发区长期居住史。其父患食管癌，外科手术结合放射治疗后痊愈。

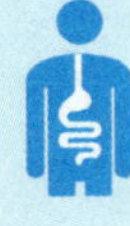

2. 体格检查

体温 36.8℃，脉搏 80 次 / 分，呼吸 20 次 / 分，血压 135/71mmHg。神志清，精神可；全身皮肤黏膜未见黄染、皮疹、脱屑，全身浅表淋巴结未触及；双肺呼吸音清，未闻及干、湿性啰音；心率 80 次 / 分，心律齐，心脏各瓣膜听诊区未闻及病理性杂音；腹部平坦，腹软，全腹无压痛、反跳痛，未触及包块，移动性浊音（－），肠鸣音活跃，无亢进；双下肢无水肿。

3. 实验室检查和辅助检查

血常规：白细胞计数 3.58×10^9/L、红细胞计数 4.48×10^{12}/L、血红蛋白 129g/L、血小板计数 213×10^9/L、中性粒细胞 47.8%、嗜酸性粒细胞 2.2%。

生化：天冬氨酸氨基转移酶 16U/L、丙氨酸氨基转移酶 12U/L、白蛋白 40.7g/L、血糖 4.8mmol/L、尿酸 2.9mmol/L、肌酐 51μmol/L、钾 4.2mmol/L、钠 143mmol/L、氯 105mmol/L。

特种蛋白：C3 0.68g/L、C4 0.15g/L、类风湿因子 < 20.00U/mL、抗链球菌溶血素（简称“抗 O”，或 ASO）60.30U/mL、C- 反应蛋白 1.11mg/L。

胃镜检查：食管中下段Ⅱ a ＋Ⅱ b 型黏膜病变、慢性非萎缩性胃炎伴糜烂。

4. 初步诊断

食管中段病变 - 食管早癌、慢性非萎缩性胃炎伴糜烂、十二指肠球部溃疡。

二、诊治经过

患者入院后完善血常规、生化、凝血等检查，评估患者一般情况，完善超声内镜（EUS）及放大内镜检查（如图 1-2-1 所示），进一步明确食管黏膜病变性质，根据检查结果考虑为食管中下段黏膜层病变，结合病理考虑黏膜内癌可能性大，范围约环食管周径 2/5。2020 年 3 月 28 日为患者在全麻下行食管黏膜内镜黏膜下剥离术。术中可见食管上段黏膜光滑、色泽正常；未见溃疡与异常隆起；食管中下段 25~30cm 食管右后壁可见Ⅱ a ＋Ⅱ b 型病灶，约累及食管壁 2/5 周，表面粗糙不平。卢戈氏液喷洒病灶卢戈氏液染色（如图 1-2-2 所示）呈淡染区，边界清晰，形态不规则，以 Dual 刀标记边缘，亚甲蓝肾上腺素甘油果糖黏膜下注射，抬举良好；以 Dual 刀切开口侧，以 Dual 刀、VS 刀沿黏膜下层进行剥离；热活检处理粗大血管，形成黏膜下隧道，剥离至门齿 33cm，后沿病灶标记处切开黏膜层，病灶完整剥离，过程顺利。以热活检钳处理创面残存血管，钛夹夹闭损伤肌层处，取病变送检。患者返回病房后予心电监护，禁食水，留置胃管负压吸引缓解胃部胀气，防止食管狭窄，并予补液、抑酸治疗。由于患者手术时间较长，

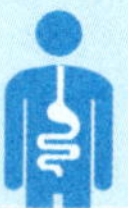

所以应预防术后感染，加用左氧氟沙星氯化钠 100mL，1 次 / 天，静脉滴注，抗感染。术后监测便常规 + 潜血阴性，无发热、出血、穿孔等并发症。术后病理回报：中 – 高分化鳞状细胞癌，肿瘤组织深达 M2 层，侧切缘及底切缘未见肿瘤，淋巴管及血管未见转移，病理评估为治愈性切除。

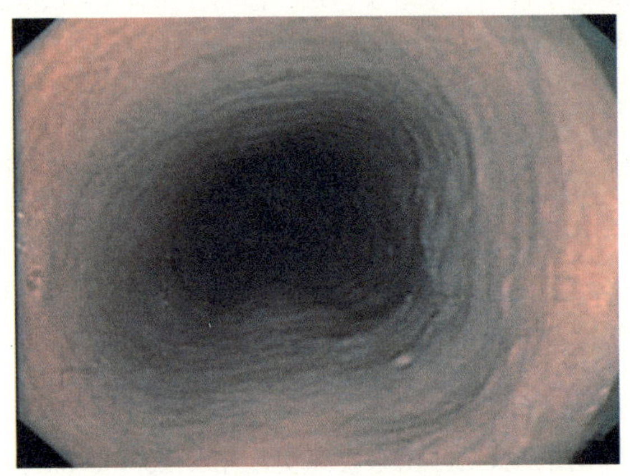

图 1–2–1　放大内镜检查

说明：食管后壁可见一片状黏膜粗糙区，吸气状态下黏膜略显僵硬，色略红。

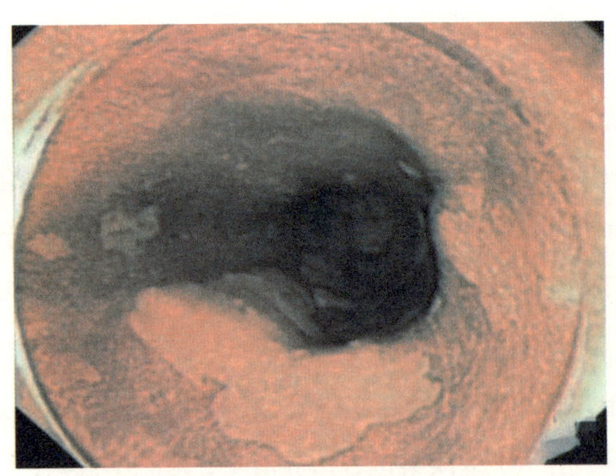

图 1–2–2　卢戈氏液染色

说明：1.25% 卢戈氏液喷洒后可见片状黏膜不染区，形态不规则，周围可见卫星灶，观察 3 分钟后不染区域粉红症阳性。

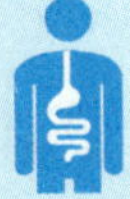

内镜窄带成像术（NBI）观察背景着色征阳性，NBI + 放大检查（如图 1–2–3 所示）

IPCL（食管黏膜表面的毛细血管袢）扩张、迂曲、形态不规则，襻状结构存在，无明显无血管区及粗大新生血管，日本食管协会（JES）分型考虑B1型IPCL，病变属于黏膜内癌。

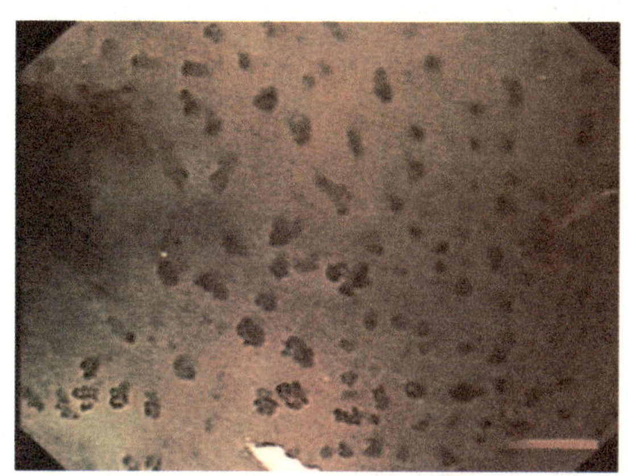

图 1-2-3 NBI +放大检查

说明：IPCL扩张、迂曲、形态不规则，襻状结构存在。

三、案例分析

1. 病史特点

（1）中年女性，主诉“间断反酸、烧心3年”，多于餐后出现，伴有恶心，无呕吐，进食辣椒后可好转。

（2）上述症状反复出现，无缓解，无加重。

（3）3个月前患者就诊于当地医院，完善胃镜提示慢性浅表性胃炎、十二指肠球部溃疡（活动期），予口服药物（具体不详），1个月后停药。半个月前复查胃镜提示：食管中下段Ⅱa+Ⅱb型黏膜病变，慢性非萎缩性胃炎伴糜烂、十二指肠球部溃疡。病理提示：食管黏膜慢性炎，表面被覆鳞状上皮呈高级别上皮内瘤变。

（4）予泮托拉唑抑酸、铝镁加混悬液及康复新液保护胃黏膜治疗，患者自觉反酸、烧心症状好转。

（5）神志清，精神可；全身皮肤黏膜未见黄染、皮疹、脱屑；全身浅表淋巴结未触及；双肺呼吸音清，未闻及干、湿性啰音；心率80次/分，心律齐，心脏各瓣膜听诊区未闻及病理性杂音，腹部平坦，腹软，全腹无压痛、反跳痛，未触及包块，移动性浊音（－），肠鸣音活跃，无亢进；双下肢无水肿。

（6）患者入院后完善血常规、生化、凝血等检查，评估患者一般情况，完善超声内镜及放大内镜检查，进一步明确食管黏膜病变性质。根据检查结果，考虑为食管中下

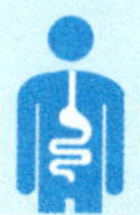

段黏膜层病变，结合病理考虑黏膜内癌可能性大。

2. 病情评估

早期食管癌，可评估其分型（分化或未分化）、食管病灶浸润层次（黏膜内层、黏膜下层）、食管外表现（有无，与早期食管癌症状的相关性）、心理、睡眠障碍（有无，严重程度）等。必要时进行全身相关检查，制定治疗方案，做到个体化精准治疗。

3. 诊断

早期食管鳞状细胞癌。

4. 诊断依据

（1）老年女性。

（2）放大、色素内镜，超声内镜检查结果符合早期食管癌表现。

（3）内镜黏膜下剥离术后标本病理符合早期食管癌诊断。

5. 鉴别诊断

（1）胃食管反流病。典型临床表现为反酸、烧心，可于进食甜食、浓茶、咖啡等食物后出现或加重，可有夜间卧位时症状明显。上消化道内镜，尤其 24 小时食管 pH 阻抗监测检查可明确诊断。本案例患者间断反酸烧心，但内镜检查未见明显胃食管反流证据，需要进一步完善以上相关检查明确是否合并胃食管反流病。

（2）食管癌。早期可无明显症状，随病变进展可逐渐出现吞咽困难、恶心、呕吐、胸骨后疼痛等表现，上消化道造影、胃镜检查可协助诊断，黏膜活检病理检查可确诊。本案例患者无进行性加重的胸痛和吞咽困难，无进展期癌症报警症状，胃镜检查发现食管中下段扁平病变，不符合进展期食管癌镜下表现，暂不考虑本诊断。

（3）真菌性食管炎。常见症状为吞咽疼痛、吞咽不畅或吞咽困难及胸骨后疼痛烧灼感，多为慢性病程，老年、肿瘤患者以及使用糖皮质激素、免疫抑制剂患者多发，主要依靠内镜检查结合食管分泌物涂片镜检明确诊断。本案例患者无霉菌性食管炎内镜表现，除外诊断。

（4）嗜酸细胞性食管炎。是一种以嗜酸性粒细胞浸润为主要特征的慢性食管炎症。主要临床表现为吞咽梗阻、食物嵌顿及反流样症状等，并无特异表现；内镜下可见食管环线样裂隙、皱纸样食管、黏膜白色点状渗出和斑块（嗜酸细胞微脓肿）、食管狭窄，可无明显内镜表现。诊断主要依据食管黏膜病理，嗜酸细胞计数每高倍镜视野 > 15 个，具有诊断意义。本案例患者内镜活检病理不符合诊断标准。

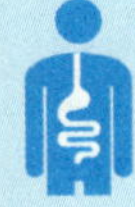

四、处理方案及基本原则

1. 外科治疗

外科治疗是食管癌的主要治疗性手段之一。随着我国食管癌规范化治疗的进步和食管癌胸、腹腔镜微创手术的推广应用，右胸入路逐渐增多。右胸入路由于没有主动脉弓的遮挡，淋巴结清扫较为彻底。大部分医院颈部淋巴结为选择性清扫。相比较左胸入路，经右胸入路行完全胸、腹二野或颈、胸、腹三野淋巴结清扫能降低术后颈部和胸部淋巴结转移复发率，可明显提高5年生存率，此外，局部进展期食管癌的单纯外科治疗模式已经被以手术为主的多学科综合治疗模式替代，后者包括术前新辅助与术后辅助治疗，涉及化疗、放疗与免疫治疗等。

2. 放疗

放疗是食管癌综合治疗的重要组成部分，涉及术前新辅助、术后辅助、根治性及姑息性治疗多个方面。

浅表型食管癌经内镜下食管黏膜切除术，病理学评估为T1b期或T1a期合并脉管癌栓、神经受累、低分化或未分化癌或非R0切除（R0切除指手术中肿瘤完全切除）者，首选食管切除术，经外科评估不适合手术或拒绝手术者，可考虑行辅助放疗或同步放、化疗；经外科评估不可切除的cT4b Nany M0期食管癌患者，或拒绝手术治疗者，推荐行根治性同步放、化疗。

术后局部复发、晚期食管癌合并食管梗阻、广泛性淋巴结转移、合并远隔脏器转移（肺、骨、脑等）经全身系统性药物治疗后评估疾病稳定或退缩者，可考虑姑息性放疗。

3. 系统性药物治疗

早期食管癌的临床症状不明显，难以发现；大多数食管癌患者在确诊时已为局部晚期或存在远处转移。因此，以控制播散为目的的系统性药物治疗在食管癌的治疗中占有重要的地位。近年来，随着分子靶向治疗、免疫治疗新药的出现和发展，药物治疗在食管癌综合治疗中的作用前景广阔。

目前，药物治疗在食管癌中主要应用领域包括针对局部晚期患者的新辅助治疗和辅助治疗，以及针对晚期患者的化疗、分子靶向治疗和免疫治疗。

4. 内镜治疗

（1）早期食管癌内镜下治疗术前评估。对于无淋巴结转移的早期食管癌推荐行内镜下食管黏膜切除术。若经病理学评估食管癌浸润深度为SM2或SM3型，即使临床评估无区域淋巴结转移，也推荐根治性食管外科切除术。因此，术前准确判断肿瘤浸润深度、累及范围及区域淋巴结转移情况是合理治疗决策及预后预测的先决条件。推荐采

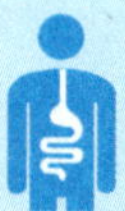

用色素内镜及电子染色内镜评估病变累及范围；超声内镜、鳞状上皮ICL分型、食管肿瘤内镜下形态学分型等信息综合判断浸润深度。鉴于目前尚缺乏食管内镜学评估“指南”，并且容易受内镜医生操作经验水平影响，故推荐依靠食管黏膜切除术后病理学评估进行临床决策。

（2）早期食管癌内镜下治疗原则。与传统食管外科手术相比，内镜下食管黏膜切除术治疗食管癌前病变或早期食管癌的手术创伤较小、围术期并发症风险较低、术后加速康复、医疗经济学效益较高，长期预后近似于根治性食管切除术。内镜下食管黏膜切除术既可兼顾临床诊断与治疗，又可从保留食管脏器角度改善患者生活质量，因此是具有优势的。推荐部分cTis-laNOM0期食管癌患者选择，包括食管黏膜重度异型增生、侵犯层次局限于食管黏膜上皮层或黏膜固有层的食管癌（M1、M2）；累及黏膜肌层（M3）或黏膜下浅层（SM1），但是不伴脉管瘤栓或神经侵犯，不伴食管周围区域淋巴结肿大者。若病变累及超过3/4环周管腔，经验丰富的内镜医生评估后认为术后食管瘢痕狭窄风险较高者不推荐内镜治疗。

（3）内镜下食管黏膜切除方式。主要包括内镜下黏膜切除术（EMR）、多环套扎黏膜切除术（MBM）及内镜黏膜下剥离术（ESD）。

1）内镜下黏膜切除术：内镜下黏膜切除术是指内镜下将食管黏膜病灶整块或分块切除，用于食管浅表型肿瘤的诊断与治疗。方法包括食管黏膜下注射－抬举－切除法的基础上逐渐演变出透明帽法（EMRC）、套扎法（EMRL）、分片黏膜切除术（EPMR）等技术。各种内镜下黏膜切除技术的基本原理相同，多是先通过黏膜下注射将食管黏膜下层与固有肌层分离，然后利用不同的方法切除局部隆起的食管黏膜病灶。

EMRC是利用内镜前端安置的透明帽对病变进行吸引，再行圈套切除，对操作技术要求不高，并发症少，但可切除的病变大小受透明帽的限制；EMRL是先对病变进行套扎，阻断血流并形成亚蒂后切除，视野清晰，出血较少；EPMR用于传统内镜下黏膜切除术不能一次完整切除的较大病灶，将病灶分次切除，适用于＞2cm的巨大平坦病变，但是分次切除的组织标本体外拼接困难，难以评估根治效果，易导致病变局部残留或复发。

2）多环套扎黏膜切除术：多环套扎黏膜切除术是在食管曲张静脉套扎器的基础上改良而来的多块黏膜切除技术，主要包括标记、圈套切除、处理创面等步骤。与内镜下黏膜切除术相比，多环套扎黏膜切除术不需要行黏膜下注射，可显著缩短操作时间。同时，在保证相同治疗效果的前提下多环套扎黏膜切除术较内镜下黏膜切除术具有操作简单、成本低、治疗时间短、安全高效的优点，便于在基层推广，应注意规范化操作，避免病

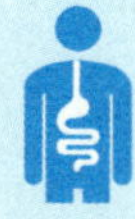

变残留。

3）内镜黏膜下剥离术：内镜黏膜下剥离术是对不同部位、大小、浸润深度的病变，在进行黏膜下注射后使用特殊电刀逐渐分离黏膜层与固有肌层之间的组织，将病变黏膜及黏膜下层完整剥离的方法。操作大致分为5步：①病灶周围标记；②黏膜下注射，使病灶充分抬举；③部分或环周切开黏膜；④黏膜下剥离，使黏膜与固有肌层完全分离开，一次完整切除病灶；⑤创面处理，包括创面血管处理与病灶边缘检查。经典内镜黏膜下剥离术技术改进后的隧道式黏膜剥离技术（标记－注射－远端开口－近端切开－建立隧道－两边切开）也可用于累及范围较大的食管黏膜病变。

4）内镜治疗常见并发症及处理。虽然内镜下切除属于微创治疗，但是受内镜医生经验水平、设备器械精密度、食管黏膜疾病及患者全身合并症等诸多因素影响，存在术后并发食管黏膜出血、穿孔、狭窄、感染等风险。①出血：包括术中出血指术中需要止血治疗（如电凝或止血夹止血）的局部创面出血；术后迟发性出血指操作术后30天内出现呕血、黑便等征象，血红蛋白下降20g/L以上。内镜下黏膜切除术出血风险与食管黏膜病变范围呈正相关，病灶直径超过2cm者术中及术后出血风险显著升高，混合电流切除者易发生术中出血，凝固电流切除者易发生延迟性出血。内镜黏膜下剥离术出血可能与病变部位、大小及类型、剥离层次、病变的粘连程度、血管分布、操作者的熟练程度等相关。②穿孔：内镜黏膜下剥离术中穿孔风险较内镜下黏膜切除术更高，通常可在术中发现。若患者内镜黏膜下剥离术后突发前胸及颈面部皮下气肿，胸部平片或CT发现纵隔气体或查体见穿孔征象等，应考虑术后穿孔。内镜黏膜下剥离术穿孔与操作者经验、病变部位及大小、病变处有无溃疡形成等相关。操作过程中使用CO_2气体及预防性夹闭肌层破损处可降低穿孔发生率，而创面处肌层暴露则会增加穿孔风险。消化道内积聚大量气体，容易使小的肌层裂伤形成穿孔。因此，操作过程中应及时抽吸消化道内的气体。严格掌握内镜切除适应证、充分的黏膜下注射及选用合适的器械也有利于预防穿孔发生。③食管狭窄：指内镜下食管黏膜切除术后需要内镜下治疗的食管管腔狭窄，常伴有不同程度的吞咽困难，多见于术后1个月左右。食管黏膜病变范围、浸润深度、切除创面的环周比例与纵向长度是术后食管狭窄的常见危险因素。大于3/4环周的食管黏膜病变经内镜切除治疗的术后狭窄发生率可达88%~100%。

（5）内镜下非黏膜切除治疗：

1）射频消融术：利用电磁波生物物理中的热效应发挥治疗作用，使肿瘤组织脱水、干燥和凝固坏死，从而达到治疗目的。因其有效治疗深度仅限于1 000μm范围，因此术后食管穿孔或狭窄风险较低，可用于治疗不耐受外科切除或拒绝手术的多原发、单病灶

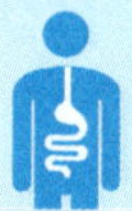

范围较大（累及全周管腔）的食管癌前病变或早期食管癌。

2）光动力疗法、氩离子凝固术、激光疗法、热探头治疗及冷冻疗法：这些内镜下非切除技术既可单独使用，也可与内镜切除术联合应用。光动力疗法是利用特定激光激发选择性聚集于肿瘤组织的光敏剂产生单态氧，通过物理、化学和免疫等复杂机制导致肿瘤坏死的疗法，可用于处理大面积早期多灶病变，应注意光敏反应、术后穿孔狭窄等并发症风险。氩离子凝固术是一种非接触性热凝固方法，可有效处理食管癌前病变，然而应用于早期食管癌则需严格掌握适应证。非切除治疗方法致肿瘤损伤，但是无法获得组织标本进行病理学评估，也无法判别治疗根治性状态。因此，术后仍需要严密随诊，长期预后尚待明确，目前存在食管黏膜切除或消融禁忌证的患者可考虑选择。

（6）内镜治疗后随访：食管癌前病变及早期食管癌经内镜下食管黏膜切除术后 3 个月、6 个月与 12 个月各需复查内镜评估 1 次，若无复发则以后每年复查内镜 1 次。食管黏膜轻度异型增生患者推荐术后每 3 年随访 1 次，中度异型增生患者推荐术后 1 年随访 1 次。内镜随访时应结合染色和（或）放大内镜检查，发现阳性或可疑病灶行选择性活检及病理诊断。食管黏膜病变经内镜下黏膜切除术后应仔细检查创面，必要时使用染色或窄光谱方法进行评估，发现病变残留时应及时行再次食管内镜治疗，有利于降低复发率。局部残留或复发的食管黏膜病变多可通过内镜下治疗清除，内镜下治疗失败者可追加手术或放、化疗，此外，食管癌诊疗相关影像学评估方法亦不可忽视，应警惕异时多原发食管鳞癌或第二原发癌（如头颈部鳞癌、胃癌等）。

5. 营养支持

对于有营养风险者，应及时制定营养支持计划。营养支持是指经肠内或肠外途径为不能正常进食的患者提供适宜营养素的方法，包括营养补充、营养支持、营养治疗3个部分，有口服营养补充、肠内营养及肠外营养3 种方式。规范化的营养支持应包括营养支持的启动时机、途径选择、营养支持目标、营养素选择及监护计划等要素。食管癌外科手术涉及上消化道重建、胃酸分泌功能减弱或丧失，对于术后营养支持治疗有特殊要求。

五、要点与讨论

1. 早期食管癌的定义

（1）早期食管癌是指病灶局限于黏膜层的食管浸润性癌，无论有无区域淋巴结转移。

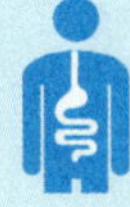

（2）食管癌前病变包括食管鳞状上皮细胞异型增生和 Barrett 食管异型增生。凡局限于食管黏膜内及黏膜下层的食管癌称为早期食管癌，包括原位癌（Tis）、黏膜内癌和

黏膜下浸润癌（T1），其自然生存率（未治疗）为40%~70%。故及早发现和检出食管癌前病变，可有效预防和早期发现食管癌；一旦确诊为早期食管癌，应采取相应的治疗措施，以免贻误治疗时机。

2. 早期食管癌的诊断方法

早期癌灶比较小，应重视内镜下活检，尤其是首块活检宜选择最可疑部位，并多点、多块取检，提高活检的阳性率。为提高早期食管癌的检出率，常采用以下特殊内镜检查方法。

（1）染色内镜：染色内镜，又称色素内镜，指通过各种途径（口服、直接喷洒、注射）将色素染料导入内镜下要观察的黏膜，使病灶与正常黏膜颜色对比更明显，有助于辨认病变并针对性地活检。

（2）超声内镜：超声内镜通过显示肿瘤侵犯食管壁5层结构的深度和范围，周围器官和淋巴结有无转移，对病灶进行定性诊断，被认为是目前对食管癌TNM分期最准确的方法之一，为食管癌分型、分期和制定治疗方案提供了依据。

超声内镜通过观察纵隔、贲门淋巴结可以判断转移的可能性。

淋巴结 <5mm，很少发生转移。淋巴结 >10mm，若为圆形，50%以上发生转移；若为椭圆形，大约15%转移阳性。

对于早期食管癌，超声内镜的意义在于精确区分癌灶浸润深度，即鉴别黏膜内癌和黏膜下癌。黏膜内癌指鳞癌细胞呈条索状或团块状突破上皮基底膜，向下浸润性生长达固有膜或浸润黏膜肌层，淋巴结转移相对少，可行内镜下治疗进行根治；而黏膜下癌指癌细胞群突破基底膜向下穿透黏膜肌层达黏膜下层，部分已有淋巴结转移，内镜下治疗存在一定难度与风险，手术治疗为最佳选择。

（3）放大内镜：放大内镜兼有常规内镜和放大观察双重功能，它可以将常规内镜所见的病变放大35~170倍再进行观察，可重点观察隐窝、腺管开口形态或黏膜下血管形态，然后在局部酌情喷洒Logul溶液或甲苯胺蓝，以使病变在放大内镜观察下更加清晰，故又称放大色素内镜。

利用放大内镜的放大效应和上皮细胞对色素的内吞作用，观察食管上皮细胞的细微结构，对早期黏膜病变的诊断效果明显优于普通胃镜。

研究认为，放大色素内镜有助于识别BE柱状上皮中出现的肠上皮化生和高度不典型增生的部位，是提高肠上皮化生检出率和检测黏膜是否出现高度不典型增生的有效工具，为早期食管癌的检出提供一种快捷、无创并准确的检查手段。

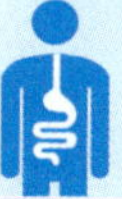

（4）内镜窄带成像术：窄带成像术是一种新兴的内镜技术，利用滤光器过滤掉内

镜光源所发出的红、蓝、绿光波中的宽带光谱，仅留下窄带光谱用于诊断消化道各种疾病。其主要临床用途是首先从较远的视野发现病变，确定病变范围，然后近距离放大以识别黏膜细微形态和毛细血管模式的改变，鉴别病变性质。

（5）荧光内镜：利用彩色成像技术，以氮－镉激光、氪激光为激发光源，有的辅以光敏剂加强肿瘤色带，用高敏摄像机摄取人体组织红和绿色谱，取得谱区荧光，利用成像颜色的差别区分良、恶性。荧光内镜诊断恶性肿瘤是一种既能定位诊断又能指导医生取活组织检查的有效诊断手段。研究表明，荧光内镜对早期癌灵敏度高，尤其对癌前病变即不典型增生的检出率大大优于常规的诊断方法，符合率可达到95%。可能原因是早期癌，特别是癌前病变处于新生期，血供丰富，卟啉代谢旺盛，因此敏化荧光也最强。

Nipsuj 等对一组疑似早期食管癌的患者进行荧光内镜检查，发现对活检标本中度和重度不典型增生灶检出率，普通内镜为 0.7%，荧光内镜为 8.3%；对低度不典型增生灶检出率，普通内镜为 19.1%，荧光内镜为 26.6%。与内镜活检相比，荧光内镜诊断早期食管癌具有快捷、一次多点检测、能减少样本误差、显著缩短检查时间等优点。

六、思考题

1. 早期食管癌的诊断要点有哪些？

2. 早期食管癌的治疗方法有哪些？

3. 随访早期食管癌患者应注意什么？早期食管癌的高危人群有什么特点？

七、科普小知识

1. 什么是早期食管癌？

食管癌是原发于食管上皮的恶性肿瘤，根据侵犯深度及是否扩散转移分为早期食管癌（食管早期癌）及进展期食管癌。早期食管癌的病变仅限于食管黏膜层，无论有无淋巴结转移。

2. 早期食管癌的症状有哪些？

早期食管癌症状多不典型，易被忽略，主要症状为：胸骨后不适、烧灼感、针刺样或牵拉样痛；进食通过缓慢并有滞留的感觉或轻度哽咽感；咽喉部干燥与紧缩感。这些症状缺乏特异性，时轻时重，持续时间长短不一，甚至可无症状，容易与其他消化道疾病、慢性咽炎等混淆，这也正是食管癌的恐怖之处。

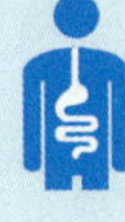

3. 哪些人需要做早癌筛查？

上消化道符合以下第 1 条和第 2~7 条中任一条者属于上消化道癌高危人群，建议进行机会性筛查。

（1）年龄≥ 40 岁，男女不限。

（2）上消化道癌高发地区人群。

（3）幽门螺杆菌感染者。

（4）有上消化道症状者（如恶心、呕吐、进食不适、腹痛、腹胀、反酸、烧心等）。

（5）患有上消化道癌前疾病者（食管低级别上皮内瘤变、Barrett 食管；贲门肠上皮化生、低级别上皮内瘤变；胃重度慢性萎缩性胃炎、重度肠上皮化生和低级别上皮内瘤变、慢性胃溃疡、胃息肉、胃黏膜巨大褶皱征、良性疾病术后残胃 10 年胃癌术后残胃 6 个月以上）。

（6）有明确上消化道癌家族史者。

（7）具有上消化道癌高危因素者，如重度吸烟、重度饮酒、有颈部或呼吸道鳞癌、恶性贫血等。

（编者　王志峰）

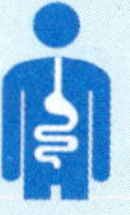

第三节　进展期食管癌（案例3）

核心提示

❖学会区分进展期食管癌与早期食管癌。

❖掌握进展期食管癌的治疗方式。

❖学会食管癌筛查办法。

一、病历资料

1. 病史

刘××，男，75岁，主因“吞咽困难2年，加重2天”入院。

患者于2020年11月无明显诱因出现吞咽困难，进食体积较大食物时症状加重，进食软质饮食尚可，未予重视。2020年12月患者自觉吞咽困难症状进行性加重，进食软质饮食即感明显，伴气短，无反酸、烧心，无恶心、呕吐，无腹痛、腹胀，无呕血、黑便，无咳嗽、咳痰，无畏寒、寒战，无消瘦等不适，就诊于山西医科大学×医院。消化道造影及胃镜检查提示：食管中段恶性肿瘤。病理检查显示：距离门齿26cm处食管被覆鳞状上皮增生，伴中－重度非典型增生。患者未予治疗。

2021年1月患者出现声音嘶哑，遂就诊于山西省人民医院胸外科门诊。完善胸、腹部CT及骨扫描等相关检查后，初步诊断为“食管中段恶性肿瘤转移性右喉返神经旁淋巴结肿大”，予以“卡瑞丽珠单抗联合白蛋白紫杉醇＋奈达铂”方案化疗等治疗。患者于2021年2月6日行第2次化疗时出现急性脑梗死（右侧侧脑室旁、基底节区），予以静脉溶栓等治疗并中止化疗。患者一般状况改善后，就诊于山西省肿瘤医院，行放疗二十余天（具体不详），之后未再放疗，且未定期复查。

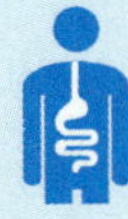

2023年1月24日患者自觉吞咽困难症状较前加重，进食流质饮食即可出现，伴咳嗽、咳痰，无发热、畏寒及寒战，遂就诊于山西省人民医院消化科门诊。行胃镜下食管支架置入术后，患者吞咽困难症状较前明显缓解。

2023年4月25日患者再次出现吞咽困难，进水后伴有呛咳。为进一步诊治，患者入住我科。

患者自发病以来，精神尚可，食欲减退，睡眠一般，大便正常，小便正常，体重近1月较前减轻约5kg。患者有脑梗死病史2年余，现遗留左侧肢体偏瘫，平素规律口服“阿司匹林肠溶片1片，1次/天；胞磷胆碱钠胶囊1粒，3次/天；阿托伐他汀钙片1片，1次/天”治疗。患者否认高血压病史，否认糖尿病病史，否认冠心病病史；否认肾脏病病史，否认手术史，否认外伤史，否认肝炎、结核等传染性疾病病史；否认输血史；否认食物、药物过敏史；否认吸烟史及饮酒史；父母已故（具体不详）；已婚，已育；家族史无特殊记载。

2. 体格检查

体温36.6℃，脉搏89次/分，呼吸20次/分，血压103/72mmHg。神志清楚，精神尚可；慢性病容；皮肤及巩膜无黄染，无皮疹及出血点，全身浅表淋巴结未触及肿大；双肺呼吸音粗，可闻及干、湿性啰音；心率89次/分，心律齐，心脏各瓣膜听诊区未闻及病理性杂音；腹软，无压痛及反跳痛，肝、脾肋缘下未触及，无移动性浊音；双下肢无浮肿。

3. 影像学检查和实验室检查

（1）影像学检查：

上消化道造影检查：食管中段占位性病变，考虑食管癌；会厌综合征；胃食管反流；慢性胃炎。

耳鼻喉镜检查：咽炎，咽后壁膨隆，舌根囊肿。

普通胃镜：食管癌；胃食管反流；慢性萎缩性胃炎。病理检查：（距离门齿26cm处食管）送检组织破覆鳞状上皮增生，上皮角下延，伴大片出血及炎性落出，其中一小块组织中散在少许核大细胞，伴中－重度非典型增生。

胸部＋上腹部＋下腹部CT（平扫＋增强）：食管中段管壁增厚，食管癌可能伴周围轻度肿大淋巴结，请结合临床及内镜检查；肺气肿，肺大疱；左下叶小结节，建议定期复查；双肺下叶多发索条；肝脏右叶小血管瘤可能；肝脏多发囊肿。

心脏彩超：目前心脏结构及功能未见明显异常。

骨扫描：右侧肩骨、右侧第5前肋骨质代谢增高，性质待定，建议密切随访；右侧膝关节骨质代谢增高，考虑良性病变；其余全身骨显像未见明显异常。

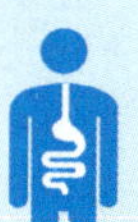

浅表淋巴结彩超：双颈部、双耳前、双耳后区、双锁骨区、双腋下、腹膜后及双腹股沟区未见明显异常淋巴结。

胸部 CT（2023 年 1 月 24 日）：食管癌化疗术后；纵隔淋巴结肿大，请结合临床；食管裂孔疝；肺气肿，肺大疱；左肺下叶小结节，建议定期复查；双肺下叶多发索条；肝脏多发囊肿；右侧部分肋骨陈旧骨折可能。

头颅 MRI：双侧大脑半球多发梗死及缺血改变；右侧侧脑室旁、基底节区急性期脑梗死；双侧顶叶萎缩改变；脑动脉成像未见明显异常。

食管支架置入术：食管狭窄；食管癌放疗术后；完成食管金属支架置入术。

胸部 CT：食管癌治疗后，食管支架置入术后发现甲状腺双侧叶小结节，建议结合超声检查；左肺多发小结节，较前（2023 年 1 月 24 日）增多、分为炎性结节可能，建议抗炎治疗后复查；双肺肺气肿，多发肺大疱；双肺下叶索条；右肺上叶钙化灶；食管裂孔扩大；肝内可能有多发小囊肿。

（2）实验室检查：

血常规：白细胞计数 8.87×10^9/L、中性粒细胞 79.8%、中性细胞数 7.07×10^9/L、淋巴细胞 12.6%、红细胞计数 3.8×10^{12}/L、血红蛋白 113g/L、血小板计数 236×10^9/L、C-反应蛋白 64.21mg/L。

肝功能：丙氨酸氨基转移酶 7.40IU/L、天冬氨酸氨基转移酶 14.14IU/L、总蛋白 62.27g/L、血清白蛋白 35.18g/L、空腹血糖 5.66mmol/L、总胆红素 6.70μmol/L、直接胆红素 1.37μmol/L、间接胆红素 5.33μmol/L、γ-谷氨酰转肽酶 8.63IU/L。

肾功能：肌酐 59.44μmol/L、尿素氮 5.21mmol/L。

血脂：总胆固醇 3.02mmol/L、甘油三酯 2.80mmol/L、低密度脂蛋白胆固醇 1.65mmol/L、高密度脂蛋白胆固醇 1.24mmol/L。

电解质：钾 3.77mmol/L、钠 143.79mmol/L、氯 110.00mmol/L。

凝血系列：凝血酶原时间 11.2s，正常对照 10.8s，国际标准化比值 1.04，活动度 100%，活化部分凝血活酶时间 27.5s；凝血酶时间 13.4s，纤维蛋白原 3.49g/L，抗凝血酶Ⅲ活性 100%，D- 二聚体 93ng/mL。

肿瘤标志物：癌胚抗原 0.57ng/mL、甲胎蛋白 1.89ng/mL、糖类抗原 199（CA199）6.64U/mL、糖类抗原 125（CA125）12.20U/mL。

传染病系列：乙型肝炎病毒表面抗原定性检测阴性，乙型肝炎病毒表面抗体定性检测阴性，乙型肝炎病毒 e 抗原定性检测阴性，乙型肝炎病毒 e 抗体定性检测阴性，乙型肝炎病毒核心抗体定性检测阴性，丙肝抗体阴性，艾滋病病毒抗体阴性，梅毒特异性抗体阴性。

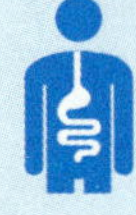

心肌酶谱：肌红蛋白 16.4ng/mL、B 型钠尿肽 108.00pg/mL。

尿常规及便常规未见明显异常。

4. 初步诊断

食管中段恶性肿瘤伴食管狭窄、食管支架置入术后、食管恶性肿瘤放化疗术后、肺部感染、陈旧性脑梗死。

二、诊治经过

患者主因“吞咽困难 2 年，加重 2 天”入院。

患者既往行胃镜及病理检查等相关检查提示食管恶性肿瘤，曾行放、化疗及食管支架置入术等治疗，此次入院患者吞咽困难症状较前加重，伴饮水呛咳，初步考虑为食管中段恶性肿瘤伴狭窄。

患者入院后相关检查项目及结果如下：

1. 胃镜检查（如图 1-3-1 所示）

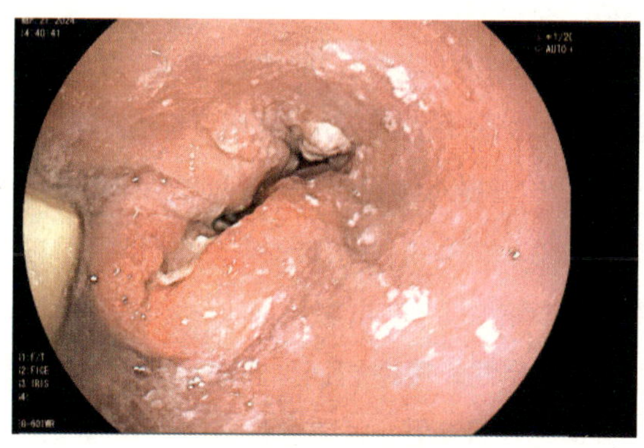

图 1-3-1　胃镜检查

2. 病理切片（如图 1-3-2 所示）

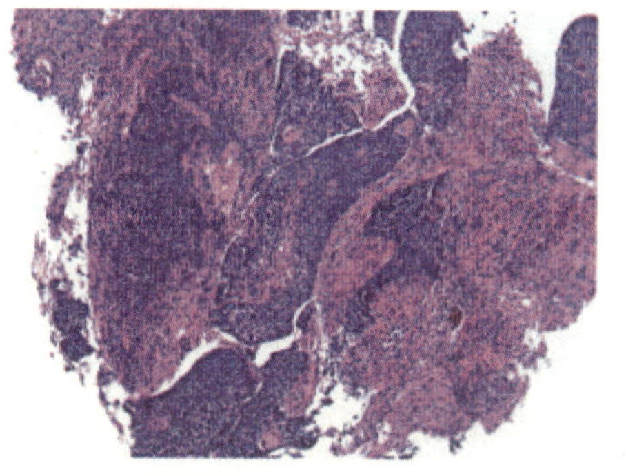

图 1-3-2　病理切片

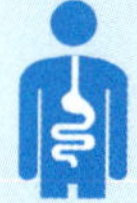

3. 食管支架置入术（如图 1-3-3、1-3-4 所示）

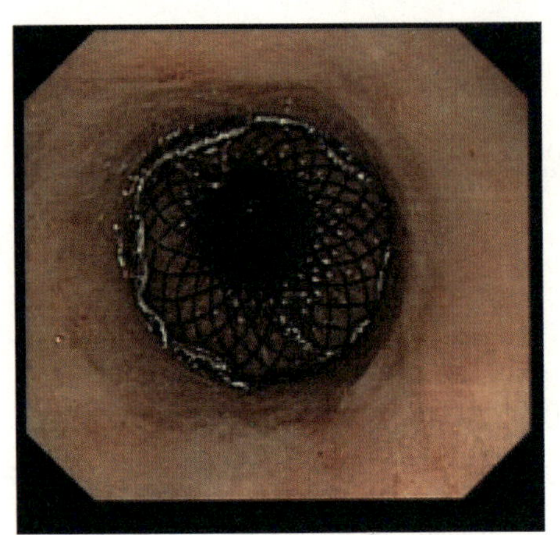

图 1-3-3　食管支架置入术

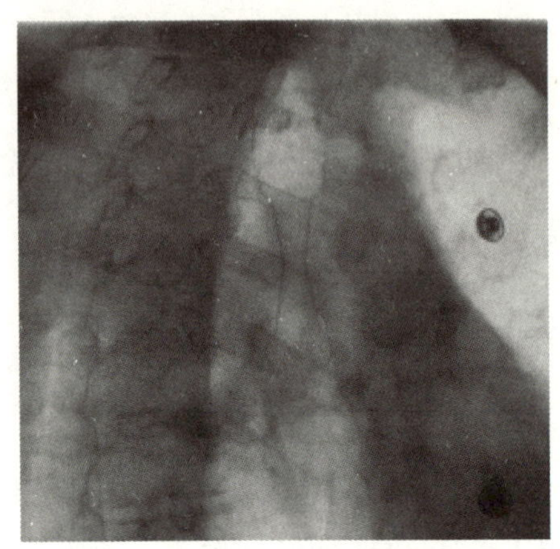

图 1-3-4　食管支架置入术

三、案例分析

1. 病史特点

（1）患者老年男性，慢性病程急性加重。

（2）主要临床表现为进行性吞咽困难，伴饮水呛咳、声音嘶哑、咳嗽、咳痰。

（3）既往有食管中段恶性肿瘤病史，曾行放化疗等治疗。

（4）辅助检查：ERCP 检查提示食管中段恶性肿瘤伴狭窄，食管支架置入术后。

2. 诊断和诊断依据

（1）诊断：进展期食管癌。

（2）诊断依据：①老年男性，慢性病程急性加重；②主要表现为进行性加重吞咽困难，伴声音嘶哑；③胃镜检查示食管中段隆起性改变。④病理提示食管被覆鳞状上皮，伴中－重度非典型增生。

3. 鉴别诊断

患者主要表现为吞咽困难，需与食管贲门失弛缓症、胃食管反流病、食管良性狭窄、食管憩室、食管结核等相鉴别。

（1）食管贲门失弛缓症。是由于食管神经肌间神经丛等病变，引起食管下段括约肌松弛障碍所致的疾病。主要临床表现为间歇性咽下困难、食物反流和下端胸骨后不适或疼痛。病程较长，多无进行性消瘦。X 线钡餐检查可见贲门梗阻呈漏斗或鸟嘴状，边缘光滑，食管下段明显扩张，吸入亚硝酸异戊酯或口服、舌下含化硝酸异山梨酯 5~10mg 可使贲门弛缓，钡餐随即通过。

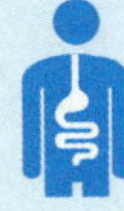

（2）胃食管反流病。是指胃十二指肠内容物反流入食管引起的病症。主要表现为

烧心、吞咽性疼痛或吞咽困难。内镜检查可有黏膜炎症、糜烂或溃疡，但无肿瘤证据。

（3）食管良性狭窄。一般由腐蚀性或反流性食管炎所致，也可因长期留置胃管、食管手术或食管胃手术引起。X 线钡餐检查可见食管狭窄、黏膜消失、管壁僵硬，狭窄与正常食管段过渡、边缘整齐、无钡影残缺征。内镜检查可明确诊断。消化系统肿瘤：多见于 40 岁以上，可出现上腹痛，伴恶心、呕吐、黄疸，以及厌食、乏力、消瘦等全身症状，糖类抗原 199（CA199）、癌胚抗原（CEA）可增高，行腹部 CT、磁共振检查可明确诊断。

（4）食管憩室。食管中段的憩室常有吞咽障碍、胸骨后疼痛等症状，而吞咽困难较少见。食管憩室有发生癌变的机会。

（5）食管结核。少见，可有吞咽困难，影像学表现为食管黏膜破坏，鉴别主要靠食管镜及活检。

四、处理方案及基本原则

1. 一般治疗

注意休息，避免劳累，补充足够的热量和营养，如蛋白质和维生素，因进展期食管癌患者往往伴有吞咽困难，营养不良，必要时行肠内营养支持治疗。

2. 针对本案例患者的相关诊治

（1）患者入院后完善血常规、肝肾功能、肿瘤标志物、凝血系列等相关实验室检查，行胸腹部 CT、淋巴结彩超、骨扫描、头颅 MRI、胃镜及病变组织活检等相关影像学及病理检查，明确诊断，评估患者全身转移情况。

（2）针对进展期食管癌给予放疗、化疗、食管支架置入等姑息性治疗方式。

（3）给予抗感染、调节电解质平衡、补液及营养支持治疗。

（4）注意监测患者生命体征，定期复查电解质及血常规，及时纠正电解质紊乱。

五、要点与讨论

进展期食管癌诊断的流程，首先明确是否食管癌，其次评估食管癌的分期。

1. 诊断原则

病理学诊断（金标准）需要食管内镜下活检确诊。存在内镜检查禁忌或者多次尝试活检均未能明确病理学诊断者可综合上消化道造影、颈胸腹部增强 CT、全身 PET/CT 或超声内镜或超声支气管镜（EBUS）引导下穿刺活检辅助诊断。影像学检查可疑转移性淋巴结或远隔脏器应根据医疗条件及操作风险因素经综合评估后，由主治医生酌情选择

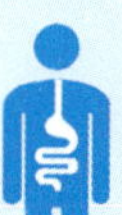

合理的活检方式。

2. 食管癌分期

临床分期诊断应包括颈胸腹盆部增强 CT，依据医疗条件可选择超声、超声内镜、超声支气管镜、PET/CT 及 MRI 等影像学检查评估方法。新辅助治疗后再分期诊断仍以治疗前初始临床分期方法为基础，综合医疗条件及操作风险，对可疑转移性区域淋巴结或远隔脏器，可进行有创性活检病理学确认，包括超声引导下淋巴结穿刺，或依据医疗条件选择腹部平扫及增强 MRI；对于上述影像学检查怀疑转移但无法定性者，可进行 PET/CT 确认。

参照国际抗癌联盟（UICC）/ 美国癌症联合委员会（AJCC）《TNM 分期体系》（第 8 版），将食管原发肿瘤（T）、区域淋巴结（N）、远隔脏器转移（M）及病理学分化程度（G）分别定义如下：

（1）食管原发肿瘤（T）：

T0：没有原发肿瘤的证据。

Tis：高级别上皮内瘤变 / 异型增生。

T1a：肿瘤侵犯黏膜固有层或黏膜肌层。

T1b：肿瘤侵犯黏膜下层。

T2：肿瘤侵犯固有肌层。

T3：肿瘤侵犯食管纤维膜。

T4a：肿瘤侵犯邻近脏器（可切除），如胸膜、心包、奇静脉、膈肌或腹膜。

T4b：肿瘤侵犯邻近重要脏器（不可切除），如主动脉、椎体或气管。

（2）区域淋巴结（N）：

Nx：区域淋巴结不可评价。

N0：无区域淋巴结转移。

N1：1~2 个区域淋巴结转移。

N2：3~6 个区域淋巴结转移。

N3：≥ 7 个区域淋巴结转移。

（3）远隔脏器转移（M）：

M0：无远处转移。

M1：有远处转移。

（4）病理学分化程度（G）：

Gx：分化程度不可评估。

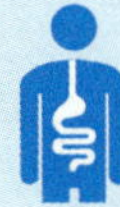

G1：高分化。

G2：中分化。

G3：低分化。

根据不同临床情况，将食管癌分为临床分期（cTNM）、病理学分期（pTNM）与新辅助治疗后病理学分期（ypTNM）3 种类型（如表 1-3-1、表 1-3-2 所示）。

表 1-3-1 病理学分期

病理学分期(pTNM)

病理分期	pTNM	组织学分化	肿瘤位置
鳞癌			
0	TisN0M0	不适用	任何
ⅠA	T1aN0M0	高分化/不确定	任何
ⅠB	T1bN0M0	高分化/不确定	任何
	T1N0M0	中/低分化	任何
	T2N0M0	高分化	任何
ⅡA	T2N0M0	中/低分化/不确定	任何
	T3N0M0	任何	下段
	T3N0M0	高分化	上/中段
ⅡB	T3N0M0	中/低分化	上/中段
	T3N0M0	不确定	任何
	T1N1M0	任何	任何
ⅢA	T1N2M0	任何	任何
	T2N1M0	任何	任何
ⅢB	T4aN0~1M0	任何	任何
	T3N1M0	任何	任何
	T2~3N2M0	任何	任何
ⅣA	T4aN2M0	任何	任何
	T4bN0~2M0	任何	任何
	任何TN3M0	任何	任何
ⅣB	任何T任何NM1	任何	任何

腺癌		
0	TisN0M0	不适用
ⅠA	T1aN0M0	高分化/不确定
ⅠB	T1aN0M0	中分化
	T1bN0M0	高/中分化/不确定
ⅠC	T1N0M0	低分化
	T2N0M0	高/中分化
ⅡA	T2N0M0	低分化/不确定
ⅡB	T1N1M0	任何
	T3N0M0	任何
ⅢA	T1N2M0	任何
	T2N1M0	任何
ⅢB	T4aN0~1M0	任何
	T3N1M0	任何
	T2~3N2M0	任何
ⅣA	T4aN2M0	任何
	T4bN0~2M0	任何
	任何TN3M0	任何
ⅣB	任何T任何NM1	任何

表 1-3-2 新辅助治疗后病理学分期

新辅助治疗后病理学分期(ypTNM)

新辅助治疗后病理学分期	ypTNM
Ⅰ	T0~2N0M0
Ⅱ	T3N0M0
ⅢA	T0~2N1M0
ⅢB	T4aN0M0
	T3N1~2M0
	T0~3N2M0
ⅣA	T4aN1~2,XM0
	T4bN0~2M0
	任何TN3M0
ⅣB	任何T任何NM1

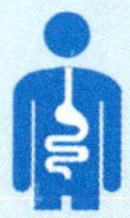

上述分期原则适用于食管癌，包括鳞状细胞癌、腺癌、腺鳞癌、未分化癌、神经内分泌癌、伴神经内分泌特征的腺癌等，但不适用于食管的神经内分泌瘤及非上皮性肿瘤，如淋巴瘤、肉瘤、胃肠道间质瘤和黑色素瘤等。

3.进展期食管癌的治疗方式

（1）手术治疗。手术治疗为首选治疗方法。根据TNM分期，进展期食管癌的手术根治术多适合于Ⅰ、Ⅱ、Ⅲ期患者。影响术后5年生存率的因素包括：局部淋巴结转移、癌肿浸润达食管外周、肿瘤长度>3cm、病程超过半年、残端切缘癌阳性。手术治疗常见的并发症：肺水肿、肺炎、肺不张、吻合口瘘、脓胸、乳糜胸、声带麻痹、吻合口狭窄等。

（2）放射治疗。包括术前放射治疗联合手术治疗或单纯放射治疗，对于一些一般情况差，不能耐受手术治疗的食管鳞癌患者可以考虑单纯局部放射治疗，此外，局部放射治疗可以明显缓解食管梗阻症状，可作为姑息性治疗的方法之一。放射治疗的常见并发症包括：放射性肺炎、放射性脊髓炎、穿孔、纵隔炎或纵隔脓肿。

（3）化疗（即化学治疗）。对于食管腺癌患者化疗可能会取得更大收益。化疗能全身性控制疾病的发展，一些药物如5-氟尿嘧啶（5-FU）和顺铂（DDP）等对辐射有增效作用，手术前及放射治疗前进行化疗可以提高手术和放射治疗效果，化疗可使复发或转移的晚期患者瘤体缩小，达到缓解症状，延长生存期的作用。骨髓抑制、肾毒性和胃肠道反应是常见不良反应，在化疗周期及间期中应当密切监测血常规、肝肾功能以保证化疗周期的完成。

（4）内镜下食管扩张术及支架植入术。内镜下食管扩张术及支架植入术可以明显缓解梗阻症状，是姑息治疗的方法之一。内镜下支架植入术具有操作简便、治疗过程短、疗效肯定的优点。随着内镜治疗器械的不断改进完善，出现了覆膜支架、抗反流支架等，进一步提高了食管支架植入术缓解梗阻症状的可靠性和持续性，降低了并发症的发生率。

（5）其他内镜下治疗方式。主要包括：①射频消融术。利用电磁波生物物理中的热效应发挥治疗作用，使肿瘤组织脱水、干燥和凝固坏死，从而达到治疗目的。因其有效治疗深度仅限于1 000μm范围，因此术后食管穿孔或狭窄风险较低。②光动力疗法。利用特定激光激发选择性聚集于肿瘤组织的光敏剂产生单态氧，通过物理、化学和免疫等复杂机制导致肿瘤坏死的疗法，可用于处理放化疗后食管恶性肿瘤复发，尤其为上段恶性肿瘤无法置入食管支架的患者或者病变为环周型病变的患者，同时应注意光敏反应、术后穿孔狭窄等并发症风险。

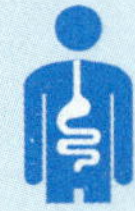

4. 食管癌患者的营养评估

食管癌诊疗初始阶段即需重视患者营养评估，也是基线期综合评估的重要组成部分。营养评估包括营养风险筛查与营养评定两部分。

（1）营养风险筛查。营养风险筛查是应用营养风险筛查工具判断患者是否具有可能影响临床结局的营养相关风险的过程。患者入院 24 小时内应由受过培训的医生、营养师、药师及护士等运用营养风险筛查 2002（NRS2002）进行营养风险筛查。有营养风险者，需针对性制定营养诊断与干预计划；无营养风险患者，应于 7 天后再次行营养风险筛查。择期手术者，营养风险筛查时间应提前至术前 10 天以上。营养风险筛查 2002 工具包括营养状态受损评分、疾病严重程度评分及年龄评分 3 部分（如表 1-3-3 所示）。当总评分≥ 3 分时，即具有营养风险，需要制定营养诊断与干预计划。

A.营养状态受损评分(取最高分)	
0分	正常营养状态
1分(任一项)	近3个月体质量下降>5%
	近1周内进食量减少25%~50%
2分(任一项)	近2个月体质量下降>5%
	近1周内进食量减少50%~75%
3分(任一项)	近1个月体质量下降>5%
	近1周内进食量减少>75%
	体质量指数<18.5 kg/m^2伴一般情况差
B.疾病严重程度评分(营养需求的增加)(取最高分)	
0分	正常营养需求
1分(任一项)	一般恶性肿瘤、髋部骨折、长期血液透析、糖尿病、慢性疾病(如肝硬化、慢性阻塞性肺病)
2分(任一项)	血液恶性肿瘤、重症肺炎、腹部大手术、脑卒中
3分(任一项)	重症头部损伤、骨髓移植、重症患者APACHE Ⅱ评分>10分的ICU患者
C.年龄评分	
1分	年龄≥70岁
总分(A+B+C)	

注：APACHE Ⅱ为急性生理学与慢性状况评分系统Ⅱ。

表 1-3-3　营养风险筛查 2002

（2）营养评定：营养评定是对有营养风险者进一步了解其营养状况的过程。包括两个部分：基本营养评定和营养不良评定。

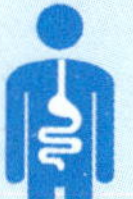

1）基本营养评定：基本营养评定是有营养风险者均须接受的营养管理项目。评定

内容包括：营养相关病史、膳食调查、体格检查（身高、体质量等）、实验室检查（肝肾功能、血糖、血脂、电解质、酸碱平衡等）。上述指标是住院患者常规采集内容，也是制定营养干预计划、开具营养处方及实时监测的必要内容。

2）营养不良评定：营养不良评定涉及营养不良的诊断与分级。推荐根据全球（营养）领导人发起的《营养不良诊断标准共识》进行营养不良评定（如表 1-3-4 所示）。对于营养风险筛查阳性者，如在表现性指标与病因性指标中，至少各自具有 1 项阳性者，即可诊断为营养不良，此外，也可考虑选择主观全面评定（SGA）患者参与的 SGA 等评定量表。

A.表现性指标	
体质量下降	过去6个月>5%
	或超过6个月>10%
低体质量指数	<70岁：<20 kg/m²，<18.5 kg/m²（亚洲人）
	≥70岁：<22 kg/m²，<20 kg/m²（亚洲人）
肌肉量减少	通过经验证的测量方法得到肌肉减少结果
B.病因性指标	
食物摄入减少或吸收障碍	能量摄入≤50%需求量>1周 或任何程度摄入减少>2周 或任何影响食物消化吸收的消化道病症
炎症反应	急性疾病及创伤 或慢性疾病相关炎症反应
A和B中满足至少1项即可诊断营养不良	

表 1-3-4　营养不良评定

六、思考题

1. 进展期食管癌内镜下的主要表现是什么？

2. 进展期食管癌目前治疗方式有哪几种？

3. 转入下级医院的患者应如何给予营养支持治疗？

七、科普小常识

1. 哪些人应该进行食管癌筛查？

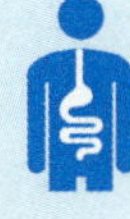

（1）年龄≥ 40 岁、来自食管肿瘤高发地区、有食管肿瘤家族史、有食管癌高危因素（吸烟、重度饮酒、头颈部或呼吸道鳞癌、喜食高温及腌制食物、口腔卫生状况不良等）

的人群为高危人群，推荐行内镜下食管黏膜碘染色法筛查。若内镜下未见病灶，即定期复查内镜随访。若发现浅表性病灶，取活检评估病理情况。若病理学为低级别上皮内瘤变 / 异型增生，每 3 年随访 1 次；若病理学为高级别上皮内瘤变 / 异型增生、黏膜内癌，并且未发现脉管侵犯，可考虑行内镜下治疗。如果内镜表现较活检病理学结果更重，建议行精细食管内镜检查（包括放大内镜、窄光谱成像、染色等）以评估病变情况、决定诊治计划。

（2）年龄≥ 40 岁，具有食管癌高危因素（贲门失弛缓症、腐蚀性狭窄、胼胝症、肥胖症）的高危人群，推荐每 1~3 年进行 1 次内镜下食管黏膜碘染色评估。

（3）对于已知或食管内镜下新发现的具有巴雷特食管炎高危因素的患者，推荐食管内镜下每隔 2cm 行 4 点位活检（至少 8 块活检组织）。若存在洛杉矶分级诊断为 B、C、D 级别的食管炎，需先规律服用质子泵抑制剂，治疗 8~12 周后再行内镜下诊断；若没有巴雷特食管炎，则可以中止内镜筛查；若病理学诊断为巴雷特食管炎不伴有异型增生，每隔 3~5 年再次行内镜检查及病理活检；若病理学诊断为巴雷特食管炎伴低级别上皮内瘤变 / 异型增生，则需行食管内镜下治疗或每年行内镜检查并每隔 1cm 行 4 点位活检；若病理学诊断为巴雷特食管炎合并高级别上皮内瘤变，则需行食管内镜下治疗或外科手术治疗。

注：食管癌高发区主要集中在太行山脉附近区域（河南、河北、山西、山东泰安、山东济宁、山东菏泽），以及安徽、江苏苏北、四川南充、四川盐亭、广东汕头、福建闽南等地区。

2. 食管癌遗传吗？

食管癌有明显的家族聚集现象，但不是百分之百。食管癌的高危人群，应早日行胃镜检查，以便早期发现，及时诊治。

3. 食管癌的高危因素有哪些呢？

食管鳞癌常与吸烟、饮酒有关，且患者常有头和颈部肿瘤病史；食管腺癌主要与 Barrett 食管、胃食管反流、食管裂孔疝等有关。

4. 食管癌该如何预防？

（1）避免一些高危因素，如吸烟、饮酒。

（2）禁食霉变及含亚硝胺的食物，改变不良的饮食生活习惯。

（3）对高发区高危人群进行食管癌筛查。

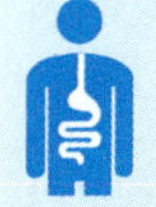

（编者　侯　波　郭婧怡）

第四节　食管裂孔疝（案例 4）

核心提示

❖掌握食管裂孔疝合并贫血时的治疗方法。

❖掌握食管裂孔疝的治疗原则。

一、病历资料

1. 病史

张 ××，女，61 岁，主因“腹部不适 3 年，加重伴乏力半年”入院。

患者于 3 年前无明显诱因出现上腹部不适，餐后加重，偶伴恶心、呕吐，呕吐物为胃内容物，伴反酸、烧心，无腹痛。患者于 3 年前在山西白求恩医院体检，胸部 CT 示食管裂孔疝，未重视，未诊治。

半年前患者出现食欲下降严重，伴全身乏力。2021 年 6 月 19 日患者劳累后出现意识丧失，遂就诊于忻州市 × 医院。上消化道造影及胸部 CT 提示：食管裂孔疝。血常规显示：血红蛋白 54g/L。给予“输血”治疗，治疗后好转。1 年体重下降约 5kg。

为进一步诊治，患者就诊于我科。患者否认高血压、糖尿病病史；父母体健；已婚，已育；无烟酒嗜好；否认手术、外伤史；否认输血史；否认食物、药物过敏史；家族史无特殊记载。

2. 体格检查

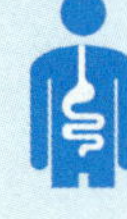

体温 36.3℃，脉搏 75 次 / 分，呼吸 19 次 / 分，血压 109/60mmHg，身高 155cm，体重 51.5kg。神志清楚，查体合作；口唇、睑结膜苍白，皮肤巩膜无黄染；双肺未闻及干、

湿啰音；心率 75 次 / 分，心律齐，心脏各瓣膜听诊区未闻及病理性杂音；腹软，全腹无压痛、反跳痛及肌紧张，肝、脾肋缘下未触及，肠鸣音 4 次 / 分，移动性浊音阴性；双下肢无水肿。

3. 实验室检查和辅助检查

患者入院前于忻州市 × 医院行胸部 CT 及上消化道造影，均提示食管裂孔疝（全胃疝入胸腔），血常规显示血红蛋白 54g/L。

4. 初步诊断

食管裂孔疝、重度贫血、反流性食管炎、慢性非萎缩性胃炎。

二、诊治经过

患者主因腹部不适 3 年，加重伴乏力半年入院。查体口唇、睑结膜苍白，腹软，全腹无压痛、反跳痛及肌紧张。

院外上消化道造影及胸部 CT 提示：食管裂孔疝。血常规显示：血红蛋白 54g/L。

患者入院后的相关检查项目及结果如下：

1. 实验室检查

白细胞计数2.78 × 10^9/L、中性粒细胞29.8%、中性粒细胞数0.83 × 10^9/L、血红蛋白74g/L、红细胞比容0.255、红细胞平均容积83.9fL、红细胞平均血红蛋白含量24.3pg、红细胞平均血红蛋白浓度290.0g/L、白蛋白37.19g/L。

2. 胸部增强 CT（如图 1-4-1 所示）

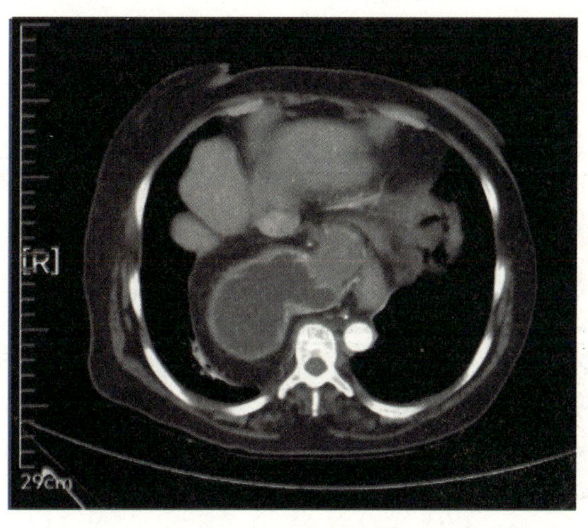

图 1-4-1　胸部增强 CT

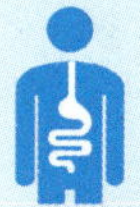

3. 上消化道造影（如图 1-4-2 所示）

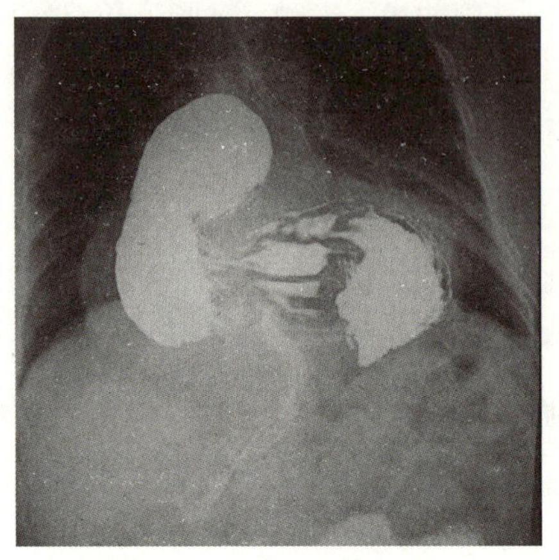

图 1-4-2　上消化道造影

4. 胃镜检查（如图 1-4-3 所示）

检查所见：
食　管：通畅，黏膜淡红，血管走行清晰，齿状线距门齿35cm。
贲　门：松弛，倒镜可见一橘红色疝囊。
胃　底：黏液湖不大，清亮。
胃　体：体腔开阔，皱襞形态正常，黏膜红白相间，以红为主。
胃　角：规整，柔软，蠕动好。
胃　窦：开阔，黏膜红白相间，以红为主。
幽　门：正圆，开放，胆汁反流不多。
球　部：球腔形态正常，黏膜未见异常。
降　部：十二指肠乳头及降部黏膜未见异常。

病理学诊断：

细胞学诊断：
镜检诊断：　食管裂孔疝
　　　　　　慢性非萎缩性胃炎

建　议：

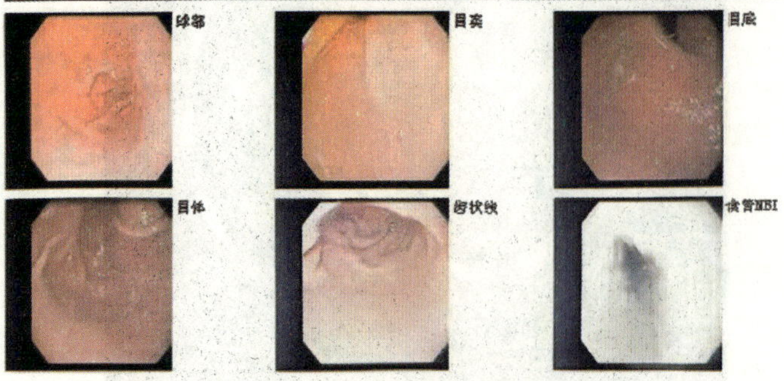

球部　胃窦　胃底
胃体　齿状线　食管NBI

图 1-4-3　胃镜检查

具体治疗见本节相关内容。

三、案例分析

1. 病史特点

（1）老年女性，以“腹部不适3年，加重伴乏力半年”为主诉，病程中自觉餐后反酸、烧心明显。

（2）患者在院外实验室检查提示血红蛋白降低，予输血治疗后好转。

（3）体格检查：眼睑及巩膜苍白，双肺呼吸音清，未闻及明显干、湿啰音，心律齐，腹平软，无压痛、反跳痛及肌紧张，肝、脾肋缘下未触及。

（4）实验室检查和辅助检查：血常规显示血红蛋白降低，胸部增强CT可见部分胃组织及脂肪经过食管裂孔疝入胸腔内，右肺底部分受压呈软组织样改变。上消化道造影胃整体位于中下纵隔，胃大弯与胃小弯位置翻转。胃镜可见贲门松弛，倒镜可见一橘红色疝囊。

2. 诊断和诊断依据

（1）诊断：食管裂孔疝、重度贫血、反流性食管炎、慢性非萎缩性胃炎。

（2）诊断依据：①有腹部不适、反酸、烧心等症状。②院外检验示血红蛋白54g/L。③胸部增强CT可见部分胃组织及脂肪经过食管裂孔疝入胸腔内，右肺底部分受压呈软组织样改变；上消化道造影胃整体位于中下纵隔，胃大弯与胃小弯位置翻转。胃镜可见贲门松弛，倒镜可见一橘红色疝囊。④血红蛋白74g/L、红细胞比容0.255、红细胞平均容积83.9fL、红细胞平均血红蛋白含量24.3pg、红细胞平均血红蛋白浓度290.0g/L。

3. 鉴别诊断

患者主要表现为间断上腹部不适、反酸、烧心，需与心绞痛、消化道溃疡、下段食管和贲门癌及贲门失弛缓症等疾病相鉴别。

（1）心绞痛。食管裂孔疝的发病年龄也是冠心病的好发年龄，伴有反流性食管炎患者的胸痛可与心绞痛相似，可放射至左肩和左臂，含服硝酸甘油亦可缓解症状。一般反流性食管炎患者的胸痛部位较低，同时伴有烧灼感，饱餐后和平卧时发生。心绞痛常位于胸骨中部后，常在体力活动后发生，很少有烧灼感。不稳定型心绞痛也可在夜间发生，但此时心电图改变对两者的诊断更有帮助。有时上述两种情况可同时存在，因从疝囊发出的迷走神经冲动可反射性地减少冠脉循环血流，诱发心绞痛。所以在进行临床分析时应考虑上述可能性。

（2）消化道溃疡。消化道溃疡抑酸治疗效果明显，与有症状的食管裂孔疝治疗后反应相似，上腹不适、反酸、烧心等症状通常于空腹时发生，与体位变化无关。内镜检查可明确诊断。

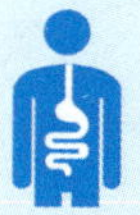

（3）食管下段和贲门癌。易发生于老年人，早期可因炎症刺激表现为吞咽时胸骨后不适感、烧灼感或针刺感，中晚期癌组织浸润食管下端可破坏食管下括约肌引起胃食管反流和吞咽困难，疾病的隐匿发展可能导致贫血和低蛋白血症，多由于营养不良及出血导致，应警惕此病。

（4）食管贲门失弛缓症。是最常见的食管运动功能紊乱，特点为食管体部缺乏蠕动，食管下括约肌不随吞咽相应松弛，可产生吞咽困难、胸骨后疼痛及阻塞感、夜间呕吐等症状。症状时轻时重，与精神情绪相关。食管镜、食管测压检查、上消化道造影可与食管裂孔疝相鉴别。无器质性病变，无疝囊。

四、处理方案及基本原则

1. 一般治疗

改善生活习惯，如减轻体重、少食多餐、避免食用特定食物、头高脚低位睡眠等，都有利于减轻症状。患者有严重并发症，且为食管旁疝，应考虑手术治疗。无症状的、无并发症的滑动型食管裂孔疝患者无须治疗。大多数有症状的食管裂孔疝患者仅通过内科治疗就可控制。

2. 针对本案例患者的相关诊治

（1）患者入院后进一步完善血常规、肝肾功能、胸部 CT、胃镜、消化道造影等相关检查。

（2）嘱咐患者少食多餐，抬高床头。

（3）给予艾司奥美拉唑静点（每天 40mg）、抑酸及补液等对症支持治疗。

（4）针对贫血，给予输血等对症治疗。以贫血为主要临床表现的食管裂孔疝首选抑酸治疗。抑酸治疗无效的严重贫血应该被视作手术适应证。多项研究证实，手术修补疝对纠正贫血有一定作用。在充分评估排除其他失血因素的情况下，进行疝修补术很有可能纠正由食管裂孔疝引起的贫血，避免不必要的药物治疗。

（5）行腹腔镜食管裂孔疝修补 + 胃底折叠术。

3. 食管裂孔疝手术指征

紧急手术指征包括急性胃扭转、不能控制的出血、梗阻、绞窄、穿孔或继发于食管旁疝的呼吸功能损害。引起急症的食管旁疝死亡率高。

择期修补手术指征：存在食管旁疝但症状为亚急性，如吞咽困难、早饱、餐后胸部或腹部疼痛、贫血、呕吐或者内科治疗难以控制的反流性食管炎。手术修补可改善这些患者的症状和生存质量。

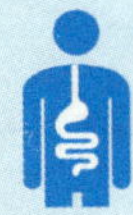

4. 手术原则及手术方法

（1）手术原则。

1）复位疝内容物：将疝入胸腔的胃或其他脏器复位到正常位置。

2）修补食管裂孔：修补并加强松弛薄弱的食管裂孔，防止再次发生疝。

3）防治胃食管反流：采取措施防治胃食管反流，如加强食管下段括约肌的功能。

4）保持胃流出道通畅：确保胃部手术后的排空功能不受影响。

（2）手术方法。食管裂孔疝的外科手术可以通过胸或腹部途径进行，具体方法包括：

1）后方胃固定术（Hill 修复法）：将缩小的胃食管交界缝合固定于膈脚或脊椎的纤维组织。

2）经腹胃底重叠术（Nissen 方法）：将胃底包绕于食管下端，并缝合固定，形成短通道增强食管下段括约肌的功能。

3）经胸胃底重叠术（Belsey-Mark 方法）：与 Nissen 手术类似，但胃底只包绕食管 1 周的 270°　。

4）Collis 手术：对于继发性短食管，建立一段食管的管状延续，加长胃底以包绕食管。

五、要点与讨论

1. 食管裂孔疝的诊断

通常食管裂孔症状是非典型、间歇性的，易受主观因素影响，导致现有的检查手段很难将本病从广大人群中诊断出来，尤其当疝很小时，诊断难度更大。相关检查的目的是确诊食管裂孔疝和尽早发现食管裂孔疝的潜在并发症。

（1）X 线检查。X 线检查仍是目前诊断食管裂孔疝的主要方法。对于可复性裂孔疝（特别是轻度者），1 次检查阴性也不能排除本病，临床上高度可疑者应重复检查，并取特殊体位如仰卧头低足高位等，其钡餐造影可显示直接征象及间接征象。

1）直接征象：①膈上疝囊；②食管下括约肌环（A 环）升高和收缩；③疝囊内有粗大迂曲的胃黏膜皱襞影；④食管胃环（B 环）的出现；⑤食管囊裂孔疝可见食管一侧有疝囊（胃囊），而食管－胃连接部仍在横膈裂孔下；⑥混合型可有巨大疝囊或胃轴扭转。

2）间接征象：①横膈食管裂孔增宽（＞ 4cm）；②钡餐反流入膈上疝囊；③横膈上至少 3cm 外有凹环，食管缩短。

（2）内镜检查。内镜检查对食管裂孔疝的诊断率较前提高，可与 X 线检查相互补充旁证协助诊断。可有如下征象：①食管下段齿状线升高；②食管腔内有潴留液；③贲门口扩大和（或）松弛；④ His 角变钝；⑤胃底变线；⑥膈食管裂孔宽大而松弛。

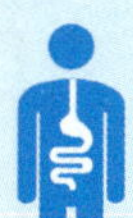

（3）CT检查。当高度怀疑患者为食管裂孔疝发生器官扭转时，宜首选CT检查。CT影像上可清晰显示疝的位置及疝入胸腔的器官。在CT影像上，食管裂孔疝表现为膈肌脚间距增宽，食管裂孔增宽扩大（直径 >2cm）和形态异常，在食管下端后纵隔内发现疝囊是其直接征象。除疝囊外，食管裂孔疝的特异性表现有“胸腔胃黏膜征”“束腰征”“阳性血管征”和“电缆线征”。当采用CT增强扫描时，胃壁与疝囊囊壁成像均匀一致。CT检查简便、可靠，能够清晰地显示解剖层次并确定疝囊成分，可作为上消化道造影的补充检查。

（4）食管测压及pH测定。食管裂孔疝时食管测压可有异常图形，从而协助诊断。食管测压图形异常主要有以下表现：①食管下括约肌（LES）测压时出现双压力带；②食管下括约肌压力（LESP）下降，低于正常值。

24小时pH监测能够反映患者全天内反流时间与反流次数，明确反流与胸痛、咳嗽等相关症状及体位的关系。pH监测对于食管裂孔疝患者食管胃酸反流程度的判断至关重要，进而对手术干预及预后进行评估，但pH监测不能单独作为食管裂孔疝的诊断方法。

2. 食管裂孔疝的分型

目前公认的分型是根据解剖类型分为Ⅰ、Ⅱ、Ⅲ、Ⅳ型，其中Ⅰ型为滑动型食管裂孔疝，Ⅱ－Ⅳ型为食管旁疝。

Ⅰ型疝：滑动型食管裂孔疝，胃食管连接部迁移疝至膈肌上方。胃保持正常的形态，胃底低于胃食管连接部，这种类型最常见，约占95%。

Ⅱ型疝：单纯型食管旁疝，胃食管连接部保持在其正常的位置，一部分胃底通过膈肌裂孔食管旁疝入胸腔。

Ⅲ型疝：是Ⅰ型和Ⅱ型的混合型疝，胃食管连接部和胃底一起通过食管裂孔疝入胸腔，胃食管连接部和胃底均位于膈肌以上。

Ⅳ型疝：多器官型食管裂孔疝，特点是除了胃以外，还有腹腔内其他脏器如大网膜、结肠或小肠在疝囊内。

3. 食管裂孔疝相关并发症

（1）反流性食管炎。与食管裂孔疝互为因果，引起Barrett食管、食管狭窄及食管缩短。

（2）吸入性呼吸道感染、支气管哮喘（继发症）等。

（3）上消化道出血。由疝入的胃和肠发生溃疡所致（呕血和黑便）。

（4）溃疡穿孔破入胸膜腔、心包，引起胸痛和呼吸困难。

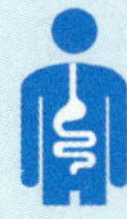

4. 食管裂孔疝的内科治疗

内科治疗主要是药物治疗。对于已有胸痛，胸骨后灼烧感，反酸或餐后反胃等有胃食管反流症状者，除以上预防措施外，再给予抗反流及保护食管黏膜药物，目的是消除反流症状，治疗反流性食管炎，预防食管溃疡、Barrett 食管及食管癌等并发症。常用药物有：

（1）抑酸剂：可以缓解症状及治疗食管炎和溃疡。H_2 受体阻滞药，如雷尼替丁（150mg，2 次 / 天）或法莫替丁（20mg，2 次 / 天）；质子泵抑制剂，如奥美拉唑（20mg，1 次 / 天）或雷贝拉唑（10mg 或 20mg，1 次 / 天）。

（2）黏膜保护剂：此类药物可以保护食管黏膜，常用药物有硫糖铝、氢氧化铝凝胶、甘珀酸钠（生胃酮）、枸橼酸铋钾等。

（3）促动力药：主要作用在于促进胃排空，减少胃食管反流。常用药物有多潘立酮（10~20mg，3 次 / 天）；五羟色胺调节剂，如莫沙必利（5~10mg，3 次 / 天）。促动力药与 H_2 受体阻断剂或质子泵抑制剂合用效果更佳。

5. 内镜下治疗

（1）经口内镜胃底折叠术：当质子泵抑制剂治疗失败时通常会考虑行内镜手术。目前大部分专家认为，经口内镜胃底折叠术手术适应证包括：①日常应用大剂量质子泵抑制剂治疗；②有部分临床症状；③食管具有有效蠕动性；④食管裂孔疝缺损直径 <2cm；⑤ Hill 分级为Ⅰ级或Ⅱ级；⑥胃食管交界处轻、中度退化的慢性反流性食管炎；⑦未合并严重胃部疾病；⑧反流性食管炎健康相关生命质量评分 >15 分。1 项随访 6 年的研究结果显示：经口内镜胃底折叠术后，75%~80% 的患者反流症状明显缓解，不再依赖质子泵抑制剂治疗，且患者均无手术相关并发症。

（2）内镜下胃底折叠术：内镜下胃底折叠术与经口内镜胃底折叠术在手术设备上的区别为前者具有超声波传感器，可帮助医生确定何时达到适当的缝合间隙。内镜下胃底折叠术是将胃底包裹在食管下部，并选择 >2 个点将胃底与食管下部进行缝合，通过捆绑食管下部周围的胃底，增加贲门压力，恢复 His 角和瓣阀，建立有效屏障预防胃食管反流。内镜下胃底折叠术已显示出治疗食管裂孔疝合并难治性反流性食管炎的临床疗效。本手术方式在控制食管炎和改善食管功能方面的效果稍显不足，且需考虑术后相关并发症影响，如吞咽困难、胃灼热、纵隔感染、气胸、胸腔积液、腹胀、胸痛和腹泻等。

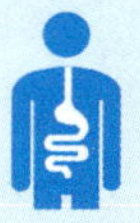

六、思考题

1. 食管裂孔疝的诊断要点有哪些?

2. 食管裂孔疝发生贫血的原因有哪些?

七、科普小常识

1. 人为什么会患食管裂孔疝?

（1）腹腔内的压力持续或剧烈上升，如咳嗽、呕吐、用力大便、剧烈运动、怀孕、肥胖、腹水或抬举重物等情况；

（2）食管先天发育不全，食管裂孔或膈肌异常，膈肌组织随患者年龄上升而变得松弛；

（3）某些创伤或手术，造成本区域的膈肌受损等原因均会出现食管裂孔疝。

2. 食管裂孔疝患者生活上应注意哪些细节?

（1）调节饮食，减少食量。以高蛋白质、低脂肪饮食为主，避免暴饮暴食，避免进餐过快、过饱，少食高脂饮食（包括巧克力、油炸食品、肥肉、动物内脏、奶油制品）、辛辣食品、咖啡、浓茶、酒精等，限制饮食的总热量和糖类（碳水化合物）的摄入量，增加活动，从而减轻体重。

（2）避免弯腰、穿紧身衣。避免束紧腰带或弹性围腰带，少做较长时间的下蹲或弯腰体位的劳动以免导致腹压的增加。避免过度吸烟、饮酒，避免经常性餐后弯腰、抬重物，避免长时间驾驶汽车、长期久坐等，长期在紧张状态或者抑郁状态中工作都可以通过降低食管下括约肌的预防清除作用，最终会导致胃食管反流，有助于食管裂孔疝的形成。

（3）慢性咳嗽、长期便秘者应积极治疗，去除引起腹压增加的因素。

（4）避免餐后平卧和睡前进食，特别是晚餐勿过饱，应在餐后 4 小时后再卧床。

（5）睡眠时取头高足低位，床头抬高 15~25cm，卧位时抬高床头。

3. 食管裂孔疝患者术后应注意些什么?

（1）活动与休息：

1）术后早期活动：患者在停用心电监护后，可以先适应性坐立，若无头晕症状便可尝试下床活动。这有助于促进胃肠蠕动和预防术后并发症。

2）逐渐增加活动量：根据患者的体质和体力，逐渐增加活动量，但应避免过度劳累。

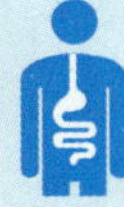

（2）饮食调整：

1）术后初期饮食：术后 6~8 小时可进少量流食，随着恢复情况逐渐过渡到半流食和固体食物。

2）少食多餐：避免一次性进食过多，建议分成多餐，每次进食量约为正常饮食的60%~70%。

3）食物选择：避免冷热刺激和辛辣刺激性食物，选择易消化且营养均衡的食物。

4）饮食温度：食物温度应保持在30℃左右，避免过热或过冷。

（3）观察症状：

1）反流症状：术后需密切观察是否有反流症状的再次出现，如烧心、胸痛等。

2）吞咽困难：注意是否有吞咽困难或呕吐等症状，如有异常应及时就医。

（4）术后护理：

1）伤口护理：保持手术切口干燥清洁，遵循医嘱进行换药和护理。

2）药物管理：按照医嘱使用止痛药、抗生素等药物，预防感染和控制疼痛。

（5）生活方式调整：避免提重物，术后一段时间内避免提举重物或进行剧烈运动，以免增加腹部压力。

（6）戒烟戒酒：烟草和酒精可能刺激胃肠道，延缓愈合过程，应予以避免。

（7）保持良好的排便习惯：避免便秘，如有需要可增加膳食纤维的摄入或使用轻泻剂。

（8）逐渐恢复：食管裂孔疝术后的恢复时间因人而异，一般需要1~3个月，最长可能需要6~12个月。

（9）定期随访：按照医嘱进行定期随访，进行必要的检查和评估。

（编者　郭柳汀）

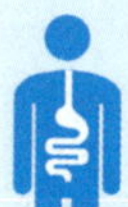

第五节　贲门黏膜撕裂综合征（案例 5）

核心提示

❖学会贲门黏膜撕裂综合征的规范处理方法。

❖学会判断贲门黏膜撕裂综合征是否有再出血。

❖掌握贲门黏膜撕裂综合征出现周围循环衰竭时的治疗方法。

一、病历资料

1. 病史

阎 ××，男，57 岁，主因“间断呕血 20 小时”入院。

患者于 20 小时前搬重物后出现恶心、呕吐，呕吐物为暗红色血块，量 200mL 左右，不伴腹胀、腹痛，不伴乏力、黑矇，不伴晕厥，无发热、无黄疸。之后未再呕血，无黑便，遂就诊于我院急诊科。实验室检查显示：血红蛋白 153g/L。诊断为急性上消化道出血。急查胃镜提示：贲门黏膜撕裂伴出血。予以钛夹缝合止血，治疗后未再呕血。为进一步治疗，患者入住我科。

患者发现冠心病 8 年，行冠脉造影示冠脉狭窄 90%（未见报告），行冠脉支架置入术。2013 年 10 月再次行冠脉支架置入术，术后服用“瑞舒伐他汀钙化 10mg，1 次 / 天；阿司匹林肠溶片 100mg，1 次 / 天；硫酸氢吡格雷片 75mg，1 次 / 天（已停药）；尼可地尔 5mg，3 次 / 天；依折麦布 10mg，1 次 / 天”。高血压 8 年，服用“雷米普利半片，1 次 / 天；酒石酸美托洛尔片 12.5mg，2 次 / 天”。患者控制血压尚可，否认传染病病史，否认糖尿病病史，否认冠心病史，否认手术史，否认外伤史，否认输血史，否认食物过敏史，否认药物过敏史，否认肝炎、结核等传染性疾病。

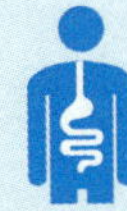

患者生于山西省太原市迎泽区，居住于现住址；否认近期外出旅居史，否认疫区久居史，否认有害物接触史，否认放射性物质接触史，否认吸烟史，否认饮酒史，否认冶游史。患者 27 岁结婚，生育 1 子，配偶健康。父亲已故，原因不详；哥哥患有糖尿病；无家族遗传倾向的疾病。

2. 体格检查

体温 36.5℃，脉搏 62 次 / 分，呼吸 20 次 / 分，血压 163/91mmHg。神志清楚，精神正常；结膜无苍白，口唇及甲床色泽正常，巩膜无黄染；无蜘蛛痣及肝掌，全身浅表淋巴结未触及肿大；双肺呼吸音清，未闻及干、湿性啰音；心率 62 次 / 分，心律齐，心脏各瓣膜听诊区未闻及病理性杂音；腹软，全腹无压痛，无反跳痛，肝、脾肋缘下未触及；双下肢无浮肿。

3. 实验室检查和辅助检查

2024 年 2 月 14 日，患者入院前急诊检查项目及结果如下：

实验室检查：白细胞计数 8.96×10^9/L、中性粒细胞 78.3%、中性粒细胞数 7.02×10^9/L、红细胞计数 5.27×10^{12}/L、血红蛋白 148g/L、血小板计数 197×10^9/L、C- 反应蛋白 <0.20mg/L、心肌肌钙蛋白 I<0.01ng/mL、肌酸激酶同工酶 5.52ng/mL、肌红蛋白 66.0ng/mL、N- 端脑利钠肽前体 118pg/mL、D- 二聚体 0.18mg/L、丙氨酸氨基转移酶 31.00IU/L、天冬氨酸氨基转移酶 33.18IU/L、白蛋白 44.84g/L、总胆红素 11.23 μmol/L、直接胆红素 2.32 μmol/L、间接胆红素 8.91 μmol/L、尿素 5.35mmol/L、肌酐 63.3 μmol/L、钾 4.01mmol/L、钠 139.62mmol/L、氯 106.12mmol/L、凝血酶原时间 11.9s、国际标准化比值 1.10、活动度 87%、活化部分凝血活酶时间 29.9s、凝血酶时间 14.6s、纤维蛋白原 2.24g/L、抗凝血酶Ⅲ I 活性 85%。

腹部彩超：胆囊壁毛糙，肝、胰、脾、双肾、门静脉、肝动脉、肝静脉未见明显异常。

4. 初步诊断

贲门黏膜撕裂综合征。

二、诊治经过

患者主因“间断呕血 20 小时”入院。胃镜检查示，贲门黏膜撕裂伴出血。行内镜下钛夹止血治疗。术后生命体征平稳，血红蛋白较前无明显变化。诊断为贲门黏膜撕裂综合征。

患者入院后相关检查项目及结果如下：

胃镜检查：食管下段近贲门可见一条状黏膜撕裂，上覆血凝块。

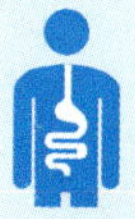

实验室检查：嗜酸性粒细胞数 0.06×10^9/L、红细胞计数 5.27×10^{12}/L、血红蛋白 153g/L、红细胞比容 0.45、红细胞平均容积 85.4fL、红细胞平均血红蛋白含量 29pg、红细胞平均血红蛋白浓度 340g/L、红细胞分布宽度 SD 39.2fL、红细胞分布宽度 CV 12.7%、血小板计数 197×10^9/L。

三、案例分析

1. 病史特点

（1）中年男性，以“间断呕血 20 小时”为主诉。

（2）有搬重物的诱因，有恶心、呕吐、呕血的症状。

（3）体格检查：神志清楚，精神正常；结膜无苍白，口唇及甲床色泽正常；腹软，全腹无压痛，无反跳痛，肝、脾肋缘下未触及；双下肢无浮肿。

（4）胃镜检查显示：食管下段近贲门可见一条状黏膜撕裂，上覆血凝块。

2. 诊断和诊断依据

（1）诊断：贲门黏膜撕裂综合征。

（2）诊断依据：①中年男性，急性起病，搬重物后出现恶心、呕吐伴呕血；②胃镜可见近贲门的黏膜撕裂。

3. 鉴别诊断

（1）胃血管畸形。胃血管畸形一般表现为呕血、黑便，无明显腹痛，出血量可较大，应用一般保守治疗效果差，胃镜下可见出血的血管，须行胃镜下介入治疗以达到止血目的。

（2）食管贲门黏膜撕裂综合征。食管贲门黏膜撕裂综合征典型的病史为先有干呕或呕吐，随后呕血，一般为无痛性出血，凡在饮酒、饱餐、服药以后出现呕吐，继之出现呕血、黑便的病例，均应考虑食管贲门黏膜撕裂综合征。特别是伴有食管裂孔疝的患者，出血多能自行停止。胃镜下愈合后的撕裂表现为具有红色边缘的灰白色线状瘢痕。

（3）肝硬化失代偿期合并食管胃底静脉曲张破裂出血或门静脉高压性胃病。肝硬化失代偿期合并食管胃底静脉曲张破裂出血或门静脉高压性胃病，发病急，可表现为突发呕血、黑便，一般为大量呕吐新鲜血，病情进展快，可很快出现失血性休克或诱发肝性脑病，病死率很高，一般都有肝硬化或肝炎病史。

（4）急性糜烂性出血性胃炎。急性糜烂性出血性胃炎一般急性发病，常表现为上腹痛、呕血、黑便等，一般因为长期服用非甾体抗炎药或严重创伤、大手术、大面积烧伤、颅内病变、败血症及其他严重脏器或多器官功能衰竭或大量饮酒后出现，确诊有赖于急诊胃镜检查，内镜可见以弥漫分布的多发性糜烂、出血灶和浅表溃疡为特征的急性胃黏

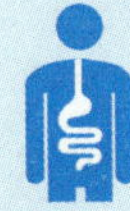

膜病损。

（5）胃癌。胃癌早期多无症状，而后逐渐出现上腹痛，纳差，厌食，体重减轻甚至恶液质，可以并发出血，幽门或贲门梗阻及穿孔，粪常规检查可长期隐血阳性。胃镜下分四型：Ⅰ型称息肉型，肿瘤呈结节状，向胃腔内隆起生长，边界清楚；Ⅱ型称溃疡型，单个或多个溃疡，边缘隆起，形成堤坎状，边界清楚；Ⅲ型称溃疡浸润型，隆起而有结节状的边缘向周围浸润，与正常黏膜无清晰的分界；Ⅳ型称弥漫浸润型，发生于黏膜表面之下，在胃壁内向四周弥漫浸润扩散，同时伴有纤维组织增生，应用抑酸剂一般无效。

（6）消化性溃疡。消化性溃疡一般以上腹痛为主要症状。临床特点为慢性过程，周期性发作，发作时上腹痛呈节律性，可以并发出血、穿孔、幽门梗阻及癌变。胃镜下溃疡多呈圆形或椭圆形，个别呈线形，边缘整齐，底部覆有灰黄色或灰白色渗出物，周围黏膜可有充血、水肿，可见皱襞向溃疡集中，应用抑酸剂一般有效。

四、处理方案及基本原则

1. 一般治疗

卧床休息，严密监测生命体征及每小时尿量，保持呼吸道通畅，避免呕吐时引起窒息。定期复查血常规，必要时监测中心静脉压，尤其是老年患者。出血时给予禁食，必要时可以放置胃管抽出胃内容物，避免饱餐。

（1）积极补充血容量。保证充足的静脉通道，必要时输血，需保持血细胞比容（Hct）在 30% 以上，血红蛋白浓度在 70g/L 以上。但应避免输血及输液量过多引起急性肺水肿或再出血。

（2）制酸、止血。只有当胃内 pH > 6.0 以上时，才能有效形成血小板聚集及血液凝固，所以须快速提升胃内 pH 值，通常静脉给予制酸剂，H_2 受体拮抗剂、质子泵抑制剂等，目前临床上多采用后者。

（3）止呕。呕吐剧烈者可以给予止呕药。大多数食管贲门黏膜撕裂出血患者经药物治疗完全可以治愈。

2. 内镜治疗

随着内镜技术的发展，内镜治疗技术在消化道出血紧急止血中起着非常重要的作用，对出血量大、活动性出血或内镜发现有近期出血的患者可进行内镜止血治疗。

（1）局部喷洒止血术。其机制是利用局部喷洒药物收缩血管或在创面形成收敛膜以达到止血的目的。主要用于活动性渗出性出血，尤其适用于撕裂较表浅者。

（2）注射止血术。其机制是通过向撕裂边缘或出血点注射药物，以压迫、收缩血

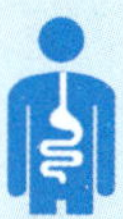

管或通过局部凝血作用达到止血目的。

（3）金属钛夹止血术。基本方法是在内镜直视下，利用金属止血夹，直接将出血血管或撕裂的黏膜夹持住，起到机械压迫止血及缝合作用，能达到立即止血及预防再出血的目的。主要适用于有活动性及再出血迹象的撕裂患者。

（4）微波止血术。微波治疗可使组织中的极性离子在瞬间发生局部高速振荡，从而产生高温，使蛋白凝固，达到止血的目的。

（5）其他。电凝止血术，本方法是利用高频电流通过人体产生热效应，使组织凝固，从而止血。其他还有热探头止血术、激光光凝治疗等，基本原理均为使局部产生高温，达到组织凝固止血目的。

3. 动脉栓塞治疗

对于经保守治疗和内镜治疗失败的患者，可考虑行动脉栓塞治疗。食管贲门部主要由胃左动脉供血，可栓塞胃左动脉或其食管支。

4. 手术治疗

对于经保守治疗或内镜治疗失败的患者，应行紧急手术治疗，结扎出血的血管。

5. 针对本案例患者的相关诊治

（1）急诊行内镜下钛夹止血，入院进一步完善血常规、肝肾功能、凝血等相关检查。

（2）禁食 24 小时，生命体征平稳，无活动性出血征象后开始流质饮食。

（3）对症治疗，给予艾司奥美拉（8mg/h 持续泵入 72 小时，后改为 40mg，静脉滴注，2 次 / 天）抑酸、保护胃黏膜。

（4）给予营养、补液，对症支持治疗。

（5）复查血常规，监测病情变化，关注有无迟发性出血的表现。

五、要点与讨论

1. 贲门黏膜撕裂综合征的概念、临床特点

贲门黏膜撕裂综合征是指因频繁的剧烈呕吐，或因腹内压骤然增高的其他情况（如剧烈咳嗽、举重、用力排便等），导致食管下部和（或）食管、胃、贲门连接处或胃黏膜撕裂而引起以上消化道出血为主的综合征。贲门黏膜撕裂综合征是消化系统的常见急症，具有起病急、症状重、预后良好的特点。

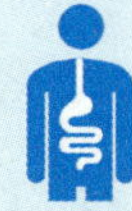

2. 贲门黏膜撕裂综合征的诊治流程

贲门黏膜撕裂综合征多发生在反复剧烈呕吐和酗酒的患者，由于反射性幽门括约肌收

缩和胃窦剧烈痉挛，导致幽门闭锁，胃内压急剧升高，导致胃、食管压力梯度增大，梯度最大处在食管、胃连接处，且压力的大小与空腔脏器的直径成反比，故90%的病例发生在贲门，约有10%发生在食管下段。临床上凡可引起剧烈恶心、呕吐或其他致腹内压增高的情况，均可导致贲门黏膜撕裂。贲门黏膜撕裂综合征40~50岁男性患者多见，典型表现为突发急性上消化道出血，且出血前有反复干呕或呕吐，继之呕血，多为新鲜血液。但也有部分患者出血前无恶心、呕吐，由于是动脉出血，少数患者可致失血性休克而死亡。

急诊胃镜是诊断贲门黏膜撕裂综合征最有效的方法。贲门黏膜撕裂综合征发病72小时后，撕裂即可自愈，内镜表现为胃食管连接部黏膜呈纵行撕裂，病变处可有鲜血流出，陈旧性病变可见裂隙状糜烂、溃疡。双重对比造影为胃镜检查的补充，对无法耐受或有其他严重疾病而不能做急诊胃镜的患者，以及内镜或钡餐未发现病变者，行血管造影可检出速度为每分钟0.5mL的出血。

根据病史、临床表现，特别是结合胃镜检查，对贲门黏膜撕裂综合征可做出正确诊断。在胃镜检查前需要与糜烂性出血性胃炎、消化性溃疡伴出血、食管胃底静脉曲张破裂出血、食管癌伴出血及食管自发性破裂出血等疾病进行鉴别。75%~90%的患者出血可自行停止，治疗以支持及对症治疗为主，根据病情予补液、止吐、止痛、镇静等治疗。抑酸治疗是关键，止血及促进创面愈合，主要药物为质子泵抑制剂，如有活动性出血可持续泵入治疗。内镜下局部止血为本病的主要治疗手段，尤其是有活动性出血的患者，而且有效、及时、安全。内镜下治疗方法有局部喷洒法、电凝或激光治疗、局部注射或血管夹等。血管造影后栓塞治疗和手术为补救治疗手段。

本案例提示我们，要详细询问病史，分析病情，结合检查结果方可做出正确诊断，给予正确治疗。本案例患者因上消化道出血入院，胃镜检查时因恐胃黏膜活检出血对原出血病情判断的干扰未行胃黏膜活检，抑酸治疗过程中患者C13呼气试验阴性，不除外假阴性可能，建议患者治疗结束后复查幽门螺杆菌，必要时给予根除幽门螺杆菌治疗，减少溃疡病的复发。

3. 失血量的判断［参考自《急性非静脉曲张性上消化道出血诊治指南（2015，南昌）》］

贲门黏膜撕裂综合征的病情严重度与失血量成正相关。因呕血与黑便混有胃内容物与粪便，而部分血液贮留在胃肠道内未排出，故贲门黏膜撕裂综合征发生后，难以根据呕血或黑便量判断出血量。

临床上常根据综合指标判断失血量的多少，如根据血容量减少导致周围循环的改变（伴随症状、心率和血压、实验室检查）来判断失血量，休克指数（心率/收缩压）是

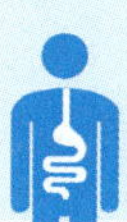

判断失血量的重要指标（如表 1-5-1 所示）。体格检查中可以通过皮肤黏膜色泽、颈静脉充盈程度、神志和尿量等情况来判断血容量减少程度，客观指标包括中心静脉压和血乳酸水平。

表 1-5-1 上消化道出血按病情严重程度分级

分级	失血量（mL）	血压（mmHg）	心率（次 / 分）	血红蛋白（g/L）	症状	休克指数
轻度	＜ 500	基本正常	正常	无变化	头晕	0.5
中度	500~1 000	下降	＞ 100	70~100	昏厥、口渴、少尿	1.0
重度	＞ 1 500	收缩压＜ 80	＞ 120	＜ 70	肢冷、少尿、意识模糊	＞ 1.5

注：1mmHg=0.133kPa；休克指数 = 心率 / 收缩压。

活动性出血的判断：判断出血有无停止，对决定治疗措施极有帮助。若患者症状好转、心率及血压稳定、尿量足［>0.5mL（kg · h）］，提示出血停止。由于留置胃管常给患者带来明显不适，且不能帮助临床医生准确判断患者是否需要内镜止血治疗，也无法有效改善内镜检查视野，对改善患者预后无明确价值，因此不建议常规留置胃管。

以下所述症候与实验室检查均提示有活动性出血：①呕血或黑便次数增多，呕吐物呈鲜红色或排出暗红血便，或伴有肠鸣音活跃；②经快速输液输血，周围循环衰竭的表现未见明显改善，或虽暂时好转而又恶化，中心静脉压仍有波动，稍稳定又再下降；③红细胞计数、血红蛋白浓度和红细胞比容继续下降，网织红细胞计数持续增高；④补液和尿量足够的情况下，血尿素氮持续或再次增高；⑤胃管抽出物有较多新鲜血。

4. 抗栓治疗期间出血事件的评估

本案例患者因贲门撕裂症导致消化道出血入院，既往曾经两次行冠状动脉介入治疗。冠状动脉介入治疗后需要抗栓，而本次出血需要止血，两者之间存在治疗矛盾，应密切观察，调整抗栓策略。

以下内容据《ESC/EACTS 冠心病双抗治疗指南（2017）》摘编：

（1）微小出血：任何不需要医学干预及进一步评估的出血事件，如皮肤的擦伤及瘀斑、可自愈性鼻衄、轻微的结膜出血。

1）双重抗血小板治疗（DAPT）管理：继续 DAPT。

2）口服抗凝药（OAC）管理：继续口服抗凝药或漏服 1 次。

3）一般建议：消除患者焦虑，与患者沟通并确定可能有效的预防策略，告知患者坚持服药的重要性。

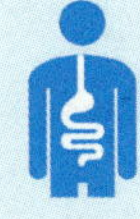

（2）轻度出血：任何需要医学关注、但不需要住院治疗，如不可自愈性鼻衄、中度结膜出血、泌尿系统及消化系统的少量失血、轻度咯血。

1）DAPT 管理：继续使用 DAPT，缩短 DAPT 时长或将 P2Y12 抑制剂降级（如从替格瑞洛换为氯吡格雷），尤其适用于再发出血。

2）OAC 管理：三联疗法降级为双联疗法，倾向使用氯吡格雷和口服抗凝药联合。

3）一般建议：消除患者焦虑，与患者沟通并确定可能有效的预防策略，告知患者坚持服药的重要性。

（3）中度出血：任何明显出血（血红蛋白下降 > 30g/L）和（或）需要治疗的出血，但不引起血流动力学紊乱及病情的快速进展，如导致明显失血或需要输血的泌尿系统、呼吸系统及消化系统的出血。

1）DAPT 管理：停用 DAPT，改为单一血小板治疗（SAPT），更倾向保留 P2Y12 受体抑制剂，尤其适用于上消化道出血；在确保安全的前提下，尽早恢复 DAPT；缩短 DAPT 时长或将 P2Y12 受体抑制剂降级（如从替格瑞洛或普拉格雷换为氯吡格雷），尤其适用于再次出血。

2）OAC 管理：除血栓风险较高患者外（如植入机械瓣膜、心脏辅助装置等），均可停用口服抗凝药，必要时使用拮抗药控制出血；若存在临床缺血征象，则 1 周内恢复用药。服用维生素 K 抑制剂的患者，除高缺血风险者外，INR 应控制在 2.0~2.5；服用新型口服抗凝药（NOAC）患者，调整用量到最低有效剂量；若三联疗法出血，降级为双联疗法，倾向于氯吡格雷和口服抗凝药联合；若双联疗法出血，安全情况下停用抗血小板药物。

3）一般建议：消化道出血者静脉应用质子泵抑制剂；确诊并治疗可能引起出血的合并症（如消化性溃疡、痔疮、肿瘤）；告知患者坚持服药的重要性。

（4）重度出血：任何严重出血（血红蛋白下降 > 50g/L），需要住院治疗，但不引起血流动力学紊乱及病情的进展，如泌尿生殖系统、呼吸系统及消化系统的出血。

1）DAPT 管理：停用 DAPT，改为单一抗血小板治疗（SAPT），更倾向保留 P2Y12 受体抑制剂，尤其适用于上消化道出血；治疗后仍持续出血或不能及时止血时，停用所有抗栓药物；一旦出血停止，重新评估 DAPT 或 SAPT 的需要，上消化道出血患者优先选择 P2Y12 受体抑制剂；恢复双抗的情况下，可以缩短 DAPT 疗程或 P2Y12 受体抑制剂降级（如替格瑞洛换为氯吡格雷），适用于再次出血。

2）OAC 管理：除血栓风险较高患者外（如植入二尖瓣机械瓣膜或心脏辅助装置），均考虑停用 OAC 或应用 OAC 拮抗剂；若存在临床缺血征象，则 1 周内恢复用药。服用

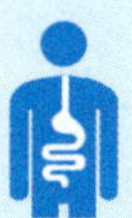

维生素 K 抑制剂的患者，除高缺血风险者外，INR 应控制在 2.0~2.5；服用 NOAC 患者，调整用量到最低有效剂量；若三联疗法出血，降级为双联疗法，倾向于氯吡格雷和口服抗凝药联合；若双联疗法出血，安全情况下停用抗血小板药物。

3）一般建议：消化道出血者静脉应用质子泵抑制剂；血红蛋白 > 70~80g/L 患者输注红细胞；输注血小板；如果情况允许，急诊手术或内镜下止血治疗。

（5）危及生命的出血：任何威胁生命的严重活动性出血，如泌尿系统、呼吸系统或消化系统大量显性失血，颅内、椎管内或眼内的活动性出血以及任何引起血流动力学不稳定的出血。

1）DAPT 管理：立刻停用所有抗栓药物；一旦出血停止，重新评估 DAPT 或 SAPT 的需要，上消化道出血患者优先选择 P2Y12 受体抑制剂。

2）OAC 管理：停用 OAC 或使用 OAC 的拮抗药。

3）一般建议：血压低者，行液体替代疗法；无论血红蛋白值为多少，均输注红细胞；输注血小板；如果情况允许，急诊手术或内镜下止血治疗。

血流动力学不稳定的消化道出血：

（1）急诊内镜诊疗前：

1）GBS 评分。《NVUGIB 2018 亚太共识》建议对所有急性上消化道出血进行 GBS 评分（如表 1-5-2 所示），以便在内镜检查前预判哪些患者需要接受输血、内镜检查、介入、手术等干预措施。GBS ≥ 7 分则需要内镜下干预，GBS < 1 分可作为门诊患者处理。

表 1-5-2　GBS 评分

急性上消化道出血患者的 Blatchford 评分		
项目	检测结果	评分
收缩压（mmHg）	100~109	1
	90~99	2
	< 90	3
血尿素氮（mmol/L）　男性	6.5~7.9	2
	8.0~9.9	3
	10.0~24.9	4
	≥ 25.0	6
	120~129	1

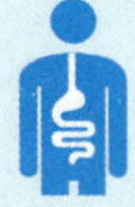

续表

急性上消化道出血患者的 Blatchford 评分		
项目	检测结果	评分
血尿素氮（mmol/L） 女性	100~119	3
	＜ 100	6
	100~119	1
	＜ 100	6
其他表现	脉搏≥ 100 次 / 分	1
	黑便	1
	昏厥	2
	肝脏疾病	2
	心力衰竭	2

2）内镜前准备。

血流动力学复苏：推荐对急性上消化道出血患者立即评估血流动力学，若血流动力学不稳定立即补充血容量，先用晶体液；血流动力学不稳定的急性上消化道出血患者及时接受液体复苏可显著降低心肌梗死发生率和病死率。

输血策略：根据《NVUGIB 2018 亚太共识》，在急性非静脉曲张性上消化道出血时，应采取限制性输血策略；若患者合并急性心血管疾病，输血策略应根据失血量和心血管情况进行个体化考虑。

（2）急诊内镜检查时机：血流动力学不稳定的患者应该在液体复苏稳定后行急诊内镜，但行急诊内镜的时间仍有争议。

对于血流动力学休克后不稳定的患者，初始复苏和血流动力学稳定后行急诊内镜检查（入院 12 小时内）可使患者获益，但不是所有的 NVUGIB 患者均需行急诊内镜。

内镜检查应兼顾缺血、出血及内镜操作的风险，应结合患者病情合理选择内镜检查时机和治疗策略，使急诊内镜的获益和死亡风险能够被患者或家属充分认知、理解和认可。

（3）急诊内镜诊疗后：接受抗血小板药物治疗的高栓塞风险人群，应该在出血停止后尽快恢复抗血小板药物。对需要长期抗凝治疗的患者，非静脉曲张性消化道出血（NVUGIH）后应重启抗凝治疗。重新开始抗凝治疗的时机应该根据患者基础情况而定。

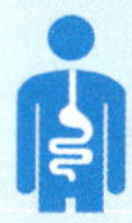

六、思考题

1. 贲门撕裂综合征的诊断要点有哪些?

2. 贲门撕裂综合征的典型临床表现有哪些?

3. 贲门撕裂综合征的鉴别诊断有哪些?

4. 贲门撕裂综合征目前常用治疗方案有哪几种? 基本治疗原理是什么?

七、科普小常识

1. 哪些情况会诱发贲门撕裂综合征?

(1)呕吐以及剧烈干呕。常见诱因有大量饮酒、妊娠、急性胃肠炎、化疗、麻醉、尿毒症、食管炎、内镜检查等。

(2)用力排便。

(3)搬重物。

(4)剧烈咳嗽。

2. 如何预防贲门撕裂综合征的发生?

避免过量饮酒、暴饮暴食;进食后避免快速体位变化;避免用力排便;出现剧烈咳嗽无法缓解时及时就诊;出现呕血、黑便等出血症状时及时就诊。

(编者　王　洋)

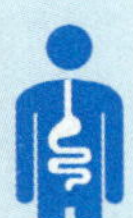

第六节 真菌性食管炎（案例6）

核心提示

❖认清真菌性食管炎的临床表现。

❖掌握真菌性食管炎的诊治方法。

一、病历资料

1. 病史

张 ××，男，85 岁，主因“进食后恶心、呕吐 1 个月余”入院。

患者 1 个月前无明显诱因出现进食后恶心、呕吐，呕吐物为胃内容物，伴呃逆、吞咽不畅，伴胸骨后疼痛、烧灼感，无发热、腹痛，就诊于五寨县 × 医院，给予对症治疗（具体用药不详）后未见明显好转。为进一步诊治，患者转诊至山西省人民医院。

患者自发病以来精神、睡眠欠佳，食欲差，近半月无大便，小便量减少，体重下降 5kg。患者“脑梗死”病史 3 年，遗留左侧肢体不利、言语不利，长期卧床，生活不能自理；“糖尿病”15 年，规律皮下注射胰岛素，血糖控制差；3 年前因“双下肢静脉血栓”放置下腔静脉滤器。患者否认高血压；否认肝炎、结核病史；否认外伤史，否认输血史；否认食物、药物过敏史；父母去世；已婚，已育；无烟、酒嗜好；家族无特殊病记载。

2. 体格检查

体温 37.3℃，脉搏 75 次 / 分，呼吸 23 次 / 分，血压 125/67mmHg，身高 170cm，体重 50kg。急性病容，营养欠佳，无贫血貌，神志清楚；被动体位，言语不流利，对答切题，查体合作；瞳孔等大等圆，直径约 3mm，对光反射灵敏；皮肤、巩膜无黄染，睑结

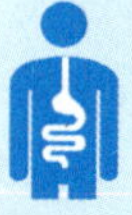

膜及口唇无苍白；骶尾部未见压疮；双肺呼吸音粗，可闻及湿性啰音；腹部平坦，腹软，全腹无压痛及反跳痛，肝、脾肋缘下未触及；左侧肢体肌力Ⅱ级，右侧肢体肌力Ⅲ级，双侧肢体肌张力减弱，双下肢无水肿。

3. 实验室检查和辅助检查

患者入院前在我院急诊检查项目及结果如下：

（1）血常规：白细胞计数 $24.24 \times 10^9/L$、中性粒细胞 92.4%、中性粒细胞数 $22.4 \times 10^9/L$、血红蛋白 122g/L、血小板计数 $100 \times 10^9/L$。

（2）其他实验室检查：C- 反应蛋白 93.77mg/L、丙氨酸氨基转移酶 3.78U/L、天冬氨酸氨基转移酶 10.58U/L、白蛋白 27g/L、尿素 16.68mmol/L、肌酐 125.9 μmol/L。

（3）胸腹 CT 平扫：双肺下叶炎症、胆囊结石、下腔静脉滤器置入术。

（4）食管真菌涂片镜检：可见大量真菌孢子、真菌假菌丝。

（5）胃镜检查（如图 1-6-1 所示）：食管中段、下段可见黏膜表面环周附着大量厚白苔。诊断：真菌性食管炎（Kodsi Ⅳ级）、慢性非萎缩性胃炎、十二指肠多发息肉。

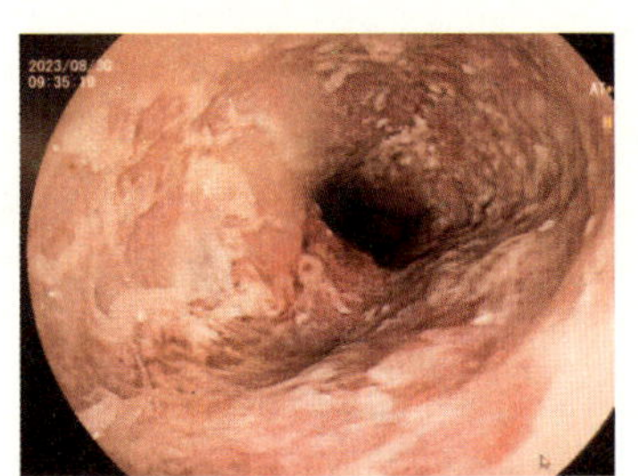

图 1-6-1　胃镜检查

4. 初步诊断

真菌性食管炎、肺部感染、2 型糖尿病、陈旧性脑梗死后遗症期、下肢静脉滤器植入术后。

二、诊治经过

患者主因“进食后恶心、呕吐 1 个月余”入院。

患者既往脑梗死后遗症期，长期卧床；2 型糖尿病，血糖控制差。患者入院前实验室检查血常规异常、C- 反应蛋白显著升高。CT 提示肺部感染。胃镜提示真菌性食管炎。初步考虑真菌性食管炎、肺部感染。

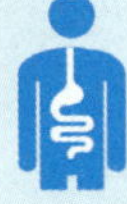

患者入院后的相关检查项目及结果如下：

（1）血常规：白细胞计数 $14.83 \times 10^9/L$、中性粒细胞百分比 89.6%、中性粒细胞数

13.3×10^9/L、血红蛋白 111g/L、血小板计数 83×10^9/L。

（2）艾滋、梅毒：阴性。

（3）真菌检测试验：32.21pg/mL。

（4）血培养：阴性。

（5）空腹血糖：15mmol/L。

（6）尿培养、痰培养：阴性。

（7）心电图：窦性心律房性早搏，房性早搏伴心室内差异性传导。

具体治疗见本节相关内容。

三、案例分析

1. 病史特点

（1）老年男性，进食后恶心、呕吐，伴胸骨后疼痛、烧灼感。

（2）患者脑梗死后遗症期，长期卧床；2 型糖尿病，血糖控制差。

（3）急性病容，营养欠佳，被动体位，言语不流利；双肺呼吸音粗，可闻及湿性啰音；腹部平坦，腹软，全腹无压痛及反跳痛，肝、脾肋缘下未触及；左侧肢体肌力Ⅱ级，右侧肢体肌力Ⅲ级，双侧肢体肌张力减弱，双下肢无水肿。

（4）实验室检查和辅助检查：血常规异常，C- 反应蛋白明显升高。食管涂片镜检可见大量真菌孢子、真菌假菌丝。胃镜提示：真菌性食管炎。CT 提示：肺部感染、胆囊结石、下肢静脉滤器植入术后。

2. 诊断和诊断依据

（1）诊断：真菌性食管炎、肺部感染、2 型糖尿病、陈旧性脑梗死后遗症期、胆囊结石、下肢静脉滤器植入术后。

（2）诊断依据：①有恶心、呕吐、吞咽不畅、胸骨后疼痛、烧灼感、消瘦等典型症状；②高龄，有糖尿病、脑梗死后遗症，体形消瘦，BMI 17.3，白蛋白低于30g/L，存在营养不良；③胃镜提示，食管中段、下段可见黏膜表面环周附着大量厚白苔；④食管涂片镜检，可见大量真菌孢子、真菌假菌丝；⑤白细胞计数24.24×10^9/L、中性粒细胞92.4%、中性粒细胞数22.4×10^9/L；⑥CT 提示，并发肺部感染。

3. 鉴别诊断

患者主要表现为恶心、呕吐、吞咽不畅、胸骨后疼痛症状，需与食管癌、贲门失弛缓症、食管良性狭窄、食管良性肿瘤、食管膈下憩室、食管裂孔疝、幽门梗阻、胰腺炎、脑血管疾病、心肌梗死等相鉴别。

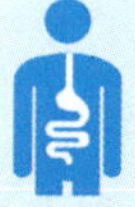

（1）与导致恶心、呕吐、吞咽不畅症状的病因相鉴别：食管癌临床症状以进行性吞咽困难为主；食管良性狭窄、食管良性肿瘤、食管膈憩室以进食时咽下困难、吞咽不畅为主；食管裂孔疝往往伴反流症状；胰腺炎以腹痛症状为主，部分伴恶心、呕吐；幽门梗阻表现为上腹部饱胀，呕吐大量隔餐宿食。临床可依靠腹部 CT、胃镜检查进行鉴别。

（2）与心肌梗死相鉴别：心肌梗死可表现为腹痛、恶心、呕吐，心电图、心肌标志物、冠脉造影协助鉴别。

（3）与脑血管疾病相鉴别：脑血管疾病可表现为恶心、呕吐、肢体功能障碍等，常伴剧烈头痛。可行头颅核磁、头颅 CT 进行鉴别。

四、处理方案及基本原则

1. 一般治疗

加强营养，积极对症及对基础病进行处置，适度增强免疫力，避免使用免疫抑制剂、激素，根据病情减少或停止长期使用广谱抗生素。

2. 针对本案例患者的相关诊治

（1）监测血常规、C- 反应蛋白、肝功能、电解质、肾功能等。

（2）经静脉补充电解质、维生素 B、补充蛋白质，留置胃管，管饲饮食，加强肠内营养，呕吐症状好转后加强经口饮食，抗生素控制肺部感染。

（3）加强口腔护理，勤翻身、拍背，加强痰液引流。

（4）给予肠道菌群调节剂以及促进肠道动力、肠道黏膜保护性药物，对症支持治疗。

（5）抗真菌治疗：氟康唑片 200mg，1 次 / 天，口服（首剂加倍），疗程 14 天。

五、要点与讨论

1. 真菌性食管炎诊治流程

排除心脑血管疾病禁忌证情况下，完善胃镜检查，尽快明确诊断，然后寻找风险因素，对因、对症治疗。

2. 本案例患者为肺部感染，用抗生素治疗肺部感染的同时会不会加重真菌感染？

不会。抗生素滥用会使机体菌群失调，从而导致真菌繁殖和感染。本案例患者非抗生素滥用，其高危因素主要为高血糖、脑梗死后遗症长期卧床、痰液引流不畅、坠积性肺炎、营养状况差及免疫力低下所致，故应在调整血糖、保持痰液引流通畅、加强肠内营养、抗真菌治疗等同时，积极使用抗生素控制肺部感染，避免进展为重症肺炎、感染

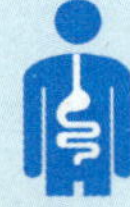

性休克等危及生命。治疗过程中注意合理使用抗生素，避免滥用。

3.“假菌丝”能否诊断真菌感染，如何理解“真菌孢子”“真菌菌丝”“假菌丝”这几个概念？

真菌涂片中报告“真菌假菌丝”表明有真菌感染，可以诊断。

真菌的基本结构为菌丝和孢子。在适宜条件下，真菌由孢子生出芽管，逐渐延长，呈菌丝状，生物学上把真菌的每一根细丝叫做菌丝（如图 1-6-2 所示）。孢子是真菌的生殖结构，是真菌繁殖的微小单位。假菌丝是一系列芽孢连接成菌丝状。真菌性食管炎病原体以白色念珠菌为主，又称白假丝酵母菌，临床上念珠菌感染者标本直接镜检可查见菌丝、假菌丝和孢子。

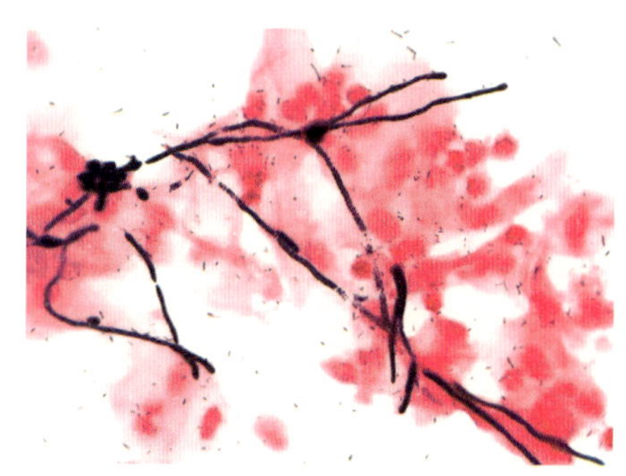

图 1-6-2 真菌菌丝、孢子（革兰氏染色，X100）

4. 除刷片镜检外，食管活组织病理可否用于诊断？

可以。活检组织镜下表现：多发性脓肿伴急性炎症反应，中性粒细胞占优势，可见真菌孢子和假菌丝，过碘酸雪夫染色（PAS）、六胺银染色呈阳性。

六、思考题

1. 真菌性食管炎的典型临床表现有哪些？

2. 真菌性食管炎活组织病理镜下的表现是什么？

七、科普小常识

如何预防真菌性食管炎？

（1）保持正确的吃饭习惯，不喝过烫的水和粥，不吃过硬食物，把握进食时间，避免过快就餐。

（2）不喝生水，改善饮水质量，避免过度食用地区特色腌制、熏制蔬菜、豆类和肉类，

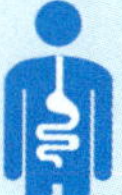

避免亚硝酸盐、霉菌毒素类食物摄入。

（3）戒烟、限酒，改正不良嗜好，适当锻炼增强免疫力。

（4）抗生素不等于消炎，避免滥用抗生素；避免随意长期使用激素；定期体检，做到早发现、早治疗。

（5）积极控制基础疾病，控制血糖。

（编者　段瑞波）

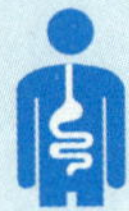

第七节　嗜酸细胞性食管炎（案例 7）

核心提示

❖掌握嗜酸细胞性食管炎的诊断方法。

❖掌握嗜酸细胞性食管炎的鉴别诊断方法。

❖掌握嗜酸细胞性食管炎的治疗方法。

一、病历资料

1. 病史

郭 × ×，女，37 岁，主因“间断上腹部不适伴恶心、呕吐 8 年，吞咽困难半个月余”入院。

2012 年患者无明显诱因出现上腹部不适，伴烧灼感、痉挛痛，伴恶心呕吐，遂就诊于外院并行腹腔镜探查，未明确诊断，经放腹水，症状好转后出院。2020 年 11 月 23 日患者再次自觉上腹部不适，有饥饿痛，伴烧灼感、痉挛痛，伴恶心、呕吐，呈喷射状，呕吐物为胃内容物，无黑便、腹泻等症状，遂就诊于当地医院。腹部彩超提示腹腔积液（少量），电子胃镜提示糜烂性胃炎、十二指肠球部炎症。予以解痉、抑酸、促胃肠动力等对症治疗后，效果欠佳。半个月前患者进食火锅的食物后出现吞咽困难、食物嵌顿症状。为进一步诊治，患者就诊于我院普外科，住院期间行胃镜检查、肠镜检查提示食管炎、十二指肠炎、结直肠炎，后转入我科完善治疗。

患者自发病以来，精神一般，饮食差，睡眠可，大便量少，呈黄色便，小便正常。

患者否认高血压史，否认糖尿病病史，否认冠心病史，否认外伤史，否认输血史，否认食物过敏史，否认药物过敏史。

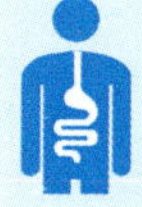

2. 体格检查

体温 36.1℃，脉搏 71 次 / 分，呼吸 18 次 / 分，血压 113/73mmHg。神志清醒；皮肤弹性良好，无出血点及瘀斑；结膜无充血；双肺呼吸音清，未闻及干、湿性啰音；心率 71 次 / 分，心律齐，心脏各瓣膜听诊区未闻及病理性杂音；腹软，全腹无压痛，无反跳痛，肝、脾肋缘下未触及，肠鸣音正常。

3. 辅助检查

胃镜检查：食管炎、慢性非萎缩性胃炎、十二指肠炎。

肠镜检查：结直肠黏膜充血，原因待查。

4. 初步诊断

食管炎、慢性非萎缩性胃炎、十二指肠炎、结直肠炎。

二、诊治经过

患者转入我科后进一步完善检查。

胸腹部 CT 平扫 + 增强：胃、十二指肠及近端空肠肠壁弥漫增厚，肠腔狭窄，周围系膜血管增生，腹盆腔积液，心包少量积液。

胃镜检查及病理检查：（食管）鳞状上皮黏膜慢性炎，上皮增生，局部可见黏膜肌，黏膜肌间见多量以嗜酸性粒细胞为主的炎细胞浸润（组织挤压显著，计数困难），考虑为嗜酸性粒细胞性食管炎。（十二指肠）小肠黏膜结构大致正常，间质较多混合性淋巴、浆细胞及嗜酸性粒细胞浸润，嗜酸性粒细胞 30~50/HPF。

肠镜检查及病理检查：（回肠末端）小肠黏膜结构大致正常，间质见大片状淋巴细胞浸润及多个淋巴滤泡，嗜酸性粒细胞 15~20/HPF。（回盲瓣）小肠黏膜结构大致正常，间质见大片状淋巴细胞浸润及多个淋巴滤泡，嗜酸性粒细胞 >50/HPF。

血常规：中性粒细胞 40.2%、嗜酸性粒细胞 33.5%、嗜酸性粒细胞数 3.22×10^9/L、过敏原检测阴性。

考虑嗜酸细胞性食管炎。予以静点甲泼尼龙琥珀酸钠，症状缓解，复查嗜酸性粒细胞 1.8%、嗜酸性粒细胞数 0.13×10^9/L，提示治疗有效，改为口服甲泼尼龙片。

三、案例分析

1. 病史特点

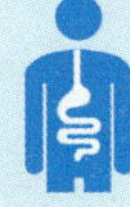

（1）年轻女性，以“上腹部不适伴恶心、呕吐 8 年、吞咽困难半个月余”为主诉。

（2）查体腹软，全腹无压痛，无反跳痛，肝、脾肋缘下未触及，肠鸣音正常。

（3）实验室检查和辅助检查：见上述。

2. 诊断和诊断依据

诊断：嗜酸细胞性食管炎。

诊断依据：①年轻女性，慢性病程，近半个月加重；②有上消化道症状，上腹部不适、恶心呕吐、吞咽梗阻；③腹部查体无异常；④胃镜检查提示食管炎，病理可见较多嗜酸性粒细胞浸润；⑤激素治疗有效。

3. 鉴别诊断

（1）感染性食管炎。除嗜酸性粒细胞外，上皮内有大量中性粒细胞浸润。还可见黏膜糜烂、溃疡和炎性渗出物，同时可见病原微生物（巨细胞病毒、单纯疱疹病毒和白色念珠球菌等）的组织学、免疫组化或特殊染色证据。

（2）药物性食管炎。除大量嗜酸性粒细胞外，还可见海绵层水肿、坏死和（或）药物结晶。

（3）放射性食管炎。除大量嗜酸性粒细胞外，还可见黏膜下纤维化、小动脉壁增厚、黏膜下腺体萎缩以及不典型上皮细胞和纤维母细胞。

（4）克罗恩病。克罗恩病好发于中青年人群，是以胃肠道病变为主的一种慢性非特异性疾病，可侵及胃肠道的任何部位，包括食管、口腔及肛门。临床表现多样且缺乏特异性，慢性炎症及反复发作是本病的一大特点。内镜下多表现为纵向裂隙状溃疡，病变常常累及食管全层，病理提示非干酪样坏死性肉芽肿。

（5）白塞病。白塞病是一种以全身血管炎为基本病理特点的自身免疫性疾病。内镜下可表现为单个或多个圆形或椭圆形溃疡，底深厚苔，溃疡间相隔的黏膜完全正常。病理提示细小血管炎。

四、处理方案及基本原则

目前认为嗜酸细胞性食管炎需要一个多种方式、多学科合作的综合治疗方案，主要包括饮食治疗、药物治疗、食管扩张及生活方式的调节。治疗的主要目的是通过药物治疗改善症状、控制食管的炎症反应及组织重塑；通过饮食治疗避免食物抗原的刺激；若饮食及药物控制不佳，对于产生食管纤维狭窄的患者可以通过内镜扩张术缓解症状。

1. 饮食治疗

食物抗原被认为是嗜酸细胞性食管炎最重要的致病因素。通过饮食干预，避免食物源性抗原的刺激是一种十分有效的治疗方法。饮食治疗可以使嗜酸性食管炎患者症状及组织学均得到明确的缓解和改善。目前嗜酸细胞性食管炎的饮食治疗方法主要包括元素

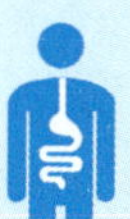

饮食、由食物过敏原试验指导的消除饮食及经验性消除饮食 3 种。元素饮食是指剔除食物抗原蛋白，以人体必需氨基酸为主要成分，添加一定的碳水化合物及脂肪成分的饮食成分。有研究表明，在儿童中，元素饮食有效率可达 92%~98%。患者的症状在 7~10 天内改善，其食管组织学表现在 4~5 周内几乎完全缓解。在患者症状和组织学恢复正常后，可开始慢慢重新引入经过选择的食物。然而现实中，虽然严格的元素饮食治疗具有较高的有效率，但由于严格的元素饮食往往需要鼻饲或胃管喂养来达到热量目标，其适应性差，同时成本高、影响患者生活质量，使其在临床实践中难以长期维持。基于食物过敏原试验指导的消除饮食治疗是通过皮肤刺激试验、特应性斑贴试验或特异性血清 IgE 检测来发现潜在致嗜酸细胞性食管炎的食物并避免这些食物的摄入。一般来说，食物过敏原试验的阴性预测价值高于阳性预测价值，其阳性预测失败率为 40% 左右。所以目前认为这种饮食治疗方法的有效率较低，尤其是在成年人中，有效率仅 46% 左右。近年来新出现一种方法：食管针刺试验，即将食物抗原提取物注射至局部食管黏膜，观察食管黏膜的变化从而确定可能引起嗜酸细胞性食管炎的食物抗原。经验性饮食消除治疗中，最常见的是 6 种饮食消除和 4 种饮食消除，其中 6 种饮食消除治疗的患者应避免食用牛奶、鸡蛋、大豆、小麦、花生 / 坚果和海鲜；4 种饮食消除治疗的患者应避免食用牛奶、鸡蛋、小麦及大豆。研究表明 2 种经验性饮食消除治疗对食管炎症的缓解率分别为 74% 和 64%。这种饮食方法通常持续 6~8 周后重复内镜检查。对于治疗有反应，组织学有缓解的患者可将剔除的食物有序地重新引入至饮食中，并在这个过程中通过内镜检查对疾病进行评估。建议每周重新引入 1 种食物并在引入食物后 2 个月左右行内镜评估，一旦某种食物再次引起疾病的激活，则考虑将本食物从饮食中永久剔除。长期的剔除饮食治疗，可能会造成一定的健康问题，比如营养不良、钙、铁、锌、维生素 D、维生素 E 等的缺乏。另外，由于很多现成的食品和零食中广泛存在这些成分，所以从饮食中去除特定的成分并不容易。因此对于选择饮食疗法的患者，建议与营养师合作以提高依从性，减少食物中的致敏抗原物并防止营养素缺失。

2. 药物治疗

目前可用于嗜酸细胞性食管炎的药物主要有质子泵抑制剂、糖皮质激素及正在进行临床研究的生物制剂。质子泵抑制剂是目前广泛认可的嗜酸细胞性食管炎的一线治疗方法。质子泵抑制剂不仅可以通过抑制胃酸分泌，减少酸性物质对食管的破坏；还可以阻断 Th2 免疫反应，减少炎症因子的暴露同时修复因暴露而被破坏的上皮屏障。若质子泵抑制剂治疗有效，则建议可以长期小剂量维持用药；如果质子泵抑制剂治疗无效，则考虑使用糖皮质激素治疗及饮食疗法。目前的研究表明，33%~47% 的嗜酸细胞性食管炎

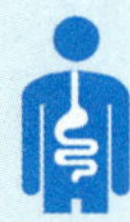

患者对质子泵抑制剂治疗有反应。糖皮质激素，无论是全身还是局部给药，均能显著改善嗜酸细胞性食管炎的临床症状和组织学特征。研究发现，局部与全身使用糖皮质激素疗效相似，而全身给药有较多的副作用，因此目前更推荐局部用药，全身给药仅限于出现严重吞咽困难及需要迅速改善症状的患者使用。糖皮质激素可抑制食管上皮性炎症，修复黏膜屏障完整性，促进组织重塑，从而降低食管直径和食物嵌顿发生率。目前最常用的糖皮质激素包括布地奈德、丙酸氟替卡松、科索奈德，另外，口服布地奈德分散片已经在欧洲上市。由于嗜酸细胞性食管炎患者停止局部糖皮质激素治疗后，疾病复发可能性很大，因此需要长期的糖皮质激素治疗。然而持续的糖皮质激素治疗会引发食管嗜酸性粒细胞计数的自发性增加，这给评估病情带来了一定的困难。在激素治疗的不良反应中，食管念珠菌感染为其主要不良反应。另外，在儿童患者中，长期局部应用糖皮质激素可能会出现肾上腺皮质功能不全的情况，所以即使局部使用糖皮质激素仍需要定期检测其副作用。嗜酸细胞性食管炎是一种慢性炎症性疾病，其中免疫细胞及细胞因子发挥着重要的作用。基于这一理论，针对这些病理生理过程产生的效应产物为治疗靶点的单克隆抗体正在本病的治疗领域进行着探索。目前有针对 IL-5、IL-13、IL-4 的单克隆抗体，在不同的研究中均显示出一定的改善症状、内镜及组织学表现缓解的作用。生物治疗由于发生有限及可逆的副作用的特点，临床应用相对安全，但仍需要良好设计的临床试验进一步确定单克隆抗体在本病治疗中的作用及地位。药物治疗与饮食治疗相比，其对嗜酸细胞性食管炎治疗的有效性没有明显差别。对于儿童来说，糖皮质激素带来的副作用可能更严重些，且更难以被儿童及家长接受。所以，对于儿童及有倾向性的成年人，尤其是具有骨质疏松风险的妇女，应考虑饮食治疗。

3. 食管扩张

对于充分药物治疗疗效有限并存在持续性吞咽困难的患者或出现严重吞咽困难及食物嵌顿的患者，食管扩张是解决食管狭窄的最好方法，但其并不能缓解食管的慢性炎症状态，并且食管扩张可能出现深部黏膜撕裂、明显疼痛及食管穿孔等风险，所以需要谨慎对待。

4. 治疗管理

嗜酸细胞性食管炎是一种由 Th2 抗原介导的慢性疾病，其特点是食管嗜酸性粒细胞增多浸润进而引起各种食管障碍相关的临床症状。随着对嗜酸细胞性食管炎认识的深入，其诊断及治疗方式也发生着改变。目前嗜酸细胞性食管炎的诊断着重于临床表现、内镜下表现及组织活检病理表现。在治疗嗜酸细胞性食管炎时，一定要明确这是一种慢性疾病，类似于炎症性肠病，多数需要长期治疗。其治疗模式可简称“3D”治疗，主要包括

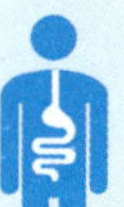

饮食治疗、药物治疗、食管扩张。但关于嗜酸细胞性食管炎的治疗终点（包括最佳的维持治疗方案，维持治疗反应的情况，最理想的组织学特点、症状缓解程度、内镜检查终点）仍不明确。但可以明确的是，嗜酸细胞性食管炎的治疗目标至少应以缓解症状为目标，最好伴有食管嗜酸性粒细胞增多症的消失，并预防疾病的进展和随之而来的并发症。我们需要根据具体情况，包括患者的年龄、食管形态的异常、监测的结果、患者和家庭的偏好制定个性化、综合性更合理的治疗方案。

五、要点与讨论

1. 背景

嗜酸细胞性食管炎是一种慢性、由过敏原触发、Th2 细胞介导的食管疾病，特点是食管嗜酸性粒细胞增多浸润为主的炎症进而引发临床上以食管功能障碍为主的症状。组织学表现为食管黏膜以嗜酸性粒细胞浸润为主的炎症，如果不治疗，最终会发展为食管纤维狭窄。好发于青少年及儿童，男性多于女性。目前中国尚无完善的流行病学资料，总体发病率偏低。发达国家及白人患病率相对较高。20 世纪 90 年代以前，食管嗜酸性粒细胞增多被认为是由胃食管反流病引起的，直至 20 世纪 90 年代中期，食管嗜酸性粒细胞增多伴吞咽困难被认为是一种独特的临床综合征，并且人们发现部分患者的症状及组织学改变对质子泵抑制剂治疗无效，嗜酸细胞性食管炎作为一种独立的疾病才逐渐被人们所熟知。近些年来嗜酸细胞性食管炎在儿童及成年人中的发病率都有明显的提高，目前已成为年轻人出现慢性吞咽困难及食物嵌顿的主要原因。嗜酸细胞性食管炎的病因是由遗传、环境和免疫因素相互作用的结果，若不予以治疗，食管在慢性持续性炎症的状态下最终进展为纤维性狭窄，导致吞咽困难及食物嵌顿。尽管现在人们对本疾病的认识在逐步加深，但其诊断仍不够及时，并且其治疗模式也在发生着改变。因此，了解嗜酸细胞性食管炎的诊断及治疗进展具有十分重要的临床意义。

2. 诊断

2017 年欧洲胃肠病联合学会关于《成人和儿童嗜酸细胞性食管炎的诊断和管理指南》中，建议嗜酸细胞性食管炎的诊断应综合考虑以下几方面内容：

（1）临床症状。成人多表现为固体食物吞咽困难、食管嵌塞和与吞咽无关的胸骨后疼痛；儿童多表现为胃食管反流样症状、上腹痛、胸痛、呕吐、生长迟缓等。

（2）内镜检查。内镜下食管黏膜的表现多种多样，黏膜白斑或渗出、纵向裂隙、食管环、食管溃疡、食管狭窄等相对常见。其溃疡的形态以火山口样、纵样多见，需注意与食管恶性肿瘤、白塞氏病、克罗恩病、结核病等相鉴别。取活检时应在黏膜异常区

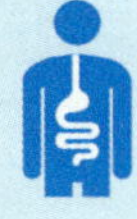

域至少活检 6 块（不同位置），诊断敏感性随着活检次数的增加而增高。即使食管黏膜外观正常，也应进行活检。

（3）食管组织病理学检查。食管组织病理学检查是诊断嗜酸细胞性食管炎的金标准。目前较公认的诊断标准是食管 1 块或多块组织中至少 1 个高倍视野可见大量嗜酸性细胞浸润（≥ 15 个 / 高倍镜视野）。

（4）除外其他导致嗜酸性细胞浸润的疾病。嗜酸细胞性食管炎的发病机制尚不明确，多种炎症细胞和细胞因子可能参与其中，其到底是一种仅限于食管的疾病，还是全身疾病的一部分亦不明确。

3. 临床特征

虽然嗜酸细胞性食管炎通常开始于童年时期，但可出现在各个时期，并且其临床表现与年龄相关。对于婴幼儿可能表现为发育停滞、喂养困难（呕吐、在进食固体食物时停止进食、拒绝进食）和持续的反流症状；对于大龄的儿童持续的烧心、反酸、腹痛及频繁的呕吐可能更为常见；青少年及成人可能会以吞咽困难及食物嵌顿等食管纤维化的症状为主。许多成年人在确诊嗜酸细胞性食管炎之前存在长期反复的食物嵌顿，以食物嵌顿为最初表现的成年人大约 50% 最终确诊为嗜酸细胞性食管炎。吞咽困难的患者可能出现很多适应性进食行为，如缓慢进食、过度咀嚼、反复吞咽、用水送服食物等，故在询问病史时应对具体的行为进行详细评估。对于出现上述症状的患者，尤其是出现吞咽困难及食物嵌顿的儿童，应考虑嗜酸细胞性食管炎的可能。由于嗜酸细胞性食管炎患者出现食物过敏、哮喘、过敏性鼻炎、荨麻疹等过敏性疾病的概率增高，故对怀疑嗜酸细胞性食管炎的患者需同时对过敏性疾病进行全面评估。

六、思考题

1. 嗜酸细胞性食管炎的诊断要点有哪些？
2. 嗜酸细胞性食管炎的治疗方案有哪几种？
3. 嗜酸细胞性食管炎患者的饮食应注意些什么？

七、科普小常识

1. 易患嗜酸细胞性食管炎的危险因素有哪些呢？

过敏性疾病，比如哮喘、过敏性鼻炎、即发性食物过敏、家族嗜酸细胞性食管炎病史都是高危因素。

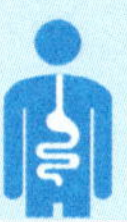

2. 嗜酸细胞性食管炎患者在饮食治疗上应注意哪些细节？

嗜酸细胞性食管炎目前有两种主要的治疗方法：一种是药物治疗，另一种是饮食治疗。饮食治疗则是通过避免或减少摄入导致过敏反应的食物，来降低嗜酸性粒细胞在食管内的数量，从而达到治愈的目的。饮食治疗有不同的方式，比如同时去除多种可能过敏的食物（比如牛奶、麦类、鸡蛋、花生、大豆、海鲜等），或者只去除其中一种最常见的过敏原（比如牛奶）。那么，哪种方式更好呢？对于大多数选择饮食治疗的患者来说，我们建议首先尝试去除牛奶（所有形式的乳制品）以及交叉反应的哺乳动物奶（比如山羊奶），而不是同时去除多种可能过敏的食物。这样做可以减少对患者日常饮食和营养的影响，也可以提高患者对治疗方案的依从性和满意度。当然了，不同的患者可能对不同的过敏原有不同的反应，所以在进行饮食治疗之前，最好先做一个过敏测试，找出自己最敏感或最不耐受的食物，并且在治疗过程中定期复查和评估效果。如果单一去除牛奶不能达到满意的效果，可以考虑再去除其他可能过敏的食物，或者与药物治疗结合使用。

（编者　孙瑾琰）

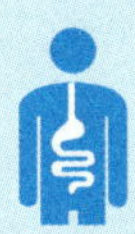

第二章

胃、十二指肠疾病

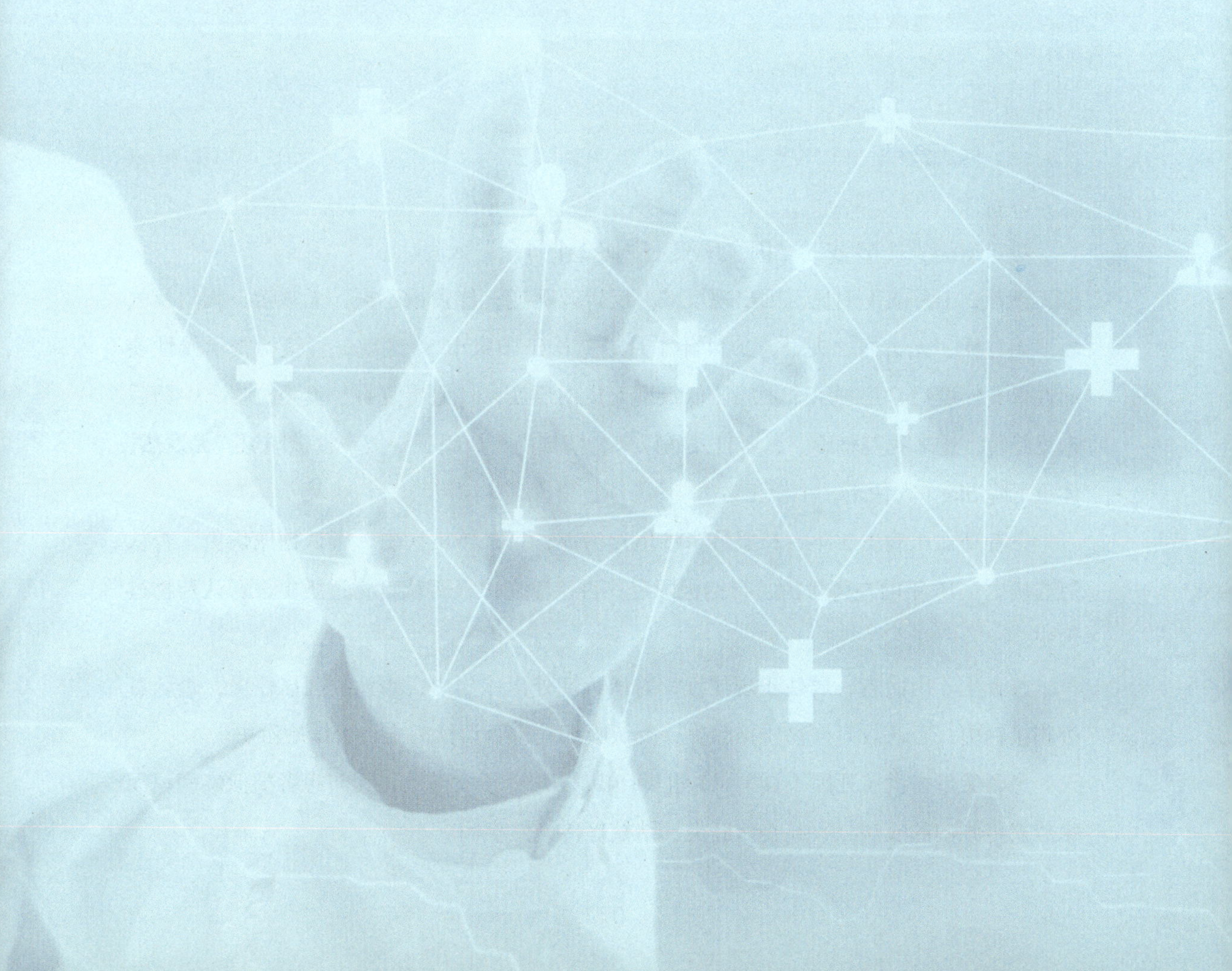

第一节　慢性胃炎（案例8）

核心提示

❖掌握慢性胃炎的诊断方法。

❖掌握慢性胃炎的治疗方法及根除幽门螺杆菌的方法。

❖学会随访慢性胃炎患者。

一、病历资料

1. 病史

刘 ××，女，69 岁，主因“反酸、呃逆 2 个月余”入院。

患者 2 个月前无明显诱因出现反酸、反胃及呃逆，伴食欲不振，无咳嗽、胸闷及气短，无心悸，无头痛、头晕，2024 年 1 月遂就诊于阳泉市 × 医院，胃镜检查示慢性萎缩性胃炎伴糜烂，病理示个别腺体低级别上皮内瘤变，口服胃复春、奥美拉唑、中药后未见好转，遂来我院就诊。患者自发病以来，精神尚可，睡眠一般，食欲减退，无发热，体重下降 5kg，大便干，小便正常。

患者高血压病史 5 年，口服替米沙坦片治疗；否认传染病史，否认糖尿病史，否认冠心病史；15 年前左脚骨折，行钢板固定；否认输血史，否认食物过敏史，否认药物过敏史。

患者生于山西省，居住于现住址，否认近期外出旅居史，否认疫区居住史，否认有害物接触史，否认放射性物质接触史；否认吸烟史，否认饮酒史；否认冶游史。

患者父母去世（死因不详），1 姐、1 弟、1 妹；子女健康，无与患者类似疾病；无家族遗传倾向的疾病，家族否认肝炎、结核等传染性疾病。

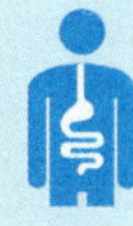

2. 体格检查

体温 36.3℃，脉搏 59 次 / 分，呼吸 18 次 / 分，血压 136/78mmHg。神志清楚，精神正常，可自己步入病房，自主体位，查体合作；皮肤、巩膜无黄染，无皮疹及出血点，全身浅表淋巴结未触及肿大；双肺呼吸音清，未闻及干、湿性啰音；心率 59 次 / 分，心律齐，心脏各瓣膜听诊区未闻及病理性杂音；腹部平坦，腹软，全腹无压痛，无反跳痛，未触及包块，肝、脾肋缘下未触及，无移动性浊音；双下肢无浮肿。

3. 实验室检查和辅助检查

2024 年 1 月 31 日，患者在阳泉市 × 医院就诊时，胃镜检查提示，慢性萎缩性胃炎伴糜烂；胃病理检查提示，（胃窦）黏膜慢性炎伴中度活动性炎，轻度肠化，浅表糜烂，个别腺体低级别上皮内瘤变。

腹部彩超：脂肪肝、右肾囊肿。

4. 初步诊断

慢性萎缩性胃炎伴糜烂、幽门螺杆菌感染？高血压病、脂肪肝、右肾囊肿。

二、诊治经过

患者主因“反酸、呃逆 2 个月余”入院。

患者入院查体未见异常，外院胃镜检查提示，慢性萎缩性胃炎伴糜烂；病理检查提示，（胃窦）黏膜慢性炎伴中度活动性炎，轻度肠化，浅表糜烂，个别腺体低级别上皮内瘤变。腹部彩超提示：脂肪肝、右肾囊肿。初步考虑慢性萎缩性胃炎伴糜烂、幽门螺杆菌感染？

患者入院后的相关检查项目及结果如下：

1. 血常规

白细胞计数 4.89×10^9/L、中性粒细胞 55.3%、中性粒细胞数 2.71×10^9/L、淋巴细胞 38.1%、淋巴细胞数 1.86×10^9/L、单核细胞 5.1%、单核细胞数 0.25×10^9/L、嗜酸性粒细胞 1.0%、嗜酸性粒细胞数 0.05×10^9/L、嗜碱性粒细胞 0.5%、嗜碱性粒细胞数 0.02×10^9/L、红细胞计数 4.04×10^{12}/L、血红蛋白 129g/L、红细胞比容 0.367、红细胞平均容积 90.7fL、红细胞平均血红蛋白含量 32.0pg、红细胞平均血红蛋白浓度 352g/L、红细胞分布宽度 SD42.6fL、红细胞分布宽度 CV12.8%、血小板计数 298×10^9/L、血小板分布宽度 15.5fl、血小板压积 0.231、血小板平均体积 7.8fL、C– 反应蛋白 1.16mg/L。

2. 肝肾功能

丙氨酸氨基转移酶 8.68IU/L、天冬氨酸氨基转移酶 18.80IU/L、白蛋白 42.48g/L、

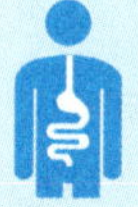

葡萄糖 5.01mmol/L、总胆红素 16.40μmol/L、直接胆红素 2.58μmol/L、间接胆红素 13.82μmol/L、r- 谷氨酰转肽酶 7.63IU/L、碱性磷酸酶 79.33IU/L、尿素 5.05mmol/L、肌酐 52.8μmol/L、钾 3.96mmol/L、钠 138.29mmol/L、氯 102.95mmol/L。

3. 肿瘤标志物

癌胚抗原 1.18ng/mL、甲胎蛋白 1.75ng/mL、糖类抗原 199 6.70U/mL、糖类抗原 125 5.95U/mL、糖类抗原 724 1.75IU/mL、糖类抗原 50 6.298U/mL。

4. 胃镜检查报告（如图 2-1-1 所示）

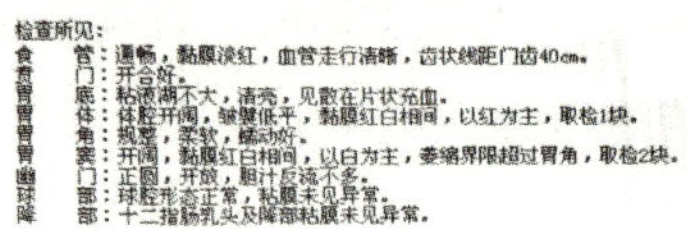

检查所见：
食　管：通畅，黏膜淡红，血管走行清晰，齿状线距门齿40cm。
贲　门：开合好。
胃　底：粘液湖不大，清亮，见散在片状充血。
胃　体：体腔开阔，皱襞低平，黏膜红白相间，以红为主，取检1块。
胃　角：规整，柔软，蠕动好。
胃　窦：开阔，黏膜红白相间，以白为主，萎缩界限超过胃角，取检2块。
幽　门：正圆，开放，胆汁反流不多。
球　部：球腔形态正常，粘膜未见异常。
降　部：十二指肠乳头及降部粘膜未见异常。

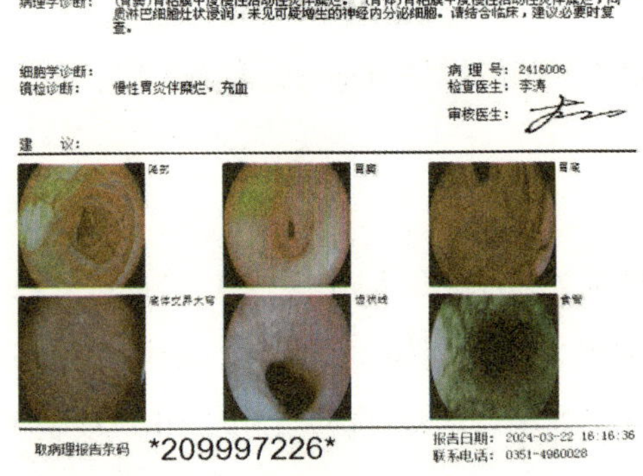

病理学诊断：　(胃窦)胃粘膜中度慢性活动性炎伴糜烂。　(胃体)胃粘膜中度慢性活动性炎伴糜烂，间质淋巴细胞灶状浸润，未见可疑增生的神经内分泌细胞。请结合临床，建议必要时复查。

细胞学诊断：
镜检诊断：　慢性胃炎伴糜烂，充血

病 理 号：2416006
检查医生：李涛
审核医生：

建　议：

取病理报告条码　*209997226*

报告日期：2024-03-22 16:16:36
联系电话：0351-4960028

图 2-1-1　胃镜检查报告

具体治疗见本节相关内容。

三、案例分析

1. 病史特点

（1）老年女性，以“反酸、呃逆 2 个月余”为主诉。

（2）2 个月内体重下降。

（3）体格检查无特殊。

（4）实验室检查和辅助检查：胃镜检查提示，慢性萎缩性胃炎伴糜烂；胃病理检查提示，（胃窦）黏膜慢性炎伴中度活动性炎，轻度肠化，浅表糜烂，个别腺体低级别上皮内瘤变。腹部彩超提示：脂肪肝，右肾囊肿。

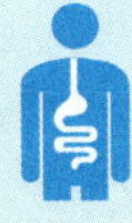

（5）患者入院后，实验室各项检查未见异常。胃镜检查提示，慢性胃炎伴糜烂；

胃病理检查提示，（胃窦）胃黏膜中度慢性活动性胃炎伴糜烂，（胃体）胃黏膜中度慢性活动性胃炎伴糜烂，间质淋巴细胞灶状浸润，未见可疑增生的神经内分泌细胞，请结合临床。

2. 诊断和诊断依据

（1）诊断：慢性胃炎伴糜烂、高血压病、脂肪肝、右肾囊肿。

（2）诊断依据：①有反酸、呃逆，伴食欲不振及体重下降等症状；②外院胃镜示慢性萎缩性胃炎伴糜烂，胃病理示（胃窦）黏膜慢性炎伴中度活动性炎，轻度肠化，浅表糜烂，个别腺体低级别上皮内瘤变，腹部彩超显示脂肪肝、右肾囊肿；③患者入院后各项实验室检查未见明显异常；④患者入院后胃镜显示慢性胃炎伴糜烂，胃病理显示（胃窦）胃黏膜中度慢性活动性胃炎伴糜烂，（胃体）胃黏膜中度慢性活动性胃炎伴糜烂，间质淋巴细胞灶状浸润，未见可疑增生的神经内分泌细胞，请结合临床。

3. 鉴别诊断

（1）消化性溃疡。一般慢性起病，以腹痛为主要表现，有周期性、节律性，常于春秋季节发病，容易复发，严重时可有出血、穿孔、梗阻，胃镜下可鉴别。

（2）功能性消化不良。多见于45~55 岁女性，多有不思饮食表现，常伴有出汗、咽部异物感、胸腹部不适、睡眠差、情绪不佳、易生气等全身神经官能症状。内镜检查与X 线、腹部B 超检查未发现明显异常。

（3）胃癌。多见于老年男性，为中上腹痛，进行性持续性发展，病史多以月计；消瘦、乏力显著，可有贫血，制酸药物效果不佳；胃镜检查可见不规则溃疡，边缘不整齐；钡餐透视龛影位于胃腔内，胃壁蠕动减弱或消失。病理检查可确诊。

四、处理方案及基本原则

治疗目标为去除病因、保护胃黏膜及缓解症状。慢性胃炎的治疗包括病因治疗和对症治疗。慢性胃炎需要根据不同的临床症状和内镜、病理改变情况选择不同的治疗，遵循个体化原则，无症状的慢性非萎缩性胃炎可不作任何处理。

1. 一般治疗

（1）生活方式干预。饮食习惯的改变和生活方式的调整是慢性胃炎治疗的重要部分，建议患者清淡饮食，避免刺激、粗糙食物，避免过多饮用咖啡和酒，戒烟。对于需要服用抗血小板药物、非甾体类抗炎药（以下简称 NSAIDs）的患者，是否停药应权衡获益和风险，酌情选择。

（2）药物治疗。应根据患者的病因、类型及临床表现进行个体化治疗。增加黏膜

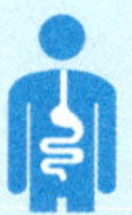

防御能力、促进损伤黏膜愈合是治疗基础。

2. 对因治疗

（1）幽门螺杆菌阳性慢性胃炎。根除幽门螺杆菌有利于胃黏膜的修复，显著改善胃黏膜炎性反应，阻止或延缓胃黏膜萎缩、肠化生的发生和发展，甚至有可能部分逆转萎缩。目前推荐根除治疗方案为铋剂四联方案：质子泵抑制剂 + 铋剂 +2 种抗菌药物。需要注意的是，幽门螺杆菌对克拉霉素、甲硝唑和左氧氟沙星的耐药率（包括多重耐药率）高，而对阿莫西林、四环素和呋喃唑酮的耐药率仍很低。我国多数地区为抗菌药物高耐药地区，推荐经验性铋剂四联治疗方案疗程为 14 天，除非当地的研究证实 10 天治疗有效（根除率 >90%）。

（2）伴胆汁反流的慢性胃炎。幽门括约肌功能不全导致胆汁反流入胃，削弱或破坏胃黏膜屏障功能，治疗可应用促动力药和（或）有结合胆酸作用的胃黏膜保护剂。促动力药物如多潘立酮（10mg/ 次，3 次 / 天），莫沙比利（5mg/ 次，3 次 / 天）等；铝碳酸镁（1g/ 次，3~4 次 / 天）可以结合胆汁酸，增强胃黏膜屏障，减轻或消除胆汁反流所致胃黏膜损伤。熊去氧胆酸可以降低胆汁内的其他胆汁酸，缓解胆汁酸对细胞的毒性，对胃黏膜起保护作用。

（3）药物相关性慢性胃炎。首先根据患者使用药物的治疗目的评估患者是否可停相关药物；对于必须长期服用的患者应进行幽门螺杆菌检测，阳性者应根除治疗，并根据病情或症状严重程度加强抑酸和胃黏膜保护治疗。质子泵抑制剂是预防和治疗 NSAIDs 相关消化道损伤的首选药物，优于 H_2 受体拮抗剂和黏膜保护剂。常用的质子泵抑制剂有奥美拉唑、兰索拉唑、泮托拉唑、艾司奥美拉唑、雷贝拉唑、艾普拉唑等。应避免长期服用，并注意质子泵抑制剂的不良反应。

3. 对症治疗

以上腹部灼热感或上腹痛为主要症状者，可根据病情或症状严重程度选用质子泵抑制剂或 H_2 受体拮抗剂、抗酸剂、胃黏膜保护剂。胃黏膜保护剂具有中和胃酸、保护胃黏膜等作用，有利于黏膜损伤愈合，一般分为外源性（如硫糖铝、铝碳酸镁等）和内源性（如替普瑞酮、瑞巴派特片等），其中内源性黏膜保护剂通过作用更为广泛，可增加黏膜的防御功能，是慢性胃炎治疗的基础。以上腹饱胀、嗳气、早饱、恶心等为主要表现时，可选择促动力药物如莫沙必利、伊托必利等。与进食相关的中上腹部饱胀、纳差等可应用消化酶，如米曲菌胰酶片、复方阿嗪米特肠溶片、复方消化酶等。消化酶联合促动力药效果更为明显。伴焦虑、抑郁等精神心理因素、常规治疗无效和疗效差的患者可给予抗抑郁药物或抗焦虑药物，临床上常用的药物有三环类抗抑郁药，如阿米替林以

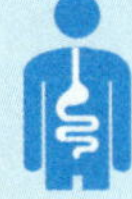

及选择性5-羟色胺再摄取抑制剂如帕罗西汀等。宜从小剂量开始，注意药物的不良反应。抗抑郁药物或抗焦虑药物起效慢，应向患者耐心解释，提高其依从性。如焦虑、抑郁症状比较明显，应建议患者就诊精神卫生专科。

4. 中医及其他治疗

中医治疗胃炎有一定的效果，但需辨证论治，目前缺乏较高质量的临床研究证据；针灸治疗对慢性胃炎的症状改善有作用，用温灸配合艾灸，可有效缓解慢性胃炎脾胃虚寒证患者的症状，适用于基层临床工作者。

5. 针对本案例患者的相关诊治

（1）患者入院后进一步完善血常规、肝肾功能、肿瘤标志物、胃镜等相关检查。

（2）嘱咐患者吃清淡软质饮食。

（3）给予艾司奥美拉唑（40mg）抑制胃酸等对症支持治疗。

（4）因患者近期应用质子泵抑制剂，嘱咐患者症状缓解后停服质子泵抑制剂至少2周后完善幽门螺杆菌检查，根据检查结果决定是否需要根除幽门螺杆菌。

（5）因患者外院病理提示部分腺体低级别上皮内瘤变，嘱6个月至1年复查胃镜。

6. 转诊及社区随访

根据《慢性胃炎基层诊疗指南（2019）》，慢性胃炎患者转诊分为普通转诊和紧急转诊：

（1）普通转诊：①对经验性治疗反应不佳，症状没有得到明显改善的患者；②需要排除器质性、系统性或代谢性疾病引起的消化不良症状的患者；③需行内镜微创治疗或外科手术治疗者。

（2）紧急转诊：有纳差、体重减轻、贫血、呕血或黑便等报警征象者。

《慢性胃炎基层诊疗指南（2019）》指出，要对慢性胃炎患者进行随访评估：

（1）全面病史评估。评估疾病诊治及症状复发情况、生活方式改善情况，应重视和警惕原发病不能解释的新发症状，以及治疗效果不佳的顽固病例，必要时转诊。

（2）评估幽门螺杆菌感染状态，对于已行根除治疗者要行C13或C14尿素呼气试验，判断根除成功与否。

（3）血清PGI、PG Ⅱ以及G-17的检测。结合抗幽门螺杆菌抗体有助于胃癌风险分层，辨识出高危个体进行胃镜检查。

（4）对于活检病理中有中、重度萎缩并伴有中、重度肠化生或上皮内瘤变者要定期行胃镜、病理组织学检查和随访。一般认为，中、重度慢性萎缩性胃炎有一定癌变率，慢性萎缩性胃炎尤其是伴有中、重度肠化生或上皮内瘤变者，要定期行内镜、病理组织

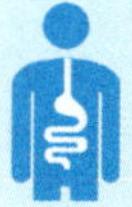

学检查和随访。为了既减少胃癌的发生，又方便患者且符合医药经济学要求，活检有中、重度萎缩并伴有肠化生的慢性萎缩性胃炎患者需 1 年左右随访 1 次，不伴有肠化生或上皮内瘤变的慢性萎缩性胃炎患者可酌情进行内镜和病理检查。伴有低级别上皮内瘤变并证明此标本并非来于癌旁者，根据内镜和临床情况缩短至 6 个月左右随访 1 次；而高级别上皮内瘤变需立即确认，证实后行内镜下治疗或手术治疗。

五、要点与讨论

胃镜及胃黏膜活组织检查是慢性胃炎诊断和鉴别诊断的主要手段。

1. 慢性胃炎的诊断标准

（1）临床表现：慢性胃炎无特异性临床表现，多数无明显症状，有症状者主要表现为上腹痛、腹胀、早饱感、嗳气等消化不良表现，部分还伴焦虑、抑郁等精神心理症状。心理因素往往会加重患者的临床症状。症状的严重程度与内镜所见及病理组织学分级并不完全一致。自身免疫性胃炎可长时间缺乏典型临床症状，首诊症状常以贫血和维生素 B_{12} 缺乏引起神经系统症状为主。

（2）内镜检查：上消化道内镜检查是诊断慢性胃炎最主要的方法，对评估慢性胃炎的严重程度及排除其他疾病具有重要价值。有条件的医院对初诊的患者可先行内镜检查，以了解胃黏膜情况，并排除肿瘤等疾病。由于多数慢性胃炎的基础病变都是炎性反应（充血、渗出）或萎缩，因此，将慢性胃炎分为慢性非萎缩性胃炎及慢性萎缩性胃炎是合理的，也有利于与病理诊断的统一。慢性非萎缩性胃炎内镜下可见黏膜红斑、粗糙或出血点，可有水肿、充血、渗出等表现；慢性萎缩性胃炎内镜下表现为黏膜红白相间，白相为主，皱襞变平，血管透见，伴有颗粒或结节状。放大内镜结合色素染色或电子染色能清楚地显示胃黏膜微小结构，可指导活检部位，对胃炎的诊断和鉴别诊断及早期发现上皮内瘤变和肠化生具有参考价值。放大内镜下慢性萎缩性胃炎具有特征性改变，表现为胃小凹增宽、分布稀疏等。

（3）胃黏膜活组织检查：病理组织学检查对慢性胃炎的诊断至关重要，应根据病变情况和需要进行活检。临床实践时可取 2~3 块，分别在胃窦、胃角和胃体部位活检；科学研究时则应参照新悉尼标准，在胃窦和胃体各取 2 块、胃角 1 块；可疑病灶处另外多取活组织检查。病理切片的观察应采用“直观模拟评分法”，观察内容包括 5 项组织学变化和 4 个分级，5 项组织学变化即幽门螺杆菌感染、慢性炎症反应（淋巴细胞、浆细胞和单核细胞浸润）、活动性（中性粒细胞浸润）、萎缩（固有腺体减少）及肠化生；4 个分级为无、轻度、中度和重度 4 级（0、+、++、+++）。临床医生可结合病理结果

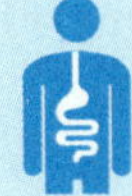

和内镜所见做出病变范围与程度的判断。

（4）实验室检查：

1）幽门螺杆菌检测：幽门螺杆菌感染是慢性胃炎的最重要病因，对慢性胃炎患者建议常规检测。常用的幽门螺杆菌检测方法分侵入性和非侵入性方法。侵入性方法需要通过胃镜获取胃黏膜标本进行检测，主要包括快速尿素酶试验、胃黏膜组织切片染色镜检及细菌培养等。非侵入性方法以 C13 或 C14 尿素呼气试验为首选，是评估根除治疗后结果的最佳方法，目前已广泛应用，但需避免抗菌药物、铋剂、抑酸药物的干扰。单克隆粪便抗原试验可作为备选。血清学试验只用于特殊情况，如流行病学调查、消化性溃疡出血、胃黏膜相关淋巴组织（MALT）淋巴瘤、严重的胃黏膜萎缩。

2）胃蛋白酶原（PG）Ⅰ、Ⅱ以及胃泌素 -17（G-17）的检测：有助于慢性萎缩性胃炎的诊断。PG Ⅰ是胃蛋白酶的前体，由胃底腺的主细胞和黏液细胞分泌；PG Ⅱ除胃底腺分泌外，胃窦部的幽门腺和十二指肠近端的 Brunner 腺也能分泌。当出现萎缩时，血清 PG Ⅰ和 PG Ⅱ水平均下降，PG Ⅰ下降更显著，PG Ⅰ /PG Ⅱ比值随之降低。胃泌素 -17 是由胃窦部 G 细胞分泌，其分泌主要受胃内 pH 值、G 细胞数量和进食的影响。PG Ⅰ及 PG Ⅰ /PG Ⅱ比值降低，血清 G-17 水平升高，提示胃体萎缩为主；若 PG Ⅰ及 PG Ⅰ /PG Ⅱ比值正常，血清 G-17 水平降低，提示胃窦萎缩为主；全胃萎缩者，PG 及 G-17 均降低。因此 PG 和 G-17 的测定有助于对胃黏膜萎缩的范围和程度的判断。

3）血清抗壁细胞抗体、内因子抗体及维生素 B_{12} 水平测定：有助于诊断自身免疫性胃炎。最敏感的血清生物标志物是抗壁细胞抗体，但抗壁细胞抗体阳性并非自身免疫性胃炎的特异指标，也可出现在其他自身免疫疾病中。

2. 慢性胃炎的分类

慢性胃炎的分类尚未统一。国际疾病分类 -11（ICD-11）强调了胃炎的病因学分类，但由于慢性胃炎的主要潜在风险是癌变，而发生胃癌的风险因胃黏膜萎缩的范围及严重程度不同而异，因此对于胃炎的组织学分类及内镜学分类仍是必要的。

（1）基于病因分类：幽门螺杆菌感染是慢性胃炎的主要病因，可将慢性胃炎分为幽门螺杆菌胃炎和非幽门螺杆菌胃炎。病因分类有助于慢性胃炎的治疗。

（2）基于内镜和病理诊断分类：分为萎缩性和非萎缩性两大类。

（3）基于胃炎分布分类：分为胃窦为主胃炎、胃体为主胃炎和全胃炎三大类。胃体为主胃炎尤其伴有胃黏膜萎缩者，发生胃癌的风险增加；胃窦为主者胃酸分泌增多，发生消化性溃疡的风险增加。

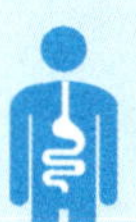

（4）特殊类型胃炎的分类：包括化学性、放射性、淋巴细胞性、肉芽肿性、嗜酸

细胞性以及其他感染性疾病所致。

3. 幽门螺杆菌

我国是幽门螺杆菌感染高发国家。25%~30% 的幽门螺杆菌感染者会出现不同程度的胃肠道疾病，如消化不良、慢性胃炎、消化性溃疡、胃恶性肿瘤等。幽门螺杆菌感染还与多种胃肠道外疾病，如缺铁性贫血、特发性血小板减少性紫癜、自身免疫病、心血管疾病、脑血管疾病等密切相关。幽门螺杆菌相关疾病不仅危害人类健康，还会加重社会和家庭的卫生保健负担。因此，根除幽门螺杆菌以减少相关疾病的发生非常重要。

《中国居民家庭幽门螺杆菌感染的防控和管理专家共识（2021 年）》指出：①人与人之间的相互传播是幽门螺杆菌传播的重要途径。②幽门螺杆菌主要通过经口途径传播，家庭内传播是其感染的主要方式之一。③被幽门螺杆菌感染的家庭成员始终是潜在的传染源，具有持续传播的可能性。④大多数幽门螺杆菌感染发生在儿童和青少年时期，成年后也会被感染。⑤对家庭中所有成年幽门螺杆菌感染者，均应考虑给予根除治疗：对家庭中所有成年幽门螺杆菌感染者，应遵循我国《第五次全国幽门螺杆菌感染处理共识报告》给予根除治疗（如表 2–1–1、表 2–1–2 所示），除非有抗衡因素。⑥家庭中儿童幽门螺杆菌感染与胃黏膜病变的关系尚需进一步研究。⑦对家庭中的儿童幽门螺杆菌感染者，需根据风险获益评估和相关疾病状态进行管理。中华医学会儿科学分会消化学组于 2015 年制定了《儿童幽门螺杆菌感染诊治专家共识》。本共识推荐：对有消化性溃疡、胃黏膜相关淋巴样组织（MALT）淋巴瘤的幽门螺杆菌感染患儿必须进行幽门螺杆菌根除治疗；对有慢性胃炎、胃癌家族史、不明原因难治性缺铁性贫血、计划长期服用非甾体抗炎药（NSAID，包括低剂量阿司匹林）、监护人或年长（年龄 12~14 岁）儿童本人强烈要求治疗的幽门螺杆菌感染患儿可给予根除治疗。幽门螺杆菌感染儿童的检测指征包括上述情况和一级亲属中有胃癌患者，但未建议将幽门螺杆菌感染检测作为常规检测项目。⑧对家庭中的老年幽门螺杆菌感染者，应根据个体情况制定幽门螺杆菌感染处理策略。老年人群幽门螺杆菌感染率较高，根除幽门螺杆菌可使老年患者的胃肠道症状得以改善，并在某种程度上阻止或延缓胃黏膜萎缩和肠化生发生，甚至可使部分胃黏膜萎缩或肠化生发生逆转。研究显示，老年人对根除幽门螺杆菌常用抗菌药物的耐药率并未明显增加，如无抗衡因素，可给予根除治疗。然而，老年幽门螺杆菌感染者常同时患有心血管、脑血管、肾脏以及其他系统疾病，或长期服用 NSAID，因此在进行幽门螺杆菌根除治疗前应进行风险获益评估，并根据患者既往服用药物情况、生理特点、合并疾病、药物不良反应等，选择个体化、规范化的治疗方案。同时，应加强患者服药前和服药过程中的宣教工作，提高患者依从性，使老年患者的个体化治疗更为合理、规范和安全。

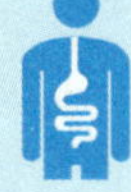

《中国居民家庭幽门螺杆菌感染的防控和管理专家共识（2021 年）》对家庭幽门螺杆菌感染的防控和管理也做出了指导：①“以家庭为单位防控幽门螺杆菌感染”是阻断幽门螺杆菌感染和传播的重要策略。②对幽门螺杆菌感染的家庭成员进行共同治疗，有助于减少根除后再感染。③对胃癌或胃黏膜癌前病变患者，应对其共同生活的家庭成员进行幽门螺杆菌筛查。④我国《第五次全国幽门螺杆菌感染处理共识报告》提出的治疗方案适用于家庭成员的幽门螺杆菌根除。⑤幽门螺杆菌首次治疗即根除的理念适用于家庭成员幽门螺杆菌感染的治疗。⑥尿素呼气试验、血清抗体检测和粪便抗原检测适用于家庭成员的幽门螺杆菌检测。⑦从公众和社区层面预防幽门螺杆菌感染的措施应包括以家庭为单位的综合防控。⑧在尚无有效疫苗的情况下，预防新生幽门螺杆菌感染和根除家庭成员已存在的感染均是较为有效的感染防控策略。

表 2-1-1　幽门螺杆菌根除指征

幽门螺杆菌阳性	强烈推荐	推荐
消化性溃疡（不论是否活动和有无并发症史）	√	
胃黏膜相关淋巴组织淋巴瘤	√	
慢性胃炎伴消化不良症状		√
慢性胃炎伴胃黏膜萎缩、糜烂		√
早期胃肿瘤已行内镜下切除或胃次全手术切除		√
长期服用质子泵抑制剂		√
胃癌家族史		√
计划长期服用非甾体抗炎药（包括低剂量阿司匹林）		√
不明原因的缺铁性贫血		√
特发性血小板减少性紫癜		√
其他幽门螺杆菌相关性疾病（如淋巴细胞性胃炎、增生性胃息肉）		√
证实有幽门螺杆菌感染		√

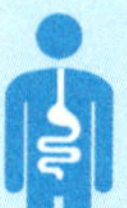

表 2-1-2 《第五次全国幽门螺杆菌感染处理共识报告》推荐的铋剂四联根除方案

序号	抗菌药物 1	抗菌药物 2	标准剂量质子泵抑制剂	标准剂量铋剂
1	阿莫西林 1 000mg，2 次 / 天	克拉霉素 500mg，2 次 / 天	2 次 / 天	枸橼酸铋钾 220mg，2 次 / 天
2	阿莫西林 1 000mg，2 次 / 天	左氧氟沙星 500mg，1 次 / 天；或 200mg，2 次 / 天	2 次 / 天	枸橼酸铋钾 220mg，2 次 / 天
3	阿莫西林 1 000mg，2 次 / 天	呋喃唑酮 100mg，2 次 / 天	2 次 / 天	枸橼酸铋钾 220mg，2 次 / 天
4	四环素 500mg，3 或 4 次 / 天	甲硝唑 400mg，3 或 4 次 / 天	2 次 / 天	枸橼酸铋钾 220mg，2 次 / 天
5	四环素 500mg，3 或 4 次 / 天	呋喃唑酮 100mg，2 次 / 天	2 次 / 天	枸橼酸铋钾 220mg，2 次 / 天
6	阿莫西林 1 000mg，2 次 / 天	甲硝唑 400mg，3 或 4 次 / 天	2 次 / 天	枸橼酸铋钾 220mg，2 次 / 天
7	阿莫西林 1 000mg，2 次 / 天	四环素 500mg，3 或 4 次 / 天	2 次 / 天	枸橼酸铋钾 220mg，2 次 / 天

说明：

标准方案：（质子泵抑制剂 + 铋剂；2 次 / 天，餐前半小时口服）+ 2 种抗生素（餐后口服）。

标准剂量质子泵抑制剂：艾司奥美拉唑 20mg、雷贝拉唑 10mg 或 20mg、奥美拉唑 20mg、兰索拉唑 30mg、泮托拉唑 40mg、艾普拉唑 5mg 中任选 1 种。

六、思考题

1. 慢性胃炎的诊断、分类及治疗方法如何？
2. 如何检测幽门螺杆菌？根除幽门螺杆菌的治疗方案是什么？
3. 如何随访慢性胃炎患者？
4. 哪些情况下慢性胃炎患者需要转诊？

七、科普小常识

慢性胃炎如何预防？

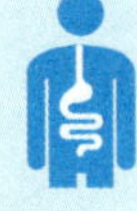

（1）一级预防：①在一般人群中开展健康教育，使其建立良好的生活和饮食习惯，如避免暴饮暴食，避免辛辣刺激食物，少吃熏制、腌制、富含亚硝酸盐和硝酸盐的食物，避免长期大量饮酒、吸烟，避免浓茶、咖啡、烟酒，多食用新鲜水果、蔬菜；②要保持

积极乐观的心理状态，生活规律，保证充足的睡眠；服用抗焦虑、抗抑郁药物者要遵医嘱规律服药，坚持随诊；③幽门螺杆菌主要通过人与人密切接触的口－口或粪－口传播，应提倡公筷及分餐制，减少感染幽门螺杆菌的机会。

（2）二级预防：对于慢性萎缩性胃炎、肠上皮化生、异型增生，一级亲属中患有胃癌的危险人群纳入管理，定期随访。对于低叶酸水平患者，可适量补充叶酸，改善慢性萎缩性胃炎的状态。幽门螺杆菌感染者应给予根除治疗，选择最有效的根除方案和规范治疗有助于提高初次治疗的根除率。对于符合转诊条件的患者，应及时转诊上级医院。

（3）三级预防：针对慢性胃炎患者，指导合理用药，控制症状。幽门螺杆菌感染的慢性胃炎患者，根除治疗后遵医嘱复诊，情况允许时慎用对胃黏膜有损伤的药物。对于慢性胃炎伴有上皮内瘤变或早期癌变，需内镜下治疗者，同时应根据具体情况定期随访。慢性胃炎伴有中、重度萎缩和肠化生或上皮内瘤变者要定期内镜检查随诊。

（编者　刘晓兵）

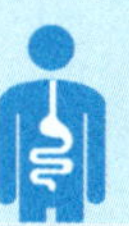

第二节　胃溃疡（案例9）

核心提示

- ❖掌握胃溃疡合并消化道出血的诊治方法。
- ❖掌握经皮冠状动脉介入治疗（以下简称 PCI）术后患者口服 NSAIDs 出现胃溃疡合并消化道出血时，NSAIDs 药物的选择方法。
- ❖掌握消化道出血时做胃镜的合适时机。
- ❖了解胃溃疡出现什么症状提示患者可能发生胃溃疡合并消化道出血。

一、病历资料

1. 病史

支 × ×，男，78 岁，主因“间断黑便 6 天”入院。

患者 6 天前无明显诱因出现间断黑便，为少量柏油样糊状便，共 3 次，约 150g。伴头晕、全身乏力，伴腹痛，餐后腹痛明显，无恶心、呕吐，无呕血，无反酸、烧心，不伴心慌、出汗，不伴颜面部苍白、四肢湿冷，无发热、寒战，未给予重视。

患者 3 天前再次出现黑便，量较之前偏多，约 300g，于 2022 年 12 月 31 日就诊于太原市 × 医院，血细胞分析示血红蛋白 78g/L，考虑为“上消化道出血”，未行进一步检查，给予抑酸、营养补液等对症、保守治疗后，未再出现黑便，但于 2023 年 1 月 2 日，复查血红蛋白为 66g/L，较前下降。

为进一步诊治，患者被转诊至我科。患者 PCI 术后 5 年，长期口服阿司匹林、氯吡格雷，未规律监测凝血。否认高血压、糖尿病病史；否认肝炎、结核病史；否认手术、外伤史；否认输血史；否认食物、药物过敏史；父母自然死亡；已婚，已育；偶吸烟、偶饮酒；家族无特殊病记载。

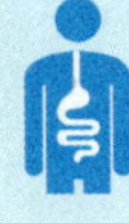

2. 体格检查

体温 36.5℃，脉搏 70 次 / 分，呼吸 20 次 / 分，血压 105/71mmHg。一般情况可，神志清楚，精神正常；贫血貌，轮椅送入病房，自主体位，查体合作；皮肤、巩膜无黄染，无皮疹及出血点，全身浅表淋巴结未触及肿大；双肺呼吸音清，未闻及干、湿性啰音；心率 70 次 / 分，心律齐，心脏各瓣膜听诊区未闻及病理性杂音；腹部平坦，腹软，剑突下轻压痛，无反跳痛，未触及包块，肝、脾肋缘下未触及，无移动性浊音；双下肢无浮肿。

3. 实验室检查和辅助检查

患者入院前相关检查：

血常规：白细胞计数 7.46×10^9/L、中性粒细胞 63.1%、中性粒细胞数 6.5×10^9/L、血红蛋白 78.0g/L。

肿瘤标志物：阴性。

未行胃镜、钡餐造影及腹部 CT 等相关检查。

给予禁食、抑酸、营养补液等治疗。

4. 初步诊断

上消化道出血、消化性溃疡可能、冠状动脉粥样硬化性心脏病、PCI 术后。

二、诊治经过

患者主因“间断黑便 6 天”入院。患者查体有剑突下轻压痛。PCI 术后 5 年。长期口服阿司匹林、氯吡格雷。入院时化验血红蛋白偏低，凝血功能轻度异常，于太原市 × 医院未完善胃镜检查。初步考虑上消化道出血、消化性溃疡、冠状动脉粥样硬化性心脏病、PCI 术后。

患者入院后的相关检查项目及结果如下：

1. 血常规检查（如图 2-2-1 所示）

行	项目名称	检验结果	参考值	单位	行	项目名称	检验结果	参考值	单位
1	★白细胞计数(WBC)	9.46	4～10	$\times 10^9$/L	20	★血小板计数(PLT)	251	100～300	$\times 10^9$/L
2	中性粒细胞%(NEUT)	83.1	↑ 50～75	%	21	血小板分布宽度(PDW)	15.7	↑ 9.0～13.0	fl
3	中性粒细胞数(NEUT#)	7.86	↑ 2.0～7.0	$\times 10^9$/L	22	血小板压积(PCT)	0.231		
4	淋巴细胞%(LYMPH)	10.9	↓ 20～40	%	23	血小板平均体积(MPV)	9.2	9.0～17.0	fL
5	淋巴细胞数(LYMPH#)	1.03	1～4.4	$\times 10^9$/L	24	C-反应蛋白(CRP)	9.61	↑ 0～8	mg/L
6	单核细胞%(MONO)	5.2	3～8	%					
7	单核细胞数(MONO#)	0.49	0.2～1	$\times 10^9$/L					
8	嗜酸性粒细胞%(EO)	0.6	0.5～5	%					
9	嗜酸性粒细胞数(EO#)	0.06	0.05～0.5	$\times 10^9$/L					
10	嗜碱性粒细胞%(BASO)	0.2	0～1	%					
11	嗜碱性粒细胞数(BASO#)	0.02	0～0.1	$\times 10^9$/L					
12	★红细胞计数(RBC)	2.67	↓ 4～5.5	$\times 10^{12}$/L					
13	★血红蛋白(HGB)	84	↓ 120～160	g/L					
14	★红细胞比容(HCT)	0.247	↓ 0.42～0.49						
15	★红细胞平均容积(MCV)	92.5	80～100	fL					
16	★红细胞平均Hb含量(MCH)	31.5	26～34	pg					
17	★红细胞平均Hb浓度(MCHC)	341	310～370	g/L					
18	红细胞分布宽度SD(RDW-SD)	50.4	37.0～54.0	fL					
19	红细胞分布宽度CV(RDW-CV)	15.1	10.1--16.0	%					

图 2-2-1　血常规检查报告

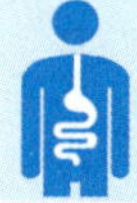

2. 凝血检查（如图 2-2-2 所示）

行	项目名称	检验结果		参考值	单 位
1	凝血酶原时间(PT-S)	13.1	↑	9.9～12.8	S
2	正常对照(NP)	10.8			S
3	国际标准化比值(INR)	1.22	↑	0.8～1.1	S
4	活动度(PT(%))	73	↓	80～160	%
5	活化部分凝血活酶时间(APTT)	27.5		25.1～36.5	S
6	纤维蛋白原(FIB-C)	2.97		2.38～4.98	g/L
7	D-二聚体(D-DIMER)	299	↑	0～250	ng/mL

结果描述：

图 2-2-2　凝血检查

3. 胃镜检查（如图 2-2-3 所示）

胃体后壁可见 2 处溃疡，大小约 0.5cm × 1.0cm，表面覆白苔。镜检诊断：胃多发溃疡（A1）。

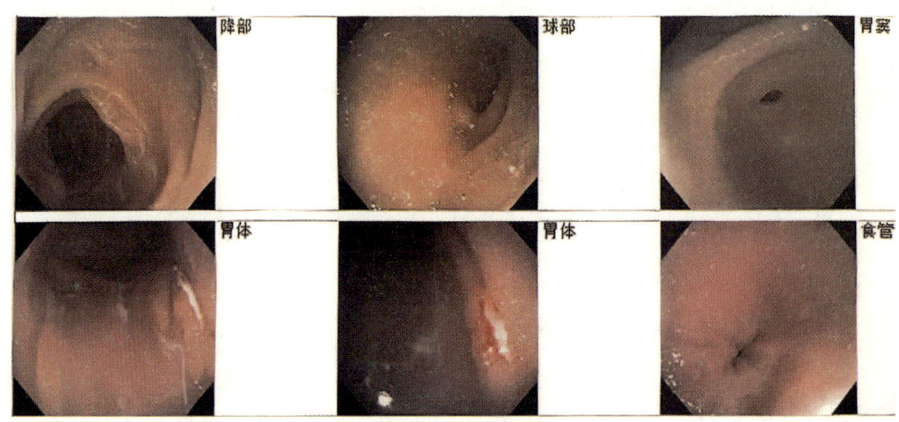

图 2-2-3　胃镜报告

具体治疗见本节相关内容。

三、案例分析

1. 病史特点

（1）老年男性，以“间断黑便 6 天”入院，伴头晕、全身乏力。

（2）患者 PCI 术后 5 年，长期口服阿司匹林、氯吡格雷。

（3）体格检查：贫血貌，剑突下轻压痛，无皮疹及出血点。

（4）实验室检查和辅助检查：血红蛋白降低，凝血功能轻度异常，胃镜示胃体后壁多发溃疡（A1 期）。

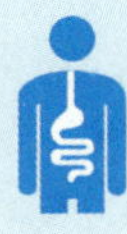

2. 诊断和诊断依据

（1）诊断：上消化道出血、胃多发溃疡（A1 期）、冠状动脉粥样硬化性心脏病、PCI 术后。

（2）诊断依据：①有腹痛，进餐后明显，且剑突下轻压痛，服用抑酸药可缓解；②患者出现间断黑便，但未便血，考虑上消化道出血可能性大，上消化道出血常见病因为消化性溃疡；④血常规显示血红蛋白降低，考虑慢性失血所致贫血；⑤胃镜检查显示胃体后壁可见 2 处溃疡，大小约 0.5cm × 1.0cm，表面覆白苔。镜检诊断：胃多发溃疡（A1 期）。

3. 鉴别诊断

患者主要表现为以黑便为主的上消化道出血，同时有餐后腹痛加重的特点，胃镜检查显示胃体后壁 2 处溃疡。胃良性溃疡需与胃恶性溃疡、十二指肠溃疡、功能性消化不良、Zollinger–Elliison 综合征等进行鉴别。同时患者消化道出血病因需与其他导致消化道出血的病因相鉴别。

（1）胃恶性溃疡。胃镜发现胃溃疡时，应注意与胃恶性溃疡（胃癌）相鉴别。典型胃恶性溃疡（如图 2–2–4 所示）形态多不规则，常大于 2cm，边缘呈结节状，底部凹凸不平，覆污秽状苔。部分胃恶性溃疡与良性胃溃疡在胃镜下难以区别。因此，对于胃溃疡，应常规在溃疡边缘取活检。对有胃溃疡的中老年患者，当溃疡迁延不愈时，应多点活检，并在医院治疗 6~8 周后复查胃镜，直到溃疡完全愈合。

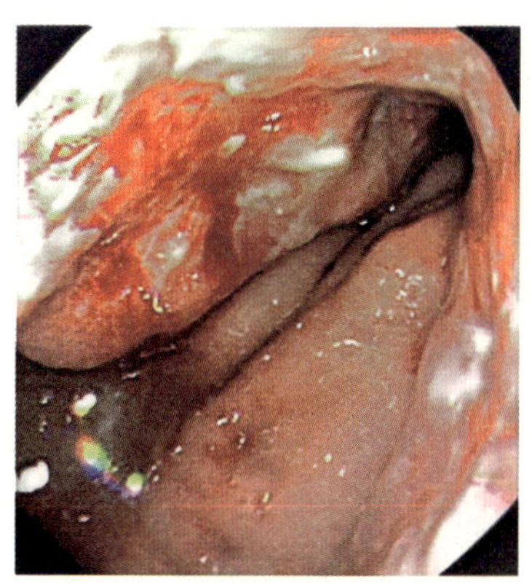

图 2–2–4　胃恶性溃疡（胃癌）

（2）功能性消化不良。指有消化不良症状而无溃疡及其他器质性疾病（如肝胆系统疾病），检查结果可完全正常或只有轻度胃炎；表现为餐后上腹饱胀、嗳气、反酸、恶心或食欲减退等，有时症状酷似消化性溃疡。与消化性溃疡的鉴别有赖于 X 线和胃镜检查。

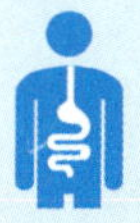

（3）Zollinger-Ellison 综合征。当溃疡为多发或位于不典型部位、对抗溃疡药物疗效差、病理检查已除外胃癌时，应考虑 Zollinger-Ellison 综合征。Zollinger-Ellison 综合征由促胃液素瘤或促胃液素细胞增生所致，临床以高胃酸分泌，血促胃液素水平升高，多发、顽固及不典型部位消化性溃疡及腹泻为特征。临床诊断时，应检测血铬粒素 A 及促胃液素水平。增强 CT 有助于发现肿瘤。

（4）应激性溃疡。应激性溃疡泛指休克、创伤、手术后和严重全身性感染时发生的急性胃炎，多伴有出血症状，是一种急性胃黏膜病变。患者多有严重外伤、烧伤、大手术等诱因。需仔细询问病史并进行相关鉴别。

四、处理方案及基本原则

1. 一般治疗

卧位；保持呼吸道通畅，避免呕血时吸入引起窒息；必要时吸氧；活动性出血期间禁食；严密监测患者生命体征，如心率、血压、呼吸、尿量及神志变化；观察呕血与黑粪、血便情况；定期复查血红蛋白浓度、红细胞计数、血细胞比容与血尿素氮；必要时行中心静脉压测定；对老年患者根据情况进行心电监护。

2. 针对本案例患者的相关诊治

（1）进一步完善血常规、肝肾功能、凝血、胃镜等相关检查。

（2）嘱咐患者禁饮食。

（3）嘱咐患者暂停口服阿司匹林、氯吡格雷，给予艾司奥美拉唑抑酸、营养、输血、补液等对症支持治疗。调整 PCI 术后口服药物。

（4）待患者出血停止 48 小时后，嘱咐患者进食，从流质饮食逐渐过渡至软质饮食。

（5）复查血常规、肝肾功能，严密监测血红蛋白、血尿素氮变化。

3. 综合治疗

《消化性溃疡基层诊疗指南（2023）》指出，消化性溃疡的治疗目的在于及时识别溃疡病因，并去除病因（根除幽门螺杆菌）。不同患者消化性溃疡的病因不尽相同，发病机制亦可能各异，处理应个体化。

（1）生活方式干预：①作息规律，劳逸结合，避免过度劳累和精神紧张，如有焦虑不安，应给予心理疏导和评估，必要时可给予抗焦虑药物治疗；②戒烟、酒，进餐定时，清淡饮食，避食辛辣食物及刺激性饮料；③尽可能停服 NSAIDs，若病情不允许，应根据病情决定替代方案。

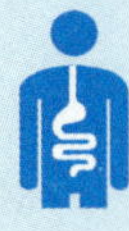

（2）药物治疗：目前临床上常用的抑制胃酸分泌药物有质子泵抑制剂和 H_2 受体拮

抗剂两大类。质子泵抑制剂抑制胃酸分泌作用比 H2-RAs 强，且作用持久，是治疗消化性溃疡的首选药物。若临床不能获得质子泵抑制剂，或使用质子泵抑制剂有禁忌的情况下，可考虑选用 H_2 受体拮抗剂。

质子泵抑制剂一般为常规剂量，2 次 / 天，饭前口服。常用药物有奥美拉唑、兰索拉唑、泮托拉唑、艾司奥美拉唑、雷贝拉唑和艾普拉唑等。以奥美拉唑为代表的第一代质子泵抑制剂主要经由细胞色素氧化酶 P450（CYP）2C19 代谢，如患者同时口服经 CYP2C19 酶代谢的药物（如氯吡格雷），应该避免使用这类质子泵抑制剂。

H_2 受体拮抗剂治疗消化性溃疡为常规剂量，2 次 / 天，口服。常用药物有法莫替丁、拉呋替丁等；维持治疗为 1 次 / 天，口服。治疗溃疡的疗程，通常十二指肠溃疡为 4~6 周，胃溃疡为 6~8 周。

钾离子竞争性酸阻滞剂（P-CAB）是新型抑酸剂，具有起效更快、抑酸更持久、服用不受进餐影响等特点。目前有伏诺拉生、替戈拉生、凯普拉生三种 P-CAB，伏诺拉生、替戈拉生已在我国上市，是治疗消化性溃疡的新一代药物，服用方法为 1 片 / 次、1 次 / 天，十二指肠溃疡治疗疗程最多 6 周，胃溃疡治疗限制在 8 周。

黏膜保护治疗：胃黏膜保护剂主要包括弱碱性抗酸剂和铋剂。抗酸分泌治疗的基础上加用胃黏膜保护剂能快速缓解症状以及改善溃疡修复质量。另外，中药对于促进消化性溃疡的愈合、提高溃疡愈合质量、预防复发也有一定作用。

弱碱性抗酸剂：包括铝碳酸镁、磷酸铝、硫糖铝、氢氧化铝凝胶等。其抗溃疡的机制主要与其黏附、覆盖在溃疡面上阻止胃酸及胃蛋白酶侵袭溃疡面和促进内源性 PGs 合成等有关，其促进溃疡愈合的疗效与 H_2 受体拮抗剂相似，可用于胃溃疡的治疗。便秘或腹泻是其主要不良反应。

铋剂：除了有与弱碱性抗酸剂相似的作用外，还有较强抗幽门螺杆菌作用，目前主要用于根除幽门螺杆菌联合治疗。短期服用者除了黑色便外，很少出现不良反应；为避免铋在体内过量积蓄，目前较少应用于消化性溃疡的治疗。

内源性的黏膜保护剂：内源性黏膜保护剂主要通过稳定细胞膜、增加黏膜下保护因子、增加黏膜血流、抗氧化等机制发挥作用，主要包括替普瑞酮、瑞巴派特、伊索拉定、聚普瑞锌、胃肠激素类和谷氨酰胺类药物。内源性黏膜保护剂作用于黏膜屏障的不同靶点，在多发位提供保护作用。目前内源性黏膜保护剂可用于消化性溃疡的治疗。

（3）根除幽门螺杆菌治疗：推荐铋剂四联方案，即 1 种质子泵抑制剂 /P-CAB 和 1 种铋剂联合阿莫西林、克拉霉素、呋喃唑酮、甲硝唑、左氧氟沙星及四环素等抗菌药物中的两种，组成四联疗法。目前采取选择已知耐药率低的抗菌药物（如阿莫西林、四环

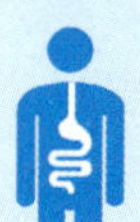

素、呋喃唑酮、克拉霉素）可获得高根除率。推荐疗程为 14 天。高剂量双联方案：阿莫西林（3.0g/d；或 1.0g，3 次 / 天；或 0.75g，4 次 / 天）联合质子泵抑制剂，如艾司奥美拉唑或雷贝拉唑（双倍标准剂量 2 次 / 天或标准剂量（4 次 / 天）也是合理选择。有些研究发现，益生菌（如布拉氏酵母菌）能改善幽门螺杆菌相关性胃炎的组织病理学改变，并能提高幽门螺杆菌的根除率，减少一些治疗相关的胃肠道不良反应，但这些观点尚待更多研究结果证实。

（4）NSAIDs 相关性溃疡的治疗。

1）对 NSAIDs 相关性溃疡，应尽可能暂停或减少 NSAIDs 剂量。

2）如果病情需要继续服用 NSAIDs，尽可能选用对胃肠道黏膜损害较小的 NSAIDs，或高选择性 COX-2 抑制剂，以减少不良反应。本案例患者可将阿司匹林换成对胃肠道刺激较小的吲哚布芬。

3）对计划长期服用 NSAIDs 的患者，如果幽门螺杆菌阳性，推荐根除幽门螺杆菌治疗。

4）停服 NSAIDs 后，可用常规治疗溃疡方案进行治疗。

5）当未能中止 NSAIDs 治疗时，应选用抑酸剂进行溃疡治疗。

美国胃肠病学院（ACG）《溃疡并发症预防指南》将 NSAIDs 溃疡并发症的风险等级分为高风险、中风险和低风险，并给予相应的预防建议（如表 2-2-1 所示）。

表 2-2-1　NSAIDs 相关性溃疡并发症预防建议

风险等级	危险因素	预防建议
高风险	1. 曾有特别是近期发生溃疡并发症 2. 存在 2 个以上危险因素	使用 NSAIDs 和阿司匹林，如不能停用，则选用选择性环氧合酶 2 抑制剂 + 高剂量 PPI
中风险（1~2 种危险因素）	1. 年龄 > 65 岁 2. 采用高剂量 NSAIDs 和阿司匹林治疗，或联用两种以上的 NSAIDs 3. 有溃疡病史但无并发症 4. 合并应用 NSAIDs 和阿司匹林、抗凝剂或糖皮质激素	单独选用选择性环氧合酶 2，或非选择性 NSAIDs 加 PPI
低风险	无危险因素	可以应用非选择性 NSAIDs

说明：NSAIDs 为非甾体抗炎药；PPI 为质子泵抑制剂。

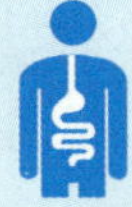

（5）转诊：《消化性溃疡基层诊疗指南（2023）》指出，患者出现难治性溃疡应转诊至上级医院进一步诊治，前提是需要排除患者未规律服药的情况。当患者出现消化性溃疡的并发症，包括出血、穿孔、梗阻、癌变，需紧急转诊。

五、要点与讨论

胃溃疡的诊断，应首先确认是否胃溃疡，其次确认胃溃疡病因。

1. 胃溃疡的诊断标准

胃镜检查及胃黏膜活组织检查是诊断和鉴别诊断胃溃疡最主要的办法。胃镜检查可以观察到胃溃疡的部位、形态、大小、深度以及胃溃疡周围黏膜的情况，对于良、恶性胃溃疡的鉴别诊断有重要价值，准确性高于钡餐造影。

（1）临床表现：慢性病程、周期性发作的节律性上腹疼痛，是诊断胃溃疡的重要临床线索。也有少数患者无症状，或以出血、穿孔等并发症为首发表现。

（2）胃镜检查；是诊断胃溃疡的最主要办法。

（3）X 线钡餐检查发现龛影亦有确诊价值。

结合患者临床表现及内镜下表现，诊断即可成立。

2. 胃溃疡的病因

患者初次就诊时需询问其既往胃病和治疗史、幽门螺杆菌感染史，需重点询问患者 NSAIDs（包括阿司匹林）、糖皮质激素、华法林、氯吡格雷、利伐沙班等药的使用史。其余应询问患者吸烟史、饮酒史，应激因素和心理因素也应该考虑。寻找到患者胃溃疡的病因后应从病因入手进一步治疗。

3. 疾病管理

基层医疗卫生部门应承担起消化性溃疡的初步诊断、治疗及随访管理工作，识别出不适合在基层诊治的溃疡并及时转诊。管理目标是治愈消化性溃疡，防止溃疡复发和避免并发症。一旦出现并发症，需转诊至上级医院。

转诊分为普通转诊和紧急转诊：

（1）普通转诊：①难治性消化性溃疡的患者；②质子泵抑制剂治疗效果不佳，对消化性溃疡诊断有疑问的患者；③根除幽门螺杆菌治疗失败的患者；④必须口服 NSAIDs（包括阿司匹林）或合并其他系统疾病需指导药物使用的患者。

（2）紧急转诊：①治疗期间出现消化性溃疡并发症，如上消化道出血、穿孔，幽门梗阻等的患者；②出现消化道肿瘤报警症状，如高龄、消化道出血、贫血、呕吐、吞咽困难、消瘦、腹部包块等患者。

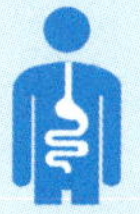

基层医院可按以下流程对胃溃疡患者进行转诊（如图 2-2-5 所示）。

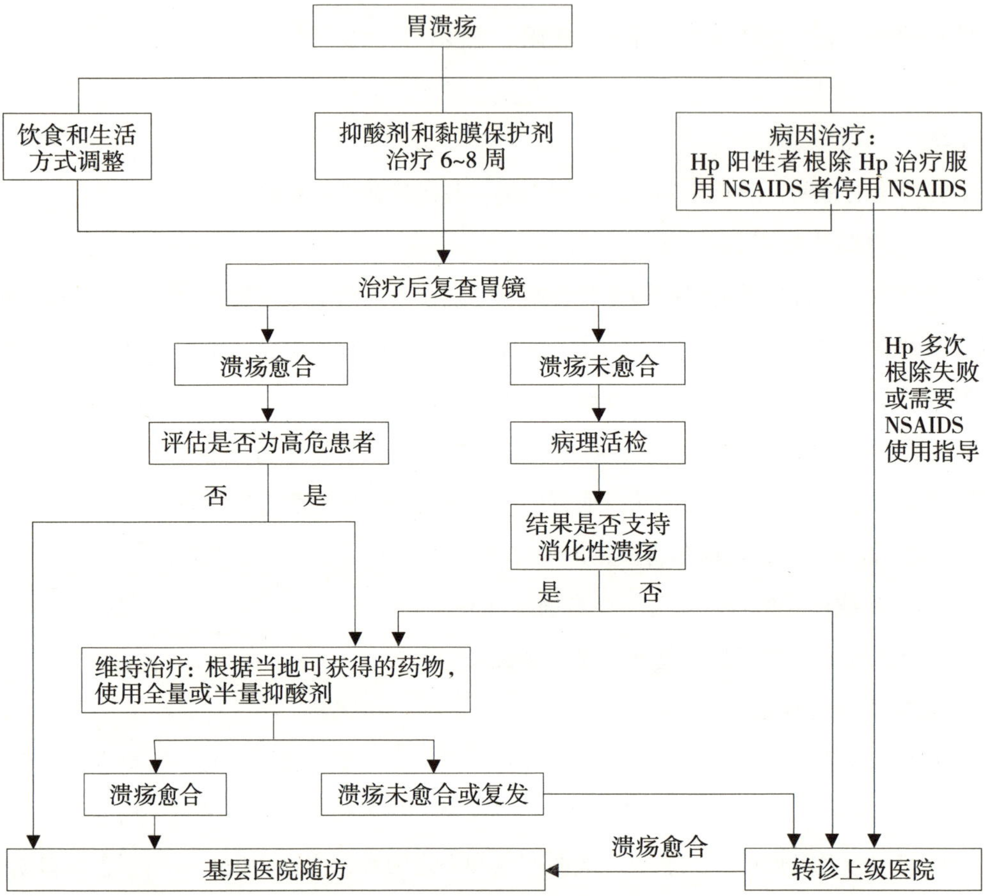

胃溃疡

饮食和生活方式调整

抑酸剂和黏膜保护剂治疗 6~8 周

病因治疗：Hp 阳性者根除 Hp 治疗服用 NSAIDS 者停用 NSAIDS

治疗后复查胃镜

溃疡愈合

溃疡未愈合

评估是否为高危患者

病理活检

否

是

结果是否支持消化性溃疡

是

否

Hp 多次根除失败或需要 NSAIDS 使用指导

维持治疗：根据当地可获得的药物，使用全量或半量抑酸剂

溃疡愈合

溃疡未愈合或复发

溃疡愈合

基层医院随访

转诊上级医院

注：Hp，即幽门螺杆菌；NSAIDs，即非甾体类抗炎药。

图 2-2-5　胃溃疡基层管理流程图

4. 胃溃疡合并上消化道出血的治疗

严密监测患者生命体征，如心率、血压、呼吸、尿量及神志变化；观察呕血与黑便情况；定期复查血红蛋白浓度、红细胞计数、血细胞比容与血尿素氮。止血措施有内镜下止血、介入止血、药物止血。

本案例患者已在内镜下止血，随后的治疗便为针对病因治疗。本案例患者胃溃疡考虑为PCI术后口服阿司匹林导致的溃疡，给予暂停阿司匹林，后继续抑酸护胃治疗是合理的。

5. 内镜检查时机

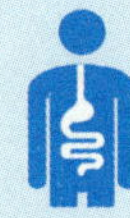

对于急性非静脉曲张性上消化道出血，专家建议，若无禁忌，可在出血后 24 小时内进行内镜检查。急性上消化道出血患者超过24小时的延迟内镜检查与病死率增加有关。

积极复苏后血流动力学持续不稳定患者应进行紧急内镜检查。最近的一项随机对照研究表明，对急性上消化道出血有进一步出血或死亡高风险但血流动力学稳定的患者进行内镜检查，与会诊后 6 小时内检查相比，6~24 小时内检查并不会使 30 天病死率升高。

6. 消化性溃疡的分期

内镜下将消化性溃疡分为 3 期：

（1）活动期（A 期）：又称厚苔期，溃疡初发，看不到皱襞集中。

A1 期：溃疡覆污秽厚苔，底部可见血凝块及裸露的血管。边缘不整，周围黏膜肿胀，炎症明显，主要表现为充血、水肿、糜烂等（如图 2-2-6 所示）。

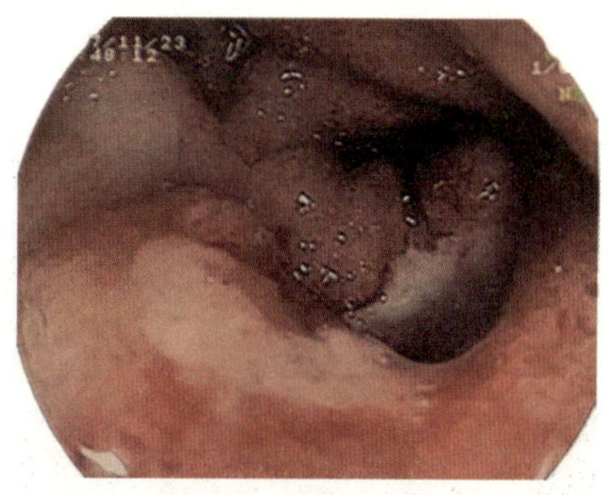

图 2-2-6　A1 期

A2 期：溃疡覆清洁厚苔，溃疡边变得清晰，周边出现少量再生上皮，无血丝。周围黏膜肿胀消退，即充血、水肿、糜烂等不明显，并出现皱襞向溃疡中心集中的倾向（如图 2-2-7 所示）。

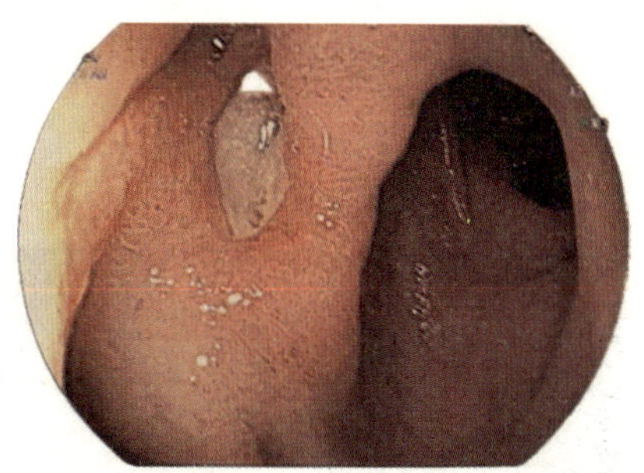

图 2-2-7　A2 期

（2）愈合期（H 期）：又称薄苔期，此期可见皱襞向溃疡中心集中。

H1 期：溃疡白苔开始缩小，再生上皮明显，并向溃疡内部长入。溃疡边缘界限清晰，至底部的黏膜倾斜度变缓（如图 2-2-8 所示）。

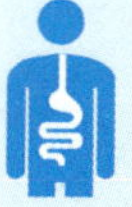

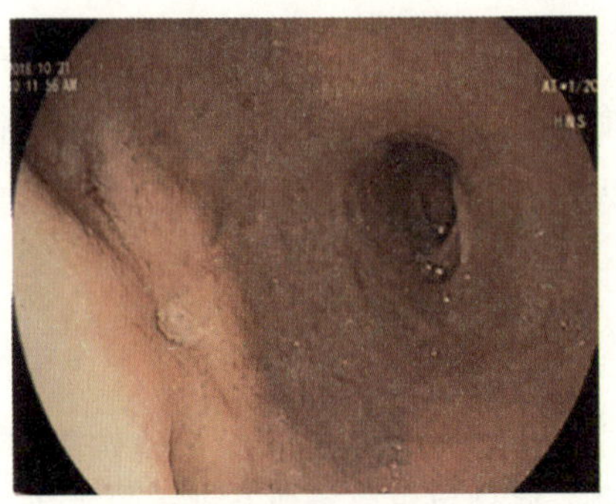

图 2-2-8　H1 期

H2 期：溃疡苔进一步缩小，几乎全部为再生上皮所覆盖，毛细血管集中的范围较白苔的面积大，接近愈合（如图 2-2-9 所示）。

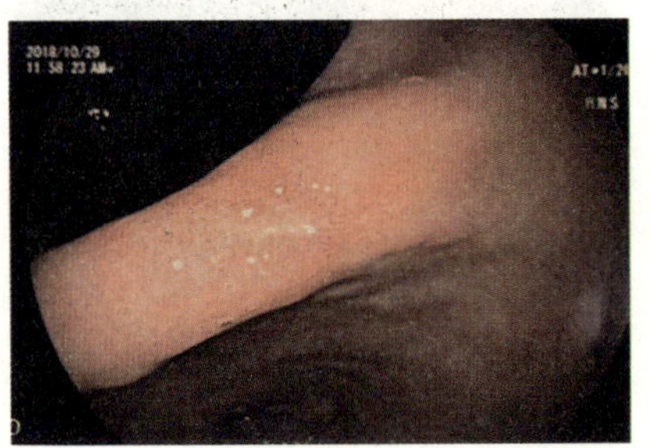

图 2-2-9　H2 期

（3）瘢痕期（S 期）：白苔消失，溃疡表面继续被再生上皮修复，可见皱襞集中至溃疡中心。

S1 期（红色瘢痕期）：稍有凹陷的溃疡面全部为再生上皮所覆盖，聚集的皱襞集中于一点。当 A 期溃疡较大时，此期可表现为皱襞集中于一定的瘢痕范围。再生上皮期初为栅栏状，逐渐演变为颗粒状（如图 2-2-10 所示）。

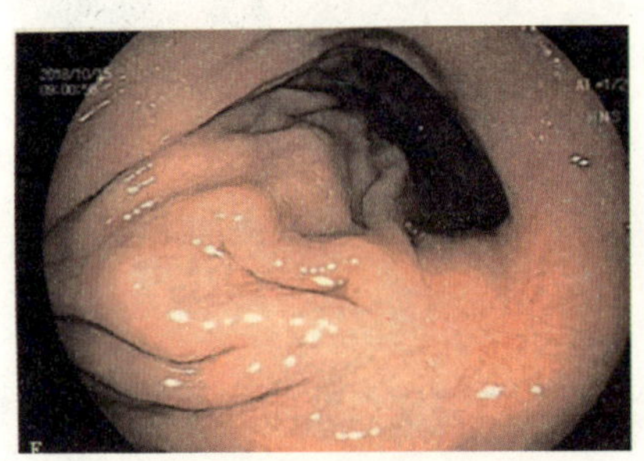

图 2-2-10　S1 期

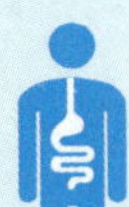

S2 期（白色瘢痕期）：溃疡面平坦，再生上皮与周围黏膜色泽、结构完全相同，此凹陷可保留很久，代表溃疡痊愈并稳定（如图 2-2-11 所示）。

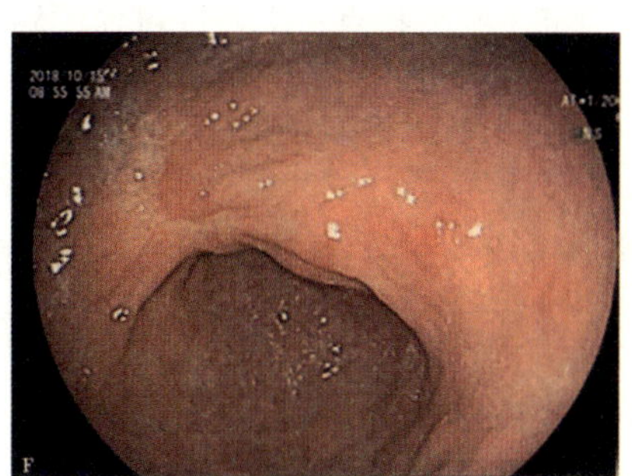

图 2-2-11 S2 期

六、思考题

1. 消化性溃疡的诊断要点有哪些？
2. 胃溃疡在胃镜下有哪些表现？分为哪几期？分别是什么表现？
3. 消化性溃疡怎么治疗？
4. 良恶性溃疡怎么鉴别？
5. 患者便潜血阳性、黑便、呕血、休克等分别提示出血量有多少？
6. NSAIDs 导致胃溃疡的机制有哪些？

七、科普小常识

1. 消化性溃疡的病因有哪些？

（1）幽门螺杆菌感染。幽门螺杆菌感染主要在家庭内传播，建议家中一人幽门螺杆菌感染，家庭全员同查，同时提倡分餐制及公筷制，定期消毒餐具以减少感染幽门螺杆菌机会。

（2）NSAIDs 及其他药物等。老年人多数因为心脑血管疾病长期口服阿司匹林等 NSAIDs 药物，这种情况应尽可能停服 NSAIDs，若病情不允许，应根据病情决定替代方案或加用抑酸剂护胃治疗。糖皮质激素可增加消化性溃疡和胃肠出血的风险。

（3）遗传因素。消化性溃疡的发病具有一定的遗传因素，有家族溃疡病史的人群，发病率会明显高于正常人群。

（4）应激和心理因素。机体在各类严重创伤、危重疾病或严重心理疾病等应激状态下，可发生应激性溃疡。长期精神紧张、焦虑或情绪波动的人易患消化性溃疡。推荐早期预防。

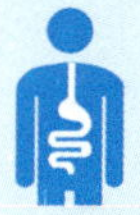

（5）吸烟、饮酒。长期大量吸烟、饮酒也可能会引起胃溃疡。

2. 什么症状提示消化性溃疡的发生？

典型的消化性溃疡腹痛有如下临床特点：①慢性过程，病史可达数年至数十年。②周期性发作，发作与自行缓解相交替，发作期可为数周或数月，缓解期亦长短不一，短者数周、长者数年；发作常有季节性，多在秋冬或冬春之交发病，可因精神情绪不良或过劳而诱发。③发作时上腹痛呈节律性，表现为空腹痛或餐后痛，腹痛多在服用抗酸药后缓解。一般为轻至中度持续性疼痛。患者一旦出现以上症状需及时就医。

3. 消化性溃疡出现哪些症状需紧急就医？

（1）出血：出血量超过 50mL/d 可出现黑便，胃内出血量大于 250mL 可引起呕血。所以在出现黑便时一定要紧急就医，此时需警惕消化性溃疡合并消化道出血的发生。

（2）穿孔：溃疡病灶向深部发展穿透浆膜层则发生穿孔，发生穿孔后胃肠的内容物漏入腹腔而引起急性腹膜炎。如发生急性腹痛、发热、腹肌紧张等需紧急就诊，此时可能发生消化道穿孔。

（3）梗阻：幽门梗阻临床表现为餐后上腹饱胀、上腹疼痛加重，伴有恶心、呕吐，大量呕吐后症状可改善，呕吐物含发酵酸性宿食。

（4）癌变：胃溃疡可发生癌变。如患者出现持续腹痛，伴乏力、消瘦、体重下降等需考虑胃溃疡癌变的可能，此时需及时就诊。

4. 消化性溃疡会癌变吗？消化性溃疡预后怎么样？

溃疡由良性演变为恶性的概率很低，估计 $<$ 1% 胃溃疡有可能癌变，十二指肠球部溃疡一般不发生癌变。有效的药物治疗可使溃疡愈合率达到 95%，青壮年患者消化性溃疡死亡率接近于零，老年患者主要死于严重的并发症，尤其是大出血和急性穿孔，病死率 $<$ 1%。

5. 得了胃溃疡需要手术吗？

大多数消化性溃疡不需要外科手术治疗。况且，手术治疗本身的并发症可能降低患者的生活质量，也无助于预防溃疡复发。但在下列情况时，可考虑手术治疗：①大量出血经药物、胃镜及血管介入治疗无效时；②急性穿孔、慢性穿透溃疡；③瘢痕性幽门梗阻；④胃溃疡疑有癌变。

6. 得了胃溃疡好转后饮食方面应该注意些什么呢？

胃溃疡好转后应尽量养成进食规律的习惯，软质清淡饮食，戒烟、戒酒，少饮浓茶、咖啡，避免暴饮暴食。

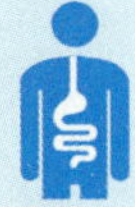

（编者　卫怡蓉）

第三节　十二指肠溃疡（案例 10）

核心提示

❖认清十二指肠溃疡的典型临床表现。

❖掌握十二指肠溃疡的治疗方法。

❖认清十二指肠溃疡的病因与发病机制。

一、病历资料

1. 病史

贾 × ×，男，23 岁，主因“黑便 1 天”入院。

患者于 1 天前无明显诱因出现黑便，为柏油样水样便，共 3 次，约 500g，伴乏力、头晕，不伴恶心、腹痛，不伴心慌、出汗、黑蒙，不伴颜面苍白、四肢湿冷、烦躁不安、神志不清，不伴发热、寒战，遂就诊于山西太原 × 医院。实验室检查显示白细胞计数 11.9×10^9/L、血红蛋白 128g/L。医生建议患者转诊上级医院，患者遂来我院急诊。急诊给予抑酸、补液、营养支持等对症治疗，胃镜检查提示：十二指肠球部溃疡（A1）。为进一步治疗，患者入住我科。

患者既往间断上腹部不适，平素作息不规律；抑郁症病史 2 年，目前口服舍曲林药物。患者否认高血压病史，否认糖尿病史，否认肾脏病史，否认冠心病史，无脑血管意外疾病史，否认手术史，否认外伤史，否认输血史，否认肝炎史，否认结核病史，否认传染病史，预防接种史不详，否认食物过敏史、药物过敏史，否认吸烟、饮酒史。

2. 体格检查

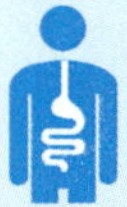

体温 36.3℃，脉搏 86 次 / 分，呼吸 20 次 / 分，血压 126/65mmHg。神情语利；口唇

略苍白，睑结膜略苍白；双肺未闻及干、湿啰音；心率 86 次 / 分，心律齐，心脏各瓣膜听诊区未闻及病理性杂音；腹软，无压痛、反跳痛，移动性浊音（-），肠鸣音正常，肝、脾肋缘下未触及，未触及包块；肝区、双肾区无叩击痛。

3. 实验室检查和辅助检查

患者入院前检查项目及结果如下：

实验室检查：血红蛋白 128g/L。

胃镜：球部见 0.5cm × 0.8cm 深溃疡，覆厚白苔，中央似一血管断端，未见活动性出血。镜下诊断：十二指肠球部溃疡（A1）、慢性非萎缩性胃炎。

血常规：白细胞计数 7.04 × 10^9/L，中性粒细胞 61.4%，中性粒细胞数 4.33 × 10^9/L，血红蛋白 101g/L，血小板计数 219 × 10^9/L。

4. 初步诊断

急性十二指肠溃疡伴出血、轻度贫血。

二、诊治经过

患者主因“黑便 1 天”入院，伴头晕、乏力，口唇及睑结膜略苍白，化验示轻度贫血，胃镜示十二指肠球部溃疡（A1）。初步考虑急性十二指肠溃疡伴出血。

患者入院后的相关检查项目及结果如下：

1. 血常规（如图 2-3-1 所示）

图 2-3-1　血常规检查报告

行	项目名称	检验结果	参考值	单位	行	项目名称	检验结果	参考值	单位
1	★白细胞计数(WBC)	7.04	4~10	$\times 10^9$/L	20	★血小板计数(PLT)	219	100~300	$\times 10^9$/L
2	中性粒细胞%(NEUT)	61.4	50~75	%	21	血小板分布宽度(PDW)	7.2	↓ 9.0~13.0	fl
3	中性粒细胞数(NEUT#)	4.33	2.0~7.0	$\times 10^9$/L	22	血小板压积(PCT)	0.18	↓ 0.19~0.39	
4	淋巴细胞%(LYMPH)	29.7	20~40	%	23	血小板平均体积(MPV)	8.2	↓ 9.0~17.0	fL
5	淋巴细胞数(LYMPH#)	2.09	1~4.4	$\times 10^9$/L	24	大血小板比率(P-LCR)	10.4	↓ 15.0~30.0	%
6	单核细胞%(MONO)	7.7	3~8	%					
7	单核细胞数(MONO#)	0.54	0.2~1	$\times 10^9$/L					
8	嗜酸性粒细胞%(EO)	0.9	0.5~5	%					
9	嗜酸性粒细胞数(EO#)	0.06	0.05~0.5	$\times 10^9$/L					
10	嗜碱性粒细胞%(BASO)	0.3	0~1	%					
11	嗜碱性粒细胞数(BASO#)	0.02	0~0.1	$\times 10^9$/L					
12	★红细胞计数(RBC)	3.28	↓ 4~5.5	$\times 10^{12}$/L					
13	★血红蛋白(HGB)	101	↓ 120~160	g/L					
14	★红细胞比容(HCT)	0.284	↓ 0.42~0.49						
15	★红细胞平均容积(MCV)	86.6	80~100	fL					
16	★红细胞平均Hb含量(MCH)	30.8	26~34	pg					
17	★红细胞平均Hb浓度(MCHC)	356.00	310~370	g/L					
18	红细胞分布宽度SD(RDW-SD)	38.3	37.0~54.0	fL					
19	红细胞分布宽度CV(RDW-CV)	12.2	10.1~16.0	%					

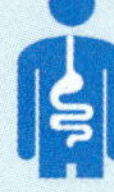

2. 胃镜检查（如图 2-3-2 所示）

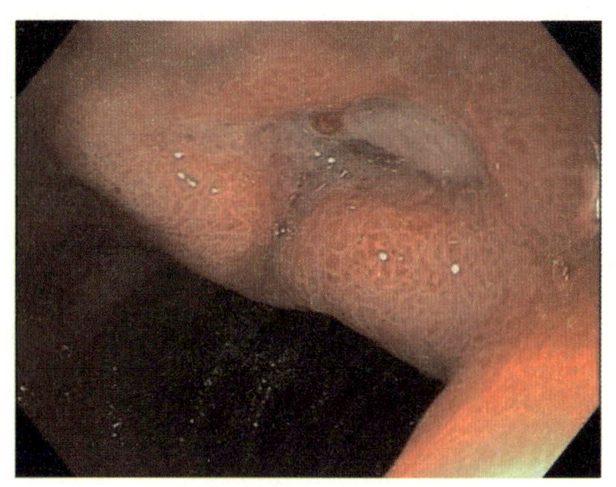

图 2-3-2 胃镜检查

具体治疗见本节相关内容。

三、案例分析

1. 病史特点

（1）年轻男性，黑便，伴头晕、乏力。

（2）平素作息不规律，既往有抑郁症病史。

（3）体格检查：口唇及睑结膜略苍白，腹部查体未见异常。

（4）实验室检查和辅助检查。血常规：白细胞计数 7.04×10^9/L，中性粒细胞 61.4%，中性粒细胞计数 4.33×10^9/L，血红蛋白 101g/L，血小板计数 219×10^9/L，胃镜：球部见约 0.5cm×0.8cm 深溃疡，覆厚白苔，中央似一血管断端，未见活动性出血。镜下诊断：十二指肠球部溃疡（A1）、慢性非萎缩性胃炎。

（5）患者入院前后血常规显示血红蛋白下降，给予抑酸、补液及营养支持等对症治疗后未见黑便，头晕、乏力较前好转。

2. 诊断和诊断依据

（1）诊断：急性十二指肠溃疡伴出血、轻度贫血。

（2）诊断依据：

1）有黑便，伴头晕、乏力为主诉等典型上消化道出血症状。

2）口唇及睑结膜略苍白。

3）血常规：血红蛋白 101g/L（轻度贫血）。

4）胃镜：十二指肠球部溃疡（A1）。

5）平素有腹部不适、作息不规律，既往有抑郁病史。

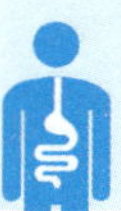

3. 鉴别诊断

患者主要表现为上消化道出血，需与胃溃疡、食管胃底静脉曲张、胃癌伴出血等鉴别。

（1）胃溃疡：约占50%；临床上以呕血或黑便为主，慢性溃疡多见，出血量1次一般500mL以内，并发休克者少，非手术止血有效但易复发；胃镜或X线造影检查可发现溃疡及出血灶。

（2）食管胃底静脉曲张：约占25%；为肝硬化门静脉高压症的并发症；常因粗糙食物或胃液腐蚀导致静脉破裂出现突然、凶猛且难以自止的大出血，一次出血量常达500~1 000mL，临床主要表现是呕血、休克；胃镜可见破裂出血或曲张的静脉团。

（3）胃癌：约占2%~4%；癌组织缺血坏死，表面溃烂形成溃疡，侵蚀血管导致出血。临床黑便比呕血便常见。胃镜可见癌组织坏死出血灶。

四、处理方案及基本原则

1. 一般治疗

作息规律，劳逸结合，避免过度劳累和精神紧张，如有焦虑不安，应予以心理疏导和评估，必要时可给予抗焦虑药物治疗。戒烟酒，进餐定时，清淡饮食，避食辛辣食物及刺激性饮料。应尽可能停服NSAIDs，若病情不允许，应根据病情决定替代方案。

2. 针对本案例患者的相关诊治

（1）抑制胃酸分泌：目前临床上常用的抑制胃酸分泌药物有艾司奥美拉唑和H_2受体拮抗剂两大类。艾司奥美拉唑抑制胃酸分泌的作用比H_2受体拮抗剂更强，且作用持久，是治疗消化性溃疡的首选药物。治疗溃疡的疗程，通常十二指肠溃疡为4~6周，胃溃疡为6~8周。钾离子竞争性酸阻滞剂（P-CAB）是一种新型抑酸剂，具有起效更快、抑酸更持久、服用不受进餐影响等特点。伏诺拉生、替戈拉生已在我国上市，是治疗消化性溃疡的新一代药物。

（2）黏膜保护治疗：胃黏膜保护剂主要包括弱碱性抗酸剂和铋剂。抗酸分泌治疗的基础上加用胃黏膜保护剂能快速缓解症状以及改善溃疡修复质量。另外，中药对于促进消化性溃疡的愈合、提高溃疡愈合质量、预防复发也有一定作用。

弱碱性抗酸剂包括铝碳酸镁、磷酸铝、硫糖铝、氢氧化铝凝胶等。其抗溃疡的机制主要与其黏附、覆盖在溃疡面上阻止胃酸及胃蛋白酶侵袭溃疡面和促进内源性PGs合成等有关，其促进溃疡愈合的疗效与H_2受体拮抗剂相似，可用于胃溃疡的治疗。便秘或腹泻是其主要不良反应。

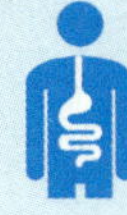

铋剂除了有与弱碱性抗酸剂相似的作用外，还有较强抗幽门螺杆菌作用，目前主要

用于根除幽门螺杆菌联合治疗。短期服用者除了黑便外，很少出现不良反应。为避免铋在体内过量积蓄，目前较少应用于消化性溃疡的治疗。

（3）根除幽门螺杆菌治疗：推荐铋剂四联方案，即1种质子泵抑制剂/P-CAB和1种铋剂联合阿莫西林、克拉霉素、呋喃唑酮、甲硝唑、左氧氟沙星及四环素等抗菌药物中的两种，组成四联疗法。目前采取选择已知耐药率低的抗菌药物（如阿莫西林、四环素、呋喃唑酮、克拉霉素）可获得高根除率。疗程推荐14天。

（4）NSAIDs相关性溃疡的治疗：对NSAIDs相关性溃疡，应尽可能暂停或减少NSAIDs剂量。如果病情需要继续服用，尽可能选用对胃肠道黏膜损害较小的NSAIDs，或高选择性COX-2抑制剂，以减少不良反应。对计划长期服用NSAIDs的患者，如果幽门螺杆菌阳性推荐根除幽门螺杆菌治疗。停服NSAIDs后，可用常规治疗溃疡方案进行治疗。当未能中止NSAIDs治疗时，应选用抑酸剂进行溃疡治疗。

（5）难治性溃疡的治疗：难治性溃疡应转诊至上级医院进一步诊治。需要排除患者未规律服药的情况。

3. 转诊及社区随访

《消化性溃疡基层诊疗指南（2023）》① 指出，出现以下情况时应及时转诊：

（1）普通转诊：①难治性消化性溃疡的患者；②质子泵抑制剂治疗效果不佳，对消化性溃疡诊断有疑问的患者；③根除幽门螺杆菌治疗失败的患者；④必须口服NSAIDs（包括阿司匹林）或合并其他系统疾病需指导药物使用的患者。

（2）紧急转诊：①治疗期间出现消化性溃疡并发症，如上消化道出血、穿孔、幽门梗阻等的患者；②出现消化道肿瘤报警症状，如高龄、消化道出血、贫血、呕吐、吞咽困难、消瘦、腹部包块等。

五、要点与讨论

诊断十二指肠溃疡的流程是，首先确诊十二指肠溃疡，其次确认病因。

1. 十二指肠溃疡的病因

（1）幽门螺杆菌。幽门螺杆菌为革兰氏阴性微需氧菌，呈弯曲螺旋状，一端带有2~6根鞭毛，寄居于胃上皮表面，亦可侵入到细胞间隙中。幽门螺杆菌凭借其螺旋状菌

① 中华医学会，中华医学会杂志社，中华医学会消化病学分会，中华医学会全科医学分会，中华医学会《中华全科医师杂志》编辑委员会，消化系统疾病基层诊疗指南编写专家组．消化性溃疡基层诊疗指南（2023）[J]．中华全科医师杂志，2023，22（11）：1108-1117.DOI：10.3760

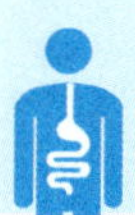

体、鞭毛（运动）和尿素酶（分解尿素、产生氨、抵御胃酸）等毒力因子作用，在胃壁上皮（胃黏膜上皮和有胃化生的十二指肠黏膜上皮）定植，诱发局部免疫和炎症反应，削弱局部黏膜防御功能；另一方面，幽门螺杆菌感染可增加胃泌素释放，后者刺激胃酸、胃蛋白酶原分泌，增强了侵袭因素。这两方面协同作用造成了胃十二指肠黏膜损伤和溃疡形成。

（2）NSAIDs。长期服用阿司匹林或其他 NSAIDs 可诱发消化性溃疡，影响溃疡愈合，并增加溃疡复发率和出血、穿孔等并发症发生率。

（3）其他药物：糖皮质激素可增加消化性溃疡和胃肠出血的风险。长期服用 5- 羟色胺再摄取抑制剂（SSRIs）类药物、抗血小板药物（如氯吡格雷、双膦酸盐、西罗莫司等）的患者发生消化性溃疡的风险增加。

（4）吸烟：吸烟可增加溃疡发生风险，影响溃疡愈合，促进溃疡复发和增加溃疡并发症发生率，其可能的发病机制包括吸烟增加胃酸、胃蛋白酶原分泌，抑制胰腺碳酸氢盐分泌，降低幽门括约肌张力导致十二指肠 – 胃反流，减少胃十二指肠黏膜血流和影响 PGs 合成等。

（5）应激和心理因素：急性应激可引起消化性溃疡已是共识，但在慢性溃疡中的致病作用尚有争议。

（6）刺激性饮食：浓茶、咖啡和某些饮料能刺激胃酸分泌，摄入后易产生消化不良症状，但尚无充分证据表明长期饮用浓茶、咖啡和某些饮料会增加溃疡发生风险。持续酗酒可能增加十二指肠溃疡的患病率。

2. 内镜下十二指肠溃疡的分期

（1）活动期：溃疡基底部蒙有白色或黄白色厚苔，周边黏膜充血、水肿（A1 期），或周边黏膜充血、水肿开始消退，四周出现再生上皮所形成的红晕（A2 期）。

（2）愈合期：溃疡缩小变浅，苔变薄，四周再生上皮所形成的红晕向溃疡围拢，黏膜皱襞向溃疡集中（H1 期）；或溃疡面几乎被再生上皮所覆盖，黏膜皱襞更加向溃疡集中（H2 期）。

（3）瘢痕期：溃疡基底部的白苔消失，呈现红色瘢痕（S1 期），最后转变为白色瘢痕（S2 期）。

3. 随访评估

（1）预后评估：药物治疗的进展已极大地改善了消化性溃疡预后。目前消化性溃疡死亡率已降至 1% 以下，死亡的主要原因是大出血或急性穿孔，尤其是发生于老年和（或）伴有其他严重疾病的患者，这类患者应重视病情评估和监测。

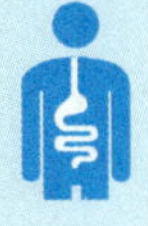

（2）随访：需个体化随访，幽门螺杆菌感染者治疗后，停药 4 周行呼气试验，明确幽门螺杆菌是否根除。胃溃疡患者需要进行 1 年内的内镜随访以证实溃疡已愈合，并排除恶性溃疡的可能性。

4. 鉴别诊断

十二指肠溃疡主要表现为上腹疼痛或不适等消化不良症状，需与功能性消化不良、慢性胆囊炎和胆石症、肝脏疾病、胰腺疾病等有消化不良症状的疾病相鉴别。

（1）功能性消化不良：指有消化不良症状而无溃疡及其他器质性疾病（如肝胆系统疾病），检查结果可完全正常或只有轻度胃炎；表现为餐后上腹饱胀、嗳气、反酸、恶心和食欲减退等，有时症状酷似消化性溃疡。与消化溃疡病的鉴别有赖于 X 线和胃镜检查。

（2）慢性胆囊炎和胆石症：对疼痛与进食油腻有关，位于右上腹并放射至背部，伴发热、黄疸的典型病例不难与消化性溃疡做出鉴别。对症状不典型的患者，鉴别需借助影像学及内镜检查。

（3）肝脏疾病：肝脏脓肿、肿瘤、炎症等疾病可表现为右上腹疼痛，结合腹部超声、肝功能等检查可行鉴别诊断。

（4）胰腺疾病：胰腺炎、肿瘤、假性囊肿等疾病都可表现为上腹疼痛，可表现为上腹部疼痛并后背束带样疼痛。血清淀粉酶、腹部 CT 检查可鉴别诊断。

5. 并发症

（1）上消化道出血：消化性溃疡最常见的并发症是上消化道出血，十二指肠溃疡多于胃溃疡，是非静脉曲张破裂出血最主要的病因。对于出现上消化道出血的患者应进行评估。如果粪便隐血试验阳性，为隐性出血，可于基层继续治疗；如患者有呕血、黑便、休克等临床表现，为活动性出血，需紧急转诊。

（2）穿孔：当溃疡穿透胃、十二指肠浆膜层达游离腹腔时，即发生穿孔，在消化性溃疡并发症中占第 2 位。急性穿孔可导致腹膜炎，起病急、病情重、变化快，严重者可引起脓毒血症，甚至休克，在积极抢救的同时应考虑紧急转诊。部分患者穿孔前溃疡底部已与周围组织或邻近器官粘连，故在穿孔时不表现出弥漫腹膜炎的症状，但可引起较剧烈的上腹持续性痛；当穿透至胰腺时，后背疼痛明显，亦可有一定程度的胰腺炎，这类穿孔称慢性穿孔，即穿透性溃疡，也需转诊。

（3）幽门梗阻：常见于胃窦部溃疡、胃幽门管溃疡或十二指肠溃疡反复发作，溃疡修复过程中形成瘢痕性狭窄，常伴有痉挛和水肿。由于幽门部梗阻，食物和胃液无法通过，导致患者营养不良和水电解质紊乱及酸碱失衡，必要时应进行转诊。

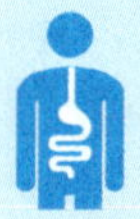

（4）癌变：消化性溃疡癌变虽然有争议，但如遇到中年以上有长期胃溃疡史、体重减轻、粪便隐血试验阳性、溃疡顽固不愈者，有条件时应行胃镜检查结合多点活检以明确溃疡是否癌变，或者转诊。

6. 诊断

胃镜及活检组织是诊断和鉴别诊断消化性溃疡最主要的方法。胃镜检查可以观察到十二指肠溃疡的部位、形态、大小、深度以及溃疡周围黏膜的情况。对于良、恶性溃疡的鉴别诊断有重要价值，准确性高于钡餐造影。

（1）临床表现。十二指肠溃疡的主要症状为上腹部疼痛，有时也表现为上腹部不适或腹胀等消化不良症状。也有少数患者无症状，或以出血、穿孔等并发症为首发表现。

1）腹痛：上腹部疼痛是主要症状，但缺乏敏感性和特异性，功能性消化不良或胃癌患者也可有类似疼痛，且溃疡愈合的部分患者仍可有上腹部疼痛。疼痛多位于上腹中部，可偏右或偏左；后壁溃疡特别是穿透性溃疡疼痛可放射至背部。疼痛严重程度、性质不一，可呈隐痛、钝痛、胀痛、烧灼样痛或饥饿样痛。典型的十二指肠溃疡疼痛常在两餐之间或餐前发生，进食或服用抗酸剂后可缓解，可发生夜间疼痛；胃溃疡疼痛多在餐后 1 小时内出现，1~2 小时后逐渐缓解。除上腹疼痛外，还可有反酸、嗳气、烧心、上腹饱胀不适、恶心、呕吐、食欲减退等症状，这些症状也缺乏特异性。

2）以并发症表现为首发症状：合并消化道出血的患者常表现为贫血、呕血或黑便，近一半患者可在无任何预警症状的情况下突然出血，多见于服用 NSAIDs 导致的消化性溃疡患者。尽管全世界范围内因消化性溃疡出血入院的患者数正逐步下降，但患者死亡率仍高达 5%~10%。穿孔通常表现为突然发生的上腹部剧烈疼痛，取决于患者年龄和合并症，并发穿孔后患者的死亡率可达 20%。

（2）既往史。患者初次就诊时需询问其既往胃病和治疗史、幽门螺杆菌感染史、胃十二指肠手术史、消化道出血史、消化道穿孔病史及幽门梗阻史。

（3）药物应用史。需要重点询问患者 NSAIDs（包括阿司匹林）、糖皮质激素、华法林、氯吡格雷、西洛他唑、利伐沙班等药的使用史。

（4）吸烟史。吸烟者更容易发生溃疡且更难愈合，更易复发。吸烟对胃十二指肠黏膜保护机制产生不利影响，且可能使十二指肠内容物回流到胃中。

（5）应激和心理因素。如休克、创伤、手术、全身严重感染等。

（6）体征。消化性溃疡缺乏特异性体征。在溃疡活动期，多数患者有上腹部局限性轻压痛，十二指肠溃疡压痛点常偏右。少数患者可因慢性失血或营养不良而有贫血。如伴有幽门梗阻并发症，可见胃型，振水音阳性；如出现穿孔并发症，患者会出现上腹

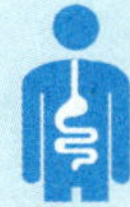

部剧烈疼痛，并迅速蔓延至全腹，查体可见板状腹。

（7）胃镜检查。是诊断消化性溃疡最主要的方法。

（8）其他辅助检查。①幽门螺杆菌检测：包括侵入性和非侵入性方法。侵入性方法需要通过胃镜获取胃黏膜标本进行检测，临床常用方法为快速尿素酶试验。临床最常用的非侵入性方法为呼气试验。呼气试验包括：C13 尿素呼气试验、C14 尿素呼气试验。C14 有一定放射性，不适合用于准备妊娠者、妊娠期妇女、哺乳期女性及儿童。C13 呼气试验几乎没有放射性，适合于任何人群。其他方法还包括粪便抗原和血清抗体检测。② CT 检查：对于穿透性溃疡或穿孔，CT 检查可发现穿孔周围组织炎症、包块、积液，且对游离气体的显示优于立位腹部平片；CT 检查对幽门梗阻也有鉴别诊断意义；口服造影剂后，CT 可显示出胃壁中断、穿孔周围组织渗出、增厚等改变。③粪便隐血及血常规检查：以消化道出血表现为主诉的患者，需要行粪便隐血及血常规检查，以评估是否有活动性消化道出血，以及是否需要转诊。对于临床考虑消化性溃疡诊断的患者，需询问是否有黑便，必要时行粪便隐血和血常规检测以评估有无并发症。

六、思考题

1. 十二指肠溃疡在人群中的发病情况是怎样的？
2. 十二指肠溃疡可能有哪些并发症？
3. 十二指肠溃疡患者日常生活管理要注意什么？

七、科普小常识

1. 十二指肠溃疡的一般治疗措施有哪些？

生活要有规律，工作宜劳逸结合，避免过度劳累和精神紧张；保持心情愉悦、情绪乐观向上；进餐要定时，防止饥饱过度，避免辛辣生冷、过咸食物及浓茶、咖啡等刺激性饮食，戒除烟酒等不良习惯。

2. 十二指肠溃疡可能有哪些伴随症状？

反复发作的上腹痛，可为钝痛、胀痛、灼痛等，多在空腹时发作；慢性病程，可长达数年甚至十余年；反复或周期性发作，发作有季节性（秋冬、冬春之交多见），发作期可为数周或数个月；节律性，与进食有关，多见于空腹（饥饿）时发作，可有夜间痛，进食后腹痛可缓解，服用抑酸剂后腹痛也可缓解。

3. 十二指肠溃疡应去哪个科室就诊？

消化内科、胃肠外科。

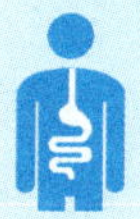

4. 治疗十二指肠溃疡的总目标是什么？如何治疗十二指肠溃疡？

治疗十二指肠溃疡的总目标是去除病因、控制症状、促进溃疡愈合、预防复发和避免并发症。

治疗十二指肠溃疡以药物治疗或手术治疗为主，以健康教育、饮食调节、心理护理等为辅。

（编者 阴瑞瑞）

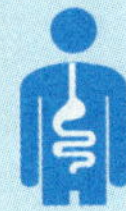

第四节　早期胃癌（案例 11）

核心提示

❖掌握早期胃癌的诊断要点。

❖掌握早期胃癌的治疗方法。

一、病历资料

1. 病史

刘 × ×，男，54 岁，主因“体检发现胃黏膜病变 3 个月余”入院。

患者 2023 年 3 月于外院行胃镜检查示胃黏膜病变，无腹痛、腹胀、恶心、呕吐、反酸、烧心、呕血、黑便、消瘦、乏力。6 月 12 日患者就诊于我院，行精细胃镜检查示，胃窦后壁可见大小约 0.6cm × 0.8cm 表浅凹陷型发红病变，结合外院病理考虑胃窦早癌可能，建议内镜下治疗。为进一步治疗，患者入住我科。

患者自发病以来，精神、食欲、睡眠尚可，大小便正常，体重较前无明显变化。

患者有糖尿病史 7 年余，平时服用阿卡波糖片（1 片 / 次，3 次 / 天）、二甲双胍缓释片（每次 500mg，2 次 / 天），空腹血糖波动于 6~7mmol/L，餐后波动于 8~9mmol/L。患者否认高血压、心脑血管疾病；否认手术史、外伤史、输血史；否认肝炎、结核等传染病史；预防接种史不详；否认食物、药物过敏史。

患者有吸烟史，吸烟三十余年，约 20 支 / 天；有饮酒史，饮酒二十余年，具体不详，戒酒半年余；27 岁结婚，生育 1 女，配偶及其女体健。

其父患“胃癌”已故，其母已故（具体不详），兄弟姐妹健康。

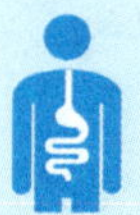

2. 体格检查

体温 36.4℃，脉搏 64 次 / 分，呼吸 20 次 / 分，血压 118/74mmHg，身高 174cm，体重 71kg。发育正常，营养良好，自主体位；皮肤、巩膜未见黄染；颈无抵抗；甲状腺无肿大；双肺未闻及干、湿啰音；心率 64 次 / 分，心律齐，心脏各瓣膜听诊区未闻及病理性杂音；腹软，无压痛、反跳痛，肝、脾肋缘下未触及，肠鸣音正常；双下肢无水肿。

3. 实验室检查和辅助检查

2023 年 6 月 12 日，患者在我院行精细胃镜检查：胃窦病变性质待定（早癌可能，0.6cm × 0.8cm，分化型）；食管上段异位胃黏膜；反流性食管炎；慢性萎缩性胃炎；十二指肠球炎。

外院病理：中度慢性萎缩性胃炎伴肠化，局灶上皮呈低级别上皮内瘤变，幽门螺杆菌 +。

4. 初步诊断

胃窦早癌、慢性萎缩性胃炎、反流性食管炎、十二指肠球炎、2 型糖尿病。

二、诊治经过

患者主因“体检发现胃黏膜病变 3 个月余”入院。

患者平素无不适，6 月 12 日精细胃镜检查提示：胃窦病变性质待定（早癌可能，0.6cm × 0.8cm，分化型）；食管上段异位胃黏膜；反流性食管炎；慢性萎缩性胃炎；十二指肠球炎。结合外院病理考虑胃窦早癌。

患者入院后血尿便常规、肝肾功能、凝血功能、传染病系列均正常。

胸腹盆腔 CT 平扫 + 增强：右肺上叶局限性肺气肿；左肺多发微小结节，建议定期复查；左肺下叶钙化灶；胃壁未见明显异常强化影，建议完善内镜检查；左肾下极囊肿；前列腺钙化灶。

具体治疗见本节相关内容。

三、案例分析

1. 病史特点

（1）中年男性，平素无不适。

（2）有烟酒不良嗜好及胃癌家族史。

（3）体格检查：无异常。

（4）实验室检查和辅助检查：血尿便常规、肝肾功能、凝血功能、传染病系列均正常。

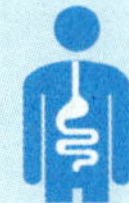

精细胃镜考虑胃窦早癌可能，大小0.6cm×0.8cm，分化型，深度考虑为黏膜内，无溃疡。胸、腹、盆腔CT平扫+增强：右肺上叶局限性肺气肿；左肺多发微小结节，建议定期复查；左肺下叶钙化灶；胃壁未见明显异常强化影，建议完善内镜检查；左肾下极囊肿；前列腺钙化灶。

2. 诊断和诊断依据

（1）诊断：胃窦早癌。

（2）诊断依据：精细胃镜考虑胃窦早癌可能，大小0.6cm×0.8cm，分化型，深度考虑为黏膜内，无溃疡。外院病理：中度慢性萎缩性胃炎伴肠化，局灶上皮呈低级别上皮内瘤变，幽门螺杆菌+。

CT检查不推荐作为胃癌初诊检查方法，但可作为胃癌分期的首选手段，推荐进行胸、腹、盆腔的联合大范围扫描。超声内镜检查是胃肠道肿瘤局部分期的最精确方法，特别在胃癌T分期（尤其是早期癌）和N分期方面。

胸、腹、盆腔CT平扫+增强：右肺上叶局限性肺气肿；左肺多发微小结节，建议定期复查；左肺下叶钙化灶；胃壁未见明显异常强化影，建议完善内镜检查；左肾下极囊肿；前列腺钙化灶。

3. 鉴别诊断

（1）慢性胃炎。常有食欲缺乏、早饱、嗳气等消化不良的表现，没有极度消瘦、乏力等恶液质征象。胃镜及病理组织检查可与胃癌相鉴别。

（2）胃溃疡。早期胃癌没有特殊症状，容易与胃溃疡或慢性胃炎相混淆，应进行鉴别。胃镜及病理组织检查可确诊。

（3）原发性恶性淋巴瘤。多见于青壮年。患者常出现腹部饱胀、疼痛、恶心等非特异性消化道症状，还表现出贫血、消瘦、乏力等症状，胃镜下组织活检可帮助鉴别诊断。

四、处理方案及基本原则

1. 一般治疗

早期胃癌患者应注意休息，避免过度劳累，同时注意规律饮食，加强营养。

2. 针对本案例患者的相关诊治

早期胃癌的治疗目标是安全有效的切除病灶，提高患者的生命质量。规范化治疗包括切除病灶、促进创面愈合、根除幽门螺杆菌、改变患者的生活方式及饮食的调整。

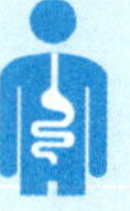

（1）切除病灶。内镜黏膜下剥离术与传统外科手术切除具有相同疗效，且前者具

有创伤小、并发症少、恢复更快、费用低廉等特点。内镜黏膜下剥离术是利用高频电刀切开周围的黏膜，由黏膜下层剥离切除病变的方法，适用于淋巴结转移可能性极低（< 1%）且能一次性完整切除整块肿瘤的早期胃癌。内镜黏膜下剥离术是目前主流的早期胃癌内镜切除术。

早期胃癌内镜黏膜下剥离术治疗的适应证：

1）绝对适应证：肉眼可见黏膜内癌（cT1a 期），组织类型为分化型且限于非溃疡型；病灶长径≤ 3cm，肉眼可见黏膜内癌（cT1a 期），组织类型为分化型且为溃疡型；病灶长径≤ 2cm，肉眼可见黏膜内癌（cT1a 期），组织类型为未分化型且仅限于非溃疡型。

2）内镜治疗的扩大适应证：符合上述绝对适应证的病变，经内镜治疗后内镜根治度（endoscopic curability，eCura）分级为 C-1 级，发生局部复发，肉眼可见的黏膜内癌（cT1a 期）。

3）内镜治疗的相对适应证：上述以外的病变标准治疗方案为胃切除手术，但可能因年龄、并发症等原因难以施行胃切除术的早期胃癌，在充分判断淋巴结转移发生情况的前提下，可行内镜切除术。

4）复发病灶的适应证：初次行内镜治疗时的病灶符合绝对适应证，在治疗后若出现黏膜内癌局部复发，可考虑依据扩大适应证进行处理。

5）早期胃癌内镜治疗的禁忌证：①存在淋巴结转移的早期胃癌。②肿瘤侵及固有肌层。③患者存在凝血障碍，此外，内镜黏膜下剥离术相对禁忌证还包括抬举征阴性（病灶基底部黏膜下层注射 0.9% 氯化钠溶液后不能形成局部隆起，提示存在粘连），但若术者操作熟练，仍可安全施行。

（2）促进创面愈合。患者在施行内镜黏膜下剥离术后应注意卧床休息，避免剧烈活动，保证充足睡眠，避免影响创面愈合。根据创面情况，无穿孔风险情况下患者应禁饮食 24 小时，后逐步从流质饮食、半流质饮食过渡到正常饮食，以清淡、易消化饮食为主，避免浓茶、咖啡、辛辣刺激性食物。穿孔分为术中穿孔和迟发性穿孔。术中穿孔在操作过程中即可发现，及时封闭裂口，配合禁食水、胃肠减压、抗生素使用等治疗，大多数可恢复，仅极少数需中转外科手术修补。如创面直径 > 1 cm，单纯钛夹夹闭困难，可采用荷包缝合等技术。迟发性穿孔是指内镜黏膜下剥离术后出现腹膜刺激症状或术后腹平片、CT 发现膈下游离气体，多发生在内镜黏膜下剥离术后 1~ 2 小时，除胃上 1/ 3 部胃壁较薄外，大多与内镜黏膜下剥离术操作中反复电凝所致胃壁缺血、坏死有关，如穿孔较小、发现较早，可以考虑保守治疗。如穿孔未能闭合或出现腹膜炎征象，应当及时与外科会诊，评估是否需外科手术。内镜黏膜下剥离术造成的人工溃疡有迟发性出血

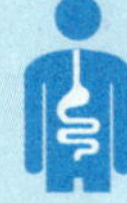

风险，术后应常规使用抑酸药，推荐使用质子泵抑制剂（如奥美拉唑 20mg，1 次 /12 小时），2~3 天后改为口服标准剂量（如奥美拉唑 20mg，1 次 / 天），疗程 4~8 周。伴有糖尿病、凝血功能异常、人工溃疡面积大、操作时间长、术中过度电凝止血等危险情况，可增加艾司奥美拉唑剂量、延长疗程或加用胃黏膜保护剂。胃内镜黏膜下剥离术围手术期菌血症发生率低，为 2.5%~4.3%，不推荐常规应用抗生素。针对高龄患者、伴有糖尿病、免疫功能低下（接受器官移植）、营养不良、切除范围大、操作时间长、合并消化道穿孔或大量出血，可酌情使用第 1 或第 2 代头孢类抗生素，术后用药总时间一般不应超过 72 小时。

（3）根除幽门螺杆菌。幽门螺杆菌是 WHO 国际癌症研究署认定的 I 类致癌源，一项纳入 7 项 RCT 研究的系统评价与 Meta 分析显示，在健康人群中根除幽门螺杆菌可降低胃癌的发病率。实际上，根除幽门螺杆菌不仅使健康人群受益，也可降低早期胃癌患者异时性胃癌的发生率。

（4）改变患者的生活方式及饮食习惯的调整。不良的生活方式和饮食习惯是胃癌发病的重要因素之一。具体包括高盐饮食、经常摄入腌熏煎烤炸食品、红肉及加工肉类、不良饮食习惯等。不良饮食习惯会导致胃黏膜反复损伤修复，降低胃黏膜的保护作用，长期作用可引发癌变。一项在中国人群中开展的 Meta 分析提示，不吃早餐、饮食不规律、吃饭速度快、暴饮暴食、吃剩饭菜是胃癌的危险因素。吸烟可增加胃癌的发病风险，且吸烟与胃癌发生风险呈剂量反应关系。吸烟量越大、吸烟年限越长，胃癌发生风险越高。饮酒是胃癌的危险因素之一。饮酒对胃的影响与酒的类别、饮酒量和饮酒时长相关，但目前尚无定论。一些研究表明，重度饮酒会增加胃癌的发生风险。因此，早期胃癌患者应低盐饮食，少吃烟熏煎烤炸食品、红肉及加工肉类，改变如不吃早餐、饮食不规律、吃饭速度快、暴饮暴食、吃剩饭菜等不良饮食习惯，同时戒烟、戒酒。

3. 基层转诊建议

（1）内镜及病理检查确诊早期胃癌，需要进一步内镜下治疗者。

（2）病理提示低级别上皮内瘤变、异型增生，或者病理未提示肿瘤性病变，内镜下不能排除早期胃癌者。

4. 内镜黏膜下剥离术的治疗与随访

内镜黏膜下剥离术的根治程度由局部切除程度和淋巴结转移程度两个因素决定。依据日本《胃癌治疗指南（第 6 版）》推荐使用 eCura 分级判断内镜切除的根治程度。

（1）内镜根治度 A 级（eCuraA 级）。肿瘤整块切除时属于以下任一类型：①不伴有溃疡，不计肿瘤直径，分化型，pT1a 期，水平及垂直切缘阴性，无脉管侵犯。②伴有

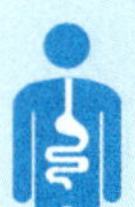

溃疡，肿瘤长径≤ 3cm，分化型，pT1a 期，水平及垂直切缘阴性，无脉管侵犯。需注意：①若未分化癌长径 >2cm，须视之为内镜根治度 C-2 级（eCuraC-2 级）。

判定为 eCuraA 级时，建议切除后每年行 1~2 次内镜检查。

（2）内镜根治度 B 级（eCuraB 级）。肿瘤整块切除时属于以下任一类型。①肿瘤长径≤ 2cm，不伴有溃疡，未分化型，pT1a 期。②肿瘤长径≤ 3cm，分化型，pT1b 期且黏膜下层（SM）浸润距离黏膜肌层≤ 500μm，水平及垂直切缘阴性，无脉管侵犯。需注意②中若 SM 浸润部分有未分化型组织，须视之为 eCuraC-2 级。

判定为 eCuraB 级时，建议除每年接受 1~2 次内镜检查外，还需进行腹部超声、CT 检查判断是否发生转移。

（3）内镜根治度 C 级（eCuraC 级）。与上述 eCuraA、B 级不相符时，则为 eCuraC 级。①内镜根治度 C-1 级（eCuraC-1 级）：分化型肿瘤整块切除时侧方断端阳性或肿瘤行分块切除，不符合 eCuraA、B 级标准者。② eCuraC-2 级：与上述 eCuraA、B、C-1 级不符合者。

eCuraC-1 级发生淋巴结转移的风险较低，可选择再行内镜黏膜下剥离术，追加外科切除，密切观察切除时的烧灼效果；eCuraC-2 发生淋巴结转移风险较高，原则上应追加外科切除。对于无法接受外科切除的患者，在充分告知淋巴结转移风险和预后情况后，根据患者实际情况选择内镜黏膜下剥离术治疗。

五、要点与讨论

1. 早期胃癌和胃癌前病变定义

（1）早期胃癌指癌组织仅局限于黏膜层及黏膜下层，不论是否有区域性淋巴结转移。

（2）胃癌前病变指已证实与胃癌发生密切相关的病理学变化，即胃黏膜上皮内瘤变，根据病变程度，分为低级别上皮内瘤变（LGIN）和高级别上皮内瘤变（HGIN）。

2. 早期胃癌的筛查与诊治流程（如图 2-4-1 所示）

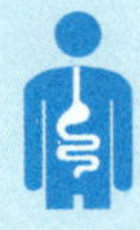

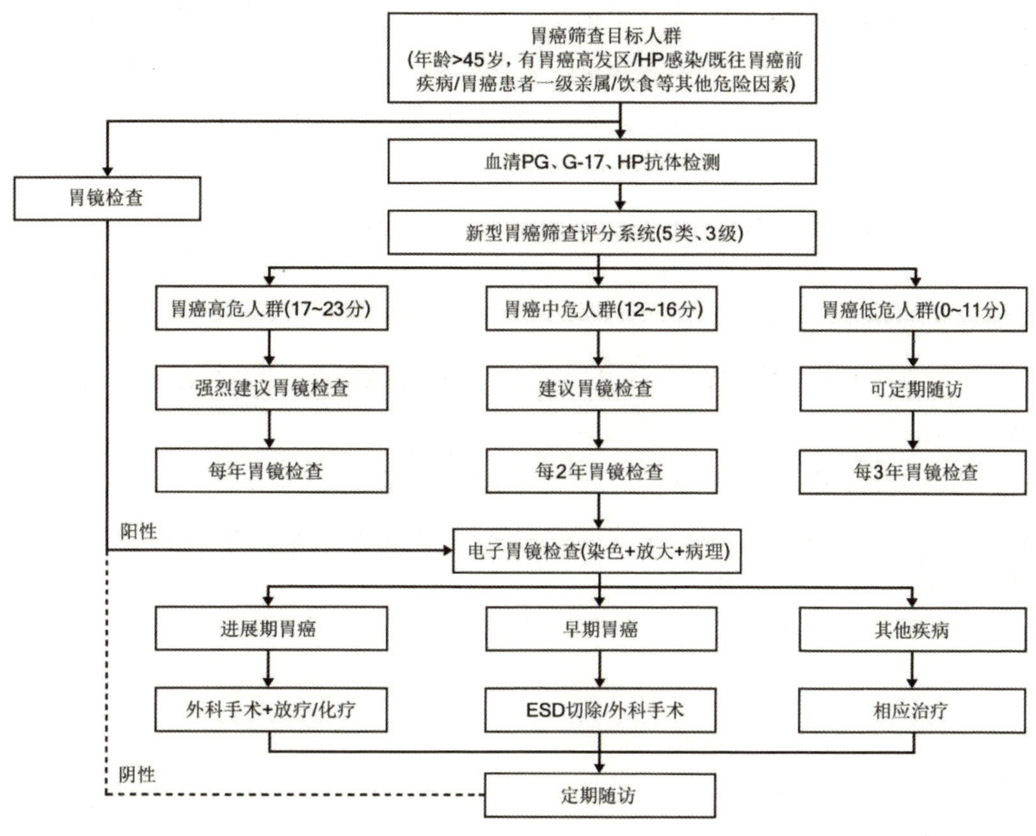

图 2-4-1 早期胃癌的筛查与诊治流程

说明：HP 为幽门螺杆菌；PG 为血清胃蛋白酶原；G-17 为胃泌素 -17；ESD 为内镜黏膜下剥离术。

六、思考题

1. 早期胃癌的诊断要点有哪些？

2. 早期胃癌的鉴别诊断有哪些？

3. 早期胃癌的基本治疗原则是什么？

4. 哪些情况下早期胃癌患者需要转诊？

七、科普小常识

1. 哪些人容易得胃癌？

年龄 > 45 岁，且符合下列任一条件者为胃癌高危人群：①长期居住于胃癌高发区；②幽门螺杆菌感染；③长期摄入腌、熏、煎、烤、炸饮食及红肉与加工肉类，吸烟，重度饮酒；④胃食管反流、胃癌部分切除、内镜黏膜下剥离术；⑤既往有萎缩性胃炎（包

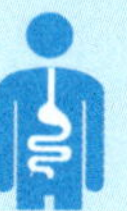

括自身免疫性萎缩性胃炎）、肠上皮化生、异型增生、胃息肉（家族性腺瘤性息肉病、Peutz–Jeghers 综合征）等胃癌前驱病变；⑥一级亲属有胃癌病史，有弥漫性胃癌、Lynch 综合征、腺瘤性息肉病、Peutz–Jeghers 综合征等遗传性疾病家族史。

2. 早期胃癌患者生活上应注意哪些细节?

（1）养成良好的生活习惯，避免过度疲劳，保持睡眠充足。

（2）饮食宜多样化、富含营养、易于消化。进食宜按时、定量，不宜过饱，细嚼慢咽，进食时不宜过热、过冷。

（3）避免不吃早餐、饮食不规律、吃饭速度快、暴饮暴食、吃剩饭菜等，避免饮酒、吸烟，低盐饮食，少吃烟熏煎烤炸食品、红肉及加工肉类。

（4）待创面愈合后，注意在日常生活中加强体育锻炼，增强体质。

（5）减轻对疾病的焦虑，因为胃癌早期发现完全可以通过内镜早期治疗，不需手术，亦不会引起严重后果。

（编者　梁　荣）

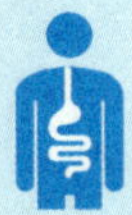

第五节　胃间质瘤（案例 12）

核心提示

❖掌握胃间质瘤的诊断方法。

❖掌握胃间质瘤的鉴别诊断方法。

❖掌握胃间质瘤的治疗方法。

一、病历资料

1. 病史

邵 ××，女，43 岁，主因“发现胃肿物 1 周”入院。

患者 1 周前因咳嗽行 CT 检查，发现胃大弯侧有软组织结节，遂至晋中市 × 医院行胃镜检查，结果提示胃底黏膜下肿物，考虑间质瘤可能。患者平素偶有腹胀不适症状，可耐受。为进一步治疗，患者入住我科。

患者发病以来，精神尚可，睡眠一般，食欲如常，无发热，有胸闷及气短，无心悸，无头痛、头晕，体重无明显变化，大小便正常。

既往史：既往体质健康，否认高血压、糖尿病病史，否认肾脏病史、否认冠心病史，无脑血管意外疾病史；有手术史，2013 年行子宫切除术；否认外伤史、输血史；无传染病病史，预防接种史不详；否认食物过敏史，无药物过敏史。

2. 体格检查

体温 36.3℃，脉搏 78 次 / 分，呼吸 20 次 / 分，血压 124/91mmHg，身高 155cm，体重 55kg。发育正常，营养良好，自主体位，自己步入病房，表情安静，意识清晰，精神状态良好，查体合作；腹部平坦，触之软，无压痛、反跳痛及肌紧张；肝、脾肋缘下未

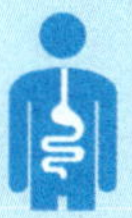

触及；胆囊区无触痛；Muphy 征阴性；腹部叩鼓音，肠鸣音 4 次 / 分；双下肢无水肿，关节活动正常。

3. 实验室检查和辅助检查

（1）胸腹部 CT：右肺下叶后基底段胸膜下实性微结节，考虑炎性；胃大弯侧软组织结节，建议结合临床。

（2）胃镜：胃底隆起（间质瘤），慢性非萎缩性胃炎，建议超声胃镜。

（3）超声胃镜：胃底黏膜下隆起（间质瘤），慢性非萎缩性胃炎。

4. 初步诊断

胃肿物（胃间质瘤）、肺结节。

二、诊治经过

患者 1 周前因咳嗽行 CT 检查，发现胃大弯侧有软组织结节。平素偶有腹胀不适症状，可耐受。患者入院后积极完善入院常规检查，排除手术禁忌证，择期行内镜下手术。

超声胃镜：胃底黏液湖不大，清亮，可见一黏膜下隆起，表面光滑，超声内镜检查，可见一来自固有肌层低回声结节。初步诊断为胃底黏膜下隆起（间质瘤）。

内窥镜下手术操作过程：行内镜黏膜下挖除术。

（1）术前准备：气管插管麻醉；二氧化碳气泵供气；敷贴贴眼保护；内窥镜前端安置透明帽准备手术操作。胃底前壁可见一大小约 0.8cm × 1.0cm 丘状隆起，表面光滑，符合胃间质瘤。

（2）手术操作：采用注射针于瘤体肛侧根部黏膜下注射副肾 + 美兰混合液；铥刀瘤体肛侧边缘预切开；黏膜下剥离部分组织后瘤体暴露，瘤体位于固有肌层；1 枚钛夹及牙线牵引下铥刀沿瘤体完整剥离瘤体，部分区域全层切开；止血钳处理手术创面暴露血管后，5 枚钛夹及尼龙圈荷包缝合创面；胃镜协助下置入胃管。

三、案例分析

1. 病史特点

（1）中年女性，以“发现胃肿物 1 周”为主诉。

（2）胃镜检查发现胃底黏膜下肿物，考虑间质瘤可能。

（3）体格检查：生命体征平稳，心肺查体无异常，腹部平坦，触之软，无压痛、反跳痛及肌紧张；肝、脾肋缘下未触及，胆囊区无触痛，Murphy 征阴性，腹部叩鼓音，肠鸣音 4 次 / 分。

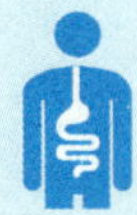

（4）实验室检查和辅助检查：

1）胸腹部 CT：胃大弯侧软组织结节，建议结合临床。

2）胃镜检查：胃底隆起（间质瘤）。

3）超声胃镜：胃底黏膜下隆起（间质瘤）。

2. 诊断和诊断依据

（1）诊断：胃底间质瘤。

（2）诊断依据：①胸腹部 CT 显示，胃大弯侧软组织结节；②胃镜检查显示，胃底黏膜下隆起；③超声胃镜显示，胃底隆起（间质瘤）。

3. 鉴别诊断

（1）胃间质瘤。胃间质瘤是常见的起源于黏膜下层的隆起性病变，好发于胃和十二指肠，起病较为隐匿，进展较慢，大多无临床症状，多为体检内窥镜发现，超声内镜诊断。本案例患者超声内镜提示病灶起源于固有肌层，且为低回声团块，考虑本诊断可能性大，但需要术后病理明确。

（2）胃神经鞘瘤。胃神经鞘瘤是一种起源于胃壁肌间神经丛神经鞘施万细胞的良性肿瘤，临床罕见，约占胃肠道间叶源性肿瘤的 2.9%，占胃部肿瘤的 0.2%；生长缓慢，多见于 30~60 岁女性，胃体大弯侧多见，多以腔外生长和混合性生长为主；患者常表现为上腹部不适，肿瘤表面伴有溃疡时可有呕血、黑便等上消化道出血症状；CT 表现：肿瘤体积一般较小，多呈圆形、类圆形或椭圆形，边缘光滑，平扫密度稍低于肌肉密度，密度均匀，钙化少见；当肿瘤直径较大时，边缘不规则，可见分叶，部分病灶内可见坏死囊变；大部分病灶表面光滑，当发生溃疡时，病灶表面可表现为毛糙或充盈缺损；肿瘤多以均匀渐进性强化为主，瘤体较大时可伴有周围小淋巴结影，病理提示反应性增生；无远处转移、腹水等。

（3）胃异位胰腺。胃异位胰腺是与正常胰腺无任何血管及解剖关系的独立胰腺组织，是一种先天变异，发病年龄相对较小，好发于胃窦部，多起源于黏膜及黏膜下层，以椭圆形及扁平形多见，向腔内生长。异位胰腺患者常无临床症状，多数在体检中意外发现，少数可出现异位胰腺炎、出血、胃流出道梗阻等。CT 表现为卵圆形或浅分叶状软组织影，与胃壁以宽基底相连，增强后动脉期以明显均匀强化为主，强化程度高于或等同于原位胰腺，病灶表现黏膜明显强化，典型病灶可见导管样结构呈边缘脐凹征或中央导管征。

（4）胃平滑肌瘤。消化道平滑肌瘤为良性间叶组织来源肿瘤，多发生于食管，发生于胃者比较少见。患者通常无症状，偶然发现，较大肿瘤通常合并溃疡，可致出血而引起呕血、黑便或缺铁性贫血；也可表现为上腹部不适或疼痛。病理特点：起源于胃固

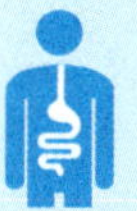

有肌层或黏膜肌层的中度分化肿瘤，以含有嗜酸性细胞质的梭形细胞束为特征。免疫组化：结蛋白和平滑肌肌动蛋白阳性，CD34和CD117阴性。位于贲门且累及胃食管连接部，多以腔内生长为主，具有沿胃壁生长的特点。当肿瘤 >2cm 时，向腔内生长的黏膜面容易产生中央性溃疡。肿块多 <5cm，表面光滑或呈轻度分叶状，与周围正常胃壁分界清楚，平扫密度均匀，很少发生钙化、出血、坏死。增强扫描呈轻中度均匀强化，肿块邻近胃壁无改变，肿块向胃外生长可有或无邻近结构压迫，无明显浸润征象。

四、处理方案及基本原则

1. 一般治疗

小胃间质瘤的治疗：小胃间质瘤是指最大直径≤ 2cm；如无临床表现（如肿瘤出血及溃疡形成等）及超声胃镜不良征象（如边界不规整、溃疡、强回声及异质性等）。①Ⅰ级推荐：定期随诊观察；直径 >1cm 者可定期复查超声胃镜或者增强 CT（如初次检查可以发现病灶者），时间间隔通常为 6~12 个月；如直径≤ 1cm 者可适当延长随诊观察时间间隔。②Ⅱ级推荐：对于难以接受反复的内镜检查、不能坚持随访者，应与患者讨论是否行早期切除。对于胃间质瘤位于适宜腹腔镜切除部位者（如胃大弯侧、胃前壁等），可考虑腹腔镜切除。③Ⅲ级推荐：对于其他胃部位者（如胃小弯侧、胃后壁、胃食管接合部等），如采取腹腔镜切除，应在有经验的中心进行；对于不能耐受或拒绝手术切除者或特殊部位者（如胃食管接合部等），可考虑在有经验的中心进行内镜切除。由于内镜下切除存在操作并发症风险（如穿孔、瘤细胞种植等），故不常规推荐。如拟实施内镜切除，需寻求小胃间质瘤完整切除，避免术中破坏肿瘤组织，造成播散。

如有临床表现（如肿瘤出血及溃疡形成等）及超声胃镜不良征象（如边界不规整、溃疡、强回声及异质性等）：①Ⅰ级推荐，应积极手术切除，对于适宜腹腔镜切除部位胃间质瘤（如胃大弯侧、胃前壁等），可考虑腹腔镜切除。②Ⅱ级推荐，对于其他胃部位者（如胃小弯侧、胃后壁、胃食管接合部等），如采取腹腔镜切除，应在有经验的医院进行；对于不能耐受或拒绝手术切除者或特殊部位者（如胃食管接合部等），可考虑在有经验的中心进行内镜切除。由于内镜下切除存在操作并发症风险（如穿孔、瘤细胞种植等），故不常规推荐。如拟实施内镜切除，需寻求小胃间质瘤完整切除，避免术中破坏肿瘤组织，造成播散。

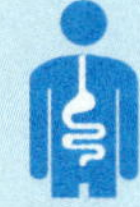

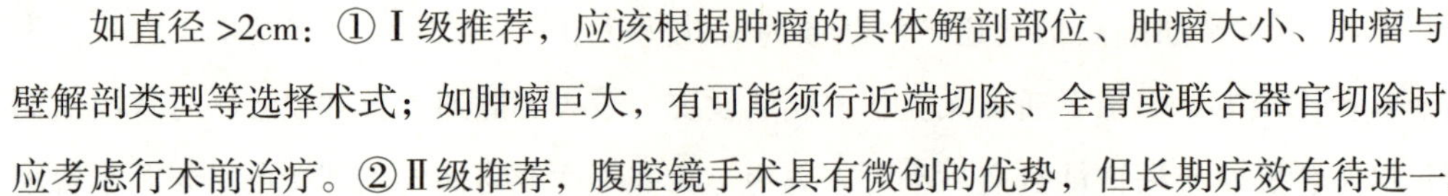

如直径 >2cm：①Ⅰ级推荐，应该根据肿瘤的具体解剖部位、肿瘤大小、肿瘤与胃壁解剖类型等选择术式；如肿瘤巨大，有可能须行近端切除、全胃或联合器官切除时，应考虑行术前治疗。②Ⅱ级推荐，腹腔镜手术具有微创的优势，但长期疗效有待进一步

评估，建议在有经验的中心开展。对于适宜部位的胃间质瘤（如胃大弯侧、胃前壁及空回肠），有经验的中心可行腹腔镜手术切除。

胃间质瘤的术前药物治疗：术前评估预期肿瘤难以达到肿瘤完全切除、需联合脏器切除、可完整切除但手术风险较大者，应考虑术前伊马替尼治疗。术前治疗可提高局限进展期胃间质瘤患者的手术切除率，保存器官功能，在肿瘤不再退缩或者达到手术要求后，再行手术切除。术前治疗开始前，须行病理活检明确诊断，并推荐进行基因检测。PDGFRA 外显 18 D842V 突变的胃间质瘤，不推荐接受伊马替尼治疗；SDH 缺陷型胃间质瘤、KRAS、BRAF 突变和 NF1 突变型胃间质瘤，伊马替尼可能无法带来获益。术前治疗期间，应该定期行影像学复查，密切监测疗效，避免治疗无效的胃间质瘤出现快速进展。伊马替尼初始剂量 400mg/d，KIT 外显子 9 突变者，推荐高剂量（600~800mg/d）治疗，外科治疗术前需停服伊马替尼。术前药物治疗建议每 3 个月进行影像学检查，对于不敏感的基因类型需要缩短复查时间。一般建议伊马替尼术前需停药 1~2 周，术后 2~4 周可开始再次服用伊马替尼治疗。

胃间质瘤根治术后辅助治疗：①低危或极低危患者，不推荐辅助治疗；②中危患者，推荐术后 4~8 周开始辅助治疗，建议伊马替尼剂量为 400mg/d，治疗期间可根据患者的耐受性酌情调整药物剂量，伊马替尼辅助治疗 1 年；③高危患者，肿瘤破裂患者应延长伊马替尼辅助治疗时间至 3 年。对高危胃间质瘤是否进一步延长伊马替尼辅助治疗时间缺乏前瞻性随机对照研究，中国回顾性分析显示，延长辅助治疗时间可能获得更高的无复发生存率。美国一项前瞻性单臂研究显示，中高危胃间质瘤患者接受伊马替尼辅助治疗 5 年，5 年无复发生存率达到 90%，但辅助治疗最终时间的确认仍需等待进行中的对照研究结果。

2. 针对本案例患者的相关诊治

（1）入院进一步完善血常规、肝肾功能、凝血系列、传染病系列、肿瘤标志物、CT 等相关检查。

（2）手术治疗：行内镜下全层切除术。

五、要点与讨论

胃肠道间质瘤（GIST）是一种常见的起源于间质细胞的消化系统肿瘤性疾病。统计显示，胃肠道间质瘤的发病率为每百万人中 6.8~14.5 人。GIST 最常见的位置为胃，其次是小肠、结肠和直肠，也有部分研究报道在食管以及其他腹腔脏器中发现间质瘤。消化道间质瘤通常没有明显的临床表现，多数患者是在体检时或常规检查时发现的，但也

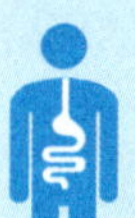

有部分患者因一些常见的消化道症状如腹痛、腹胀、腹部不适、黑便、呕血等就诊而发现。内镜是常用的 GIST 检测手段之一。间质瘤在内镜下通常呈现为黏膜下光滑的局部隆起，也有一些表现为边界不清、溃疡形成等恶性肿瘤的表现。间质瘤通常起源于黏膜下层或肌层，普通内镜对于外观正常的 GIST 诊断价值有限，也不能反映肿瘤起源的位置。超声内镜可以对肿瘤的位置、大小以及对肿瘤的性质做出初步的判断。GIST 在超声内镜下通常呈现为低回声实性肿块，这有助于其与脂肪瘤、囊肿和血管瘤的鉴别。然而许多其他的恶性疾病如淋巴瘤、转移瘤、内分泌瘤等在超声下也可以表现为低回声实性肿块。

胃肠道间质瘤的良恶性目前没有定论，但总体上认为潜在恶性肿瘤。除了表现为局部溃疡的之外，大多数的 GIST 表面都覆盖正常的黏膜，因此胃镜下的常规活检无法取到真正的病变组织，对于诊断的意义不大。超声引导下细针穿刺是一种比较理想的取活检的方法，然而对于 <1cm 的肿瘤而言，超声引导下细针穿刺难以实现，因此多数学者推荐本方法用于 >1cm 的肿瘤。组织学上 GIST 主要分类为梭形细胞、上皮细胞或者两者的混合型。HE 染色难以区分 GIST 和平滑肌瘤等其他间质性肿瘤。通常情况下，GIST 表现为 KIT 或者是 CD34 阳性，可以据此对 GIST 进行诊断。核分裂象对于判定 GIST 的良恶性是极为重要的，然而超声引导下细针穿刺所取标本较少，难以获得足够的标本评估核分裂象，术后的病理标本显得极为重要。

关于 GIST 是否需要治疗以及采取何种治疗目前尚有争议。主流观点认为对于超声内镜下直径小于 1cm 的肿瘤可以选择随访，对于直径 >1cm 的肿瘤可以选择超声引导下细针穿刺，穿刺结果证实 GIST 的则可以选择手术切除。手术方法包括外科手术和内镜下手术。外科手术主要为腹腔镜下楔形切除或节段性切除，这种术式不仅能保证肿瘤完全切除，也能最大程度地减少对器官功能的影响，因此在 GIST 的治疗中应用最多。内镜下手术主要包括内镜黏膜下剥离术、内镜黏膜下肿瘤挖除术或黏膜下内镜隧道切除术。由于 GIST 多位于黏膜下层和肌层，其次是间质瘤血供相对较为丰富，因此内镜下手术常见并发症包括出血和穿孔，术中操作者应注意避免，术后也应该加强管理、警惕相关并发症。

GIST 术后生存时间与肿瘤的生长位置、体积以及核分裂象有关。一般而言，在胃、小肠和结直肠处生长的 GIST 其 5 年生存率会逐渐下降。对于直径 <2cm 的肿瘤，其 5 年生存率约 100%，而直径 >10cm 的肿瘤其 5 年生存率只有 20%。高倍镜下每 50 个细胞中核分裂象越多预示着患者的预后越差。

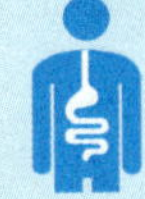

GIST 具有潜在恶性变的可能，即使肿瘤体积较小，病理提示核分裂率不高，其也有后续恶性变的可能，因此术后的随访很重要。目前推荐对于中低程度转移风险的患者推

荐 4~6 个月随访 1 次，有效的随访手段包括超声内镜和增强 CT。而对于出现转移或者复发后难以手术的患者，酪氨酸激酶抑制剂如伊马替尼可以作为有效的一线治疗药物来改善患者的预后。

六、思考题

1. 胃间质瘤是否会复发或者淋巴结转移？

2. 胃间质瘤的危险度如何分级？

七、科普小常识

1. 胃肠间质瘤是不是癌症？

胃肠间质瘤有别于胃癌或肠癌，其来源于胃肠道卡哈尔间质细胞，为胃肠道间叶组织来源的肿瘤。胃肠间质瘤可发生在消化道的任何部位，其中以胃部原发多见，占 50%~70%；其次是小肠，占 20%~30%；结直肠占 10%~20%；食管占 6% 左右。50~70 岁是胃肠间质瘤的高发期。

临床上，胃肠间质瘤是一种具有潜在恶性倾向的侵袭性肿瘤，组织病理学诊断仍是金标准，其恶性程度取决于肿瘤大小及有丝分裂指数来评估。

2001 年美国国立卫生研究院制定了基于肿瘤大小和核分裂象的间质瘤生物学行为的诊断标准：

（1）直径 <2cm，<5 个 /50HPF，提示危险程度很低。

（2）直径 2~5cm，<5 个 /50HPF，提示低危。

（3）直径 <5cm、6~10 个 /50HPF，或直径 5~0cm、<5 个 /50HPF，则为中危。

（4）直径 >5cm、>5 个 /50HPF，或只要直径 >10cm 或 >10 个 /50HPF，即视为高危。

在超声内镜引导下活检行病理、免疫组化检查并检测 C-kit 基因突变情况，可使胃肠间质瘤的诊断准确率在 90% 以上，甚至以上。

2. 如何筛查胃肠间质瘤？

胃肠间质瘤的影像学检查由于症状缺乏特异性，胃肠间质瘤往往难以早期发现，尤其是直径小于 2cm 的肿瘤可能没有任何症状，过半的间质瘤检出是因为偶然发现。故检测间质瘤，以下影像学检查方法成为当仁不让的选择：

（1）超声内镜：超声内镜是目前诊断黏膜下肿瘤最为准确的方法，亦是用于诊断和术前评价间质瘤的一个最有价值的手段。超声内镜显示不规则的边缘、内部回声不均和液性暗区是恶性间质瘤的表现，具备其中两项，即可判断为恶性间质瘤，其敏感性可

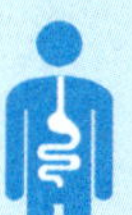

达 80%~90%。

（2）正电子发射计算机断层显像（PET）/CT 全身扫描：大多数研究认为，PET/CT 可作为对 GIST 患者治疗疗效评估的金标准。

国外研究发现：PET/CT18F-FDG 摄取程度的改变可以反映肿瘤细胞的代谢水平，其发生改变要先于肿瘤体积大小的改变，具有非常好的早期预测疗效的价值。

PET/CT 不仅可以显示大多数胃肠间质瘤代谢活性的增高，同时还可以显示治疗开始后的早期相关功能改变情况，并且治疗后 18F-FDG 摄取减低与治疗有效或永久性的无进展生存时间（PFS）有关，因此广泛应用于靶向药物疗效的监测。

（3）腹部 CT 扫描：使用静脉和口服造影剂进行腹部 CT 扫描是评价间质瘤的一个重要方法，它能够发现起源于胃壁的肿瘤，以及是否侵及邻近器官、有无腹腔内或淋巴结转移。提示恶性间质瘤的 CT 表现：直径 >10cm；有出血、坏死、扩散；以外向性生长为主，形状欠规则，呈分叶状；腔面侧溃疡大而深并形成气液平，向周围组织浸润以致与周围组织分界不清；瘤体旁细小血管。提示良性间质瘤的 CT 表现：形状规则；直径 <5cm；腔内生长或混合生长；肿瘤组织钙化；结构均一。提示交界性的 CT 表现：肿瘤直径 6~10cm。

（4）胃镜：胃镜是发现上消化道可疑间质瘤最常用的检查方法。由于胃镜无法透壁观察病变性质且间质瘤多位于肌层而无法获取病理学证据，所以临床上还需进一步依靠超声内镜检查。

（5）X 线钡餐、B 超检查：钡餐可有助于发现病灶及有无溃疡，但诊断效果较差。受检查原理限制，B 超仅能检出较大实性占位，较少用于对胃肠间质瘤的诊断。

（6）MRI：MRI 显示组织对比度好，多方位成像和化学位移正、反相位成像有助于判断肿瘤原发灶与邻近器官、大血管的关系。尤其对直肠间质瘤的诊断 MRI 优于 CT，MRI 通过三维成像，直观反映病变与周围脏器的关系，对病灶定位和范围及囊性部分的诊断均优于 CT。

3. 如何预防胃肠间质瘤?

胃肠间质瘤是一种严重威胁人体健康的疾病，因此预防胃肠间质瘤的发生对每个人来说都是至关重要的。生活中，我们应该怎样做才能预防胃肠间质瘤?

（1）不吃霉变的食物：霉变是由污染霉菌所引起，霉菌中有些是产毒真菌，是很强的致癌物质，同时某些食物在产毒真菌作用下产生大量的亚硝酸盐和二级胺，进入机体后在一定条件下，胃又可合成亚硝胺类化合物而致癌。

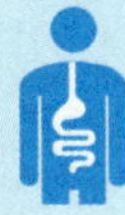

（2）不吸烟、少饮酒：吸烟与胃肠间质瘤也有一定的关系，烟雾中含有苯并芘、

多环芳香烃、二苯并卡唑等多种致癌或促癌物质，是食管癌和胃肠间质瘤的病因之一。酒精本身虽不是致癌物质，但烈性酒会刺激胃黏膜，损伤黏膜组织，促进致癌物质的吸收，如果饮酒同时吸烟，其危害性更大。因为酒精可增强细胞膜的通透性，从而加强对烟雾中致癌物质的吸收。

（3）要养成良好的饮食习惯：若饮食不定时定量、暴饮暴食、进食过快过烫，对胃是一种损伤性的刺激，与胃肠间质瘤的发生有一定的关系。同时，食盐摄入量大，进餐时好生闷气与胃肠间质瘤也有关系。

（4）多吃新鲜蔬菜和水果：多吃含维生素 A、B、E 的食物，适当加强蛋白质摄入，以利保护胃黏膜。

（5）积极治疗癌前病变：患萎缩性胃炎、胃溃疡、胃多发性腺瘤性息肉、恶性贫血的人，必须经常到医院检查治疗，消除癌前病变，预防胃肠间质瘤的发生。

（编者　贾宝会）

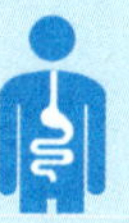

第六节 胃息肉（案例13）

核心提示

❖掌握胃息肉的诊断方法。

❖掌握胃息肉的治疗方式。

一、病历资料

1. 病史

崔××，女，54岁，主因“大便习惯改变伴右下腹痛1周”入院。

患者于1周前无明显诱因出现大便习惯改变，每日大便1~3次，早稀水样便，自感发热，未测体温，有寒战，伴肠鸣音亢进，无恶心、呕吐，伴右下腹间断性隐痛，无腰背部放射痛，自行口服止泻药及抗炎药，腹泻症状较前好转，仍有肠鸣音亢进及腹部隐痛。为进一步诊治，患者入住我科。

自发病以来，患者精神差、食欲可，睡眠差，小便正常，体重未见明显变化；否认高血压、糖尿病病史；母体健，父患高血压；已婚，已育；无烟酒嗜好；否认肝炎、结核病史；否认手术、外伤史；否认输血史；否认食物、药物过敏史；家族无特殊病记载。

2. 体格检查

体温36.1℃，脉搏60次/分，呼吸18次/分，血压108/77mmHg，身高155cm，体重52kg。神志清楚，精神正常，步入病房；巩膜无黄染；双肺呼吸音清，未闻及干、湿性啰音；心率66次/分，心律齐，心脏各瓣膜听诊区未闻及病理性杂音；腹软，右下腹轻压痛，无反跳痛，肝、脾肋缘下未触及；双下肢无浮肿。

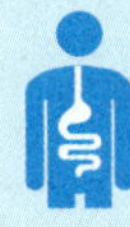

3. 实验室检查和辅助检查

患者入院前腹部彩超检查：肝、胆、胰、脾、双肾未见明显异常。

4. 初步诊断

腹痛待查。

二、诊治经过

患者主因“大便习惯改变伴右下腹痛 1 周”入院。

患者入院后完善检查：

（1）实验室检查：未见明显异常。

（2）腹部彩超（多系统）：肝、胆、胰、脾、双肾、阑尾、门静脉、肝动脉、肝静脉未见明显异常。腹腔未见明显积液。（如图 2-6-1 所示）

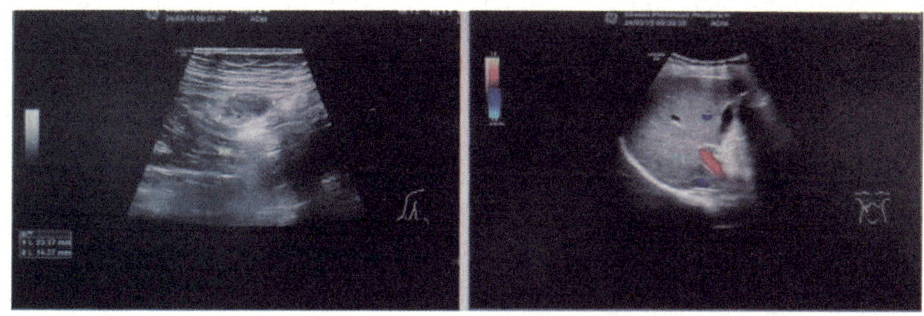

图 2-6-1　腹部彩超

（3）胃镜检查：胃体大弯侧可见 0.6cm × 0.7cm 广基隆起 1 枚，黏膜下注射美兰 + 生理盐水混合液后高频电圈套器切除，残基无出血、穿孔等并发症出现。（如图 2-6-2 所示）

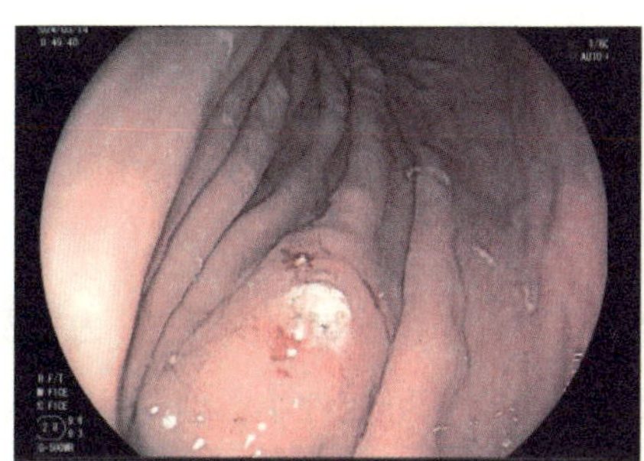
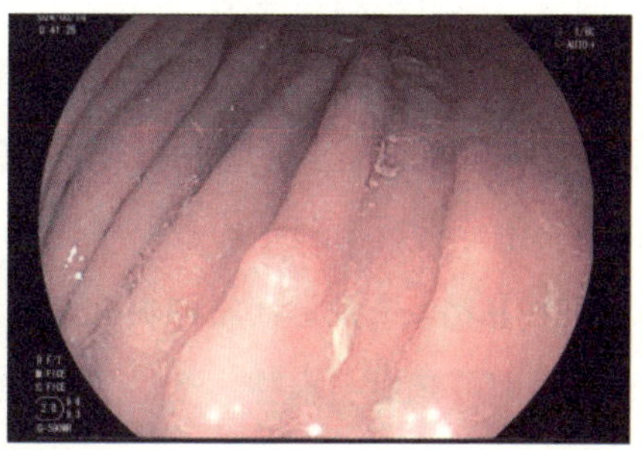

图 2-6-2　胃镜检查

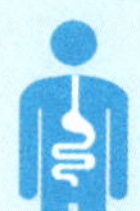

诊断：胃息肉。

治疗：胃镜下息肉切除术。手术过程中，患者持续心电血压监测：血压 120/70mmHg，心率 60~80 次 / 分，动脉血氧饱和度 99%~100%。

病理回报：（胃体）胃黏膜慢性炎伴息肉样增生，间质水肿。

术后患者安全返回病房，未诉不适，查体未见阳性体征。于术后第 2 天恢复流食，术后第 3 天恢复半流食。患者生命体征平稳，无不适主诉，查体未见阳性体征。请示上级医生，准予患者出院。嘱咐患者 1 年后于我科门诊复诊。

三、案例分析

1. 病史特点

（1）中年女性，以“大便习惯改变伴右下腹痛 1 周”为主诉。

（2）体格检查：体温 36.1℃，脉搏 60 次 / 分，呼吸 18 次 / 分，血压 108/77mmHg，身高 155cm，体重 52kg。神志清楚，精神正常，步入病房；巩膜无黄染；双肺呼吸音清，未闻及干、湿性啰音；心率 66 次 / 分，心律齐，心脏各瓣膜听诊区未闻及病理性杂音；腹软，右下腹轻压痛，无反跳痛，肝、脾肋缘下未触及；双下肢无浮肿。

（3）胃镜提示：胃体大弯侧可见 0.6cm × 0.7cm 广基隆起。

2. 诊断和诊断依据

（1）诊断：胃息肉、阑尾炎。

（2）诊断依据：患者中年女性，慢性病程，因“大便习惯改变伴右下腹痛 1 周”入院。于我院行胃镜及内镜下黏膜切除术，示胃体大弯侧可见 0.6cm × 0.7cm 广基隆起。术后病理回报为增生性息肉。

3. 鉴别诊断

胃息肉应与以下疾病相鉴别：

（1）腺瘤性息肉。腺瘤性息肉为癌前病变，可分为管状腺瘤、绒毛状腺瘤、管状绒毛状腺瘤。绒毛成分越多，癌变率越高。患者为中年女性，不排除腺瘤性息肉的可能，可待息肉电切治疗后行病理学检查以明确。

（2）炎性息肉。炎性息肉常因炎症刺激产生，多有炎症感染性疾病史，为多发息肉，形态各异，表面可充血、水肿、糜烂。考虑炎性息肉诊断可能性小，但既往无感染性疾病史，可待息肉电切治疗后行病理学检查以明确。

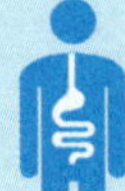

（3）增生性息肉。增生性息肉好发于胃体下部、胃窦部，为幽门腺或腺管增生，恶性率低，息肉直径大，表面可粗糙不平。患者息肉位于胃体，考虑此类型可能，可待息肉电切治疗后行病理学检查以明确。

（4）胃癌。患者为中年女性，慢性病程。胃镜检查显示胃体大弯侧可见 0.6cm × 0.7cm 广基隆起，应排除胃癌可能，可待息肉电切治疗后行病理学检查以明确。

（5）胃神经内分泌肿瘤（如胃泌素瘤）。胃神经内分泌肿瘤在胃底和胃体中呈多发分布，表现为淡黄色病变，通过胃镜检查可以较为容易与胃息肉进行鉴别诊断。

四、处理方案及基本原则

1. 针对本案例患者的相关诊治

（1）入院进一步完善血常规、肝肾功能、凝血检查、传染病系列、胃肠镜、腹部彩超等相关检查。

（2）术前嘱咐患者少渣、低纤维饮食。

（3）行内镜下息肉切除术治疗。

（4）术后 24 小时给予禁饮食、抑酸、补液、抗感染等对症支持治疗。

（5）术后第 2 天医生嘱咐患者采用低盐、低脂饮食，避免辛辣刺激，避免剧烈运动，并保持大便干燥。

（6）针对右下腹囊实性包块，建议患者去胃肠外科进一步诊治。

2. 治疗方式

（1）内镜治疗：经内镜切除是胃息肉治疗的首选方法，主要有冷圈套器切除术、高频电凝切除术、氩离子凝固术、内镜下黏膜切除术、内镜黏膜下剥离术等。内镜治疗创伤小，术后恢复快，患者能够更快地恢复正常生活和工作；能准确地定位病变，减少误伤正常组织的可能性；具有并发症少、住院时间短等优点，降低了患者的经济负担和心理压力。

（2）药物治疗：依赖于息肉的性质、大小以及患者的具体症状。药物包括①质子泵抑制剂：这类药物，如奥美拉唑、兰索拉唑等，主要用于抑制胃酸的产生，减轻胃酸对胃黏膜的刺激和损伤。这对于缓解胃息肉引起的疼痛和不适非常有帮助。②镇痛解痉药：对于胃息肉引起的胃脘胀痛、胸闷烧心等症状，可以使用镇痛解痉类药物，如布洛芬缓释胶囊、硫酸阿托品片等，来缓解疼痛和不适感。③胃黏膜保护剂：如胶体果胶铋等，这些药物能在胃黏膜上形成一层保护层，防止胃酸和胃蛋白酶对胃黏膜的进一步损伤，促进胃黏膜的修复。④抗生素：如果胃息肉与幽门螺杆菌感染有关，开具抗生素，如阿莫西林、克拉霉素等，以消除幽门螺杆菌，减少对胃黏膜的刺激和损害。⑤抗幽门螺杆菌治疗：近年有研究表明，幽门螺杆菌感染与增生性息肉的发生

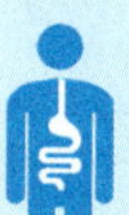

密切相关；幽门螺杆菌阳性的增生性息肉患者在成功去除幽门螺杆菌感染后，约40%患者的息肉可完全消退。

（3）手术治疗：手术适应证为，大于2cm的无蒂或广基型息肉；息肉进行性增大者；病检为腺瘤性息肉伴异型增生、可疑癌变和癌变者。

（4）饮食调理：患者在治疗过程中需要注意饮食调理。建议多吃健脾养胃的食物，如山药、莲子、谷物、扁豆、薏苡仁、山楂、香蕉、大枣、板栗等，以及富含蛋白质的食物，如猪瘦肉、牛肉、鸡肉、牛奶、豆制品等；避免食用过甜、过酸、过辣的食物，戒烟限酒，以减轻对胃黏膜的刺激。

（5）一般治疗：调整生活作息，避免长时间剧烈运动，注意休息，保证充足的睡眠时间和质量；养成适度运动的习惯，强身健体，提高身体免疫力。

五、要点与讨论

胃息肉是指胃黏膜局限性上皮隆起性的病变。就大体形态学分类来看，目前比较常用的是日本山田分类法，这也是内镜室大夫最常用的分类方法。日本山田分类法将胃内隆起性病变按其形态的不同分为四型：

Ⅰ型息肉：最为常见，形态一般呈无蒂半球形，隆起与胃黏膜间角度大于90°。色泽与周围黏膜相似或稍红，好发于胃窦、胃体及胃底。

Ⅱ型息肉：常呈半球形，无蒂，隆起与胃黏膜间角度近90°，表面发红，中央可见凹陷，多见于胃体、胃窦及胃底交界处。

Ⅲ型息肉：好发于幽门部，表面不规则，呈菜花样、山脉状或棒状，无蒂，息肉与黏膜间角度小于90°。

Ⅳ型息肉：有细蒂，蒂的长短不一，表面光滑，可有糜烂或近似颗粒状，异型性显著。癌变率最高，可高达25.7%。

在组织分类方面，国内外比较认同的是Morson的组织分类，即分为肿瘤性息肉（如乳头状腺瘤、管状腺瘤、腺管乳头状腺瘤）和非肿瘤性息肉（如炎性息肉、良性淋巴滤泡性息肉、错构瘤性息肉）。

胃息肉是发病率最高的消化道息肉，也是消化道比较常见的良性病变，但是胃息肉的临床表现并不具有明显特异性，早期患者通常无不适症状。有症状者中多以上中腹部不适感或上腹隐痛最为常见，偶尔伴有恶心、呕吐等。大多出现消化道症状的胃息肉患者多伴有慢性胃炎、溃疡等其他消化疾病，所以很难说明有症状者的不适是由息肉本身引起。但是如果不及时治疗，息肉癌变的概率会增加。

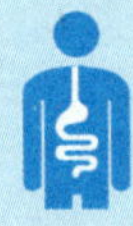

目前已将胃息肉归为癌前疾病，癌变率为6%~47%。在人群中胃息肉的发病率为2%~4%，其中炎性息肉又称假性息肉比较常见，约占80%，癌变率低；直径1cm的增生性息肉存在癌变的可能约占1%；腺瘤性息肉检出率较低但癌变率较高，为6%~47%，且易复发，对术后患者进行随访发现复发率可达2.6%，且有1.3%的患者可进展为胃癌。

胃息肉的具体病因及发病机制尚不明确，但大量研究表明，胃息肉的发生与慢性炎症刺激、幽门螺杆菌感染、胆汁反流、长期应用质子泵抑制剂、遗传易感性基因、MYH基因突变有关，与吸烟、饮食习惯等存在一定相关性。

胃镜病理检查一直被视为胃十二指肠疾病诊断的金标准。胃息肉具有一定的恶变性，故临床上不管是良性还是恶性，多主张一经发现则立即切除，进而预防和减少胃癌的发生。目前主要采用的治疗方法为内镜下息肉电切术、内镜钳除术、内镜下黏膜切除术、内镜黏膜下剥离术以及胃部分或者全部切除术。具体选取哪种方法要根据息肉的部位、大小、形态、有蒂或无蒂等具体情况确定最佳的内镜下手术方式，且有替代传统开腹切除术的趋势，在治疗费用上较低，易被患者所接受。

内镜下治疗并发症较少，有出血、穿孔、腹痛、发热等并发症，其中出血相对较多。术中即刻出血通常是因术中局部处理不好造成，多在术中喷洒1：10 000肾上腺素生理盐水，或局部电凝等可达到止血效果，一般不会出现严重后果。行内镜下黏膜切除术后出血，经打钛夹加强后出血即可停止。术后近期出血是指术后24小时内的出血。术后禁食24~48小时，控制活动，输质子泵抑制剂等保守治疗一般能达到止血目的。如果出血量较大，保守治疗往往无效，需再次内镜检查，如果发现活动性出血，需内镜下止血处理。

六、思考题

1. 胃息肉如何分型？
2. 胃息肉的治疗方式有哪些？
3. 哪些类型的胃息肉需要行外科手术治疗？

七、科普小常识

1. 什么是胃息肉？

胃息肉是指胃黏膜局限性上皮隆起性的病变，生长较为缓慢；有的息肉基底部很大，有的根部有蒂；表面可分叶并有花纹，色泽较红；大小不一，小的1~2mm，大的2~3cm；可为单个，亦可为多发，最多可有上百枚。

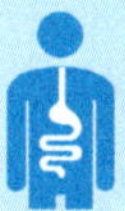

2. 胃息肉不做治疗会有哪些后果？

（1）较小的息肉一般没有什么特别的症状；较大的息肉可能会有上腹部不适、腹痛、腹胀等表现，任何不明原因的上腹不适 2 周以上均要行胃镜检查。

（2）胃息肉长到一定大小时可能会出血，发生呕血、柏油样便，严重者可出现休克，检查可发现大便隐血阳性、贫血。

（3）当大的息肉阻塞在胃的入口贲门或出口幽门处时可发生恶心、呕吐等症状。

（4）胃镜一旦发现胃息肉，一定要做病理切片检查，如是增生型息肉癌变率较低，如是腺瘤型息肉癌变率较高。

3. 胃为什么会长息肉？

原因并不十分清楚，最可能的原因是长期吃辛辣、生冷、硬食物，饿一顿饱一顿，喜欢食用腌制品等不良饮食习惯，有饮酒、吸烟等不良嗜好，有幽门螺杆菌感染等导致的慢性胃炎，在此基础上胃会长出息肉。这几年由于长期服用质子泵抑制剂奥美拉唑等，治疗者在胃底长出多发性的小息肉病例也逐渐增多。慢性胃炎，特别是由糖尿病、甲亢、肝硬化等全身疾病引起的慢性胃炎，可能导致胃黏膜长期受损，从而增加胃息肉的风险。胃家族性腺瘤样息肉病是较为少见的病因。

4. 胃息肉要不要治疗？如何治疗？

（1）几毫米小的息肉特别是多发性小息肉，可以在做胃镜检查时用活检钳夹除，也可以暂不治疗，但要定期复查胃镜；较大的息肉可择期进行切除；对发生出血、疑有或已有癌变的息肉应及时切除。

（2）胃镜下进行微创切除已是目前的首选方法，操作通常需要约 10~40 分钟，根据息肉的大小、形状通常选择采用热钳或氩气刀点灼、电凝圈套摘除、内镜下黏膜切除、内镜黏膜下剥离术（辅助钛夹、尼龙绳）等内镜技术治疗，还可通过胃镜和腹腔镜双镜联合治疗。

（3）多发性息肉可能一次性不能全部切除，需要多次治疗；对明确癌变特别是腹部 CT 检查有可疑淋巴结肿大时宜腹腔镜或剖腹手术治疗。

5. 胃息肉内镜治疗前要注意哪些事项？

（1）术前应做血常规、肝肾功能、血糖、凝血功能、心电图等常规检查，疑有恶性变时应行血 CEA、腹部 CT 等检查，评估能否行麻醉无痛胃镜。

（2）应了解术中可能会出现出血、穿孔、病灶不能完全切除、残留等并发症，极少数情况下可能要转为腹腔镜或剖腹手术治疗，术前要签署知情同意书。

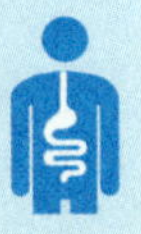

（3）术前高血压药物（利血平除外）可服用，糖尿病药可停服，抗血小板药物（阿

司匹林等）要停服 5~7 天，女性患者手术要避开月经期。

（4）术前认知，胃息肉切除后上腹部不适痛等胃炎症状仍可能存在，胃息肉本身并无特异性的症状表现。

（5）术前应禁食禁饮至少 4~6 小时。

6. 胃息肉内镜治疗后要注意哪些事项?

（1）胃息肉切除后，当日禁食 6~12 小时后可进食流汁，如米汤、面汤、蔬菜汤、牛奶等，1~2 天后可进食半流汁（荤素搭配），并逐渐恢复正常饮食，不吃刺激性食物。

（2）一般卧床休息 2~3 天；术后可能因无痛麻醉和胃镜注气等原因所致的恶心、呕吐，1~2 天好转，应注意不能用力呕吐；可在床上轻轻翻身活动，在家人辅助下去卫生间如厕；术后 2~3 天可下床活动，1 周后可散步，1 个月时间内尽可能不剧烈运动和突发用力。

（3）较小的息肉术后可短时间内服用质子泵抑制剂和黏膜保护剂促进伤口愈合，一般用药 2~4 周；较大的息肉术后医生会给你使用抗生素、止血药和适当静脉补液，并留院观察 1~3 天才可出院。术后如出现腹痛、发热、呕吐、呕血等异常或意外情况时医生会及时处理，如已离院请及时回院处理。

（4）术后病理检查如无异常可定期随访。6~12 个月后复查胃镜，如仍有小息肉可当即内镜下切除，以后根据病情 1~2 年后复查胃镜。如术后病理提示有息肉局部恶性变时，应视具体病情追加手术治疗或密切随访观察。

7. 胃息肉内镜治疗的禁忌证

（1）有严重高血压、糖尿病及凝血功能障碍者。这些疾病状态可能会增加手术风险，影响手术效果，内镜治疗可能不是最佳选择。

（2）对麻醉或胃镜不耐受者。由于内镜治疗通常需要在麻醉状态下进行，如果患者对麻醉或胃镜过程不耐受，那么这种治疗方式可能不适合他们。

（3）直径大于 2cm 的无蒂息肉及腺瘤。对于较大的息肉或腺瘤，内镜治疗可能无法完全切除，或者可能增加手术难度和风险。

（4）内镜下形态已有明显恶性变，且适合外科手术治疗者。对于已经明显恶性变的息肉，外科手术治疗可能更为合适，以确保彻底切除并减少复发风险。

（5）多发性腺瘤及息肉，局限于某部位密集分布，数目较多者。这种情况下，内镜治疗可能难以完全清除所有病变，因此需要谨慎选择。

（6）尚未纠正的凝血障碍。凝血功能异常可能导致术中出血难以控制，增加手术风险。

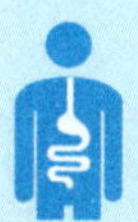

8. 胃息肉一般长在胃的哪些部位?

（1）胃窦：这是胃息肉最常见的部位，特别是在胃窦小弯侧，距离胃角较近。由于胃窦属于黏膜组织，当发炎时容易充血、水肿，如果不及时治疗，可能会形成胃窦炎。

（2）胃小弯侧：此处的细胞增生较为活跃，因此也容易出现胃息肉。

（3）胃体：胃息肉也可能生长在胃体的下部，尤其是胃体的胃大弯部位。

（4）胃底：胃底也是胃息肉的常见位置。胃底息肉可能与幽门螺杆菌感染、胆汁反流等因素有关。

（编者　马瑞军　王耀华）

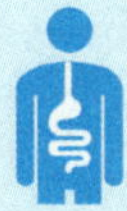

第七节　胃神经内分泌肿瘤（案例 14）

核心提示

❖掌握胃神经内分泌肿瘤的诊断要点。

❖掌握胃神经内分泌肿瘤的治疗方法。

一、病历资料

1. 病史

张 × ×，女，52 岁，主因“间断乏力、食欲减退 2 个月余”入院。

患者于 2 个月前无明显诱因出现间断乏力、食欲减退，无恶心、呕吐，无腹痛、腹胀，无胸闷、气短，无头晕、头痛，无呕血、黑便等症状，就诊于山西省 × 医院，血常规提示轻 – 中度贫血，行胃镜检查提示胃体多发神经内分泌肿瘤、慢性萎缩性胃炎 A 型，予叶酸、甲钴胺等治疗，上述症状较前好转。为进一步诊治，患者入住我科。

患者高血压病史 3 年，最高血压 140/95mmHg，平素规律口服硝苯地平缓释片 20mg，1 天 1 次，血压控制在 138/93mmHg。甲状腺功能亢进症碘 131 治疗后，甲状腺功能减退病史 5 年，平素规律口服左甲状腺素钠片 125μg，1 天 1 次，定期复查。

患者否认糖尿病病史；否认肾脏病史，否认冠心病病史，无脑血管意外病史，否认肝炎、结核等传染病史；否认手术、外伤史；否认输血史；否认食物、药物过敏史；吸烟史 25 年，1 包 / 天，否认饮酒史；已婚，已育；配偶与子女健康；父母健在，1 弟 1 妹；子女健康，无与患者类似疾病，无家族遗传倾向的疾病。

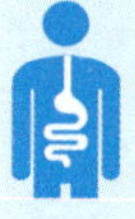

2. 体格检查

体温 36.1℃，脉搏 71 次 / 分，呼吸 18 次 / 分，血压 138/93mmHg，身高 163cm，体重 64kg。神志清楚，精神正常，自主体位，查体合作；皮肤、巩膜无黄染，未见明显突眼，无皮疹及出血点，全身浅表淋巴结未触及肿大，颈无抵抗，甲状腺无肿大，未闻及甲状腺血管杂音；双肺呼吸音清，未闻及干、湿啰音；心率 71 次 / 分，心律齐，心脏各瓣膜听诊区未闻及病理性杂音；腹平坦，腹软，全腹无压痛、反跳痛，未触及包块，肝、脾肋缘下未触及，无移动性浊音；双下肢无水肿。

3. 实验室检查和辅助检查

患者 2 个月前外院就诊检查：

（1）实验室检查：白细胞计数 4.26×10^9/L、红细胞计数 1.78×10^{12}/L、血红蛋白 71g/L、红细胞平均容积 118.5fL、红细胞平均血红蛋白含量 39.9pg、红细胞平均血红蛋白浓度 336g/L、血小板计数 161×10^9/L。血清铁蛋白 270ng/L、叶酸 11.77 μg/L、维生素 B_{12} < 50ng/L、铁测定 38.5μmol/L、总铁结合力 38.5μmol/L。游离三碘甲状腺原氨酸（FT3）4.75pmol/L、游离甲状腺素（FT4）3.58pmol/L、促甲状腺激素（TSH）12.47mol/L。肿瘤标志物未见异常。

（2）胃镜：胃多发神经内分泌肿瘤、萎缩性胃炎（A 型）。

内镜病理活检：（胃体中部小弯）中度慢性炎，间质可见神经内分泌细胞微小结节性增生、腺瘤样增生，异型增生；（胃体中部大弯）中度慢性炎，黏膜内可见神经内分泌瘤，肿物镜下最大径 2mm，核分裂像 < 2/10HPF，Ki67（约 1%+），符合 NET G1。（胃体下部大弯）中度慢性炎，间质可见神经内分泌细胞微小结节增生。（胃窦）中度慢性炎。

（3）甲状腺超声：甲状腺实质弥漫性损害。

二、诊治经过

1. 初步诊断

1 型胃神经内分泌肿瘤（G1）、自身免疫性胃炎（A 型）、甲状腺功能减退症、高血压病 1 级（中度危险）。

2. 诊治经过

患者主因“间断乏力、食欲减退 2 个月余”入院。2 个月前有贫血病史。胃镜及活检病理提示胃多发神经内分泌肿瘤。

患者入院后的相关检查项目及结果如下：

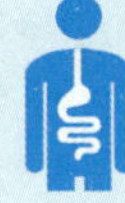

（1）实验室检查：白细胞计数 5.99×10^9/L、红细胞计数 5.03×10^{12}/L、血红蛋白：

71g/L、红细胞平均容积 83.5fL、红细胞平均血红蛋白含量 25.6pg、红细胞平均血红蛋白浓度 307g/L、血小板计数 246×10^9/L。血清铁蛋白 5.8ng/L、叶酸 > 24μg/L、维生素 B_{12}505ng/L。抗内因子抗体 IgG 阳性、抗壁细胞抗体 IgG 阳性、胃蛋白酶原－Ⅰ 4.89μg/L、胃蛋白酶原－Ⅱ 11.55μg/L、胃泌素 -17 > 40pmol/L、PGⅠ/PGⅡ 0.42。

（2）胸部 CT 平扫＋腹盆（上腹部＋下腹部＋盆腔）CT 平扫＋增强：右上肺叶钙化灶，胃 CT 扫描未见明显异常，请结合临床及内镜检查。盆腔扫描未见明显异常。

（3）完善肝肾功能、凝血系列等相关术前检查。

初步诊断：1 型胃神经内分泌肿瘤（G1）、自身免疫性胃炎（A 型胃炎）、甲状腺功能减退症、高血压病 1 级（中度危险）。

治疗：内镜下切除治疗。

术后病理报告：（胃窦）中度慢性非萎缩性胃炎。（胃角）胃黏膜轻度慢性炎，间质淋巴细胞灶状浸润。（胃体 A）中度慢性萎缩性胃炎，中度肠化，轻度活动。（胃体 B）神经内分泌肿瘤（NET，G1），肿瘤最大径约 2.5mm，侵及黏膜下层，核分裂像 0~1 个/HPF。免疫组化：CK-pan（+），CgA（+），Syn（+），CD56（+），CK8/18（+），CAM5.2（+），Ki-67（1%+），Desmin（黏膜肌受侵）。

三、案例分析

1. 病史特点

（1）中年女性，以“间断乏力、食欲减退 2 个月余”为主诉。

（2）患者有维生素 B_{12} 缺乏、贫血病史。

（3）实验室检查：抗内因子抗体 IgG 阳性、抗壁细胞抗体 IgG 阳性、胃蛋白酶原－Ⅰ4.89μg/L、胃蛋白酶原－Ⅱ 11.55μg/L、胃泌素 -17 > 40pmol/L、PGⅠ/PGⅡ 0.42。

（4）胃镜显示：胃底及胃体萎缩改变，多发黏膜微隆。病理提示，胃多发神经内分泌肿瘤。

2. 诊断和诊断依据

（1）胃镜表现胃底及胃体（胃体腺部位）萎缩改变，符合 A 型胃炎表现。胃体多发黏膜微隆。

（2）病理诊断：胃神经内分泌肿瘤（G1）。

（3）实验室检查：抗内因子抗体 IgG 阳性、抗壁细胞抗体 IgG 阳性、胃蛋白酶原－Ⅰ4.89μg/L、胃蛋白酶原－Ⅱ11.55μg/L、胃泌素 -17 > 40pmol/L、PGⅠ/PGⅡ 0.42。

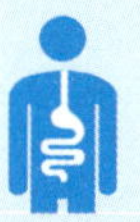

3. 鉴别诊断

（1）胃平滑肌瘤、间质瘤。多为良性，形态规则，生长缓慢。内镜下表现为丘状隆起，表面光滑，被覆正常黏膜。超声内镜表现为固有肌层低回声改变，或有片状高回声。

（2）功能性消化不良。多见于中老年女性，症状主要表现为胃肠道功能失调的症状，常伴有出汗、咽部异物感、胸腹部不适、睡眠差、情绪不佳、易生气等全身神经官能症状。内镜检查与 X 线检查、腹部超声检查无明显异常。

（3）胃癌。多见于老年，为中上腹痛，进行性持续性发展，病史多以月计，消瘦，乏力显著，可有贫血，抑酸药效果不佳。胃镜检查可见不规则溃疡，边缘不整齐；钡餐透视龛影位于胃腔内，胃壁蠕动减弱或消失。病理检查可确诊。

（4）胃泌素瘤。胃泌素瘤又称 Zollinger–Ellison 综合征，有顽固性多发性溃疡，或有异位性溃疡，胃次全切术后容易复发，多伴有腹泻和明显消瘦。患者胰腺有非 β 细胞瘤或胃窦 G 细胞增生，血清胃泌素水平升高，胃液和胃酸分泌增多。

四、处理方案及基本原则

1. 胃神经内分泌肿瘤的手术及内镜下治疗

不同分型的胃神经内分泌肿瘤的治疗原则不同。

1 型胃神经内分泌肿瘤：1 型胃神经内分泌肿瘤患者首选内镜下治疗并定期随访。对于 < 1cm 的多发肿瘤，经活检证实后可行内镜下切除或随访观察（长径 < 0.5cm）；对≥ 1cm 的胃神经内分泌肿瘤，应当行超声内镜，根据浸润深度和淋巴结转移情况决定内镜下切除还是外科手术切除。1 型胃神经内分泌肿瘤为散在多发，内镜切除难以清除所有病灶，因此胃内复发常见。对于多发性、内镜切除后反复复发的 1 型胃神经内分泌肿瘤患者可考虑使用生长抑制素类似物（SSA）。

2 型胃神经内分泌肿瘤：2 型胃神经内分泌肿瘤罕见，继发于胃泌素瘤。如胃泌素瘤可切除则建议行外科手术。如原发胃泌素瘤不可切除或伴远处转移，则建议高剂量艾司奥美拉唑联合全身系统性治疗。胃泌素瘤往往与 MEN1 相关，可能伴发甲状旁腺、垂体等病变，建议对本类患者进行 MDT 讨论以明确治疗方案。

3 型胃神经内分泌肿瘤：3 型胃神经内分泌肿瘤患者，当肿瘤侵及固有肌层（T2）及以上或伴淋巴结转移时，推荐行根治性切除 + 淋巴结清扫；如肿瘤 < 1cm，未侵及固有肌层，病理为 NET G1 的患者可行内镜下治疗。

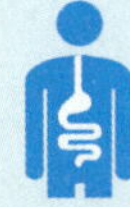

2. 内镜下切除方法

根据病变大小及浸润深度可采用内镜下黏膜切除术或内镜黏膜下剥离术，需保证完全切除病变，水平切缘及垂直切缘阴性。

本案例患者胃镜检查显示（如图 2-7-1 所示）：胃底黏膜菲薄，红白相间，以白为主，血管透见，萎缩改变；胃窦黏膜红白相间，以红为主，非萎缩改变。胃体皱襞粗大，散在 6 枚大小约 0.2~0.3cm 息肉样病变或黏膜下病变。表面微结构正常，可见扩张的微血管。

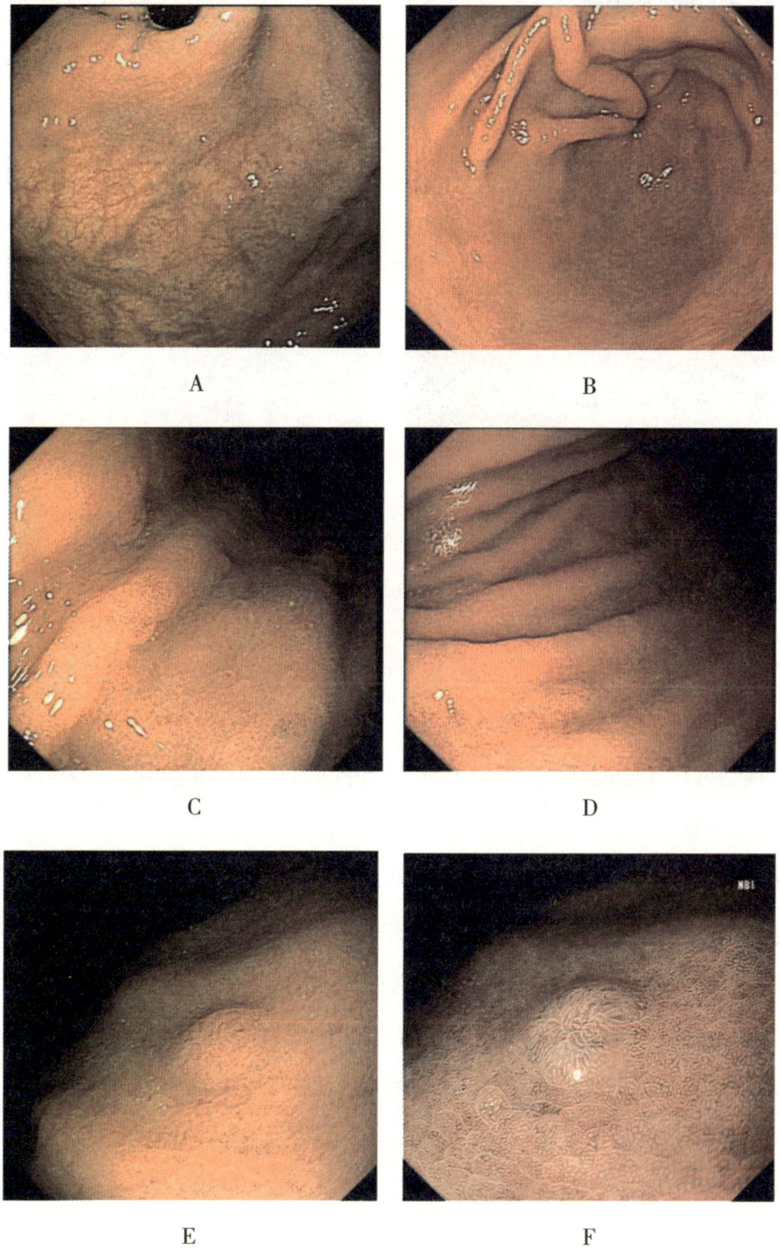

A　　B

C　　D

E　　F

图 2-7-1　胃镜

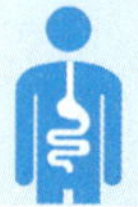

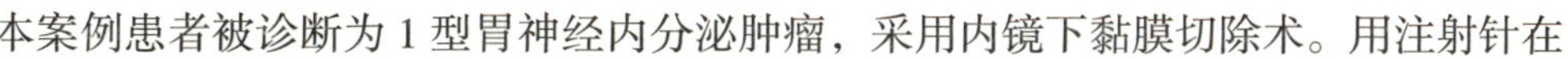

本案例患者被诊断为 1 型胃神经内分泌肿瘤，采用内镜下黏膜切除术。用注射针在

黏膜下注射美兰 + 盐水后高频电圈套切除（如图 2–7–2 所示）。

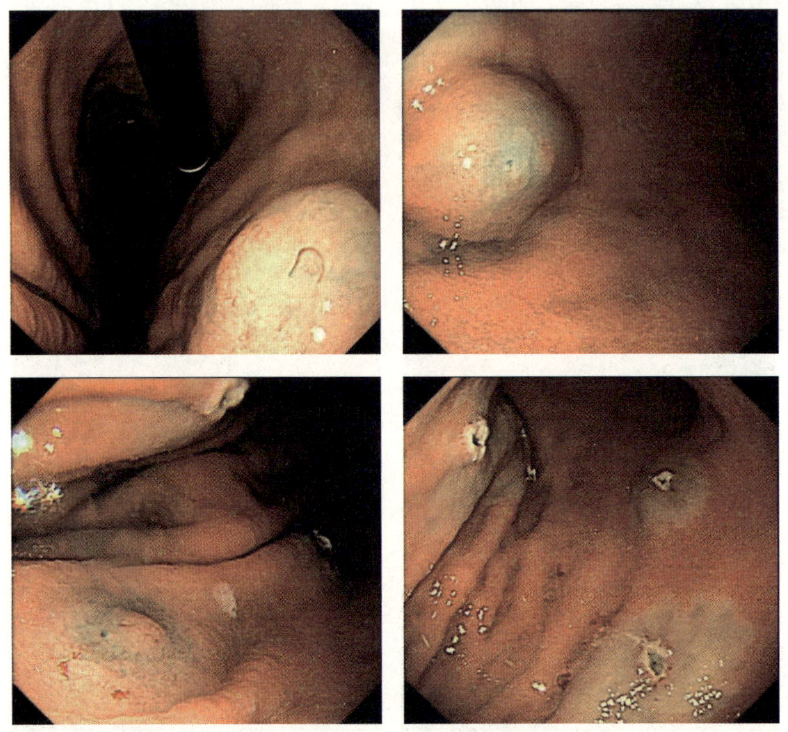

图 2–7–2　胃黏膜切除术

3. 一般治疗

术后流食 1 天，半流食 2 天。

奥美拉唑，每次 40mg，1 次 / 天，2 周，促进创面愈合；叶酸片，1 片 / 次，1 天 3 次；甲钴胺片，1 片 / 次，3 次 / 天。

4. 胃神经内分泌肿瘤的随访

《中国胃肠胰神经内分泌肿瘤专家共识（2022）》推荐：1 型胃神经内分泌肿瘤患者建议每 6~12 个月随访 1 次，共 5 年，包括胃镜和相关化验（维生素 B_{12} 和甲状腺功能），5 年后每年随访 1 次。对于 R0 或 R1 术后 g–NENs 患者，建议每 3 ~ 6 个月随访 1 次，共 5 年，以后每年随访 1 次。嘱咐患者 6 个月后复查胃镜，定期复查血常规、叶酸、维生素 B_{12} 及甲状腺功能。

五、要点与讨论

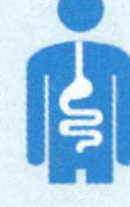

1. 神经内分泌肿瘤的分类

世界卫生组织《消化系统肿瘤分类（2019）》将神经内分泌肿瘤统称为 NEN，按组织形态分为分化良好的神经内分泌肿瘤（NETs）、分化差的神经内分泌癌（NECs）和混合型神经内分泌－非神经内分泌肿瘤（MiNENs）（如表 2-7-1 所示）。

表 2-7-1　神经内分泌肿瘤分类和分级标准

分类和分级	分化程度	分级	Ki-67 指数（%）	核分裂象数（个 /mm²）
NETs				
NET G1	分化好	低	＜ 3	＜ 2
NET G2	分化好	中等	3~20	2~20
NET G3	分化好	高	＞ 20	＞ 20
NECs				
大细胞 NEC	分化差	高	＞ 20	＞ 20
小细胞 NEC	分化差	高	＞ 20	＞ 20
MiNENs	分化好或差	不定	不定	不定

胃神经内分泌肿瘤根据细胞起源、发病机制、背景黏膜的不同分为 3 种亚型。

1 型胃神经内分泌肿瘤：较常见，占 80%~90%，患者体内产生壁细胞抗体、内因子抗体等自身免疫性抗体，导致自身免疫性（A 型胃炎）萎缩性胃炎，使得胃内的胃酸缺乏，反馈性引起胃窦 G 细胞分泌胃泌素，在长期升高的胃泌素作用下，胃底及胃体分泌组胺的肠嗜铬样细胞（ECL）增殖。复发率高，临床通常因消化不良、大细胞或缺铁性贫血经胃镜检查时发现，多数预后良好，罕见转移。

2 型胃神经内分泌肿瘤：最少见，占 5%~7%，原发于十二指肠或胰腺的胃泌素瘤引起高泌素血症，促进胃黏膜壁细胞和 ECL 增殖。多数患者为遗传性多发性内分泌腺瘤病 1 型，表现为烧心、反酸、腹痛或伴腹泻。

3 型胃神经内分泌肿瘤：占 10%~15%，无背景疾病，血清胃泌素不高，胃酸分泌正常，约 50% 的患者确诊时有转移（淋巴结或远处转移），多数患者无症状，少数因消瘦、呕血、贫血就医而确诊。

2. 胃神经内分泌肿瘤的诊断要点及内镜表现

1 型胃神经内分泌肿瘤：血清胃泌素水平升高；胃内 pH 值上升；壁细胞或内因子抗体呈阳性；胃镜下可见慢性萎缩性胃炎背景下，胃底和胃体多发息肉样或黏膜下隆起性病变；肿瘤分级通常为 G1 级。

2 型胃神经内分泌肿瘤：血清胃泌素明显升高（达正常参考值的 10 倍以上）；胃内 pH 值明显下降；原发于胰腺、十二指肠等部位的胃泌素瘤，胃镜下见胃底和胃体泌酸

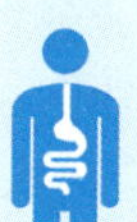

黏膜粗大、水肿、充血、糜烂，甚至形成溃疡，在此基础上胃底和胃体多发息肉样或黏膜下隆起性病变。

3 型胃神经内分泌肿瘤：血清胃泌素水平在正常参考值范围内；肿瘤可分布于全胃；胃镜下通常单发，可表现为黏膜下肿物、带蒂大息肉、火山口样病变等多种形态（如图 2-7-3 所示）。

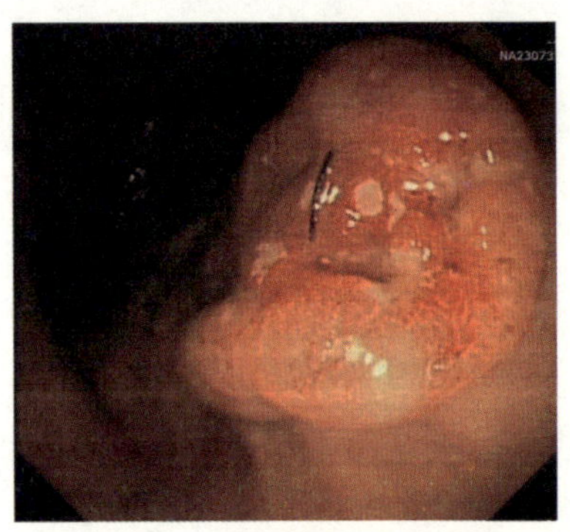

图 2-7-3　3 型胃神经内分泌肿瘤

3. 胃神经内分泌肿瘤的超声内镜及影像学检查

超声内镜可辅助内镜下治疗前评估瘤体大小、浸润深度、区域淋巴结转移。超声内镜下肿瘤多位于黏膜层至黏膜下层，呈低回声改变（如图 2-7-4 所示）。

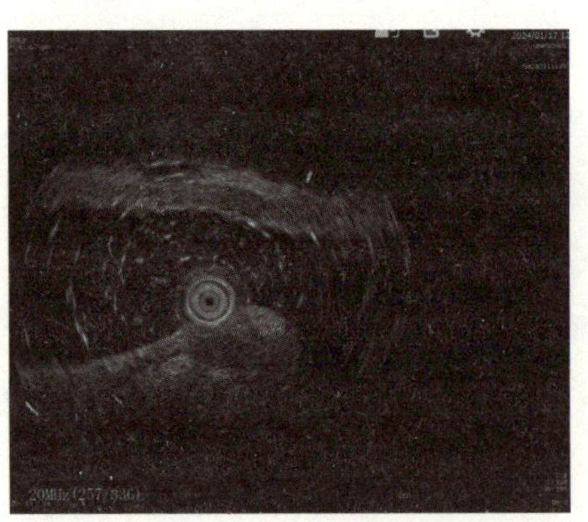

图 2-7-4　超声内镜下肿瘤

1 型胃神经内分泌肿瘤无需常规性 CT、MRI 或生长抑素受体显像，但对于肿瘤长径≥ 1cm 的患者治疗前应行超声内镜，并行全身影像学检查以明确分期。2 型胃神经内分泌肿瘤由于合并遗传性多发性内分泌腺瘤病 1 型（MEN1），应当行包括垂体、甲状旁腺、胸腹部等部位的全身检查。3 型胃神经内分泌肿瘤应该参照胃腺癌进行全身检查。

4. 胃神经内分泌肿瘤的病理学特征

病理学特征是诊断神经内分泌肿瘤的金标准。

1 型和 2 型胃神经内分泌肿瘤在病理上有许多共同之处，两者均来源于胃底和胃体分泌组胺的 ECL 细胞，故肿瘤只定位于胃底和胃体，呈多发息肉样病变，肿瘤细胞除了表达神经内分泌标志物 CgA、Syn、CD56、INSM1 外，所有 ECL 细胞 NETs VMAT2、HDC 和 SSTR2A 呈阳性。ECL 细胞 NETs 通常表现为小叶和（或）小梁结构，由分化良好的细胞组成，具有嗜酸性胞浆和均一圆形细胞核，缺乏明显核仁，核分裂象很少，没有坏死，病理分级多为 G1 或 G2，G3 罕见。

1 型和 2 型胃神经内分泌肿瘤背景胃黏膜均存在 ECL 细胞的单纯性增生、线性增生、微结节性增生、腺瘤性增生以及异型增生等各种不同程度的增生性病变。两者不同之处在于基础病因不同所致背景胃黏膜改变不同，1 型胃神经内分泌肿瘤背景黏膜显示胃底和胃体固有腺萎缩，常伴肠化和假幽门腺化生，胃窦黏膜可见胃泌素 G 细胞增生（Gastrin 阳性）；而 2 型胃神经内分泌肿瘤与之相反，背景胃黏膜显示壁细胞增生，胃窦黏膜胃泌素 G 细胞不增生（长期使用抑酸药者除外）。

3 型胃神经内分泌肿瘤可以来自胃内各种神经内分泌细胞（例如分泌血清素的 EC 细胞、分泌胃泌素的 G 细胞和分泌生长抑素的 D 细胞，也可以来自 ECL 细胞），常单发，无部位特异性，病理分级范围为 G1~G3，与 1 型和 2 型胃神经内分泌肿瘤不同之处在于背景胃黏膜没有明显萎缩或增生，也没有神经内分泌细胞系列增生现象。

六、思考题

1. 自身免疫性胃炎（A 型）的诊断要点是什么？
2. 内镜下治疗胃神经内分泌肿瘤的适应证是什么？

七、科普小常识

1. 如何才能早发现胃神经内分泌肿瘤？

（1）临床表现：不明原因的皮肤潮红、腹痛腹泻、消化不良、脂肪泻、气喘、低血糖、心率增快、体重增加、身体毛发增多等常是胃神经内分泌肿瘤的早期临床表现。

（2）检查：①胃镜是目前胃部检查中较有效和准确的方法，使得胃内疾病的检出率大大提高。②一些血的检验指标在诊断胃神经内分泌肿瘤中占有重要地位，如嗜铬粒蛋白 A、胃泌素等，其中嗜铬粒蛋白 A 检测的灵敏度与特异度结合得好。需要注意的是，吃过饭后会使血液中的嗜铬粒蛋白 A 水平升高，需要空腹时抽血。③影像学检查（如生

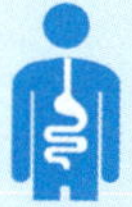

长抑素受体显像、CT 等）也有助于确诊胃神经内分泌肿瘤。

2. 胃神经内分泌肿瘤的患者生活中应注意些什么？

按时工作与休息，保持良好的心态，适量运动，合理饮食。

饮食方面，1 型胃神经内分泌肿瘤易出现嗳气、上腹饱胀等消化不良的症状。患者饮食应以细粮、烂软、好消化的食物为主，不应食用生、冷、粗、硬等不易消化的食物。2 型胃神经内分泌肿瘤患者临床表现多为烧心、反酸、胃痛，部分患者伴腹泻。这类患者应食用低脂、低糖食物，可饮用牛奶、豆浆、粥类等，同时可以将小苏打饼干和小苏打水当作日常饮食，缓解胃部恶心等症状，缓解疼痛。避免摄入刺激胃酸增加的调味品，如辣椒、咖啡、芥末等，避免摄入高脂和甜食，以免引起胃酸分泌增加。

（编者　张　晶）

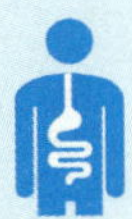

第八节　上消化道异物（案例 15）

核心提示

❖学会快速诊断消化道异物。

❖掌握明确消化道异物的位置、形状、大小的方法。

❖掌握取出消化道异物的方法。

一、病历资料

1. 病史

张 ××，女，77 岁，主因“吞咽困难 6 天，加重 2 天”入院。

患者 2023 年 8 月 8 日进食粽子后出现咽部不适，后出现进食硬质食物时吞咽困难，无明显胸痛及活动耐力下降，不伴发热、心慌、气短、手抖，不伴反酸、烧心。8 月 9 日患者就诊于榆社县 × 医院，食管造影提示“食管占位”，给予口服消炎药治疗后，患者自诉症状较前好转。8 月 12 日患者进食时再次出现吞咽困难。为进一步诊治，患者入住我科。

患者自发病以来，精神、睡眠可，大小便正常，体重未见明显变化。既往有高血压病史二十余年，最高血压 220/110mmHg；平素规律口服珍菊降压片，1 片 / 天；复方丹参片，1 片 / 天；嘧达莫片，2 片 / 天；曲克芦丁片，1 片 / 天。患者自诉血压控制可，波动于（110~120）/（70~80）mmHg。否认糖尿病、肾脏病病史，否认冠心病史，否认肝炎、结核病史；否认手术、外伤史；否认输血史；否认食物、药物过敏史；无传染病史，预防接种不详；患者父母已故（具体原因不详），1 弟 1 妹因癌症已故，余 1 弟体健；家族否认肝炎、结核等传染性疾病。

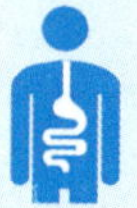

2. 体格检查

体温 36.3℃，脉搏 70 次 / 分，呼吸 20 次 / 分，血压 158/70mmHg，身高 160cm，体重 40kg。一般情况可，自主体位，自行步入病房，正常面容；皮肤无湿冷，弹性可；未见明显突眼，巩膜未见黄染，颈无抵抗；甲状腺居中，未闻及甲状腺血管杂音；肺未闻及干、湿啰音；心率 70 次 / 分，心律齐，心脏各瓣膜听诊区未闻及病理性杂音；腹软，无压痛、反跳痛，肝、脾肋缘下未触及；双下肢无水肿，足背动脉搏动未见减弱，双侧生理反射正常，双侧病理反射未引出。

3. 实验室检查和辅助检查

患者入院前在榆社县 × 医院食管造影显示：食管上段占位、食管憩室。

4. 初步诊断

吞咽困难原因待查：食管癌？食管异物？食管憩室，高血压 3 级（极高危）。

二、诊治经过

患者主因“吞咽困难 6 天，加重 2 天”入院。特征病史为 2023 年 8 月 8 日进食粽子后出现咽部不适，后出现进食硬质食物时吞咽困难。患者入院时血常规正常、降钙素原正常，白蛋白降低。初步考虑吞咽困难原因待查：食管癌？食管异物？食管憩室，高血压 3 级（极高危）。

患者入院后的相关检查项目及结果如下：

（1）血常规检查正常，白蛋白 32.97g/L，降钙素原正常，D– 二聚体 277ng/mL。

（2）影像学检查：

胸部 CT：双侧胸廓对称，纵隔居中，纵隔内各大血管走行正常，心脏不大，心包未见异常，纵隔内未见明显肿大淋巴结。气管及支气管通畅，双肺支气管管壁弥漫增厚，双肺上叶索条影。甲状腺形态饱满伴多发结节影，部分伴钙化。食管胸上段管腔内可见梭形高密度影横置于管腔内，食管中上段管壁弥漫增厚、管腔狭窄，中段壁可疑不连续，周围见积气。冠脉钙化斑块。

腹部 CT：肝脏外缘光整，形态、大小及各叶比例正常，肝实质密度均匀，未见异常密度灶及占位病变，肝内、外胆管无扩张，肝门结构清，未见异常密度影。胆囊不大，囊壁均匀，未见阳性结石。脾脏形态、大小正常，脾实质密度均匀，未见异常密度灶。胰腺形态、大小、密度未见异常。双肾形态、大小正常，双肾可见小类圆形低密度影，大者直径约 1.3cm，增强扫描未见强化，边界清。腹腔及腹膜后未见肿大淋巴结，腹膜腔未见积液。膀胱充盈良好，壁均匀，未见异常密度影，子宫形态、大小及密度正常，

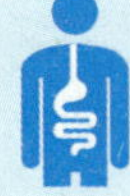

未见异常密度影。直肠形态正常，未见异常密度影。盆腔软组织间隙清晰，盆腔淋巴结未见肿大，盆腔未见积液。双侧肾上腺轻度增粗。

诊断：食管上段管腔内异物伴穿孔可能，食管中上段管壁弥漫增厚，建议内镜检查；慢性支气管炎：双肺索条；甲状腺多发结节，建议超声检查；冠脉钙化斑块；双肾囊肿；双侧肾上腺增粗。

具体治疗见本节相关内容。

三、案例分析

1. 病史特点

（1）老年女性，因“吞咽困难 6 天，加重 2 天”入院，进食粽子后出现该症状。

（2）体重未见明显下降。

（3）体格检查：心率 70 次 / 分，心律齐，正常面容，皮肤无湿冷。

（4）实验室检查和辅助检查：入院前食管造影提示，食管上段占位？食管憩室。

（5）患者入院后实验室检查显示，白蛋白 32.97g/L，其余正常。胸部 CT 显示：食管上段管腔内异物伴穿孔可能，食管中上段管壁弥漫增厚，建议内镜检查。

2. 诊断和诊断依据

（1）诊断：吞咽困难原因待查，食管癌？食管异物？食管憩室，高血压 3 级（极高危）

（2）诊断依据：①进食粽子后出现吞咽困难，并且症状有加重；②胸部 CT 显示，食管上段管腔内异物伴穿孔可能，食管中上段管壁弥漫增厚，建议内镜检查；③白蛋白降低，考虑症状出现后营养摄入减少。

3. 鉴别诊断

患者主要表现为吞咽困难，需鉴别食管异物、食管癌、贲门失弛缓症和反流性食管炎。

（1）食管异物。正常人一般有明确的误吞异物史。如果异物嵌顿于食管上段，则咽痛、吞咽困难症状明显；如果异物嵌顿于食管中下段，会合并胸痛症状，胸部 X 片、胸部 CT 可辅助诊断，胃镜可明确诊断。如果异物引起穿孔，白细胞、降钙素原可能会升高。异物取出后患者症状会明显缓解或消失。

（2）食管癌。早期多半患者不会有吞咽困难的表现，但是，中后期会出现进行性的吞咽困难、恶液质。血清学化验肿瘤标志物如 CEA（癌胚抗原）会增高。如果病灶出血，患者可出现黑便，贫血，体重明显下降等。若病变突破食管侵及气管，可能会出现吞咽呛咳等。胃镜检查可明确诊断。

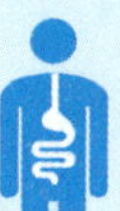

（3）贲门失弛缓症。是因食管神经肌肉运动功能障碍，下段食管括约肌呈失弛缓

状态，食物无法顺利通过，滞留于食管，逐渐导致食管张力减退、蠕动消失及食管扩张的一种疾病。临床上以吞咽困难、胸骨后疼痛及食物反流为最常见的症状。可发生于任何年龄，但最常见于20~39岁的年龄组。儿童很少发病，食管造影可见贲门处“鸟嘴征”。其主要病理改变为食管壁间神经丛的节细胞数量减少甚至消失，可累及整个胸段食管，以食管中下部最明显。内镜微创治疗方法有球囊扩张术、经口内镜下食管括约肌切开术（POEM），部分患者术后可复发。

（4）反流性食管炎。是指由于胃和（或）十二指肠内容物反流入食管，引起食管黏膜的炎症、糜烂、溃疡和纤维化等病变，属于胃食管反流病。食管典型症状，即反酸、烧心；食管外症状表现为恶心、呃逆、嗳气、餐后堵闷、胀满等，亦可由于胃肠动力不佳造成反流物进入气管引发咳嗽、哮喘、胸闷气短等症状。可通过食管腔内pH测定、食管腔内测压、胃镜检查等方式辅助诊断。口服抑酸药物后症状可明显缓解。

四、处理方案及基本原则

1. 一般治疗

监测生命体征，禁食，抗感染，补液，给予足够的热量和营养。

2. 针对本案例患者的相关诊治

（1）有明确进食粽子病史，因此应首先行胃镜检查明确诊断。

2023年8月18日胃镜检查，操作中见食管距门齿24cm处一枣核横亘于管腔，两端深刺入食管壁，局部可见溃疡，周边黏膜肿胀充血，其上方可见少量食物残渣。

（2）胃镜下食管异物（枣核）取出术（如图2–8–1所示）：胃镜下，大异物钳夹取异物一端，使其游离后，网篮将异物顺利取出。距门齿26cm处可见一憩室。胃镜辅助下放置空肠营养管于十二指肠远端。

（3）术后治疗：行食管异物（枣核）取出术后，鼻饲给予患者饮食，同时继续给予抗生素消炎治疗，促进创面愈合。

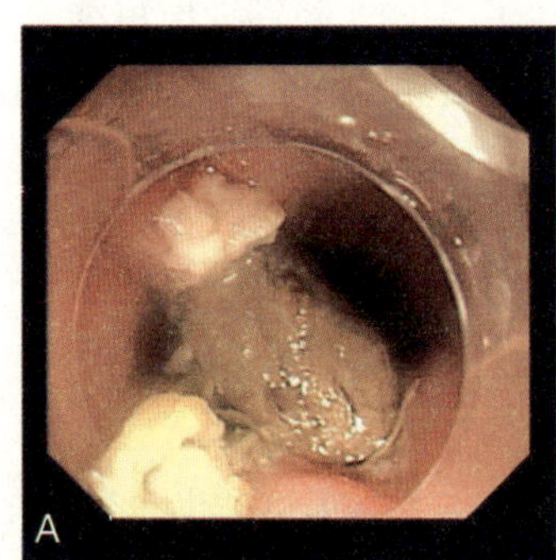
A

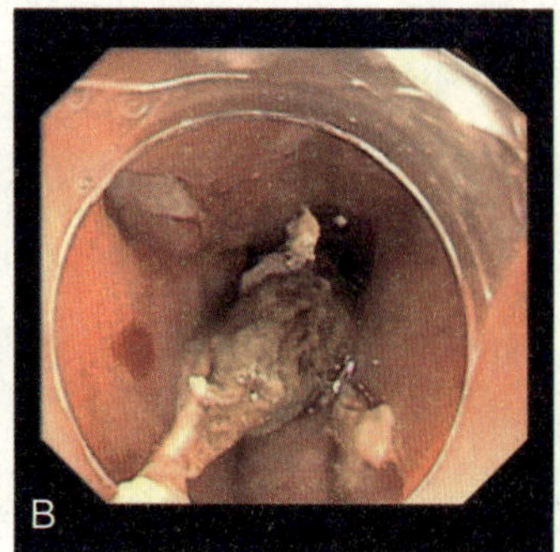
B

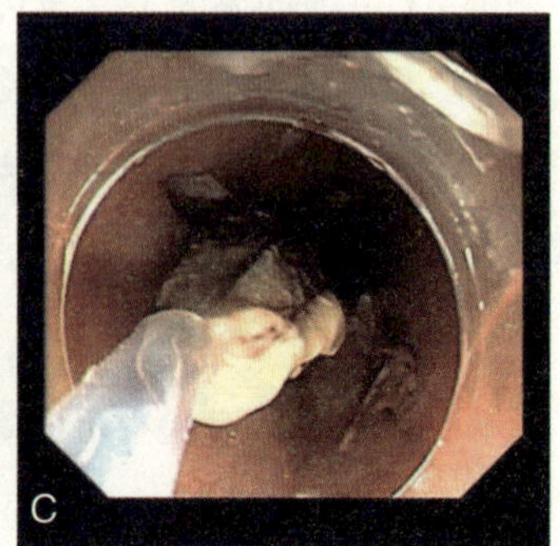
C

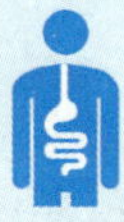

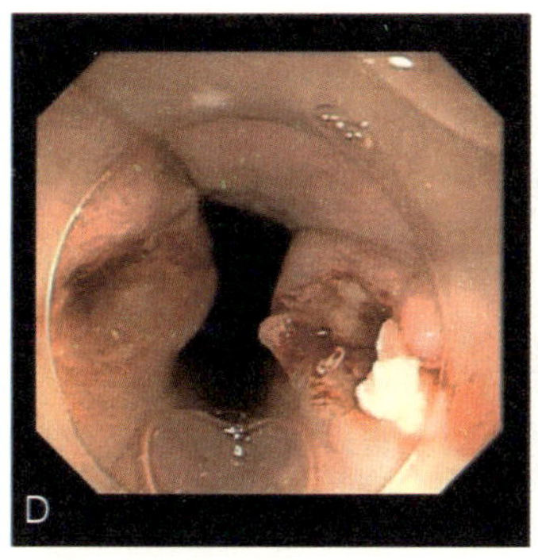

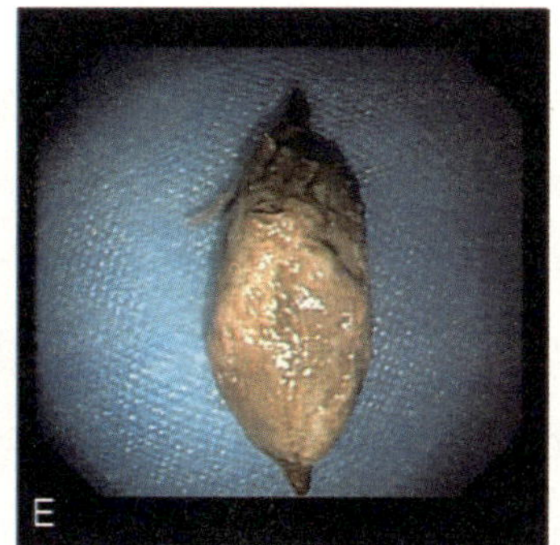

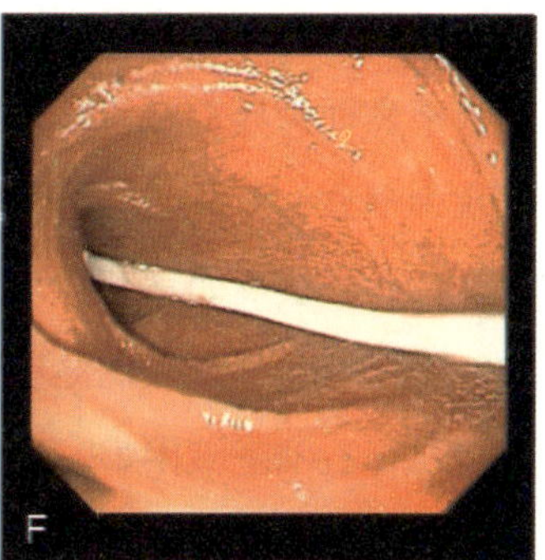

A 枣核嵌顿于食管　　B 异物钳松动枣核一侧使其纵轴平行于食管腔

C 网篮将枣核两端网住　　D 黏膜损伤、穿孔

E 置入空肠营养管于十二指肠远端　　F 取出枣核

图 2-8-1　胃镜下食管异物（枣核）取出术

3. 转诊及社区随访

患者术后 1 周内如无症状加重，无发热，无白细胞、降钙素原升高，则复查胃镜观察创面愈合情况，若溃疡穿孔处已愈合，则可拔除营养管，出院正常进食。

若穿孔处创面加重，无好转迹象，则及时复查胸部 CT 明确有无纵隔脓肿形成，必要时外科进行脓肿引流。若外科引流、手术脓肿清创后，病情仍得不到有效控制，则及时转至上级医院。

五、要点与讨论

上消化道异物的诊治流程是，首先确定误吞异物，其次明确误吞异物的时间、种类及嵌顿位置，最后考虑用何种方法取出及术后处理[1]。

1. 结合病史及临床表现确诊上消化道异物

一般情况下，异物吞食史是患者就诊的主要原因。部分患者未及时意识到是异物嵌顿则以典型的吞咽疼痛及吞咽困难就诊。高龄儿童和非精神异常者可主诉明确的异物吞食史，应详细询问病史以了解异物大小、形状、种类与吞食时间。低龄患儿与精神异常者无法自诉病史，另有少部分患者异物吞食史不明确，常需根据临床表现推测上消化道异物可能。

① 中华医学会消化内镜学分会．中国上消化道异物内镜处理专家共识意见（2015 年，上海）[J]. 中华消化内镜杂志，2016，33（1）：19–28.

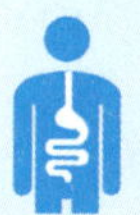

胃内或十二指肠内异物患者多无明显临床表现，口咽部、食管内异物患者症状较明显，常表现为异物阻塞感、恶心、呕吐、疼痛、吞咽困难等。不能主诉病史的儿童，若表现为拒食、流涎与易激惹等，应考虑异物可能。异物造成食管周围软组织肿胀并压迫气管者，可表现为咳嗽、气促等呼吸系统症状，此时仍需警惕消化道异物可能。

特异性的临床表现提示存在相应并发症：发热提示感染；血性唾液、呕血预示有黏膜损伤；吞咽唾液困难、流涎者常伴随食管完全梗阻；出现胃型、胃蠕动波应考虑幽门梗阻；颈部肿胀、红斑、压痛高度怀疑食管穿孔；腹膜刺激征（腹部压痛、反跳痛、肌紧张）与胃肠穿孔密切相关；致命性大出血警惕食管 - 主动脉瘘。

根据病史及临床表现可初步判断异物所在部位和病情严重程度，对辅助检查具有指导意义。

2. 辅助检查

（1）额镜、喉镜：病史及临床表现提示异物位于口咽部、食管入口上方者，先行额镜、喉镜检查，发现异物后应尝试取出。

（2）影像学检查：上消化道异物的临床表现与病变部位并非完全一致，额镜、喉镜检查结果阴性者尚无法排除诊断，仍需行影像学检查；病史及临床表现提示异物位于食管入口以下部位者，应首先行影像学检查。

1）X 线平片：通过正位和侧位 X 线平片，可以确定异物部位、大小、形状、数量，发现潜在的梗阻和穿孔等并发症。但是，仅 60%~90% 的上消化道异物在平片下可见，食物团块、木屑、塑料、玻璃、细金属异物等往往表现为阴性结果，此时须进一步检查以明确诊断。

虽然 X 线平片检查前吞服棉花、钡餐，可以提高异物检出率，但因棉花、钡餐包裹异物，影响内镜操作视野，延迟内镜治疗时机，甚至有误吸风险，故不建议用于诊断上消化道异物。必要时可口服非离子型造影剂。

2）CT 扫描：CT 扫描对诊断异物的敏感度为 70%~100%，特异度为 70%~94%，可以发现部分 X 线平片未能显示的异物，并判断是否存在相关并发症，应作为诊断上消化道异物的重要影像学手段。可疑伴发腹膜炎、脓肿、瘘等，增强 CT 的诊断价值更高。

虽然影像学检查是诊断上消化道异物的重要辅助手段，但其存在一定的漏诊率，结果阴性者尚无法排除诊断。临床实践中，影像学检查并非必需，可根据具体病情酌情选择。

3）实验室检查：可疑存在并发症的上消化道异物患者，必要时行实验室检查以评估病情，如血常规可提示是否合并出血、感染等。因异物而禁食多日的患者，检查肝肾功能可反映机体基本状况，评估内镜操作风险。

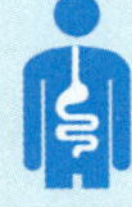

3. 内镜处理原则

上消化道异物所致危害的大小和严重程度与多种因素相关，根据危险性高低，分为高危异物与普通异物。临近重要器官与大血管的异物、易损伤黏膜或血管而导致穿孔等并发症的尖锐异物、腐蚀性异物、磁性异物等属于高危异物，应引起足够重视，酌情拟定最佳治疗方案。

上消化道异物处理方式主要包括自然排出、内镜处理和外科手术。在西方国家，绝大多数（80%~90%）消化道异物让其自然排出，10%~20% 须内镜处理，约 1% 的患者借助外科手术，但蓄意吞服异物者内镜处理比例高达 63%~76%。我国上消化道异物种类与西方国家不同，内镜处理比例较高。

拟诊上消化道异物而额镜、喉镜或影像学检查结果阴性的患者，需进一步行胃镜以明确诊断，发现潜在基础疾病，并给予相应的治疗。硬质食管镜须在气管内插管全身麻醉下操作，且无法确诊胃内或十二指肠内异物，故不用于诊断。

与传统外科手术相比，内镜处理具有创伤小、并发症少、恢复快、费用低等优点，兼具诊断和治疗的双重价值。原则上，耐受内镜操作且无并发症的普通上消化道异物均适合内镜处理：口咽部、食管入口上方的异物，应首先用喉镜试取，失败者再行胃镜或硬质食管镜；食管中上段异物可在胃镜或硬质食管镜下处理；虽然某些胃内或十二指肠内异物可等待其自然排出，但存在排出失败、长期滞留于体内而造成并发症的风险，临床实践中，可酌情安排内镜干预，尝试取出。根据《成人食管异物急诊处置专家共识（2020）》①，对于高度怀疑尖锐异物穿破大血管的患者，需考虑置入血管覆膜支架，以防止内镜操作中及异物取出后出现大出血的风险。

基层医院若接诊了异物患者，应首先评估患者病情严重程度。若医院有相应的内镜团队，有异物操作相关的各种器械，如圈套器、网篮、异物钳、网兜、外套管等，同时患者吞入异物时间未超过 24 小时，辅助检查提示异物未造成出血、穿孔等并发症的，当地医生若有丰富的取异物经验，则可试行操作取出；若无上述条件，及时转诊至上级医院取异物。辅助检查如 CT、X 片明确异物嵌顿于复杂位置，如主动脉弓处，建议基层医院及时转诊上级医院。

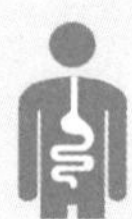

① 中国企业管理研究会公共卫生与医疗健康管理研究院，浙江长三角健康科技研究院，老年病急救技术研究部，浙江省增龄与理化损伤性疾病诊治研究重点实验室，浙江省医学会创伤医学分会．成人食管异物急诊处置专家共识（2020 版）[J]. 中华危重症医学杂志（电子版）2020，13（6）：446−452.

六、思考题

1. 什么情况下用软式内镜取异物？什么情况下用硬质食管镜取异物？

2. 哪类异物必须急诊取出？哪类异物可择期再取？

3. 什么情况下应该麻醉后再取异物？

七、科普小常识

1. 哪些人容易吞服异物？

被动误吞：

（1）6月龄至6岁为高发年龄段。以鱼刺、硬币、电池、磁铁和玩具居多。

（2）高龄牙齿脱落老人。异物为枣核者，多见于端午节、腊八节、春节等节日期间。

（3）有基础疾病的患者。如嗜酸性食管炎、食管动力障碍、食管狭窄、食管裂孔疝、胃食管反流病、贲门失弛缓症、上消化道憩室等。胃轻瘫、胃肠道术后、肥厚性幽门狭窄、肠道假性梗阻等与胃结石密切相关。

（4）吃饭时谈笑风生的年轻人。

主动吞服：精神病患者；异食癖患者；吸毒者及妄想逃脱法律制裁的罪犯。

2. 上消化道异物容易引起哪些并发症？

异物嵌顿无法排出易导致出血、梗阻、穿孔等并发症。常发生于消化道狭窄和折返弯曲处，伴有先天性消化道畸形或消化道手术史的异物患者常为并发症的高危人群。食管异物所致并发症发生率最高，与滞留时间成正相关，滞留≥24小时、72小时的并发症发生率分别上升2倍和7倍，内镜治疗成功率因此下降。不同异物并发症发生情况与严重程度各异：腐蚀性异物易使食管液化坏死，磁性异物可致消化道瘘管形成，尖锐异物穿孔发生率达15%~35%。因此误吞异物后应禁食，立即前往医院就诊，避免延误病情。

3. 误吞异物后的错误做法

大量进食馒头或者醋，强行吞咽。这样可能会加重损伤、加大取异物的操作难度。

4. 胃镜取异物术前注意事项

（1）禁食、水：择期内镜患者须禁食至少6~8小时以排空胃内容物，禁水至少2小时；急诊内镜患者可酌情放宽禁食、水时间。

（2）镇静、麻醉：成人患者可行普通胃镜诊疗，有时因异物处理时间较长、操作相对复杂造成患者不适，导致消化道蠕动增加，可能造成异物移位，增加治疗难度，宜在深度镇静或麻醉下处理；儿童、精神异常、不配合内镜操作、行硬质食管镜或外科手

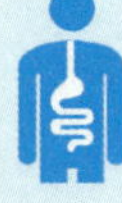

术的患者应在气管内插管全身麻醉下操作；难以耐受普通胃镜、异物数量多或预计内镜处理难度较大者，必要时也可考虑全身麻醉。

5. 内镜取异物需要哪些器械？

常规钳取器械包括活检钳、异物钳（鼠齿钳、鳄嘴钳等）、圈套器、取石网篮、取石网兜等。鼠齿钳的使用最为广泛，器械的选择取决于异物的大小、形状、种类等。圈套器和取石网篮常用于取出较长异物，取石网兜适用于较小的圆球形异物，而扁平异物（如硬币、纽扣等）首选异物钳。某些取出难度较大的异物，可尝试双通道内镜下联合使用多个器械处理。纽扣电池嵌顿于食管，周围黏膜可能会发黑，出现严重碳化损伤，此时可嘱咐患者吞入少量蜂蜜，操作时向活检孔道内注入部分奥布卡因凝胶，使黏膜润滑后，可提高成功率。常用保护器械包括咽部保护管、保护罩、透明帽，可有效防止操作时黏膜损伤加重。

例：食管入口假牙嵌顿，其上附着大量食物残渣，异物钳将食物取出后暴露完整异物。假牙附带多个金属钩，置入咽部保护管后，异物钳将金属钩部分拖入保护管后随同镜身一同取出。再次进镜观察可见黏膜损伤较重。（如图 2-8-2 所示）

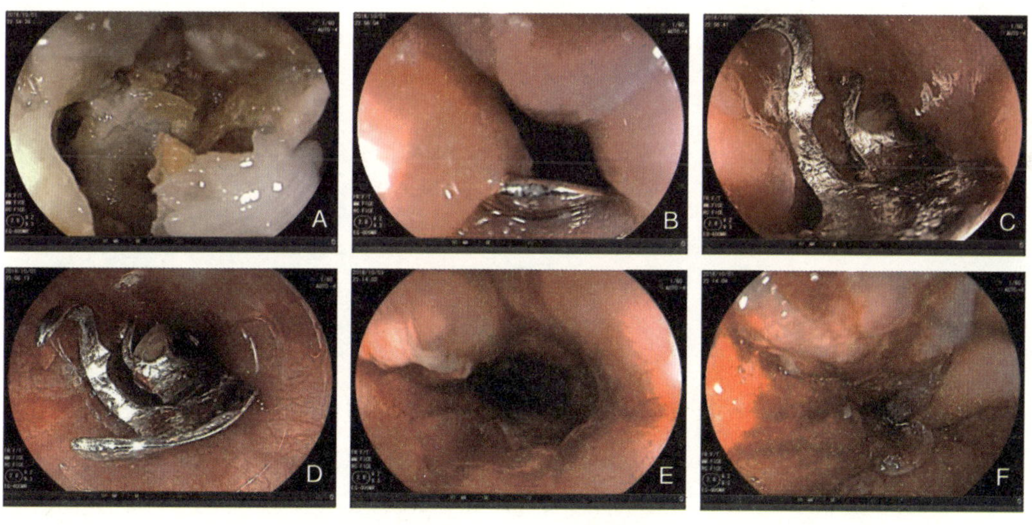

A 假牙附着食物残渣　　B、C 暴露假牙

D 置入咽部保护管　　E、F 黏膜损伤较重

图 2-8-2　食管入口假牙嵌顿及取出术

6. 如何预防误吞异物？

儿童、精神异常者的监护人应提高防范意识，使其远离异物；对蓄意吞服异物者应加强宣教；存在基础疾病的患者，养成良好的进食习惯，并积极治疗病变。预防植

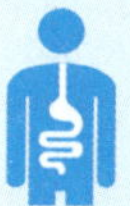

物性胃结石的关键在于禁忌空腹进食大量柿子、山楂、黑枣等。注意饮食卫生，避免因误吞动物毛发而导致毛发性胃结石。新生儿避免服用浓度过高的奶粉可有效预防胃乳石的形成。

（编者　张舒静）

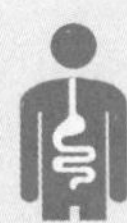

第三章

小肠、结肠疾病

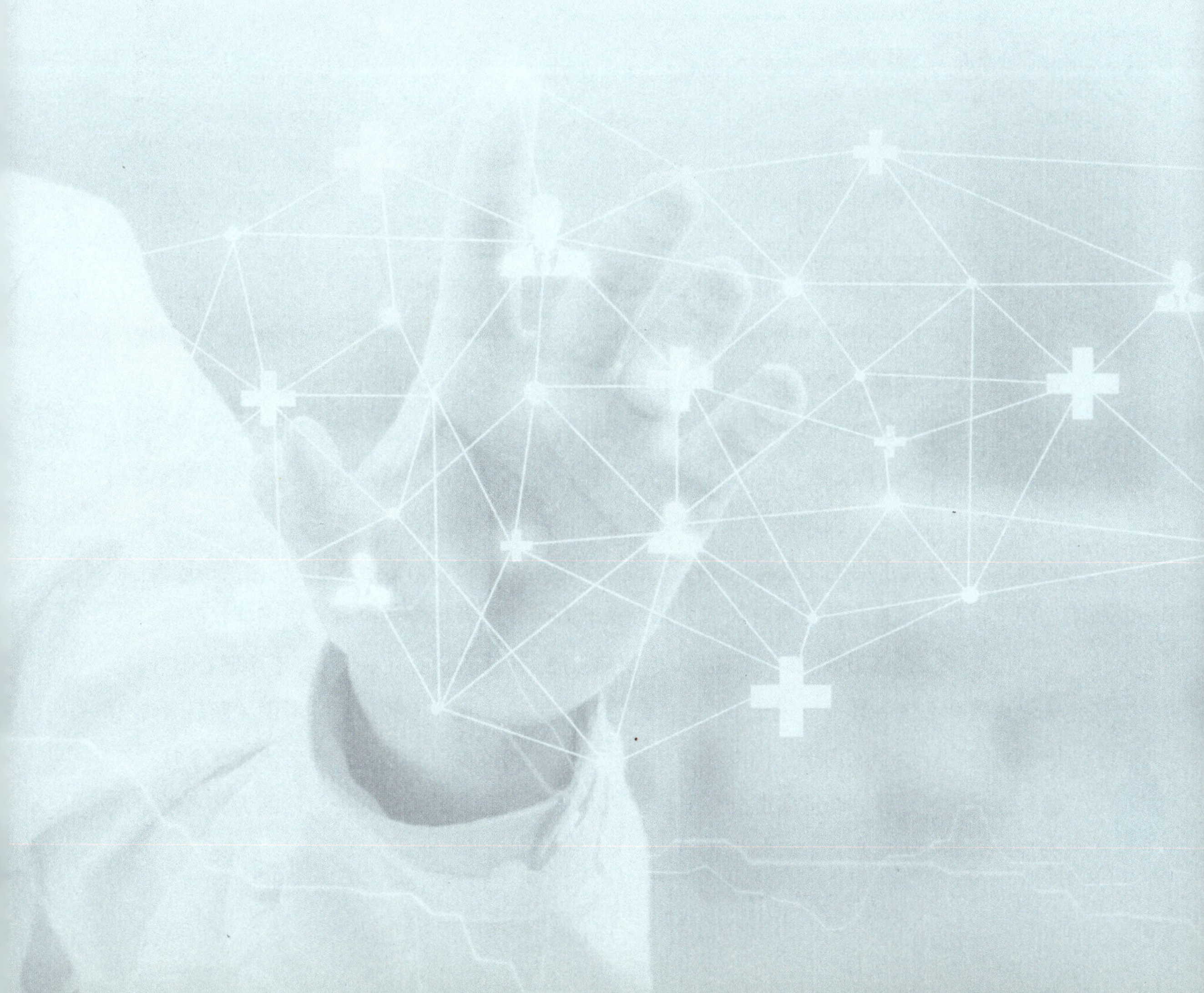

第一节　肠易激综合征（案例 16）

核心提示

❖掌握肠易激综合征的诊断方法。

❖掌握肠易激综合征的鉴别诊断方法。

❖掌握肠易激综合征的治疗方法。

一、病历资料

1. 病史

薛 × ×，男，36 岁，主因“间断腹部不适伴腹泻 2 年余”入院。

患者 2021 年 10 月无明显诱因出现腹泻，3~4 次 / 天，为稀便，不伴便血，伴上腹部不适，便后缓解，2 个月体重减轻 10kg，遂就诊于当地中医诊所。中药汤剂治疗（具体不详）半年后症状未见明显缓解，其间患者控制饮食，伴心情焦虑。2023 年 3 月患者就诊于山西省 × 中医院，检查 C13 呼气试验（+），给予中药汤剂和抗幽门螺杆菌感染治疗，2 周后停药，腹泻症状改善不佳。2023 年 8 月患者就诊于我科，完善结肠镜检查提示：（结肠）增生性息肉。遂行结肠息肉钳除术，针对腹泻给予酪酸梭菌活菌胶囊、痛泻宁颗粒、马来酸曲美布汀胶囊、米曲菌胰酶片。患者治疗 3 个月，腹泻症状好转，腹泻 1 次 / 天，仍伴黏液、排便窘迫感，伴便前腹痛，伴反酸烧心症状明显，不伴恶心呕吐、头晕头痛、心慌心悸等，遂于 2023 年 11 月再次就诊于我科。我科医生考虑“肠易激综合征可能”，给予痛泻宁、酪酸梭菌活菌胶囊、美沙拉嗪、黛力新。患者治疗 3 个月，腹泻症状明显好转。肠道菌群分析显示：三度失衡，菌群评分 39.6 分，诊断为肠易激综合征。为进一步诊治，患者入住我科。

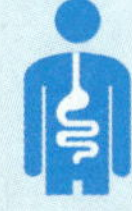

近 3 个月以来，患者精神、食欲、睡眠欠佳，体重无明显变化，大便如上，小便正常。患者既往体健；否认高血压、糖尿病、冠心病病史；否认肝炎、结核病史；否认外伤史、手术史及输血史；预防接种史不详；无药物及食物过敏史；父母、兄弟、姐妹、子女均健康。

2. 体格检查

体温 36.0℃，脉搏 70 次 / 分，呼吸 19 次 / 分，血压 120/80mmHg。中年男性，发育正常，营养中等，神志清，精神可，自主体位，查体合作；浅表淋巴结未触及明显肿大；腹部平坦，腹肌紧张，右下腹及脐周轻压痛、无反跳痛，肝、脾肋缘下未触及，Muphy 征阴性，移动性浊音肠鸣音正常；未闻及血管杂音。

3. 实验室及辅助检查

2023 年 8 月 18 日结肠镜检查：（结肠）增生性息肉。

2024 年 1 月 22 日肠道菌群分析：三度失衡，菌群评分 39.6 分，诊断为肠易激综合征。

4. 初步诊断

肠易激综合征、菌群失调。

二、诊治经过

患者入院后完善相关实验室检查：便常规 + 潜血阴性，粪便真菌涂片阴性，粪便培养阴性；血常规、C- 反应蛋白、血沉正常；肝肾功能、凝血组合、血糖、自身抗体、结核抗体、甲状腺功能、肿瘤标志物均正常。

腹部彩超、全腹 CT 平扫 + 增强、结肠镜检查、胶囊内镜检查均未见异常，除外了引起腹痛、腹泻常见的器质性疾病。

考虑到患者平素睡眠质量差，心情郁闷，症状在工作压力大时加重或复发，遂为患者行医院抑郁焦虑量表（正常值上限 7 分），显示焦虑评分（15 分），抑郁评分（16 分）。诊断考虑肠易激综合征（腹泻型），抑郁焦虑状态。

2023 年 8 月，患者就诊于我科，结肠镜检查提示：（结肠）增生性息肉。行结肠息肉钳除术后，针对腹泻给予酪酸梭菌活菌胶囊、痛泻宁颗粒、马来酸曲美布汀胶囊、米曲菌胰酶片。

患者治疗 3 个月后自觉大便次数明显减少，腹泻症状好转，腹泻 1 次 / 天，仍伴黏液便、排便窘迫感，伴便前腹痛，伴反酸烧心症状明显，不伴恶心呕吐、头晕头痛、心慌心悸等，遂于 2023 年 11 月再次就诊于我科，考虑“肠易激综合征可能”，给予痛泻宁、酪酸梭菌活菌胶囊、美沙拉嗪、黛力新。

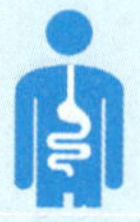

患者治疗 3 个月后，腹泻症状明显好转，行肠道菌群分析显示：三度失衡，菌群评分 39.6 分，诊断为“肠易激综合征、肠道菌群失调”。对于本案例患者的治疗遵循个体化治疗的原则，采取综合性的治疗措施，包括建立良好的医患关系、饮食治疗、药物治疗、心理治疗等。同时患者肠道菌群多样性偏低，肠道菌群配型成功后，予以口服胶囊粪菌移植方案，患者可耐受，连续 3 天进行粪菌移植治疗。经过粪菌移植后，患者大便次数明显减少，经过综合的个体化治疗后，患者症状明显缓解，好转出院。

三、案例分析

1. 病史特点

（1）中年男性，以“间断腹部不适伴腹泻 2 年余”为主诉。

（2）主要表现为下腹部不适、腹泻、稀便。

（3）体格检查：腹部平坦，腹肌紧张，右下腹及脐周轻压痛，无反跳痛。

（4）实验室检查和辅助检查：（结肠）增生性息肉。肠道菌群分析显示：三度失衡，菌群评分 39.6 分，诊断为“肠易激综合征、肠道菌群失调”。

2. 诊断和诊断依据

患者系中年男性，起病缓慢，病程长达 2 年；主要表现为反复腹痛、腹部不适、不规则排便，排稀便后腹痛可完全缓解，伴疲乏无力，心情低落，睡眠质量差，担心患肠道肿瘤；症状反复，多方诊治，影响生活和工作；相关化验及辅助检查未发现器质性病变。结合临床，诊断为肠易激综合征。

3. 鉴别诊断

（1）感染性腹泻。患者经常有不洁饮食史后出现腹泻，为黄色稀水样便，偶有黏液及血便可能，伴脐周疼痛，排便后腹痛症状缓解，部分伴有发热，使用头孢克洛及甲硝唑等抗生素及微生态制剂治疗，症状一度缓解，腹泻停止。但以后腹胀加重，发热，再次出现腹泻，不除外难辨梭状芽孢杆菌感染引起腹泻，可行粪便细菌培养及毒素 A、毒素 B 的检测以明确诊断。结肠镜检查对确诊有帮助。结合本案例患者无明显胃肠道感染发生的情况，可排除此病。

（2）溃疡性结肠炎。为一种非特异性肠道炎症性疾病，好发于直肠及结肠，病变累及大肠黏膜及黏膜下层。消化系统主要表现为腹痛（疼痛便意便后缓解）、腹泻、黏液脓血便。肠外表现为外周关节疼痛、结节性红斑、坏疽性脓皮病、巩膜外层炎、前葡萄膜炎、口腔复发性溃疡等。结合本案例患者可除外此病。

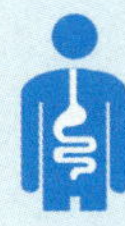

（3）肠结核。是由结核分枝杆菌引起的肠道慢性特异性感染。多数是由人型结核

杆菌感染少数是由牛型结核杆菌感染引起，可有腹泻、腹痛、右下腹包块、原因不明的肠梗阻，伴有发热、盗汗等结核中毒症状。结合本案例患者的临床症状，不支持肠结核诊断。

（4）功能性腹泻。是一种不伴腹痛或腹部不适的、持续性或反复性发作的、排松散便或水样便的功能性肠病。功能性腹泻的诊断是基于症状学的诊断标准。2016 年，罗马Ⅳ标准修正了功能性腹泻的诊断标准：①半年以上且近 3 个月来持续存在反复腹泻的情况；② 25% 以上的排便为松散粪或水样粪，不伴有明显的腹痛或腹胀不适。结合本案例患者每次腹泻前有明显腹痛的情况，故不考虑功能性腹泻。

（5）甲亢相关的腹泻。患者属于体内甲状腺激素合成或分泌增多导致的一系列临床综合征，消化系统主要表现为多食易饥，大便次数增多，体重减轻。胃肠镜检查均无异常发现。结合本案例患者，甲亢相关的腹泻无诊断依据。

四、处理方案及基本原则

肠易激综合征的治疗目标是改善症状、提高生活质量，应采取包括饮食和生活方式调整、常规药物治疗、认知和行为学指导、神经递质调节药物治疗、中医药、粪菌移植等在内的个体化综合治疗策略。

1. 饮食和生活方式调整

肠易激综合征疾病管理流程应从调整饮食和生活方式开始，避免诱发或加重症状的因素。

2. 常规药物治疗

常规药物包括解痉剂、止泻剂、肠道不吸收的抗生素、渗透性泻剂、促分泌剂及益生菌。对于存在腹痛症状的肠易激综合征患者，可以选择肠道平滑肌解痉剂如匹维溴铵、奥替溴铵、阿尔维林、曲美布汀进行治疗。止泻剂中，应用洛哌丁胺治疗腹泻型肠易激综合征（IBS-D），可降低患者排便频率，增加粪便硬度，减轻排便失禁症状。应用双八面体蒙脱石治疗 IBS-D，可减少患者水样泻和黏液便的排便次数，降低排便不尽感频率，且可改善腹痛症状，但研究样本例数较少。肠道不吸收的抗生素可改善非便秘型肠易激综合征（IBS-C）患者的总体症状及腹胀、腹泻症状，其中包含药物主要为利福昔明，但小肠细菌过度生长阳性是否可作为利福昔明治疗肠易激综合征的指征仍有待进一步证实，且重复使用利福昔明是否会引发耐药尚不明确。新霉素及诺氟沙星治疗肠易激综合征症状亦有疗效，但证据样本量较小。渗透性泻剂中，聚乙二醇可显著改善 IBS-C 患者排便频率、粪便硬度等便秘症状，但对腹痛、腹胀无效。乳果糖因可能加重 IBS-C 患者

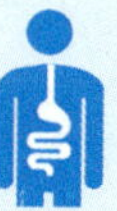

的腹痛、腹胀症状而很少被推荐。容积性泻剂（聚卡波非钙）可改善 IBS–C 患者便秘及总体症状。促分泌剂（包括鸟苷酸环化酶 - C 激动剂和选择性氯离子通道激动剂）可改善 IBS–C 便秘症状，其中鸟苷酸环化酶 –C 激动剂（利那洛肽及鲁比前列酮）同时对腹痛的治疗效果明显。益生菌对改善肠易激综合征患者腹胀、腹痛、腹泻、便秘及总体症状有一定疗效，但证据等级为低等质量。

3. 心理认知和行为学指导

仅靠常规药物治疗来改善肠易激综合征症状很难达到令人满意的程度，尤其对于心理及躯体共病的肠易激综合征患者，还需重视及借助心理认知及精神药物的力量，以达到更佳的治疗效果。肠易激综合征患者常存在认知偏差和异常行为模式，如有挫败感、孤立感、对医疗现状不满意，以及抑郁、焦虑等心理问题。因此，对于以下患者应考虑尽早实施心理干预（仅限于有资质的医疗机构实施）：①社会支持不足、历史上有创伤性事件或人际关系失调的肠易激综合征患者；②精神疾病共病患者；③常规药物疗效不理想的患者；④对 12 个月后药物治疗无效并发展为难治性肠易激综合征的患者。

4. 神经递质调节药物治疗

肠易激综合征患者常存在的心理症状与肠道功能紊乱共病是导致患者生活质量降低及肠道负担加重的重要原因。神经递质调节药物可用于肠易激综合征患者的治疗，并对神经递质调节药物的适应证进行了更新：①肠易激综合征合并存在精神心理障碍的临床表现（包括抑郁、焦虑和躯体化症状等）时，仅使用常规药物治疗时常效果欠佳，尽管此类患者以胃肠道症状为主，但是精神类药物对精神心理障碍表现和肠易激综合征症状可能均有帮助；②对于消化专科常规药物疗效不理想的难治性肠易激综合征，患者躯体症状与精神症状之间的界限非常模糊，患者治疗过程尝试使用神经递质调节药物可能会有获益。三环类抗抑郁药（TCA）因可延长口盲肠运输时间被推荐用于治疗 IBS–D；而选择性 5 - 羟色胺再摄取抑制剂（SSRI）因可缩短口盲肠运输时间被推荐用于治疗 IBS–C。结果表明，当肠易激综合征患者合并抑郁或焦虑，或表现为中 – 重度腹痛及腹部不适，或为难治性肠易激综合征时，可使用抗抑郁药物，且治疗疗程≥ 3 个月时对肠易激综合征有效。

5. 中医药治疗

中医药具有辨病辨证相结合、整体调护的优点。痛泻要方及痛泻宁颗粒可改善 IBS–D 患者的总体症状和腹痛症状，降低排便频率，减轻排便窘迫感和排便不尽感。《肠易激综合征中医诊疗专家共识意见（2022）》推荐使用中医药治疗肠易激综合征：

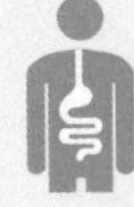

针灸疗法：泄泻取足三里、天枢、三阴交，实证用泻法，虚证用补法；脾虚湿盛

加脾俞、章门；脾肾阳虚加肾俞、命门、关元，也可用灸法；脘痞纳呆加公孙；肝郁加肝俞、行间。便秘取背俞穴和腹部募穴及下合穴为主，一般取大肠俞、天枢、支沟、丰隆，实证宜泻，虚证宜补，寒证加灸，肠燥加合谷、曲池；气滞加中脘、行间，用泻法；阳虚加灸神阙。

贴敷疗法：虚性体质以神阙穴为主贴敷当归、升麻、党参等，实性体质以神阙穴为主贴敷大黄、黄芪、牡丹皮等，每天 1 次，每次 2~4 小时，7 天为 1 个疗程。

辨证分型及经方治疗、中成药治疗（如表 3-1-1、表 3-1-2 所示）。

表 3-1-1 肠易激综合征辨证分型及经方治疗

分型	中医证型	中药方剂名称	组成
IBS-D	肝郁脾虚证	痛泻要方（《丹溪心法》）	白术、白芍、防风、陈皮
	脾虚湿盛证	参苓白术散（《太平惠民和剂局方》）	莲子肉、薏苡仁、砂仁、桔梗、白扁豆、茯苓、人参、甘草、白术、山药
	脾肾阳虚证	附子理中汤（《太平惠民和剂局方》）合四神丸（《内科摘要》）	附子、人参、干姜、甘草、白术、补骨脂、肉豆蔻、吴茱萸、五味子
	脾胃湿热证	葛根黄芩黄连汤（《伤寒论》）	葛根、甘草、黄芩、黄连
	寒热错杂证	乌梅丸（《伤寒论》）	乌梅、细辛、干姜、黄连、附子、当归、黄柏、桂枝、人参、花椒
IBS-C	肝郁气滞证	四磨汤（《症因脉治》）	枳壳、槟榔、沉香、乌药
	胃肠积热证	麻子仁丸（《伤寒论》）	火麻仁、白芍、枳实、大黄、厚朴、杏仁
	阴虚肠燥证	增液汤（《温病条辨》）	玄参、麦冬、生地黄
	脾肾阳虚证	济川煎（《景岳全书》）	当归、牛膝、肉苁蓉、泽泻、升麻、枳壳
	脾肾阳虚证	黄芪汤（《金匮翼》）	黄芪、陈皮、白蜜、火麻仁

表 3-1-2　中成药治疗

名称	适应证
参苓白术颗粒（丸）	健脾、益气，用于体倦乏力，食少便溏
补中益气颗粒（丸）	补中益气、升阳举陷，用于脾胃虚弱、中气下陷所致的泄泻
肉蔻四神丸	温中散寒、补脾止泻，用于大便失调，黎明泄泻，肠泻腹痛，不思饮食，面黄体瘦，腰酸腿软
附子理中丸	温中健脾，用于脾胃虚寒所致脘腹冷痛、呕吐泄泻、手足不温
补脾益肠丸	补中益气、健脾和胃、涩肠止泻，用于脾虚泄泻
人参健脾丸	健脾益气、和胃止泻，用于脾胃虚弱所致腹痛便便、不思饮食、体弱倦怠
参倍固肠胶囊	固肠止泻、健脾温肾，用于脾肾阳虚所致的慢性腹泻、腹痛、肢体倦怠、神疲懒言、形寒肢寒、食少、腰膝酸软；肠易激综合征（腹泻型）见上述证候
固本益肠片	健脾温肾、涩肠止泻，用于脾虚或脾肾阳虚所致慢性泄泻

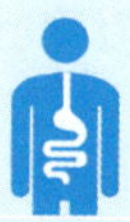

续表

名称	适应证
枫蓼肠胃康颗粒	清热除湿化滞，用于伤食泄泻型及湿热泄泻型
痛泻宁颗粒	柔肝缓急、疏肝行气、理脾运湿，用于肝气犯脾所致腹痛、腹泻、腹胀、腹部不适等症；肠易激综合征（腹泻型）见上述证候
固肠止泻丸	调和肝脾、涩肠止痛，用于肝脾不和所致泻痢腹痛
麻仁软胶囊	润肠通便，用于肠燥便秘
麻仁润肠丸	润肠通便，用于肠胃积热所致胸腹胀满、大便秘结
清肠通便胶囊	清热通便、行气止痛，用于热结气滞所致大便秘结
滋阴润肠口服液	养阴清热、润肠通便，用于阴虚内热所致大便干结、排便不畅、口干舌燥、舌红少津等
芪蓉润肠口服液	益气养阴、健脾滋肾、润肠通便，用于气阴两虚，脾肾不足，大肠失于濡润而致的虚证便秘

6. 粪菌移植

人体肠道是一个庞大而复杂的以专性厌氧菌为主的微生态系统。肠道菌群根据定植部位的不同可进一步分为肠腔菌群和黏膜菌群两类，肠腔菌群占主要部分，参与对肠道食物的分解消化过程。黏膜菌群则形成肠黏膜屏障，调节肠道免疫状态。在健康状况良好的情况下，机体与正常菌群之间保持着生态平衡，各微生物之间维持着稳定的比例，并作为机体的屏障，抵抗外来致病微生物的入侵。一旦这种平衡受到破坏，机体就会容易发生变化而导致肠道疾病的出现。肠道菌群失衡可以引起肠道黏膜屏障损伤、肠黏膜免疫机制紊乱、肠道代谢紊乱等问题促进肠易激综合征的发生发展。肠道菌群失调导致肠易激综合征发生发展的机制目前主要集中在肠道黏膜通透性、肠道黏膜免疫、肠道产气及影响脑－肠轴这几个方面。肠道菌群紊乱造成条件致病菌和致病菌失去控制而大量繁殖，产生大量内毒素和外毒素，侵袭和破坏肠黏膜，致病性大肠埃希菌的上升使肠上皮细胞紧密连接蛋白 ZO － 2 的表达受到抑制，此外，肠道细菌的过度繁殖，使肠腔内的结合胆汁酸大量分解为游离胆汁酸，游离胆汁酸可刺激肠道分泌过多水分，同时对肠黏膜有一定的毒性作用，常导致 IL － 8 等炎性细胞因子的释放从而造成黏膜炎症反应，破坏黏膜屏障并增加黏膜通透性；肠道黏膜通透性增高，导致肥大细胞浸润而出现肠易激综合征症状。肠易激综合征患者的常见症状是腹痛、腹胀或腹部不适。有研究发现，肠易激综合征患者的腹胀发生率高达 83%。正常饮食中含有大量碳水化合物，细菌发酵这些物质能产生甲烷、二氧化碳、氢气等气体，菌群紊乱时产生过多的气体，这些气体潴留在肠道内，引起腹胀和腹部不适。

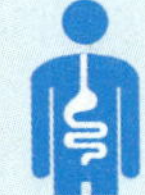

7. 针对本案例患者的相关诊治

（1）饮食和生活方式调整：调整饮食和生活方式，避免诱发或加重症状的因素

（2）常规药物治疗：酪酸梭菌活菌胶囊、痛泻宁颗粒、马来酸曲美布汀胶囊、米曲菌胰酶片、黛力新等对症治疗。

（3）心理认知和行为学指导：缺乏可解释症状的形态学改变和生化异常。本案例患者有疲乏无力，心情低落，担心患肠道肿瘤，夜间睡眠质量差，多梦易醒，多次请病假影响职务升迁。症状反复发作，影响工作效率、生活质量、就餐聚会和社交活动。抑郁焦虑量表（正常值上限 7 分），显示焦虑评分（15 分），抑郁评分（16 分），说明本案例患者合并有精神心理异常。

（4）中医药治疗：辨证治疗。

（5）粪菌移植：对于腹泻型肠易激综合征患者采用粪便菌群移植治疗，能有效缓解患者腹部疼痛，改善其腹泻现象，且在随访治疗 3 个月后，无不良反应，疗效稳定，获得满意治疗效果。

五、要点与讨论

1. 背景

肠易激综合征是典型的消化系统心身疾病之一。心身疾病是与心理、社会、环境因素有密切关系的躯体疾病，肠易激综合征是一种以腹痛或腹部不适伴排便习惯改变为特征而无器质性病变的常见功能性肠病。我国普通人群肠易激综合征总体患病率为 1.4%~11.5%，女性略高于男性，中青年（18~59 岁）更为常见，老年人（≥ 60 岁）中有所下降。肠易激综合征患病率与教育水平、工作状态、婚姻状况、收入水平无显著相关性。仅 25% 的肠易激综合征患者到医院就诊，但有增高趋势。临床上，根据排便特点和粪便的性状可将肠易激综合征分为腹泻型肠易激综合征、便秘型肠易激综合征、混合型肠易激综合征（IBS–M）和未定型肠易激综合征（IBS–U）4 种亚型。饮食因素可诱发或加重肠易激综合征症状，且与亚型无关。肠道感染是中国人群患肠易激综合征的重要危险因素，约 10% 的肠道感染会发展为肠易激综合征，有肠道感染史患者的肠易激综合征发病率是无肠道感染史患者的 5 倍。肠易激综合征严重影响患者的工作、学习、生活和心理健康，降低患者的生活质量。频繁到医院就诊的肠易激综合征患者大多是由于长时间腹痛及肠道外症状，且多有心理障碍，如伴有焦虑、抑郁、神经质、受虐史，以及缺乏社会支持。有研究表明，患者的生活质量与合并精神心理状态明显相关，且合并精神心理异常越明显，生活质量受影响的维度越广。

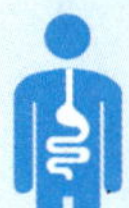

2. 临床特征

肠易激综合征起病隐匿，症状反复发作或慢性迁延，病程可长达数年至数十年，但全身健康状况却不受影响。精神、饮食等因素常诱使症状复发或加重。最主要的临床表现是腹痛或腹部不适，排便习惯和粪便性状的改变。几乎所有肠易激综合征患者都有不同程度的腹痛或腹部不适，部位不定，以下腹和左下腹多见，排便或排气后缓解。极少有睡眠中痛醒者。腹泻型肠易激综合征常排便较急，粪便呈糊状或稀水样，一般每天3~5次左右，少数严重发作期可达十余次，可带有黏液，但无脓血。部分患者腹泻与便秘交替发生。便秘型肠易激综合征常有排便困难，粪便干结、量少，呈羊粪状或细杆状，表面可附黏液。常伴腹胀、排便不尽感，部分患者同时有消化不良症状和失眠、焦虑、抑郁、头昏、头痛等精神症状。一般无明显体征，可在相应部位有轻压痛，部分患者可触及腊肠样肠管，直肠指检可感到肛门痉挛、张力较高，可有触痛。

3. 诊断性评估

患者主要表现为反复腹痛、腹部不适、腹泻2年，每2天排黄色稀水样或不成形便，排稀便后腹痛可完全缓解，相关化验及检查未发现器质性病变。症状符合罗马Ⅳ肠易激综合征的诊断标准：患者腹痛在排便后减轻，不成形稀便≥1天/周，症状持续≥6个月。患者大便模式的特点是每周2~7天排黄色稀水样或不成形便，无硬质大便，符合罗马Ⅳ标准中肠易激综合征腹泻型诊断标准里的临床表现。伴随的症状可能会影响患者的工作效率、生活质量、社交活动，其影响程度可能会达到“中度”。社会心理学表现为抑郁焦虑状态，主要是由于患者存在工作压力大、升职难度大等多种应激源有关的临床焦虑和抑郁困扰。生理特征和生物学标志：不详。

4. 本案例患者的诊断依据

本案例患者主要表现（反复腹痛、腹部不适、不规则排便2年，每2天排黄色稀水样或不成形便，排稀便后腹痛可完全缓解）与相关化验及检查相符，未发现器质性病变，症状符合罗马Ⅳ肠易激综合征的诊断标准。

罗马Ⅳ肠易激综合征的诊断标准：

病程半年以上且近3个月来持续存在腹部不适或腹痛，并伴有下列特点中的至少2项：①症状在排便后改善；②症状发生伴随排便次数改变；③症状发生伴随粪便性状改变。

以下症状不是诊断所必备，但属常见症状，这些症状越多越支持肠易激综合征的诊断：①频率异常（每天排便>3次或每周<3次）；②粪便性状异常（块状/硬便或稀水样便）；③便排出过程异常（费力、急迫感、排便不尽感）；④黏液便；⑤胀气或腹部膨胀感。

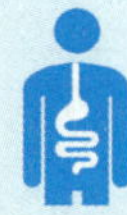

5. 预后

肠易激综合征除躯体症状外，还有精神心理因素及患者生活质量方面的问题。肠易激综合征呈良性发展过程，症状可反复或间歇发作，影响生活质量，但一般不会严重影响全身情况。

六、思考题

1. 肠易激综合征的诊断要点有哪些？

2. 肠易激综合征常用的治疗方案有哪几种？

3. 肠易激综合征如何鉴别诊断？

七、科普小常识

1. 哪些人容易得肠易激综合征？

肠易激综合征患者人数虽然不少，可是只有不到1/5的患者会到医院看病。

哪些人容易得肠易激综合征：①有心理障碍的人，肠易激综合征患者中，大约有一半是有心理障碍的人；②家族中有人得过肠易激综合征的人，一个大家庭中，祖祖辈辈都有肠易激综合征的患者，这个情况比较多见，出现父母得此病，儿女也得此病的现象；③对某些食物不耐受的人，有些人进食谷物、牛奶、咖啡、辣椒、某些水果、酒类等就会发病；④精神、情绪不好的人，工作紧张，生活压力大，受到失业、亲人去世、人际关系紧张、离异、家庭纠纷等事件的刺激可以触发本病；⑤生活不规律的人，经常熬夜、吃饭不规律的人。

2. 肠易激综合征患者日常如何护理？

（1）日常护理：鼓励患者增加体育锻炼，如每天步行20分钟，可增强体质；养成定时排便、排便不久蹲、规律作息等习惯；腹泻患者应注意肛周护理，避免肛门受刺激发炎；遵医嘱用药，不可自行停药或增减药量，了解药物的用量、不良反应。

（2）心理护理：肠易激综合征患者可能会因腹痛、腹泻或便秘症状影响日常生活，从而出现烦躁、焦虑等负面情绪。家属应充分体谅患者，多与患者交流，通过交流缓解患者的焦虑情绪，避免诱发精神疾病。

（3）特殊注意事项：肠易激综合征患者应警惕精神疾病的出现，提示精神疾病的表现包括持续低落的情绪和（或）减少享受愉快的活动；多发和肠外躯体症状；与压力有关的胃肠道症状；精神疾病的家族史；自杀意念或此类行为的病史。

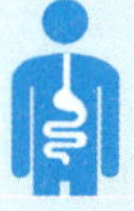

3. 如何预防肠易激综合征？

肠易激综合征作为胃肠道功能性疾病，病因及机制尚未完全明确，暂无明确的疾病预防措施。肠易激综合征多在思想负担沉重、情绪紧张、焦急、愤怒、抑郁等情况下发病，因此，可从调理情绪方面进行预防。避免精神刺激、解除紧张情绪、保持乐观态度是预防肠易激综合征的关键。

（编者　郭艳娥）

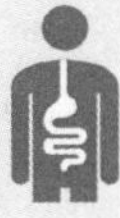

第二节　功能性便秘（案例 17）

核心提示

❖掌握功能性便秘的一般诊治流程。

❖掌握功能性便秘在一般药物治疗效果欠佳时下一步的诊治措施。

❖认清功能性便秘的报警症状。

一、病历资料

1. 病史

梁 ××，男，60 岁，主因“间断排便费力 3 年，加重 3 个月”入院。

患者于 2020 年无明显诱因出现排便费力感，1 次 / 天，量少，尚不影响生活，之后症状逐渐加重，自行口服“芦荟胶囊”可缓解，无腹痛、腹胀、乏力等不适，无恶心、呕吐等不适，未重视，未就诊。3 个月前患者排便费力，大便干结加重，自行口服中药有所改善，停用中药后再次加重。为进一步诊治，患者入住我科。

患者 2010 年 9 月出现脑梗，目前仍有右手自觉无力，曾口服阿司匹林治疗，目前已停药。患者否认冠心病病史，否认肝炎、结核病史；否认手术、外伤病史，否认输血史；否认食物、药物过敏史。父母体健；已婚，已育；无烟酒嗜好。

2. 体格检查

体温 36.3℃，脉搏 85 次 / 分，呼吸 20 次 / 分，血压 116/72mmHg，身高 171cm，体重 68kg。一般情况可，双肺未闻及干、湿啰音；心率 75 次 / 分，心律齐，心脏各瓣膜听诊区未闻及病理性杂音；腹软，全腹部无压痛、反跳痛，肝、脾肋缘下未触及，移动性浊音阴性，肠鸣音正常；双下肢无水肿；足背动脉搏动未见减弱。

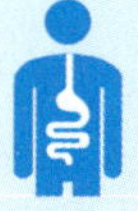

3. 实验室检查和辅助检查

2023年6月15日，粪菌分析：二度失衡。菌群多样性正常，有益菌偏低，中性菌偏高，致病菌偏高，营养合成代谢异常，疾病相关菌异常。

4. 初步诊断

功能性便秘、陈旧性脑梗死。

二、诊治经过

患者主因“间断便秘3年，加重3个月”，考虑功能性便秘可能，但需要与结肠恶性肿瘤、出口梗阻型便秘相鉴别。

1. 结肠镜检查

结肠镜检查：结肠黑变病（如图3-2-1所示）。

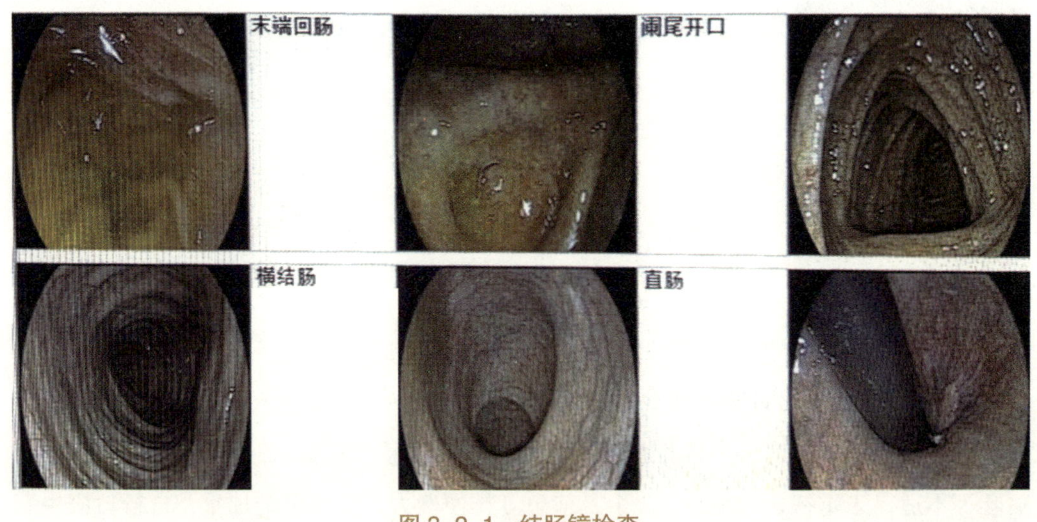

图3-2-1 结肠镜检查

2. 结肠传输试验检查

口服含有24粒标志物的胶囊1粒，48小时跟踪拍片观察，左半结肠5粒，右半结肠0粒，直乙部13粒，48小时标志物排出6粒；72小时跟踪观察，左半结肠1粒，右半结肠0粒，直乙部10粒，标志物于72小时排出13粒，排出率为54%。（如图3-2-2、图3-2-3所示）

检查结论：结肠传输功能减慢，以直乙结肠缓慢为主，考虑慢传输型便秘。

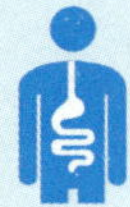

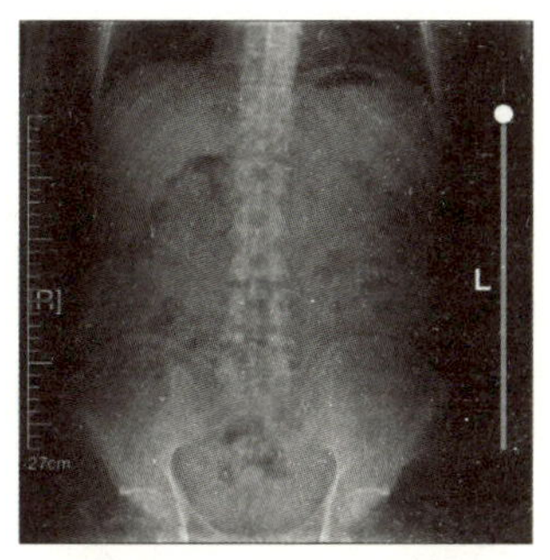

图 3-2-2　48 小时摄片

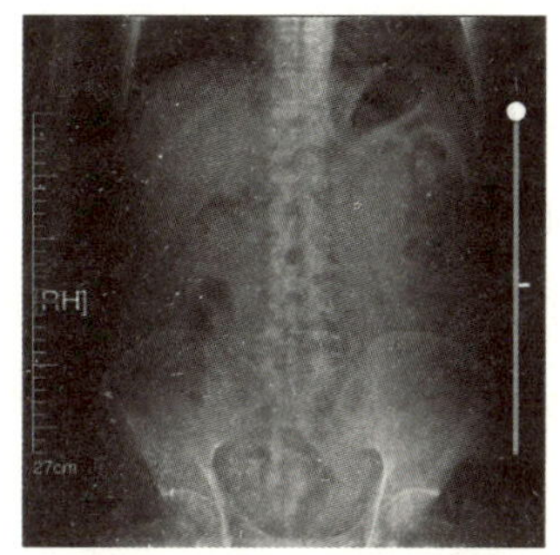

图 3-2-3　72 小时摄片

具体治疗见本节相关内容。

三、案例分析

1. 病史特点

（1）患者为老年男性，以“间断排便费力 3 年，加重 3 个月”为主诉。

（2）患者否认器质性疾病、糖尿病等多种导致便秘的疾病。

（3）体格检查无特殊情况，肠鸣音正常。

（4）实验室检查和辅助检查：结肠传输试验提示，结肠传输功能减慢，肠镜可见结肠黑变病。

2. 诊断和诊断依据

（1）诊断：功能性便秘、陈旧性脑梗死。

（2）诊断依据（功能性便秘）：

1）费力。

2）大便硬结。

3）排便不尽感。

4）肛门直肠堵塞感。

5）需要手法辅助排便。

6）每周自发排便少于 3 次。

符合以上 2 项或 2 项以上，症状出现至少 6 个月，且近 3 个月症状符合以上标准。

3. 鉴别诊断

（1）阿片类药物诱导的便秘：阿片类药物诱导的便秘（OIC）是使用阿片类药物的常见副作用，即使伴随使用泻药，症状改善仍然不明显，可通过中止阿片类药物后症状改善或应用纳洛酮有效来鉴别。

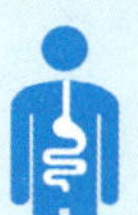

（2）肠易激综合征便秘型：目前缺乏能鉴别功能性便秘和肠易激综合征的客观生物学标志物。根据 Rome Ⅳ标准，功能性肠病是一系列疾病，在临床上有很大的重叠性，没有清楚或明确的边界来区分它们，而腹胀和腹痛常见于便秘患者。只有腹痛是便秘患者的主要症状才考虑肠易激综合征，如腹痛只是次要的伴随症状则不考虑肠易激综合征。

4. 病情评估

功能性便秘的程度可分为轻、中、重度。

轻度便秘不影响日常生活，通过整体调整、短时间用药即可恢复；重度便秘指便秘症状重且持续，严重影响工作、生活，需用药物治疗，不能停药或药物治疗无效；中度则介于轻度和重度之间。

经过病情评估，本案例属于重度。

四、处理方案及基本原则

1. 一般治疗

功能性便秘系持续性排便困难、排便次数减少或貌似未能完全排空大便，并且缺乏原发性解剖原因或生化病因的证据，是一种非器质性的便秘，存在多种病因、多种诊断方法、多种治疗手段，包括从简单的生活方式改变到复杂的药物治疗和手术干预。

（1）生活方式改变：合理膳食、多饮水、运动、建立良好的排便习惯。

1）膳食：增加纤维素（25~30g/d）和水分（1.5~2.0L/d）的摄入。

2）适量运动：对久病卧床、运动少的老年患者更有意义。

3）排便习惯：结肠活动以晨醒和餐后最为活跃，建议患者在晨起或餐后 2 小时内尝试排便，排便时集中注意力，减少外界因素的干扰；每次大便时间不宜过长（每次小于 10 分钟）。

（2）认知治疗：慢性便秘的危险因素，包括高龄、女性、经济状况、文化程度、生活方式、饮食习惯、精神心理因素等。加强患者的自身认知，对慢性便秘的治疗有重要帮助。有人对难治性便秘患者进行认知治疗后发现，71% 患者的主观症状得以改善，特殊心理评分也显示出显著改善的结果。

2. 药物治疗

各种便秘若经过 4~8 周基础治疗无效时，可酌情选用相应药物治疗。可根据病情轻重及便秘类型选择药物。轻、中度便秘患者，可选用容积性或渗透性泻药，必要时联合使用；重度便秘患者经容积性和渗透性药物治疗无效时，可联合选用促动力药或促分泌药；慢传输型便秘表现为大便次数减少、缺乏便意，可选用容积性、渗透性、促动力泻

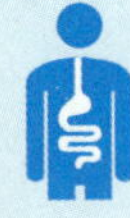

药，必要时可联合用药；排便障碍型便秘主要表现为排便费力、粪便干结、排便不尽感，生物反馈是此型主要措施，也可适当使用渗透性、容积性泻药；便秘型肠易激综合征应注重心理治疗，可选用渗透性泻药。

（1）容积性泻药：容积性泻药尤其是可溶性纤维，可有效治疗慢性便秘。通常被推荐为慢性便秘患者的一线治疗选择。研究显示，可溶性纤维可改善整体症状、大便费力、排便疼痛和粪便硬度，增加每周平均排便的次数，减少两次排便之间的天数。容积性泻药，结合水分，阻止消化道对水的吸收，导致小肠内水分增加和结肠的容量增加。这些作用既可以解释容积性泻药的积极作用，也可以解释潜在的副作用。

1）硫酸镁：口服液，口服。用于导泻，成人剂量为每次 5~20g。

本品可直接扩张血管平滑肌和松弛胆总管括约肌，发挥降压和利胆作用；此外，还有导泻、抑制中枢神经系统及阻断神经肌肉接头传递的作用。心脏传导阻滞、严重肾功能不全和急腹症患者禁用本品。胃肠道溃疡、破损的患者使用，易造成大量吸收引起镁中毒，需慎用本品。

2）聚卡波非钙：片剂，口服。用于便秘，成人剂量为每次 1.0g，3 次 / 天。饭后用足量水送服，一般疗程不超过 2 周。

本品禁用于下列患者：急性腹部疾病（阑尾炎、肠出血、溃疡性结肠炎）的患者，手术后有可能发生肠梗阻的患者，高钙血症的患者（如肾结石患者），肾功能不全的患者（轻度肾功能不全和透析中的患者除外）。

下列患者应该慎重使用本品：服用活性维生素 D 的患者、应用强心苷的患者、容易患高钙血症者（有可能发生高钙血症）、被诊断胃酸缺乏和有胃部切除既往史的患者（有可能难以充分发挥药效）、透析中和轻度肾功能不全的患者（有可能加重肾脏组织钙化），可能增加地高辛等强心苷的作用，导致心律不齐。

本品与四环素类、喹诺酮类抗生素合用易形成螯合物，降低疗效。质子泵抑制剂、抗组胺受体拮抗剂、制酸剂可降低本品疗效。

常见不良反应：呕吐、嗳气、口渴、便秘；皮疹、瘙痒；白细胞减少；肝肾功能异常等。

（3）盐类泻药：盐类泻药尤其是聚乙二醇（PEG）可有效治疗慢性便秘患者的便秘症状。聚乙二醇在功能性便秘患者中优于乳果糖，可带来更频繁的排便、更松散的大便和更少的腹痛。最常见的副作用是腹泻和腹痛。

常用药物为聚乙二醇 4000 散剂：粉剂，口服。用于便秘，成人剂量为 10~20g/d，将本品溶解在一杯水中服用。本品为渗透性缓泻剂。它在肠道内不被降解，不改变肠道

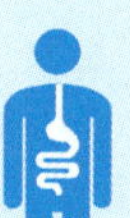

的 pH 值。注意事项：炎症性肠病、肠梗阻患者禁用；本品不宜长期使用；最常见的副作用是腹泻和腹痛。

（3）乳果糖：口服液，口服。用于便秘，成人剂量为 10~20g/d，可适当增减。儿童剂量酌减。乳果糖可有效治疗慢性便秘患者。本品在结肠内被细菌分解为乳酸和乙酸，抑制肠道细菌产氨，使肠腔已有的氨转变为铵离子；此外可刺激大肠的蠕动，软化大便。注意事项：耐受乳糖者禁用；有可能发生腹部绞痛和腹胀等副作用。

（4）刺激性泻药：

1）比沙可啶：比沙可啶肠溶片的常用口服剂量为每天 5~10mg，到达结肠后溶解，或通过栓剂给药，每天 10mg，以确保局部疗效。比沙可啶是一种二苯基甲烷衍生物，被肠道和细菌酶水解成去乙酰化的活性代谢物，诱导结肠广泛收缩蠕动并刺激肠道分泌，可有效治疗慢性便秘，且具有良好的耐受性，能改善与患者便秘相关的生活质量。

急腹症禁用，孕妇禁用；本品口服很少被吸收，直接作用于大肠，刺激其感觉神经末梢，引起直肠反射性蠕动增加而导致排便；肠溶片必须整片吞服，不得碾碎或溶解后服用；本品不应与抗酸剂同时服用。服药前后 2 小时不得服牛奶或抗酸药。使用阿片类止痛剂的患者不宜合用本品。

2）匹可硫酸钠：颗粒剂，口服。用于清肠。成人可将本品一袋倒入 150mL 的冷水中，搅拌 2~3 分钟使之溶解。1 袋 / 次，共 2 次。匹可硫酸钠可被结肠细菌水解成与比沙可啶相同的活性形式，具有与比沙可啶相似的作用方式，如增加结肠蠕动和肠液分泌。能有效治疗慢性便秘，可作为短期治疗药物。匹可硫酸钠可增加患者完全自主排便次数，且患者具有良好的耐受性，可改善患者的便秘状态和便秘相关的生活质量，其疗效与比沙可啶类似。不良反应：最常见的是腹痛和腹泻。

本品禁用于以下情况：充血性心力衰竭；胃潴留；消化性溃疡；中毒性结肠炎；中毒性巨结肠；肠梗阻；恶心、呕吐，进行急诊腹部手术如急性阑尾炎；已知或疑似胃肠道梗阻或穿孔；严重脱水；横纹肌溶解症；高镁血症；活动性炎症性肠病；肾功能严重损伤者；半乳糖不耐受、乳糖酶缺乏或葡萄糖 – 半乳糖吸收障碍等遗传问题的患者；四环素和喹诺酮类抗生素、铁剂、地高辛、氯丙嗪和青霉胺，应在服用匹可硫酸钠前至少 2 小时和之后不少于 6 小时服用；最常见的不良反应为腹痛和腹泻；直接服用未溶解的颗粒可能增加恶心、呕吐、脱水和电解质紊乱的风险。

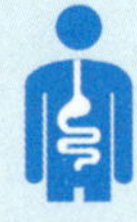

3）蒽醌类药物：蒽醌类药物主要包括番泻叶苷 A 和 B，以及药鼠李皮。番泻叶苷被肠道菌群转化为活性成分，它们不被吸收，也不会经母乳排泄。蒽醌类药物特别是番泻叶，对治疗功能性便秘有效。研究显示，番泻叶在增加大便次数或改善粪便黏稠度方面的功效，比容积性泻药或渗透性泻药效果更好，与氢氧化镁、匹可硫酸钠，甚至鲁比前列酮效果相似，在功能性便秘患者中通常耐受性良好。副作用：蒽醌类化合物与大肠黑变病的发生有关，大肠黑变病是含有脂褐素的巨噬细胞聚集导致的结肠黏膜褐色素沉着，可能与结肠癌变有关，但缺乏更多研究。

（5）促动力药和促分泌药：

1）5- 羟色胺 -4 受体激动剂：普鲁卡必利、西沙比利、莫沙必利。

普鲁卡必利具有促进整个肠道动力的作用，对治疗功能性便秘有效，包括对常规泻药无效的患者。普鲁卡必利具有高度的受体选择性，并且没有心脏方面的副作用。莫沙必利仅用于上消化道。为选择性 5- 羟色胺 -4 受体激动剂，选择性作用于上消化道，对结肠运动无影响；无延长 QT 间期作用。

以下情况禁用：肾功能障碍需要透析的患者；因为肠壁结构性或功能性异常引起的肠穿孔或梗阻、机械性肠梗阻、严重肠道炎性疾病，如克罗恩病、溃疡性结肠炎和中毒性巨结肠、巨直肠的患者；近期接受过肠部手术的患者；患有半乳糖不耐受、乳糖酶缺乏或葡萄糖 - 半乳糖吸收不良等罕见遗传性疾病的患者；不建议儿童及小于 18 岁的青少年使用；正在服用已知可引起心脏 QT 间期延长的药物治疗的患者应慎用普鲁卡因胺。常见不良反应：头痛、头晕、恶心、腹泻、消化不良、尿频、疲劳等。

2）鸟苷酸环化酶 C 受体激动剂：利那洛肽。

利那洛肽作为口服鸟苷酸环化酶 C 受体激动剂，可增加细胞内环磷酸鸟苷（cGMP）水平，从而增加进入肠腔的液体分泌，进而加速胃肠道蠕动，此外，由于它能减轻内脏高敏感，从而改善与 CC 相关的腹部症状，如腹胀或疼痛，它还被批准用于治疗。在 290μg/d 的剂量下，它能明显改善慢性便秘。副作用：利那洛肽最常见的副作用是腹泻，但由于其在肠腔局部发挥作用以及较低的生物利用度，故全身性不良反应的风险非常低。

已知或疑似有机械性胃肠道梗阻的患者禁用；6 岁以下儿童禁用。不建议在妊娠期间、哺乳期间使用。

3. 心理治疗

对于伴有明显抑郁、焦虑障碍和睡眠障碍的患者，需要进行精神、心理治疗，包括健康教育、心理治疗、认知行为治疗。严重者可予抗抑郁、焦虑药物治疗和（或）转至精神心理科接受专科治疗。尽量避免选用多靶点作用的抗抑郁、抗焦虑药物。

4. 调节肠道菌群

若以上治疗效果均欠佳，可给予益生菌制剂，如酪酸梭菌活菌胶囊、双歧杆菌三联活菌胶囊，必要时采取粪便菌群移植等治疗手段。目前尚无足够的证据推荐，将粪便菌

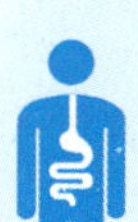

群移植用于功能性便秘的常规治疗。一些有限的证据表明，益生菌制剂对加速儿童和成人的肠道蠕动和改善大便频率有积极作用。然而，研究通常具有高度的异质性，最佳的菌种、菌株也不清楚。因此，没有足够的证据推荐某种特定的益生菌制剂菌株用于治疗功能性便秘，在其余药物效果欠佳的情况下，粪便菌群移植可作为补充治疗手段。

5. 针对本案例患者的相关诊治

（1）患者入院后进一步完善电子结肠镜检查及结肠传输试验以明确诊断，排除结直肠癌、炎症性肠病等器质性疾病。

（2）完善血常规、肝肾功能、甲状腺功能等检查。

（3）完善粪菌分析，提示肠道菌群失调，遂联合粪菌移植治疗。具体方法：将健康供体的肠道菌群通过智能肠菌系统制备为混悬液或胶囊，采用供－受配型技术选择最优的供体菌群，移植到患者肠道内，重建正常功能的肠道菌群以实现对肠道内及肠道外疾病的治疗。本案例患者采用胶囊移植方式，自中华菌库联盟提供供体受体配型，精准粪菌胶囊 30 粒 / 天，连续 3 天口服，调节肠道菌群，后长期口服利那洛肽，290μg/d，治疗功能性便秘。

6. 疾病的三级诊疗

我国大多数功能性便秘患者是在基层医疗机构接受诊治，根据病情严重程度进行分级诊断、分层治疗，既能正确诊断、合理有效治疗，又可减少不必要的检查、降低诊治费。

（1）一级诊治：适用于多数轻、中度慢性便秘患者。应详细了解病史（特别注意用药史）、体格检查，行肛门直肠指诊、粪常规检查，包括隐血试验。对年龄 >40 岁、有报警征象、对疾病过度担心者，可进行辅助检查以明确器质性疾病，并做相应处理否则可选择经验治疗。强调生活方式调整、认知治疗，慎用引起便秘的药物，根据患者便秘特点选用容积性泻药、渗透性泻药、促动力药，疗程为 2~4 周。若治疗无效，可考虑加大剂量或联合用药。

（2）二级诊治：主要对象是经验性治疗无效的患者。可酌情选择进行结肠传输试验、肛门直肠测压和（或）球囊逼出试验，并初步评估心理状况，确定便秘类型后进一步选择治疗方案。混合型便秘患者先进行生物反馈治疗，无效时加用药物。

（3）三级诊治：主要对象是对二级诊治无效的患者。应对患者进行重新评估，注意患者是否已经改变不合理的生活方式和排便习惯，有无特殊原因引起的便秘，尤其是和便秘密切相关的结肠、肛门直肠形态异常，注意患者的依从性、治疗是否规范、有无精神心理障碍等。这些患者多是经过多种治疗而疗效不满意的难治性便秘患者，需要进一步做结肠和肛门直肠形态学、功能学检查，必要时需多学科（包括心理科）会诊，以

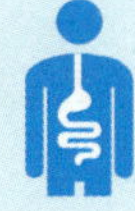

确定合理的个体化综合治疗方案。对于仍无效的患者，需评估手术风险和患者的获益，严格掌握适应证，慎重选择手术治疗。

7. 基层转诊建议

（1）及时转诊：①便秘程度属于重度；②有报警征象（便血、粪便隐血试验阳性、贫血、消瘦、腹痛症状持续加剧、腹部包块等，以及有结直肠息肉、结直肠肿瘤家族史等情况）；③器质性疾病导致的便秘且病情严重者，或出现并发症如肠梗阻、肠穿孔、腹膜炎等；④需要手术者。

（2）普通转诊：①对疾病过度担心且宣教无效者：②经验治疗 2~4 周无效或难治性便秘者；③需要进一步检查排除器质性疾病的便秘者。

五、要点与讨论

1. 功能性便秘的诊断

诊断功能性便秘，首先应除外药物所致便秘、器质性便秘，其次除外其他全身性疾病（如糖尿病、甲状腺功能减退等）所致便秘。

（1）根据罗马Ⅳ诊断标准，诊断前症状出现至少 6 个月，近 3 个月符合功能性便秘的诊断。

（2）必须包括以下 2 项或 2 项以上：①至少 25% 的排便感到费力；②至少 25% 的排便为干球粪或硬粪（干球粪或硬粪可以参照 Bristol 粪便性状的 1 型或 2 型）；③至少 25% 的排便有不尽感；④至少 25% 的排便有肛门直肠梗阻感和（或）堵塞感；⑤至少 25% 的排便需手法辅助，每周自发排便 <3 次（每周自发排粪次数指标应在未使用缓泻剂的情况下计算）。

（3）不用泻药时很少出现稀便。

（4）不符合肠易激综合征诊断标准。

2. 功能性便秘的管理流程

（1）评估有无与功能性便秘相关的诱因或危险因素。居民的性别、年龄、饮食（是否存在低纤维素食物、水分摄入不足）、生活习惯（是否生活节奏加快）、工作规律（工作环境是否改变）、精神情绪如何（如抑郁、焦虑等）以及从事何种职业；有无报警征象（包括便血、粪隐血试验阳性、贫血、消瘦、明显腹痛、腹部包块、有结直肠息肉史和结直肠肿瘤家族史等）；有无铅接触史；有无泻药、吗啡、神经阻滞剂等药物接触史；有无糖尿病、垂体功能减退症、甲状腺功能减退症、结直肠肛门部位疾病等病史。

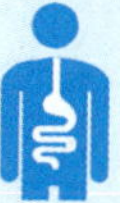

（2）评估功能性便秘的严重程度以明确是否需要转诊。便秘是否影响日常生活，

短期干预后是否可恢复，如干预无效或严重影响生活，应及时转诊；如患者有报警征象或由明确器质性疾病导致，无法处理时，也应及时转诊。

（3）评估干预相关问题：评估患者接受干预的依从性，重点了解患者自身是否有接受治疗的心理准备、家庭支持如何、经济状态等，明确能影响患者连续性干预的因素。根据患者的具体情况，为患者制定个性化的便秘防治计划，主动了解患者实施情况，并定期随访。

六、思考题

1. 功能性便秘的诊断要点有哪些？

2. 功能性便秘应与哪些疾病相鉴别？

3. 功能性便秘的治疗方法有哪些？

七、科普小常识

1. 功能性便秘的诱因有哪些？

（1）低纤维素食物、水分摄入不足可增加便秘发生的可能性。

（2）生活节奏加快、工作环境改变、精神心理因素（如抑郁、焦虑等）。

（3）滥用或不合理应用泻药可加重便秘。

（4）文化程度低、低体重指数、女性、人口密集区生活者更易发生便秘。

2. 功能性便秘患者生活上应注意哪些细节？

（1）保持精神愉快，特别在进食时不要生气、发怒或抑郁。

（2）养成良好的生活习惯，避免过度疲劳，保持睡眠充足。

（3）饮食宜多样化、富含营养、易于消化。进食宜按时定量，不宜过饱，细嚼慢咽，进食时不宜过热过冷。

（4）避免暴饮暴食，避免饮酒、吸烟，勿食过酸、高脂肪、辛辣或浓茶、咖啡等刺激性食物。

（5）加强体育锻炼，增强体质，增强胃肠运动功能。

（6）尽量避免服用对胃黏膜有伤害的药物。

功能性便秘只是一种功能性疾病，一般不需手术，亦不会引起严重后果，因此减轻患者对疾病的焦虑，树立患者战胜疾病的信心十分重要。

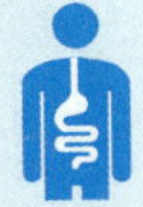

（编者　李培敏）

第三节　功能性腹泻（案例 18）

核心提示

❖ 掌握功能性腹泻的诊断要点。

❖ 掌握功能性腹泻的治疗方法。

一、病历资料

1. 病史

薛 ×，男，36 岁，主因“间断腹泻 2 年余”入院。

患者 2021 年 10 月无明显诱因出现腹泻，3~4 次 / 天，为稀便，不伴腹痛、便血。患者 2 个月体重减轻 10kg，遂就诊于当地中医诊所。中药汤剂治疗（具体不详）半年后，症状未见明显缓解。其间患者控制饮食，伴心情焦虑。2023 年 3 月患者就诊于山西 × 中医院。C13 呼气试验（+），给予中药汤剂和 4 联抗幽门螺杆菌治疗，2 周后患者停药，腹泻症状改善不佳。2023 年 8 月患者就诊于我院。肠镜检查显示（结肠）增生性息肉，并行结肠息肉钳除术。针对腹泻给予酪酸梭菌活菌胶囊、痛泻宁颗粒、马来酸曲美布汀胶囊、米曲菌胰酶片，治疗 3 个月，腹泻症状好转，腹泻 1 次 / 天，仍伴黏液、排便窘迫感，伴反酸烧心，不伴恶心呕吐、头晕头痛、心慌心悸等。2023 年 11 月患者再次就诊于我院，考虑“功能性腹泻可能”。给予痛泻宁、酪酸梭菌活菌胶囊、美沙拉嗪、黛力新治疗 3 个月，腹泻症状明显好转。为进一步诊治，患者入住我科。

近 3 个月以来，患者精神、食欲、睡眠欠佳，体重无明显变化，大便如上，小便正常。既往体健。

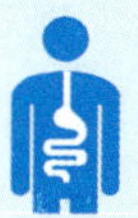

2. 体格检查

体温 36.5℃，脉搏 76 次 / 分，呼吸 18 次 / 分，血压 122/74mmHg，身高 183cm，体重 70kg。神志清楚，精神正常，营养中等；皮肤、巩膜未见黄染；颈无抵抗；甲状腺无肿大；双肺未闻及干、湿啰音；心率 76 次 / 分，心律齐，心脏各瓣膜听诊区未闻及病理性杂音；腹软，无压痛、反跳痛，肝、脾肋缘下未触及，肠鸣音正常；双下肢无水肿。

3. 实验室检查和辅助检查

肠镜检查：（结肠）增生性息肉。

菌群分析：三度失衡，菌群评分 39.6 分，考虑“功能性腹泻”可能。

4. 初步诊断

功能性腹泻、肠道菌群失调。

二、诊治经过

患者入院后的相关检查项目及结果如下：血常规、C- 反应蛋白、降钙素原、便常规及便培养、甲状腺功能及相关抗体未见明显异常。腹部彩超提示：肝内局灶性病变（血管瘤可能），胆、胰、脾、双肾、门静脉、肝动脉、肝静脉未见明显异常（如图 3-3-1 所示）。结肠镜检查: 结肠及直肠黏膜光滑，未见明显糜烂及充血表现（如图 3-3-2 所示）。

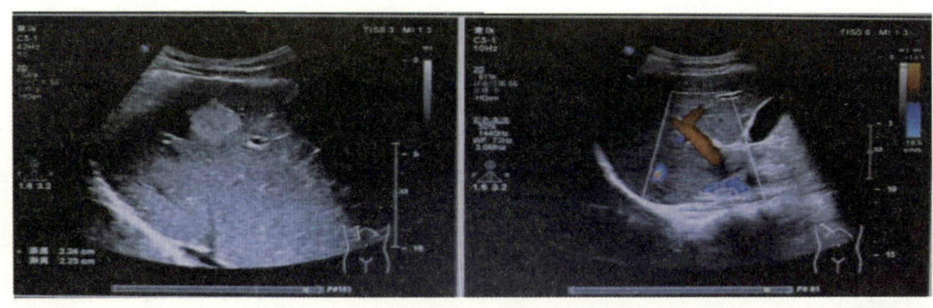

图 3-3-1 腹部彩超

患者院外口服中药治疗，效果欠佳，后更换为调节肠道菌群、止泻及抗焦虑等药物对症治疗，效果较前好转。

患者主因“间断腹泻 2 年余”入院。患者既往体健，腹泻，偶有黏液便，无脓血便，同时患者情绪焦虑，睡眠欠佳，结合结肠镜检查未见明显结直肠黏膜病变。粪菌分析提示三度失衡。入院查体：腹软，无压痛、反跳痛，肠鸣音正常，双下肢无水肿。初步考虑功能性腹泻、肠道菌群失调。患者此次入院，目的是寻求粪菌移植治疗。

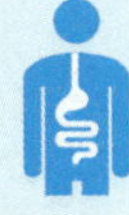

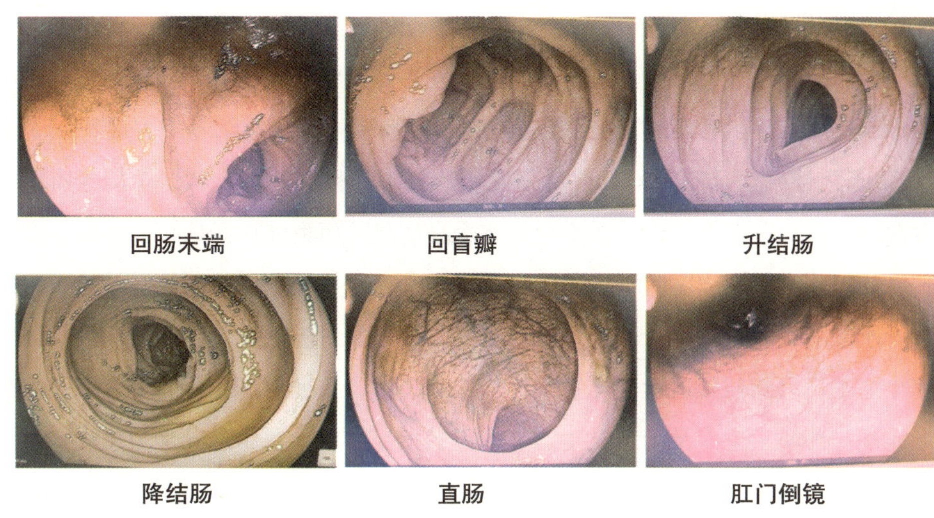

图 3-3-2　结肠镜检查

三、案例分析

1. 病史特点

（1）患者为中年男性，以“间断腹泻 2 年余”为主诉。

（2）既往体健。

（3）体格检查：甲状腺无肿大，心、肺、腹查体未见明显异常。

（4）实验室检查和辅助检查：血常规、便常规、培养、降钙素原等感染指标、肝肾功能、甲状腺功能及肠镜检查未见明显异常；腹部彩超提示，肝血管瘤可能；粪菌分析提示，肠道菌群三度失衡，未见艰难梭菌感染。

（5）患者入院前曾口服中药治疗效果欠佳，后更换为调节肠道菌群、止痛及抗焦虑等药物对症治疗，效果较前好转。

2. 诊断和诊断依据

（1）诊断：功能性腹泻、肠道菌群失调。

（2）诊断依据：①单纯腹泻，偶有黏液便，无腹痛，无脓血便，同时情绪焦虑，病程超过半年；②心、肺、腹查体未见明显异常；③化验感染指标、肝肾功能、甲状腺功能及腹部彩超、肠镜检查未见明显异常；⑤调节肠道菌群及抗焦虑等药物治疗，效果可好转。

3. 鉴别诊断

患者主要表现为腹泻，需与感染性腹泻、炎症性肠病、肠易激综合征、结直肠癌、甲状腺功能亢进、糖尿病等疾病相鉴别。

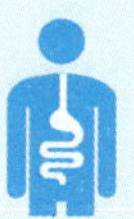

（1）感染性腹泻。反复发作的感染性腹泻有时与功能性腹泻难以鉴别，感染性腹泻一般有感染史，起病急，多伴有恶心呕吐、发热等症状，大便病原体培养或检测一般可明确诊断（如细菌、病毒或寄生虫等感染），结肠镜检查可有结肠炎表现。

（2）炎症性肠病。两者均具有反复发作的腹泻、黏液便等症状，功能性腹泻一般无明显腹痛，虽反复发作，但一般不会影响全身情况；而炎症性肠病可有腹痛、腹泻、脓血便，往往伴有不同程度的消瘦、贫血、发热、乏力等全身症状，结肠镜检查可以有结肠或者小肠溃疡、有狭窄，甚至可以有穿孔、透穿性的感觉。功能性腹泻的具体病因尚不完全清楚，可能与肠道运动异常、神经调节失常、肠道菌群变化等因素有关。而炎症性肠病多与环境、遗传及肠道微生态等多因素相互作用导致肠道异常免疫失衡有关，是一种免疫介导的慢性非特异性肠道炎症性疾病。

（3）肠易激综合征（腹泻型）。功能性腹泻是指患者存在长期慢性腹泻，但没有腹痛或者腹部不适等症状，且经各种检查均未发现引起腹泻的器质性病变，如肠道炎症、术后肠道黏膜吸收面积减少等。肠易激综合征是指患者存在长期慢性腹泻，且可有明显腹痛或腹部不适等症状，但经各种检查均未发现引起腹泻的器质性病变。肠易激综合征和功能性腹泻都属于功能性肠病，两者的发病机制类似，可相互转化。同一患者在不同阶段的临床表现会有所不同，有时以腹泻为主，有时表现为明显腹痛，但治疗方法是比较相似的。

（4）结直肠癌。功能性腹泻和结直肠癌的区别在于病因不同、症状不同、治疗不同。

病因不同：功能性腹泻通常是由于免疫因素、精神因素、肠道感染等多因素相互作用，导致肠脑互动异常。结直肠癌通常是由于幽门螺杆菌感染、不洁饮食、不良环境影响，使慢性胃炎、异型增生等疾病向结直肠癌逐渐转变。

症状不同：功能性腹泻一般仅表现为腹泻，无腹痛症状；而结直肠癌常有腹痛症状，腹痛主要在出现癌变的地方疼痛较剧烈，此外，功能性腹泻不会出现便血的情况，而结直肠癌可由于肿瘤压迫导致便血。

治疗方式不同：功能性腹泻的患者多以一般治疗和药物治疗为主，可以帮助患者建立良好的生活习惯，解除患者的不良心理，同时可以使用蒙脱石散、麻仁润肠丸等药物进行治疗。结直肠癌恶性程度较大，保守治疗已经无法控制疾病的发展，因此多选择手术治疗，同时辅助以放疗、化疗、靶向治疗等。

（5）甲状腺功能亢进。功能性腹泻及甲亢是两个不同的疾病，功能性腹泻是肠道的兴奋性升高，主要表现在受到刺激后大便次数增多，没有其他基础代谢率升高的症状。而甲状腺功能亢进症是由于甲状腺激素分泌过多造成的高代谢症状，一般会出现身体消瘦、心悸、出汗、月经失调、饮食增加、胃肠道蠕动加快、大便次数增多，常合并突眼、

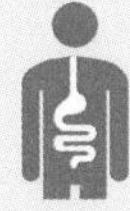

眼睑水肿、视力减退，罕见胫前黏液水肿等症状。最重要的鉴别点是化验甲状腺功能有T3、T4、FT3、FT4 明显升高，TSH 降低。

（6）糖尿病。功能性腹泻与糖尿病是两种不同疾病，功能性腹泻常伴有精神心理障碍或肠道微生态失衡，表现为单纯腹泻，无明显肠道感染指征。而糖尿病是由于胰岛素分泌缺陷或胰岛素抵抗所引起的以高血糖为特点的代谢性疾病，典型症状是三多一少，即喝水多、吃饭多、尿多、体重减轻。化验随机静脉血浆葡萄糖≥ 11.1mmol/L、空腹静脉血浆葡萄糖≥ 7.0mmol/L，或口服葡萄糖耐量试验测 2 小时血浆葡萄糖≥ 11.1mmol/L。当血糖控制较差，出现自主神经受累时，可出现腹泻、腹胀、便秘等消化道症状。

四、处理方案及基本原则

1. 一般治疗

功能性腹泻的治疗目标是改善症状，提高患者的生命质量。规范性治疗包括调整生活方式（协助患者进行生活方式、情绪及饮食的调整）、药物治疗、中医药治疗。

（1）调整生活方式

1）调整饮食：避免摄入诱发或加重腹泻症状的食物，尤其是不耐受的食物，如富含多元醇（即难吸收的短链碳水化合物，如果糖、乳糖、多元醇、果聚糖、低乳半聚糖）等成分、高脂肪、辛辣、麻辣和重香料的食物及寒凉食物等。对于临床怀疑或明确对麦麸过敏或乳糜泻患者，需推荐无麸质饮食。

2）纠正不良习惯：减少烟酒摄入、注意休息、充足睡眠等，可明显阻止功能性腹泻症状反复出现及加重。

3）认知治疗：功能性腹泻患者对疾病的病因和危害的不恰当认知可能会加重症状，因此在功能性腹泻治疗过程中应建立良好的医患沟通和信任关系，使患者充分了解疾病本质，并开展对患者治疗策略的良好沟通可以显著提高近期和远期疗效。

（2）药物治疗：调整生活方式无效，可酌情选用相应药物治疗。

1）解痉止痛类药物：解痉止痛类药物是治疗慢性功能性腹泻的重要药物，选择性肠道平滑肌钙离子拮抗剂和离子通道调节剂可以缓解平滑肌痉挛。主要包括动力调节药曲美布汀，胃肠道解痉药匹维溴、复方枸橼酸阿尔维林等。

2）止泻药物：功能性腹泻症状严重者可给予止泻药物以有效缓解腹泻症状，也可用于其他慢性腹泻的对症处理。代表药物：药用炭和蒙脱石散、洛哌丁胺、复方地芬诺酯、复方樟脑酊等。

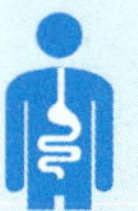

3）益生菌：可以调节肠道的正常菌群，减少致病性菌群的过度生长。目前常用的

活菌制剂有多种乳杆菌和双歧杆菌、非致病性大肠杆菌、地衣芽孢杆菌，以及枯草杆菌二联活菌、双歧杆菌四联活菌等复合制剂。一般多菌株制剂优于单菌株制剂。

4）抗菌药物：短期使用利福昔明可改善慢性总体症状及腹胀、腹泻症状。

5）抗抑郁焦虑药物：功能性腹泻抗抑郁焦虑治疗的适应证包括合并明显精神心理障碍；常规药物治疗效果欠佳；以内脏高敏感性为主要表现者；对于无精神心理障碍的患者，如果常规药物治疗 4~8 周不理想时也可推荐采用抗抑郁药物治疗。

6）粪菌移植：针对肠道菌群失衡者，常规调节肠道菌群药物或益生菌治疗效果欠佳，止泻药效果不佳，可考虑行粪菌移植治疗。

（3）中医中药：中医理论认为功能性胃肠病多由饮食不节、七情所伤、气机内郁、素体亏虚所致，脾胃虚弱为本，气滞、血瘀、湿阻、痰结、火郁为标。中医治疗原则以通为要，以降为顺，以调理脾胃升降为法，治疗关键在于升脾降胃、健脾理气。寒热错杂者，治以辛开苦降；肝脾相关，治以疏肝理气、开郁散滞。痛泻宁颗粒的组方为白芍、白术、青皮、薤白，青皮换陈皮可加强疏肝理气止痛；薤白换防风可宽中理气，主治泻痢下重，对治疗腹泻型的功能性胃肠病有较好的疗效。

2. 针对本案例患者的相关诊治

（1）患者入院后进一步完善血常规、C- 反应蛋白、肝肾功能、甲状腺功能、降钙素原、便常规、便培养、腹部彩超、肠镜检查，评估病情。

（2）嘱咐患者清淡饮食，避免生冷、辛辣刺激食物，放松心情，避免焦虑，注意休息，充足睡眠。

（3）评估患者心理健康问题。

（4）本案例患者院外已经予以酪酸梭菌活菌胶囊、痛泻宁颗粒、马来酸曲美布汀胶囊、米曲菌胰酶片、氟哌噻吨美利曲辛等解痉止痛、止泻、调节肠道菌群、调节焦虑抑郁等药物治疗，效果尚可，焦虑情绪时仍有腹泻。

（5）院外完善粪菌分析，提示三度失衡。此次拟完善粪菌移植治疗方案。

3. 三级诊治

一级诊治：适合轻、中度慢性腹泻患者。应详细了解病史、体格检查、肛门直肠指诊、粪常规检查（包括隐血试验）。若有报警征象、对疾病过度担心者，可进行辅助检查以明确是否存在器质性疾病，并做相应处理，否则可选择经验性治疗。强调生活方式调整、认知治疗，注意避免诱发腹泻的食物，可选用解痉药、止泻药或益生菌，疗程为 2~4 周。

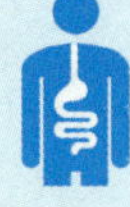

二级诊治：主要对象为经验性治疗或诊断性治疗无效的患者，必须采取结肠镜等方式进一步明确病因，根据病因选择合理的治疗方案。

三级诊治：对二级诊治无效的患者，应进行重新评估，注意是否合并机会感染、是否能排除引发慢性腹泻的少见或罕见病因，注意患者是否已改变不合理的生活方式、依从性如何、治疗是否规范、有无精神心理障碍等。必要时需多学科（包括心理科）会诊，以确定合理的个体化综合治疗方案。

4. 基层转诊建议

（1）有报警征象者或根据病史需进一步检查排除严重器质性疾病所致腹泻者；

（2）经验治疗 2~4 周无效或难治性腹泻者；

（3）不能排除感染性腹泻，需进一步诊治者；

（4）合并其他严重全身性疾病需联合评估及治疗者；

（5）明确病因后有手术指征者；

（6）腹泻较严重并发重度水电解质紊乱甚至休克者。

五、要点与讨论

功能性腹泻是指除外器质性病变引起的持续或反复排稀便或水样便，且不伴有明显腹痛或腹胀不适临床症状的综合征。功能性腹泻的病因和发病机制复杂，尚未完全明确。研究表明，功能性腹泻的发病主要与肠道菌群失调、脑 – 肠轴调控失常、胃肠动力异常、内脏高敏感状态、胃肠激素、神经递质异常及精神心理因素有关。功能性腹泻需与肠道器质性疾病，如肠道感染性疾病（慢性细菌性痢疾、肠结核、寄生虫感染性腹泻等）、炎症性肠病、放射性肠炎、结肠肿瘤、小肠吸收不良及 VIP 瘤等引起的腹泻相鉴别。消化道内镜、血液生化等相关检查有助于鉴别诊断。

1. 功能性腹泻的诊断标准

（1）排除器质性病变，符合以下条件时可以考虑诊断功能性腹泻：①至少 75% 的排便为不伴有腹痛的稀粪或水样粪；②诊断前症状出现至少 6 个月，近 3 个月符合以上诊断标准。

（2）功能性腹泻可伴有排便紧迫感或排便不尽感、腹胀等，但无腹痛及脓血便。

（3）大便检查无病原体，内镜检查无器质性病变。

2. 诊断流程

（1）根据相关胃肠道症状怀疑功能性腹泻时，应及早于消化内科就诊。

（2）医生可能会进行详细问诊，病史采集内容包括：消化道症状表现；年龄及发病时间；可能出现的伴随症状，患者的精神状态；既往消化道病史及既往消化道疾病治疗史，有无手术；全身病史、手术史、传染病史；消化系统疾病家族史及用药史。

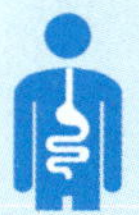

（3）出现“报警症状和体征”的患者需立即进行必要的检查，排除器质性疾病。“报警征象”：40岁以上人群近期出现症状；近期出现消瘦、体重下降＞3kg；贫血、呕血或黑粪；黄疸；发热；吞咽困难；腹部包块；症状进行性加重。对有精神心理障碍者也应及时检查。有针对性地排除其他器质性疾病后，诊断为功能性腹泻。

（4）医生根据患者病情特点，评估严重情况及患者意愿进行相关治疗。

六、思考题

1. 功能性腹泻病的诊断要点有哪些？

2. 功能性腹泻需要与哪些疾病相鉴别？

3. 功能性腹泻的治疗原则是什么？

七、科普小常识

1. 哪些人容易得功能性腹泻？

（1）有心理障碍的人。在功能性腹泻患者中，一半的人有心理障碍。

（2）家族中有得过功能性腹泻的人。父母得过功能性腹泻，儿女也会得功能性腹泻。

（3）有些人对谷物、牛奶、咖啡、辣椒、某些水果、酒类等食物不耐受，进食这些食物立即就会发病。

（4）精神情绪不好的人，工作紧张，生活压力大，遇到失业、亲人去世、人际关系紧张、离异、家庭纠纷等事件的刺激，都可能触发功能性腹泻。

（5）生活不规律的人，经常熬夜、吃饭不规律的人都容易患功能性腹泻。

2. 功能性腹泻患者在生活上应注意哪些细节？

（1）保持精神愉快的良好心态，特别在进食时不要生气、发怒。

（2）养成良好的生活习惯，避免过度疲劳，保证充足睡眠。

（3）宜食用多样化、富含营养、易于消化的食物。进食宜按时、定量，细嚼慢咽，不宜过饥过饱或过热过冷。

（4）避免暴饮暴食，避免嗜酒、吸烟，勿食过酸、高脂肪、辛辣或浓茶、咖啡等刺激性食物。

（5）加强体育锻炼，增强体质，增强胃肠运动功能。

（6）尽量避免服用对胃黏膜有伤害的药物。

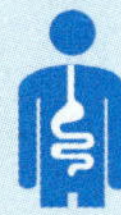

患者应充分认识到，功能性腹泻只是一种功能性疾病，预后良好，不需手术，亦不会引起严重后果。

（编者　范　静）

第四节　嗜酸性粒细胞性胃肠炎（案例 19）

核心提示

❖ 掌握嗜酸性粒细胞性胃肠炎的诊断要点。

❖ 掌握嗜酸性粒细胞性胃肠炎的治疗方法。

一、病历资料

1. 病史

高 ××，女，29 岁，主因“腹痛半个月”入院。

患者半个月前无明显诱因出现腹痛，脐周及中下腹为著，阵发性绞痛，伴恶心，无呕吐，无腹泻，无皮疹、光过敏，无反复口腔溃疡、腮腺肿大，无咳嗽、咳痰，无胸闷、气短。

患者 3 天前就诊于太原市 × 医院。腹部彩超显示：脂肪肝，胆、胰、脾、双肾及门脉未见明显异常，腹腔积液（中量，较深处 7.4cm）。盆腔彩超显示：盆腔积液，左侧卵巢内囊性结构。腹部 CT 显示：中腹部部分小肠、肠系膜及肠系膜血管走行迂曲、扭转，部分小肠扩张、积液，周围轻度渗出改变，腹盆腔积液。血常规显示：白细胞计数 21.37×10^9/L、中性粒细胞 37.9%、嗜酸性粒细胞 38%。给予输注左氧氟沙星注射液、泮托拉唑钠注射液及补液治疗，症状未见明显好转。

为进一步诊治，患者就诊于山西省人民医院急诊科。血常规显示，白细胞计数 19.7×10^9/L、嗜酸性粒细胞 39.8%。考虑“嗜酸性粒细胞性胃肠炎”。患者入住我科。

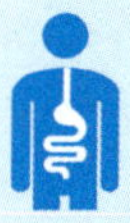

自发病以来，患者精神、食欲、睡眠欠佳，大小便正常。患者否认高血压、糖尿病

病史；已婚，剖宫产后5个月；无烟酒嗜好；否认肝炎、结核病史；否认手术、外伤史；否认输血史；否认食物过敏史；有药物过敏史，对头孢、青霉素类药物过敏；家族无特殊病记载。

2. 体格检查

体温36.2℃，脉搏102次/分，呼吸20次/分，血压119/98mmHg。患者坐轮椅入院。一般情况可，发育正常，营养良好，正常面容；巩膜未见黄染；心率102次/分，心律齐，心脏各瓣膜听诊区未闻及病理性杂音；腹软，中下腹轻压痛，无反跳痛和肌肉收缩痉挛，腹部未扪及包块，肝、脾肋缘下未触及，肝区无叩痛，肠鸣音为3~4次/分，振水音阳性，移动性浊音阴性；双下肢无水肿；足背动脉搏动未见减弱。

3. 实验室检查和辅助检查

患者入院前在太原市×医院检查：血常规显示，白细胞计数21.37×10^9/L、中性粒细胞37.9%、嗜酸性粒细胞38%；腹部彩超显示，脂肪肝，胆、胰、脾、双肾及门脉未见明显异常，腹腔积液（中量，较深处7.4cm）；盆腔彩超显示，盆腔积液，左侧卵巢内囊性结构；腹部CT显示，中腹部部分小肠、肠系膜及肠系膜血管走行迂曲、扭转，部分小肠扩张、积液，周围轻度渗出改变，腹盆腔积液。

山西省人民医院急诊化验显示：白细胞计数19.7×10^9/L、嗜酸性粒细胞39.8%。

4. 初步诊断

嗜酸性粒细胞性胃肠炎可能。

二、诊治经过

患者主因“腹痛半月”入院。

患者腹痛以脐周及中下腹为著，持续不缓解，阵发性绞痛，伴恶心，无呕吐，无腹泻，无皮疹、光过敏，无反复口腔溃疡、腮腺肥大，无咳嗽、咳痰，无胸闷、气短。患者入院时白细胞、中性粒细胞及嗜酸性粒细胞明显增高。未见肝肾功检查结果。初步考虑嗜酸性粒细胞性胃肠炎。

患者入院后的相关检查项目及结果如下：

（1）C-反应蛋白、降钙素原未见异常，白细胞计数、嗜酸性粒细胞明显升高。

（2）肝功能检查：未见异常。

（3）传染病系列、自身免疫相关抗体、食物不耐受十四项检查：未见异常。

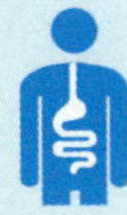

（4）胃镜检查（如图3-4-1所示）：慢性非萎缩性胃炎、十二指肠炎。病理：（胃窦）表浅胃黏膜轻度慢性活动性炎、（胃体）增生性息肉。

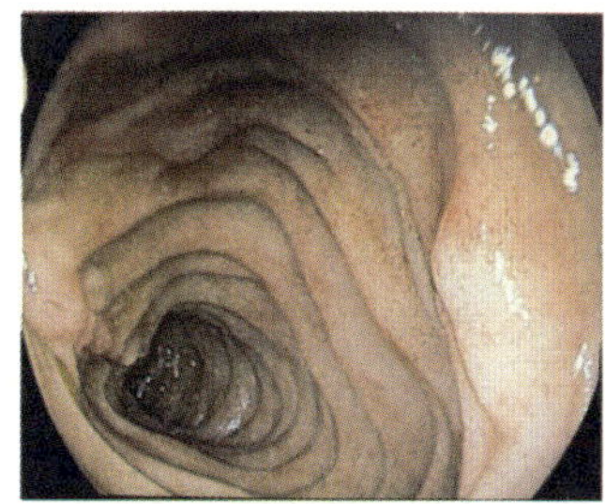
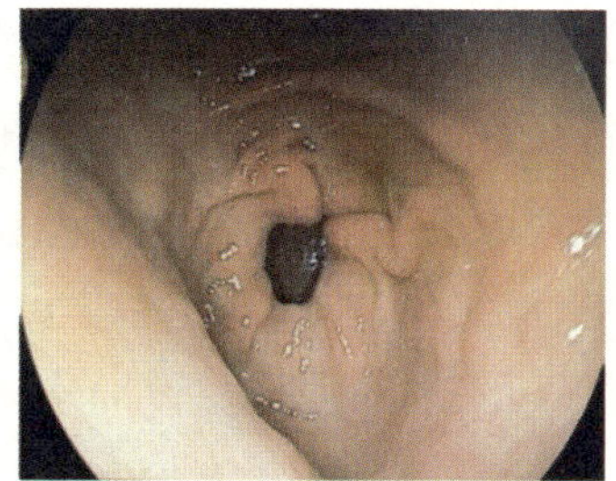
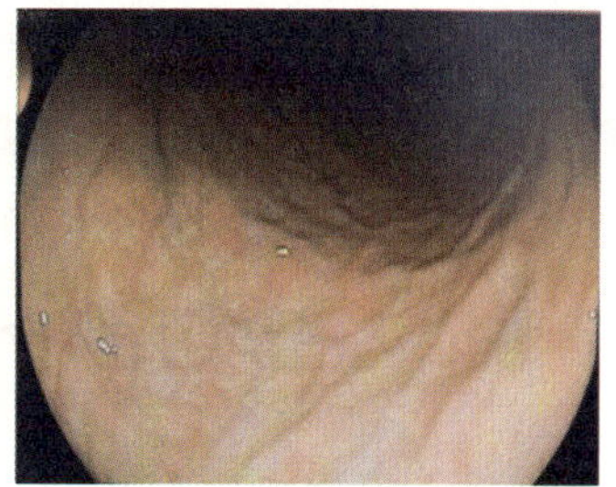

图 3-4-1　胃镜检查

（5）结肠镜检查（如图 3-4-2 所示）：末端回肠炎。病理：（回肠末端）肠黏膜慢性活动性炎，局灶间质嗜酸性粒细胞浸润（>50 个 IHPF）；（升结肠）肠黏膜慢性炎；（横结肠）肠黏膜慢性活动性炎；（降结肠）肠黏膜慢性炎；（乙状结肠）肠黏膜慢性炎。

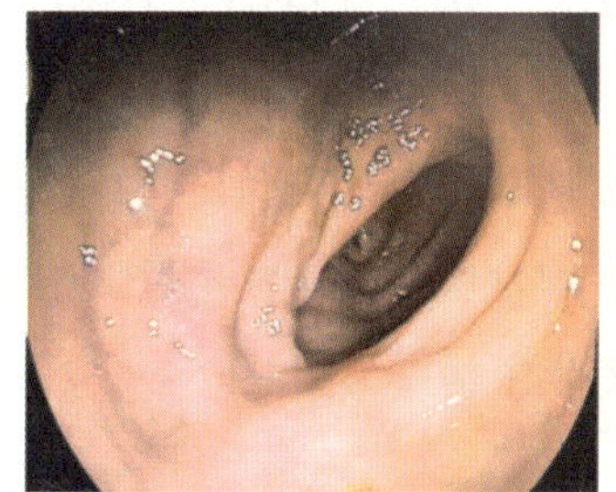
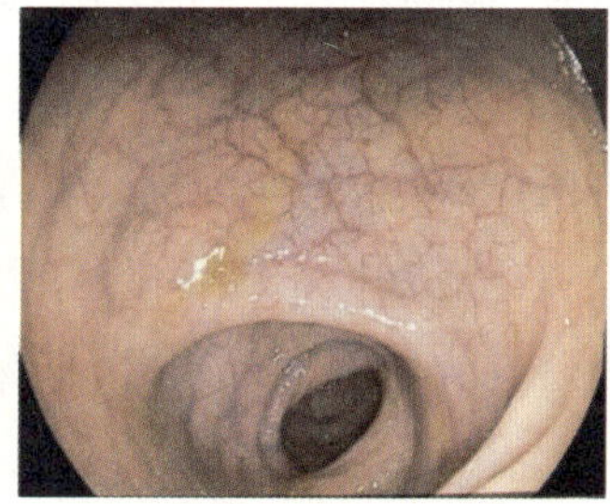
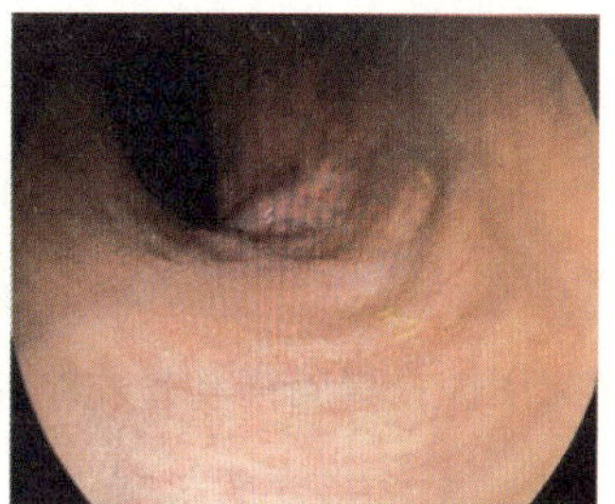

图 3-4-2　结肠镜检查

（6）心脏彩超：未见异常。

（7）腹盆腔平扫 + 增强 CT+ 动静脉成像：不均匀脂肪肝；右肾囊肿；十二指肠、小肠、升结肠及横结肠肠壁弥漫性增厚，食管下段厚，炎性肠病？请结合临床；肠系膜多发肿大淋巴结；腹盆腔积液。

（8）腹部 CTA 扫描（如图 3-4-3 所示）：未见明显异常。

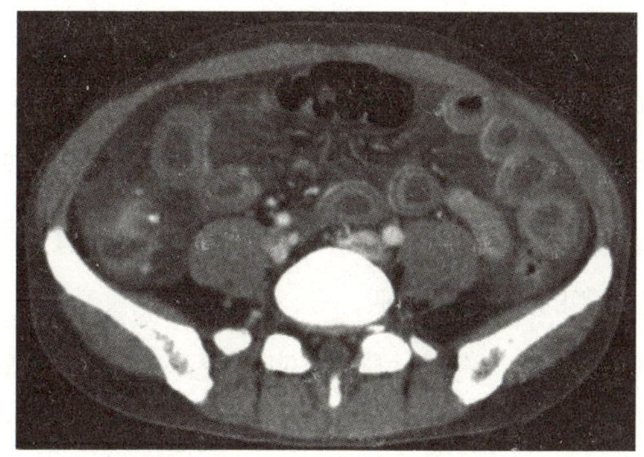

图 3-4-3　腹部 CTA 扫描

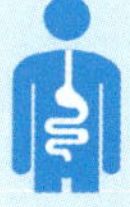

（9）骨穿涂片结果：骨髓有核细胞增生明显活跃，粒细胞与有核红细胞比例偏高，粒系增生活跃，嗜酸性粒细胞占0.58，嗜酸性粒细胞绝对值 >1.5 × 10^9/L，红系比例减低，巨系增生明显活跃，血小板散在或成簇可见，提示嗜酸性粒细胞增多症。

具体治疗见本节相关内容。

三、案例分析

1. 病史特点

（1）年轻女性，以“腹痛半个月”为主诉。

（2）半个月前患者无明显诱因出现腹痛，伴恶心，无呕吐，否认食物过敏史。

（3）体格检查：腹软，中下腹轻压痛，无反跳痛和肌肉收缩痉挛，腹部未扪及包块，肝、脾肋缘下未触及，肝区无叩痛，肠鸣音为3~4次/分，振水音阳性，移动性浊音阴性；双下肢无水肿；足背动脉搏动未见减弱。

（4）实验室检查和辅助检查：血常规中白细胞计数、嗜酸性粒细胞明显升高；腹部CT提示：十二指肠、小肠、升结肠及横结肠弥漫增厚，腹盆腔积液；食物过敏试验结果阴性；胃肠镜和骨髓涂片提示，嗜酸性粒细胞浸润；寄生虫检查为阴性。

2. 诊断和诊断依据

（1）诊断：嗜酸性粒细胞性胃肠炎。

（2）诊断依据：

1）存在胃肠道症状：腹痛。

2）胃肠镜检查中末端回肠病理检查示，嗜酸性粒细胞浸润（>50个IHPF），并有外周血嗜酸性粒细胞明显升高。

3）排除了其他引起嗜酸粒细胞增多的疾病，如寄生虫感染、肾上腺功能不全、血管炎、超敏反应、恶性肿瘤及血液病等。

3. 鉴别诊断

嗜酸性粒细胞性胃肠炎临床表现多样，缺乏特异性，与病变累及部位、范围和程度相关。外周血嗜酸性粒细胞增高是嗜酸性粒细胞性胃肠炎的重要线索，但却并非必要的诊断条件，需要与寄生虫、恶性肿瘤、嗜酸性粒细胞增多综合征等同时存在胃肠道症状且外周血嗜酸性粒细胞增多的疾病相鉴别。

（1）嗜酸性粒细胞性胃肠炎患者可有腹痛、恶心、呕吐、腹胀等消化不良症状，但常缺乏特异性，对于以消化不良为表现的患者需要与消化性溃疡、反流性食管炎、胃癌、慢性胰腺炎等相鉴别。

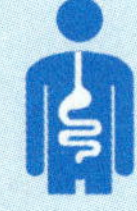

（2）肌层型嗜酸粒细胞性胃肠炎常可发生肠梗阻，要注意除外胃肠肿瘤和肠道血管性疾病等。

（3）腹水多见于浆膜型嗜酸粒细胞性胃肠炎。腹水常规和生化检查、腹水 CEA 检测、腹水病理检查有助于疾病的诊断。

（4）嗜酸性粒细胞增多症，是一种病因未明的全身性疾病，也可累及胃肠道。60% 累及肝脏，14% 累及胃肠道。弥漫性嗜酸粒细胞性胃肠炎除胃肠道外，常有 50% 累及胃肠道外的器官。

（5）肠道寄生虫感染，可引起各种非特异性消化道系统症状，同时出现外周血嗜酸性粒细胞增多。反复检查粪便虫卵可以鉴别。

（6）变态反应性疾病，如支气管哮喘、过敏性鼻炎、荨麻疹等，除可有外周血嗜酸性粒细胞增高外，临床表现也不尽相同。

（7）嗜酸性肉芽肿，主要发生在胃、大小肠，呈局限性包块，外周血嗜酸性粒细胞一般不升高，病理学特点为嗜酸性肉芽肿混于结缔组织间质中。

（8）风湿性疾病、变态反应性肉芽肿病（Churg–Strauss 综合征）、结节性多动脉炎、其他结缔组织病（如硬皮病、皮肌炎和多发性肌炎）可累及胃肠道，出现腹痛、消化不良等症状，可出现不同程度的外周血嗜酸性粒细胞增多。小肠黏膜活检有助于鉴别诊断。

四、处理方案及基本原则

治疗原则为避免接触过敏原、抑制变态反应、稳定肥大细胞，以期达到缓解症状、清除病变的目的。

1. 饮食支持

对于确定的或可疑的过敏食物或药物应立即停止使用。没有食物和药物过敏史者，可采取序贯法逐个排除可能引起致敏的食物，诸如牛奶（特别是儿童）、蛋类、肉类、海虾、麦胶制品及敏感的药物。许多患者在从饮食中排除有关致病食物或药物后，腹部疼痛和腹泻迅速改善，特别是以黏膜病变为主的患者，效果更明显。虽然饮食控制不一定能治愈本病，但在制定治疗方案时，通常把饮食控制作为基本措施。

2. 药物治疗

糖皮质激素是最有效的治疗手段，与其抑制嗜酸性粒细胞活化趋化因子、IL–3、IL–5 和粒细胞 – 巨噬细胞集落刺激因子有关。

药物治疗方法：口服泼尼松，20~40mg/d，连续服用 1~2 周为 1 个疗程，治疗 2 个月后逐渐减量，治疗效果较好且并发症较少。

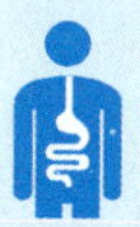

多数患者的临床症状可在用药后7~14天缓解，外周血嗜酸性粒细胞水平恢复正常。以腹水为主要临床表现的患者，用药7~10天腹水可完全消退。嗜酸性粒细胞性胃肠炎虽为自限性疾病，但未接受糖皮质激素治疗的患者易复发。对复发患者再次使用糖皮质激素仍可有效缓解症状。

对于糖皮质激素治疗后症状不能完全缓解的患者，可联合应用硫唑嘌呤（50~100mg/d）。有研究显示，大环内酯类抗生素、色苷酸二钠、白三烯受体拮抗剂、抗组胺药物、IgE拮抗剂等对嗜酸性粒细胞性胃肠炎有一定治疗作用。

3. 外科手术治疗

对于发生胃肠道狭窄、梗阻并发症的患者，可行内镜下扩张；手术治疗仅为解除消化道梗阻，或怀疑肿瘤存在时进行，要严格掌握手术适应证；术后对症状仍持续或嗜酸性粒细胞仍升高的患者，可小剂量口服泼尼松（2.5~5.0mg/d），直至完全缓解。

4. 针对本案例患者的相关诊治

（1）患者入院后进一步完善血常规、肝肾功能、自身免疫性疾病等相关抗体、心脏彩超、胃肠镜检查、腹盆腔CT等相关检查。

（2）嘱咐患者饮食注意有无过敏。

（3）给予口服泼尼松片，40mg/d，营养支持治疗。

（4）复查血常规，严密监测嗜酸性粒细胞动态变化。

五、要点与讨论

嗜酸性粒细胞性胃肠炎是一种原因不明的疾病，其特征为胃肠道有弥漫或局限性嗜酸粒细胞浸润，常同时伴有周围血的嗜酸粒细胞增多症。

本病的病因不清楚，少数患者有哮喘、食物过敏或有变应性疾病的家族史，但大部分患者并无过敏性病史。内窥镜检查可见嗜酸粒细胞在胃肠道浸润甚广，可从咽部至直肠，其中以胃和小肠最多见。

1. 据浸润范围可分为局限型和弥漫型

（1）局限型。以胃窦部最多见，肉眼所见为坚实或橡皮样、平滑、无蒂或有蒂的息肉状肿块，突入腔内可导致幽门梗阻。本型多见于40~60岁的患者，男女均可发病，表现为较急性的上腹部痉挛性疼痛、恶心、呕吐，可伴腹泻。过敏史不明确。

（2）弥漫型。往往仅引起黏膜水肿、充血、增厚，偶见浅表溃疡和糜烂。肠道病变多为弥漫型，受累肠壁水肿、增厚、浆膜面失去光泽、有纤维渗出物覆盖。多见于30~50岁，男多于女，表现为上腹部痉挛性疼痛，伴恶心、呕吐。发作无规律性，可能

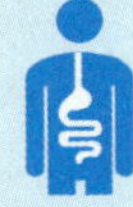

与某些食物有关，用抗酸解痉剂不能缓解。约半数患者伴有其他过敏性疾病，如湿疹、哮喘、过敏性鼻炎等。80% 的病例有胃肠道症状，病程可长达数十年。

2. 据浸润深度可分为黏膜型、肌型和浆膜型

（1）黏膜型。本型最常见，病变主要累及黏膜和黏膜下层，可见大量嗜酸性粒细胞浸润，伴上皮细胞异常，肠绒毛可完全消失，导致缺铁、吸收不良、蛋白质丢失等，以恶心、呕吐、腹痛、腹胀等症状为主要表现。

（2）肌型。本型以浸润肌层为主，胃肠壁增厚，呈结节状，可引起狭窄和梗阻，深层活检发现嗜酸性粒细胞浸润可考虑本诊断。很少有过敏史。

（3）浆膜型。本型主要累及浆膜，常伴有全层病变，临床表现为腹水、腹膜炎、腹腔积液等症状，浆膜肥厚或积液中可见大量嗜酸性粒细胞。

3. 诊断标准

缺乏诊断金标准，嗜酸性粒细胞性胃肠炎的误诊率较高，目前临床采用的诊断标准如下：

（1）Talley 标准：存在胃肠道症状；活检病理显示从食管到结肠的胃肠道有 1 个或 1 个以上部位的嗜酸性粒细胞浸润，常伴周围嗜酸性粒细胞增多；除外寄生虫感染和胃肠道以外嗜酸性粒细胞增多的疾病，如结缔组织病、嗜酸性粒细胞增多症、克罗恩病、淋巴瘤、原发性淀粉样变性 Menetrieri 病等。

（2）Leinbach 标准：进食特殊食物后出现胃肠道症状和体征；外周血嗜酸性粒细胞增多；组织学证明胃肠道有嗜酸性粒细胞增多或浸润。

4. 内镜表现

嗜酸性粒细胞性胃肠炎的内镜征象无明显特异性，可表现为完全正常的黏膜，也可表现为非特异性炎性糜烂、溃疡及肿瘤性表现。嗜酸性粒细胞性胃肠炎在内镜下表现虽无特异性，但内镜下多点取活检对嗜酸性粒细胞性胃肠炎的确诊有极其重要的作用。即使正常黏膜也应该取检。胃部 5 个 HPF 中每个 HPF 嗜酸性粒细胞计数≥ 30 个；十二指肠嗜酸性粒细胞计数≥ 30 个；回肠每个 HPF 嗜酸性粒细胞计数 > 56 个；右半结肠每个 HPF 嗜酸性粒细胞计数 > 100 个；横结肠和降结肠每个 HPF 嗜酸性粒细胞计数≥ 84 个；直肠乙状结肠每个 HPF 嗜酸性粒细胞计数 >64 个。

5. 小结

嗜酸性粒细胞性胃肠炎可发生于各年龄段，无明显性别差异。一般认为，嗜酸性粒细胞性胃肠炎的病因与过敏原引起的变态反应有关。嗜酸性粒细胞性胃肠炎临床表现多样，缺乏特异性，与病变累及部位、范围和程度相关。

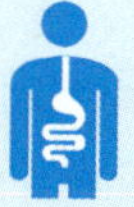

外周血嗜酸性粒细胞增高是嗜酸性粒细胞性胃肠炎的重要线索，但却并非必要的诊断条件，需要与寄生虫、恶性肿瘤、嗜酸性粒细胞增多综合征等同时存在胃肠道症状且外周血嗜酸性粒细胞增多的疾病相鉴别。

对于食物或药物过敏引起的嗜酸性粒细胞性胃肠炎，应及时去除过敏原。

糖皮质激素是治疗本病的主要药物，对于无禁忌证的患者，应常规使用糖皮质激素治疗。

对于部分停药后复发的患者，糖皮质激素治疗仍然有效。

对于糖皮质激素治疗无效或不良反应较重者，可加用或改用其他药物治疗。

嗜酸性粒细胞性胃肠炎以保守治疗为主，仅在保守治疗无效时考虑手术治疗。

六、思考题

1. 嗜酸性粒细胞性胃肠炎的诊断要点有哪些?
2. 嗜酸性粒细胞性胃肠炎目前常用的治疗方案有哪些？治疗原则是什么?

七、科普小知识

哪些人易患嗜酸性粒细胞性胃肠炎?

（1）5 岁以下儿童：5 岁以下儿童发病率最高，5 岁以上患者随着年龄增长逐渐减少。

（2）男性：虽然男性和女性都可能发生，但嗜酸性粒细胞性胃肠炎更多见于男性患者。

（3）亚洲地区：与西方国家相比，嗜酸性粒细胞性胃肠炎的发病率在亚洲国家更高，这可能与饮食差异有关，亚洲人饮食多以蔬菜为主，且嗜酸性粒细胞更易浸润在亚洲人的结肠部分，这也解释了症状多以腹痛常见。

（4）患有过敏性疾病的人群，更容易患此病。56% 的患者有过敏性病史，最常见的是过敏性鼻炎，大约占 28%~30%。

（编者　孙小雅）

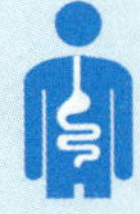

第五节　溃疡性结肠炎（案例 20）

核心提示

❖掌握溃疡性结肠炎的规范诊断方法。

❖掌握溃疡性结肠炎的治疗方法。

一、病历资料

1. 病史

袁 ××，男，49 岁，主因“间断黏液脓血便 7 年余”入院。

患者于 2015 年 9 月无明显诱因出现腹泻，2~3 次 / 天，为黄色稀状便，伴里急后重及肛门下坠感，无黏液及脓血，就诊于山西医科大学第 × 医院，结肠镜检查示结肠糜烂充血（未见报告），予美沙拉嗪颗粒（4 袋 / 次，2 次 / 天）及调节肠道菌群药物治疗，效果不佳。后患者自行口服中药治疗，症状加重，大便次数增多，10 次 / 天，便中出现黏液及脓血，伴乏力、食欲下降。2016 年 1 月患者就诊于中国人民解放军 × 医院，就诊过程中出现发热，最高达 39℃，结肠镜检查示左半结肠型溃疡性结肠炎，予静点甲泼尼龙琥珀酸钠，后改为口服，逐渐减量，3 个月减停（具体剂量不详）；美沙拉嗪（2g，2 次 / 天）抗炎。经保肝、补液等治疗，症状明显好转，大便次数 1~2 次 / 天，伴少量黏液脓血便。此后患者长期规律口服美沙拉嗪肠溶片 1 年，后减量为 1.5g，2 次 / 天。2018 年患者出现暗红色血便，大便 1~2 次 / 天，就诊于山西省人民医院，结肠镜检查示病情加重（报告未见），将美沙拉嗪肠溶片剂量调整为 2g，2 次 / 天，治疗 1 年。2019 年 10 月 24 日患者于山西省人民医院复查肠镜（未见报告），大便 1~2 次 / 天，为伴黏

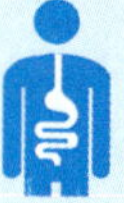

液脓血便。调整药物治疗方案：美沙拉嗪肠溶片 2g，2 次 / 天；美沙拉嗪栓 1g，2 次 / 天；酪酸梭菌活菌 1.26g，3 次 / 天，症状控制尚可。2020 年 9 月 27 日患者于山西医科大学第 × 医院复查，胃镜示慢性非萎缩性胃炎伴糜烂出血、贲门炎，未予诊治，继续使用美沙拉嗪治疗。2021 年 11 月 2 日患者于山西医科大学第 × 医院复查，结肠镜显示：横结肠至乙状结肠可见多处桥样、指状、簇状息肉隆起及弥漫瘢痕，距肛门 30~35cm 可见弥漫糜烂，直肠近肛管可见糜烂。诊断：溃疡性结肠炎 E2 中度，活动期，结肠多发息肉，瘢痕。患者继续口服美沙拉嗪肠溶片 2g，2 次 / 天。2022 年 7 月 13 日患者于山西医科大学第 × 医院复查结肠镜。结肠镜显示：横结肠至乙状结肠可见多处桥样、指状、簇状息肉隆起及弥漫瘢痕，乙状结肠黏膜略充血糜烂。诊断：溃疡性结肠炎、结肠多发息肉、内痔。患者继续口服美沙拉嗪肠溶片 2g，2 次 / 天。2022 年 12 月患者自觉腹部不适，为间断隐痛，大便 1~2 次 / 天，无黏液及脓血，为进一步诊治，入住我科。

患者否认传染病病史；发现血压增高 2 年，最高达 150/105mmHg，平素口服苯磺酸氨氯地平片，自诉血压控制尚可；否认糖尿病、冠心病病史；否认手术史，否认外伤史；有输血史，2016 年于中国人民解放军总医院因溃疡性结肠炎贫血输 A 型血 200mL；否认食物、药物过敏史；家族无特殊病记载。

2. 体格检查

体温 36.4℃，脉搏 78 次 / 分，呼吸 20 次 / 分，血压 128/78mmHg，身高 175cm，体重 80kg。神志清楚，精神正常，自主体位；双肺呼吸音清，未闻及干、湿性啰音；心率 78 次 / 分，心律齐，心脏各瓣膜听诊区未闻及病理性杂音；腹软，全腹无压痛，无反跳痛，未触及包块，肝、脾肋下未触及，肠鸣音正常；关节无红肿，双下肢无浮肿。

3. 实验室检查和辅助检查

2020 年 9 月 27 日山西医科大学第 × 医院胃镜检查提示：慢性非萎缩性胃炎伴糜烂出血、贲门炎。

2021 年 11 月 2 日山西医科大学第 × 医院肠镜检查提示：横结肠至乙状结肠可见多处桥样、指状、簇状息肉隆起及弥漫瘢痕，距肛门 30~35cm 可见弥漫糜烂，直肠近肛管可见糜烂。诊断：溃疡性结肠炎 E2 中度，活动期；结肠多发息肉、瘢痕。

2022 年 7 月 13 日山西医科大学第 × 医院肠镜检查提示：横结肠至乙状结肠可见多处桥样、指状、簇状息肉隆起及弥漫瘢痕，乙状结肠黏膜略充血糜烂。诊断：溃疡性结肠炎，结肠多发息肉、内痔。

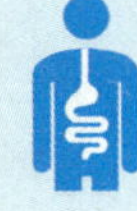

4. 初步诊断

溃疡性结肠炎（慢性复发型 E3 S1 活动期，轻度，Mayo2 分）；结肠多发息肉；内痔；

慢性非萎缩性胃炎伴糜烂出血；贲门炎；高血压 1 级（低危）。

二、诊治经过

患者主因“间断黏液脓血便 7 年余”入院。

患者多次行结肠镜检查，提示溃疡性结肠炎，根据相关病史及胃肠镜检查结果，初步诊断为溃疡性结肠炎（慢性复发型 E3 S1 活动期，轻度，Mayo2 分）；结肠多发息肉、内痔；慢性非萎缩性胃炎伴糜烂出血；贲门炎；高血压 1 级（低危）。

患者入院后的相关检查项目及结果如下：

1. 肠镜检查（如图 3-5-1 所示）

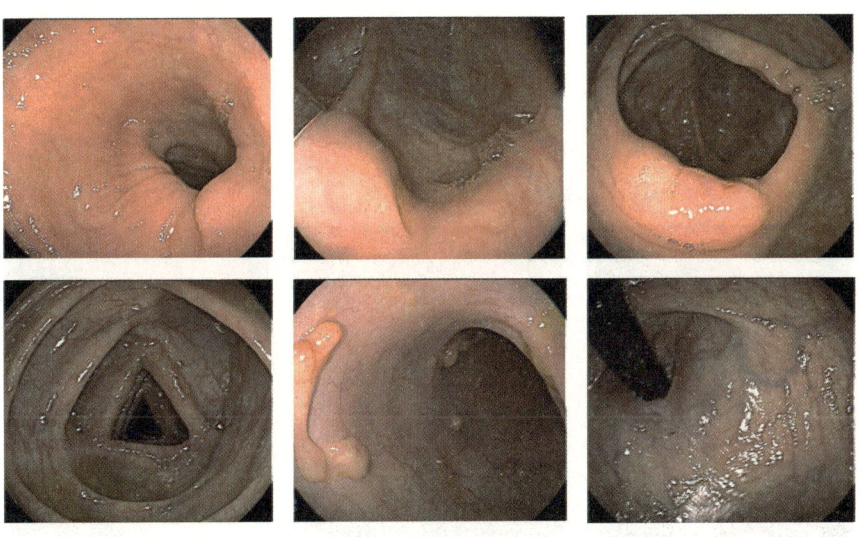

图 3-5-1　肠镜检查

肛门指诊未触及异常肿物，指套无黏液脓血。进镜 80cm 达回肠末端 10cm，黏膜未见明显异常，回盲瓣呈唇状，其下方可见新月形阑尾开口，全结肠可见散在白色瘢痕及炎性息肉形成，其中乙状结肠局部黏膜粗糙充血，且炎性息肉较多，部分息肉表面充血。诊断：溃疡性结肠炎。病理：（回肠末端）小肠黏膜轻度活动性炎伴糜烂；（回盲瓣）小肠黏膜轻度活动性炎伴糜烂；（盲肠）肠黏膜中度活动性炎伴糜烂，见隐窝炎，小灶隐窝结构改变，间质散在嗜酸性粒细胞；（升结肠）大肠黏膜隐窝结构大致正常，局灶呈息肉样增生；（横结肠）大肠黏膜隐窝结构大致正常，局灶呈息肉样增生；（降结肠）大肠黏膜隐窝结构大致正常；（乙状结肠）大肠黏膜隐窝结构大致正常，间质散在嗜酸性粒细胞；（直肠）大肠黏膜隐窝结构大致正常。

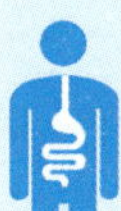

2. 胸部 CT+ 小肠 CTE（如图 3-5-2 所示）

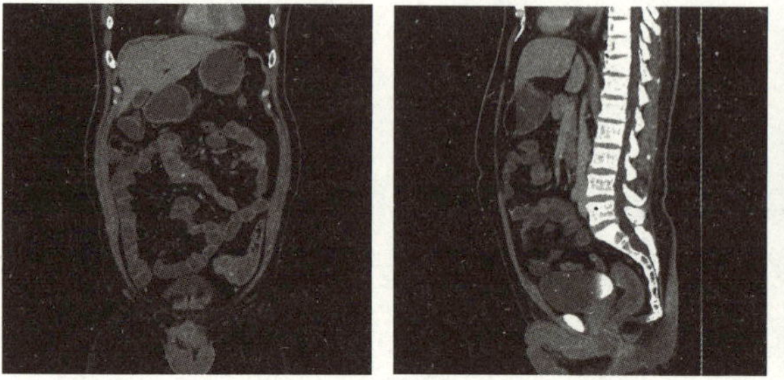
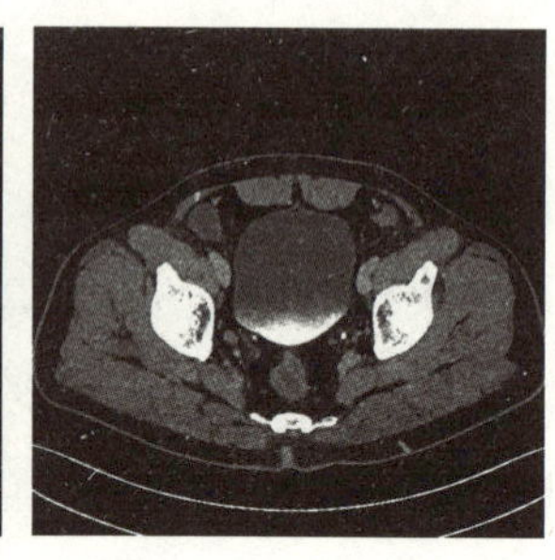

图 3-5-2　胸部 CT+ 小肠 CTE

双肺呼吸性细支气管炎可能；右肺中叶内侧段线样肺不张；左肺上叶索条；右肺下叶肺大泡；乙状结肠壁疑似弥漫性稍厚，建议结合肠镜检查；胆囊结石、囊炎；左肾囊肿；双侧肾上腺结节状增粗，左侧为著。

3. 胃镜检查（如图 3-5-3 所示）

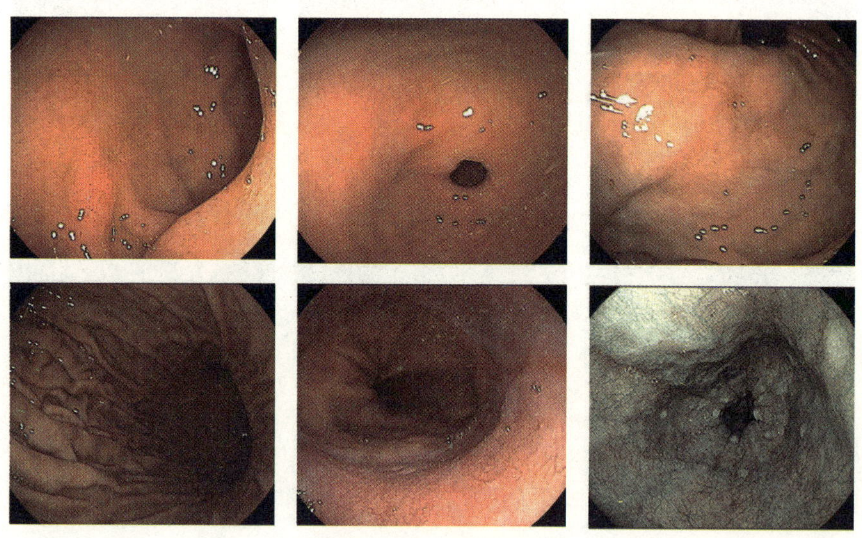

图 3-5-3　胃镜检查

食管：通畅，黏膜淡红，血管走行清晰，齿状线距门齿 40cm，齿状线上方黏膜可见条状充血糜烂，长径大于 5mm。

贲门：开合良好。

胃底：黏液湖不大，清亮。

胃体：体腔开阔，皱襞形态正常，黏膜红白相间，以红为主。

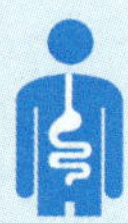

胃角：规整，柔软，蠕动好。

胃窦：开阔，黏膜红白相间，以红为主。

幽门：正圆，开放，胆汁反流不多。

球部：球腔形态正常，黏膜未见异常。

降部：十二指肠乳头及降部黏膜未见异常。

内镜诊断：反流性食管炎（Grade B）、慢性非萎缩性胃炎。

4. 相关化验

血细胞分析中，血红蛋白 155g/L。

粪便分析 + 便潜血：棕黄色，软便，便潜血阳性，便红细胞 0/μL，便白细胞 0/μL，脂肪球 0/μL，真菌 0/μL。

感染指标：血沉 2mm/h、C- 反应蛋白 0.86mg/L。

甲状腺系列、凝血系列、传染病系列、肿瘤系列、免疫指标正常，尿液检查、肝肾功能、电解质大致正常。

具体治疗见本节相关内容。

三、案例分析

1. 病史特点

（1）中年男性，以黏液脓血便为主诉。

（2）多次结肠镜检查提示，病变连续，自直肠开始，逆行向近段发展，累及横结肠。病变累及大肠黏膜及黏膜下层。

2. 诊断和诊断依据

（1）诊断：溃疡性结肠炎（慢性复发型 E3 S1 活动期，轻度，Mayo2 分）；结肠多发息肉、内痔；慢性非萎缩性胃炎伴糜烂出血；贲门炎；高血压 1 级（低危）。

（2）诊断依据：

1）有黏液脓血便典型症状。

2）肠镜提示，溃疡性结肠炎，结肠息肉、内痔；胃镜提示，慢性非萎缩性胃炎伴糜烂出血，贲门炎。

3）既往有高血压病史。

3. 鉴别诊断

患者主要临床表现为黏液脓血便，需与阿米巴肠炎、克罗恩病、肠结核、结肠癌等相鉴别。

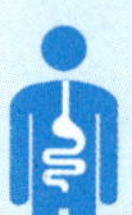

（1）阿米巴肠炎。病变主要侵犯右侧结肠，也可累及左侧结肠，结肠溃疡较深，边缘潜行，溃疡间的黏膜多属正常。粪便或结肠镜取溃疡渗出物检查可找到溶组织阿米巴滋养体或包囊。血清抗阿米巴抗体阳性。阿米巴治疗有效。

（2）克罗恩病（Crohn 病）。慢性起病，反复发作性右下腹或脐周痛，腹泻，体重下降。特别是伴有肠梗阻、腹部压痛、腹块、肠瘘、肛周病变、发热等表现者应考虑克罗恩病。克罗恩病的腹泻一般无肉眼血便，结肠镜及 X 线检查示，病变主要在回肠末段和邻近结肠且病变呈节段性，非对称性分布，可见阿弗他溃疡或纵行溃疡，鹅卵石样改变，肠腔狭窄或肠壁僵硬，炎性息肉，病变间黏膜外观正常。

（3）肠结核。既往或现有肠外结核病史。临床表现少有瘘管，腹腔脓肿和肛门周围病变。内镜检查见病变主要涉及回盲部，可累及邻近结肠。但节段性分布不明显。溃疡为横行，浅表而不规则。活检组织抗酸杆菌染色阳性有助肠结核诊断。干酪样肉芽肿是肠结核的特征性病理组织学改变。PPD 试验强阳性，血清结核杆菌相关性抗原和抗体检测阳性等倾向肠结核诊断。

（4）结肠癌。多见于中年以后，经直肠指检常可触到肿块，结肠镜或 X 线钡餐灌肠检查对鉴别诊断有价值，活检可确诊。但须注意，溃疡性结肠炎也可发生结肠癌变。

四、处理方案及基本原则

1. 一般治疗

补充足够的热量和营养，避免进食辛辣刺激、剩饭、剩菜。溃疡性结肠炎肠道黏膜破损，容易低蛋白血症和贫血。注意休息，避免过度劳累。

2. 针对本案例患者的相关诊治

（1）患者入院后完善相关实验室及肠镜、小肠 CTE 等检查，评估目前病情严重程度。

（2）嘱咐患者少渣饮食。

（3）给予美沙拉嗪抗炎治疗，调节肠道菌群等。

（4）给予生物制剂阿达木单抗治疗。

（5）定期复查肠镜、小肠 CTE 等，评估病情，监测血常规、C- 反应蛋白、胸部 X 线片，明确是否出现肺部感染，必要时更换治疗方案。

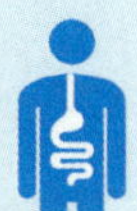

五、要点与讨论

溃疡性结肠炎的诊断，首先确认是否溃疡性结肠炎，其次判断病情严重程度，最后考虑是否存在肠外表现及并发症。

1. 溃疡性结肠炎的诊断标准

《中国溃疡性结肠炎诊治指南（2023 年 · 西安）》[①] 指出，溃疡性结肠炎诊断缺乏新标准，须在排除其他原因所致结肠炎的基础上，结合临床表现、实验室检查、内镜及病理组织学进行综合判断。在排除感染性和其他非感染性结肠炎的基础上，溃疡性结肠炎可按下列要点诊断：

（1）具备典型临床表现者可临床疑诊，安排进一步检查。

（2）同时具备典型结肠镜的特征者，可临床拟诊。

（3）如再加上活体组织检查或手术切除标本组织病理学检查，提示溃疡性结肠炎的特征性改变者，可做出诊断。

（4）对于初发病例，若临床表现、结肠镜检查和活检组织学改变不典型，暂不确诊溃疡性结肠炎，应予密切随访。应在一定时间（3~6 个月）后进行内镜及病理组织学复查。

2. 溃疡性结肠炎的严重程度

《中国溃疡性结肠炎诊治指南（2023 年 · 西安）》指出，完整的溃疡性结肠炎诊断应包括疾病分型、疾病活动程度、累及部位。溃疡性结肠炎诊断成立后，需要进行疾病评估，再做出完整的诊断，以利于全面估计病情和预后，制定治疗方案。溃疡性结肠炎病变范围评估，建议采用蒙特利尔分型（如表 3–5–1 所示）。

表 3–5–1 溃疡性结肠炎病变范围的蒙特利尔分型

分型	分布	结肠镜下所见炎性病变累及的最大范围
E1	直肠	局限于直肠，未达乙状结肠
E2	左半结肠	累及左半结肠（脾曲以远）
E3	广泛结肠	广泛病变累及脾曲以近乃至全结肠

溃疡性结肠炎疾病严重程度评估，建议结合临床评分和内镜评分。临床评分建议采用改良 Truelove 和 Witts 疾病严重程度分型（如表 3–5–2 所示）和改良 Mayo 评分（如表

① 中华医学会消化病学分会炎症性肠病学组，中国炎症性肠病诊疗质量控制评估中心. 中国溃疡性结肠炎诊治指南（2023 年 · 西安）[J]. 中华消化杂志，2024，44（2）：73–99.

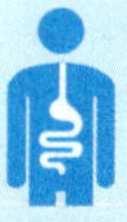

3–5–3 所示）。根据溃疡性结肠炎疾病严重程度评估，溃疡性结肠炎分为活动期和缓解期。活动期溃疡性结肠炎按严重程度分为轻度、中度、重度、急性重度。

表 3–5–2　改良 Truelove 和 Witts 疾病严重程度分型

严重程度分型	血便（次 / 天）	脉搏（次 / 分）	体温（℃）	血红蛋白（g/L）	血沉（mm/h）	C– 反应蛋白（mg/L）
轻度	<4	<90	<37.5	>115	<20	正常
中度	4~6	≤ 90	≤ 37.8	≥ 105	≤ 30	≤ 30
重度	≥ 6	>90	>37.8	<105	>30	>30

表 3–5–3　评估溃疡性结肠炎活动性的改良 Mayo 评分系统

项目	0 分	1 分	2 分	3 分
排便次数	正常	比正常增加 1~2 次 / 天	比正常增加 3~4 次 / 天	比正常增加 5 次 / 天或以上
便血	未见出血	少于半数时间出现便中混血	大部分时间内为便中混血	一直存在出血
内镜发现	正常或无活动性病变	轻度病变（红斑、血管纹理减少、轻度易脆）	中度病变（明显红斑、血管纹理缺乏、易脆、糜烂）	重度病变（自发性出血、溃疡形成）
总体评价	正常	轻度病情	中度病情	重度病情

说明：①排便次数：每位受试者作为自身对照，从而评价排便次数的异常程度；②便血：每天出血评分代表一天中最严重的出血情况；③总体评价：包括 3 项标准，受试者对于腹部不适的回顾、总体幸福感和其他表现，如体格检查发现和受试者表现状态。总评分≤ 2 分且无单个分项评分 > 1 分为临床缓解，3~5 分为轻度活动，6~10 分为中度活动，11~12 分为重度活动。有效定义为评分相对于基线值的降幅≥ 30% 以及评分降幅≥ 3 分，而且便血的分项评分降幅≥ 1 分或本分项评分为 0 或 1 分。

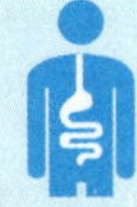

临床溃疡性结肠炎的内镜评分建议采用 Mayo 内镜评分（如表 3–5–4 所示）。内镜评分与疾病活动度之间的相关性明确，可用于疗效监测和中远期预后评估。

表 3-5-4　溃疡性结肠炎 Mayo 内镜评分

评分	内镜下表现
0 分	正常或缓解期
1 分	轻度活动期：红斑，血管纹理模糊，黏膜轻度易脆性
2 分	中度活动期：明显红斑，血管纹理消失，黏膜易脆、糜烂
3 分	重度活动期：溃疡形成，自发性出血

3. 溃疡性结肠炎的肠外表现及并发症

溃疡性结肠炎常见的肠外表现包括关节损害（如外周关节炎、脊柱关节炎等）、皮肤黏膜表现（如口腔溃疡、结节性红斑和坏疽性脓皮病）、眼部病变（如虹膜炎、巩膜炎、葡萄膜炎等）、肝胆疾病（如脂肪肝、原发性硬化性胆管炎、胆石症等）、血栓栓塞性疾病等。并发症包括中毒性巨结肠、肠穿孔、下消化道大出血、肠黏膜上皮内瘤变以及癌变。

溃疡性结肠炎属于炎症性疾病，如果控制良好，预后较好，但是急性重度溃疡性结肠炎合并感染、难治性溃疡性结肠炎以及长程病变癌变后，预后欠佳，甚至死亡风险增加。溃疡性结肠炎的治疗目标为活动期诱导临床缓解、血清或粪便炎性标志物正常化，并力争达到内镜下黏膜愈合；缓解期维持治疗，以求实现长期维持无激素临床缓解、炎性标志物正常和黏膜愈合，防止并发症，从而最终改善远期结局，避免残疾，维持与健康相关的生活质量。

4. 轻中度活动性溃疡性结肠炎的治疗

轻度（初治）活动性溃疡性结肠炎，建议口服 5- 氨基水杨酸（2~4g/d）诱导缓解，疗效与剂量成正比。顿服 5- 氨基水杨酸与分次服用疗效相同。轻度活动性直肠型溃疡性结肠炎建议应用 5- 氨基水杨酸直肠给药诱导缓解。对于轻中度左半结肠型活动性溃疡性结肠炎，建议口服 5- 氨基水杨酸联合灌肠治疗，灌肠药物包括 5- 氨基水杨酸、局部糖皮质激素制剂及中药等。对于轻中度活动性溃疡性结肠炎和中度活动性溃疡性结肠炎，若足量 5- 氨基水杨酸治疗无效，建议更换为口服全身糖皮质激素或升级生物制剂来诱导缓解。对于 5- 氨基水杨酸无效或不耐受特别是合并机会性感染的轻中度活动性溃疡性结肠炎患者，可考虑选择性白细胞吸附治疗或中药治疗。

5. 中重度活动性溃疡性结肠炎的治疗

重度活动性溃疡性结肠炎建议给予口服或静脉注射糖皮质激素诱导缓解。糖皮质激素依赖的中重度活动性溃疡性结肠炎患者可联合硫嘌呤类药物以帮助激素减停，或换用英夫利西单抗、维得利珠单抗治疗。对传统治疗（氨基水杨酸制剂、糖皮质激素、免疫调节剂）应答不佳或不能耐受的中重度活动性溃疡性结肠炎，建议使用英夫利西单抗或

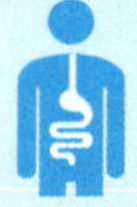

维得利珠单抗诱导缓解。英夫利西单抗或维得利珠单抗可考虑作为中重度活动性溃疡性结肠炎的一线治疗方案。生物制剂无效的中重度活动性溃疡性结肠炎患者可考虑蛋白酪氨酸激酶抑制剂诱导缓解。中重度活动性溃疡性结肠炎应用英夫利西单抗诱导缓解治疗，如无制衡因素，建议与硫唑嘌呤联合应用。

6. 急性重度溃疡性结肠炎的诊治管理

急性重度溃疡性结肠炎病情重、发展快，处理不当会危及生命。对怀疑急性重度溃疡性结肠炎的患者，在生命体征平稳的条件下，建议 24~48 小时内进行直肠镜或限制性直肠乙状结肠镜检查，以明确诊断、评估病情，并排除合并感染。急性重度溃疡性结肠炎患者需要补液，维持水、电解质、酸碱平衡，纠正贫血、低白蛋白血症，检查并治疗合并艰难梭菌、巨细胞病毒等机会性感染。急性重度溃疡性结肠炎患者活动期血栓形成风险增加，建议监测凝血功能，无明显禁忌者可考虑预防性应用低分子肝素降低血栓形成风险。如无明显禁忌证，急性重度溃疡性结肠炎初治患者治疗首选糖皮质激素，甲泼尼龙 40~60mg/d，或氢化可的松 300~400mg/d，剂量加大不会增加疗效，但剂量不足会降低疗效。如既往反复用激素治疗，有激素依赖或激素抵抗，可首选生物制剂治疗。糖皮质激素治疗急性重度溃疡性结肠炎无效即可进行药物转换，包括英夫利西单抗、环孢素等。

7. 维持治疗

溃疡性结肠炎是一种慢性疾病，容易复发，达到临床症状缓解、炎性指标正常、内镜下黏膜愈合后，多数患者仍建议长期维持治疗。对于轻度活动性直肠型溃疡性结肠炎，5- 氨基水杨酸诱导缓解后建议选择≥ 0.5~1.0g/d 美沙拉嗪栓或≥ 2g/d 美沙拉嗪口服（不超过 4g/d）维持治疗。对于轻度活动性左半结肠型溃疡性结肠炎，5- 氨基水杨酸诱导缓解后建议选择≥ 1~2g/d 美沙拉嗪灌肠液或栓，或（和）≥ 2g/d 美沙拉嗪口服（不超过 4g/d）维持治疗。对于轻度活动性全结肠溃疡性结肠炎，5- 氨基水杨酸诱导缓解后建议选择≥ 2g/d 美沙拉嗪口服维持治疗，高剂量维持治疗效果优于低剂量。对于激素无效或依赖的轻中度活动性溃疡性结肠炎，可使用免疫抑制剂、生物制剂、小分子药物维持缓解。对于中重度活动性溃疡性结肠炎及急性重度溃疡性结肠炎，不建议糖皮质激素维持治疗。对于中重度活动性溃疡性结肠炎及急性重度溃疡性结肠炎患者，生物制剂或小分子药物诱导缓解后建议继续生物制剂或小分子药物维持治疗。

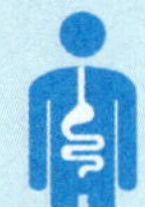

六、思考题

1. 溃疡性结肠炎的诊断要点有哪些？

2. 溃疡性结肠炎有哪些合并症？

3. 溃疡性结肠炎目前常用的治疗方案有哪些？

4. 治疗溃疡性结肠炎的常用药物有哪些不良反应？

七、科普小常识

1. 哪些人容易得溃疡性结肠炎？

溃疡性结肠炎的发生与遗传、环境及微生态的互相作用有关。有溃疡性结肠炎家族史的人群，尤其是一级亲属中有病患的人群患病风险会明显增加。微生态也是影响其发生发展的重要因素，妊娠、奶瓶喂养、药物、环境及饮食等因素可能会导致人体微生态平衡紊乱，从而增加疾病易感性。

2. 如何对溃疡性结肠炎患者进行癌变检测？

对于病变范围大于直肠的溃疡性结肠炎患者，应在诊断后 8 年开始筛查和随后的结肠镜检查，以评估肠黏膜有无癌变或异型增生。根据溃疡性结肠炎患者结直肠癌的综合危险因素和既往结肠镜检查结果，每 1~5 年进行 1 次结肠镜检测。确定检测时间间隔时还要综合考虑患者的偏好、是否存在多发性炎症后息肉（通常称为“假性息肉”）、年龄和共患病、检查的准确性和完整性等因素。

（1）对溃疡性结肠炎癌变低风险者：如果广泛结肠炎无内镜或组织学活动性炎症，左半结肠炎影响 <50% 的结肠，则在 5 年内进行下一次检测。

（2）对溃疡性结肠炎癌变中风险者：如果广泛结肠炎伴有轻度活动的内镜或组织学炎症或炎症后息肉或年龄 ≥ 50 岁的一级亲属患有结直肠癌家族史，则需要在 3 年内进行下一次检测。

（3）对溃疡性结肠炎癌变高风险者：如果广泛结肠炎伴中度或重度内镜或组织学炎症，或过去 5 年伴有狭窄或异型增生或原发性硬化性胆管炎，或年龄 < 50 岁的一级亲属患有结直肠癌家族史，则 1 年后进行下一次检测。

3. 溃疡性结肠炎患者在生活上应该注意哪些细节？

（1）注意休息，不可太过劳累。暴发性急性发作和严重慢性型患者应该卧床休息。

（2）注意保暖，适当进行体育锻炼，增强人体抵抗力。

（3）进食柔软、易消化、富含营养和足够热量的食物，宜少量多餐，补充多种维生素，不食生、冷、油腻及多纤维的食物。

（4）注意食品卫生，避免肠道感染诱发或加重溃疡性结肠炎。

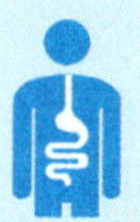

（编者　乔　敏）

第六节 克罗恩病（案例21）

核心提示

❖掌握克罗恩病的诊断要点。

❖掌握克罗恩病的鉴别诊断方法。

❖掌握克罗恩病的治疗方法。

一、病历资料

1. 病史

刘××，女，19岁，主因“间断腹痛1个月，加重2天”入院。

患者1个月前无明显诱因出现腹痛，自诉疼痛位置不定，主要为右下腹及脐周胀痛，偶伴恶心，无呕吐，于当地医院就诊，腹部超声未见明显异常，妇科超声提示少量盆腔积液，予对症处理，腹痛症状间断缓解。2天前患者腹痛症状加重，为阵发性脐周疼痛，伴恶心，无呕吐，伴发热，最高体温38.8℃，1天前未再排气排便，遂入住我科。

患者反流性食管炎病史6年余，未规律服药；1个多月前，患者化验提示贫血，血红蛋白78g/L，考虑缺铁性贫血。月经史：初潮16岁，月经不规律，周期40~60天，每次持续6~7天。

2. 体格检查

体温38.5℃，脉搏112次/分，呼吸19次/分，血压116/67mmHg。神志清，精神可，自主体位，查体合作；浅表淋巴结未触及明显肿大；腹部平坦，腹肌紧张，右下腹及脐周轻压痛、无反跳痛，肝、脾肋缘下未触及，Muphy征阴性；移动性肠鸣音正常；未闻及血管杂音。

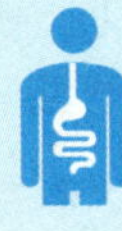

3. 实验室检查和辅助检查

阑尾B超：未见异常。

腹部CT：腹腔液气平、腹腔软组织肿块、肠系膜淋巴结肿大。

当地医院胃镜：浅表性胃炎，十二指肠球部溃疡期。

当地医院肠镜：盲肠及升结肠散在多发片状溃疡，覆白苔。镜下诊断：结肠多发溃疡。活检病理：（回盲部）肠黏膜中度慢性炎伴轻度活动性炎，局部伴坏死。

4. 初步诊断

回盲部多发溃疡、克罗恩病？肠结核？淋巴瘤？贫血？

二、诊治经过

患者入院后相关检查项目及结果如下：

实验室检查：白细胞计数 4.8×10^9/L、血红蛋白 75g/L、血小板计数 411×10^9/L、血沉 61mm/h、C-反应蛋白 50.70mg/L、血白蛋白 36.7g/L。巨细胞病毒阴性、抗中性粒细胞胞浆抗体阴性、结核斑点试验阴性。

胸部CT：胸部未见明显异常。

小肠CTE：回盲部壁厚并周围多发小淋巴结。

结肠镜：循腔进镜到达回肠末端约20cm，回肠末端可见多条纵行溃疡，另可见多处阿弗他溃疡。回盲部、升结肠、横结肠可见散在多处阿弗他样溃疡，余结肠黏膜光滑。镜下诊断：回结肠多发溃疡。

小肠镜检查：首先经口侧进镜达回肠中段，进入小肠约550cm，继续进镜困难，于此处黏膜喷洒结晶紫标记。退镜观察，所见胃黏膜、食管黏膜未见异常，十二指肠、空肠黏膜光滑。回肠可见多处阿弗他溃疡，表覆薄苔，病变近肛侧密集，溃疡间黏膜正常。继而经肛侧进镜，沿回盲瓣进入回肠，进镜约150cm到达回肠中段，见结晶紫标记处，实现全小肠检查。退镜观察，回肠中段可见多处片状浅溃疡及阿弗他样溃疡，表覆白苔，溃疡间黏膜正常，靠近肛侧病变加重。回肠末端可见多处大片状溃疡，部分融合呈长纵行溃疡表覆白苔。回盲瓣可见浅表溃疡，回盲部、升结肠、横结肠见多处阿弗他样溃疡，病变间黏膜正常，余结肠黏膜光滑，未见糜烂及溃疡。镜下诊断：回结肠多发溃疡，考虑克罗恩。肠镜活检病理：（回肠末端）小肠黏膜呈中度慢性炎伴显著活动性，局灶黏膜糜烂，可见隐窝炎及隐窝脓肿，间质显著充血、水肿，淋巴管显著扩张，固有层查见散在肉芽肿形成，结合临床，符合克罗恩病。

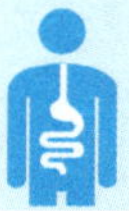

遂给予患者一般治疗，口服美沙拉嗪栓（1.0g，2次/天）、谷氨酰胺（0.5g，3次/天）。

效果较差，开始加用生物制剂。患者经过 6 次英夫利西单抗的治疗，达到了内镜下黏膜愈合的良好疗效，影像学亦提示肠壁水肿增厚较前减轻，回盲部周围多发小淋巴结好转。

患者因个人经济原因终止了英夫利西单抗的治疗，仅以不完全肠内营养及硫唑嘌呤（25mg/d）维持治疗。

三、案例分析

1. 病史特点

（1）年轻女性，以腹痛为主诉。

（2）主要为右下腹及脐周胀痛。

（3）体格检查：腹部平坦，腹肌紧张，右下腹及脐周轻压痛，无反跳痛。

（4）实验室检查和辅助检查：结肠镜检查显示，盲肠及升结肠散在多发片状溃疡，覆白苔。镜下诊断：结肠多发溃疡。肠镜活检病理：（回盲部）肠黏膜中度慢性炎伴轻度活动性炎，局部伴坏死。小肠镜检查显示，回肠末端可见多处大片状溃疡，部分融合呈长纵行溃疡表覆白苔。回盲瓣可见浅表溃疡，回盲部、升结肠、横结肠见多处阿弗他样溃疡，病变间黏膜正常。镜下诊断：回结肠多发溃疡，考虑克罗恩。肠镜活检病理示，（回肠末端）小肠黏膜呈中度慢性炎伴显著活动性，局灶黏膜糜烂，可见隐窝炎及隐窝脓肿，间质显著充血、水肿，淋巴管显著扩张，固有层查见散在肉芽肿形成。

2. 诊断和诊断依据

患者为青年女性，慢性病程。临床表现为反复腹痛为主。当地医院肠镜提示：盲肠、升结肠多发片状溃疡。结肠镜活检提示：慢性炎症。小肠 CTE：回盲部壁厚并周围多发小淋巴结。小肠镜提示：回肠中段可见多处片状浅溃疡及阿弗他样溃疡，回肠末端可见多处大片状溃疡，部分融合呈长纵行溃疡，病变间黏膜正常。肠镜活检病理提示：（回肠末端）小肠黏膜呈中度慢性炎伴显著活动性，固有层查见散在肉芽肿形成，结合临床，符合克罗恩病。

3. 鉴别诊断

（1）感染性结肠炎。腹泻患者（尤其是有急性症状时）应进行粪便检查以评估有无肠道病原体，包括志贺菌、沙门菌、弯曲杆菌、大肠埃希菌、耶尔森菌、艰难梭菌、寄生虫和阿米巴原虫。对于免疫功能受损的患者，巨细胞病毒感染可能与克罗恩病表现类似。对于以小肠受累为主的患者，耶尔森菌引起的急性回肠炎与克罗恩病引起的急性回肠炎在内镜下难以区分。结核与阿米巴病均可出现与回肠和盲肠克罗恩病类似的表现。

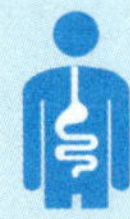

（2）溃疡性结肠炎。克罗恩病累及结肠时必须与溃疡性结肠炎相鉴别，因为两者

的治疗方法可能不同。克罗恩病的临床特征：小肠受累，直肠黏膜外观正常（即直肠没有受累），没有肉眼血便，肛周病变，病变呈局灶性或节段性分布，而非连续性分布部分。炎症性肠病（IBD）患者中无法鉴别克罗恩病和溃疡性结肠炎，应归为未定型结肠炎。某些患者可能最初诊断为溃疡性结肠炎或克罗恩病，但之后演变为其他诊断。临床发现，因体重减轻或非血性腹泻就诊而最初诊断为溃疡性结肠炎的患者，其诊断极有可能会演变为克罗恩病。

（3）憩室性结肠炎。憩室性结肠炎的特点是憩室间黏膜炎症，但憩室口不受累。而在合并憩室病的炎症性肠病患者中，炎症累及存在憩室的结肠区域和憩室口。

（4）乳糜泻。乳糜泻是一种小肠疾病，特点是摄入麸质后小肠出现黏膜炎症和绒毛萎缩。乳糜泻患者可能表现出与克罗恩病相似的胃肠道症状，例如腹泻、体重减轻。通常使用血清学评估（即组织转谷氨酰胺酶 –IgA 抗体）来检测成人乳糜泻。

（5）肠易激综合征。肠易激综合征和炎症性肠病患者都常出现腹泻、腹痛等胃肠道症状，但肠易激综合征患者的实验室检查（例如粪便钙卫蛋白或血清 C– 反应蛋白）无异常，也无回结肠镜下黏膜炎症。

（6）乳糖不耐受。对含乳糖食物（主要是乳制品）不耐受是一个常见问题，最初可能会与克罗恩病混淆。乳糖不耐受的临床症状包括摄入奶或含奶制品后出现腹泻、腹痛和肠胃气胀。

四、处理方案及基本原则

1. 一般治疗

（1）升阶梯治疗：通常以效力较弱、副作用较少的药物开始治疗。只在初始治疗无效时才使用效力更强且毒性可能更大的药物。治疗低危的轻度克罗恩病患者时，我们倾向于升阶梯治疗，以效力较弱、使用历史相对较长且安全性相对较好的药物开始治疗。之后，若初始治疗无效，或患者需要多个疗程的糖皮质激素，我们会采用效力更强的药物。这种方法可以避免对低危患者使用他们可能并不需要的药物，从而免受不良反应的危害。

（2）降阶梯治疗：是指在病程的相对早期（患者发展为糖皮质激素依赖之前，甚至可能是在接受糖皮质激素治疗之前），以效力较强的药物开始治疗，如生物制剂和（或）免疫调节剂。相比之下，高危的中至重度克罗恩病患者应以生物制剂或免疫调节剂开始降阶梯治疗。相比于糖皮质激素，这些效力更强的药物更可能更快速地带来临床缓解，且长期副作用更轻。

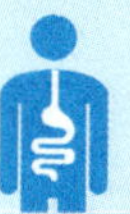

（3）联合治疗：对于大部分中至重度瘘管性克罗恩病患者（例如，肛周瘘或肠瘘），

我们采用TNF-α抑制剂（例如英夫利西单抗）+免疫调节剂［例如硫唑嘌呤（AZA）、巯嘌呤（6-MP）或甲氨蝶呤］的联合治疗。可逐步启用硫唑嘌呤或巯嘌呤，建议的起始剂量均为50mg/d，如果硫代嘌呤甲基转移酶（TPMT）基因型正常，起始剂量可以更高。我们也建议在开始硫唑嘌呤或巯嘌呤治疗前检测硫代嘌呤甲基转移酶基因型。接受硫唑嘌呤或巯嘌呤治疗的患者需定期监测毒性反应。硫唑嘌呤可逐渐增加至最大剂量2.5mg/（kg·d），而巯嘌呤可逐渐增加至最大剂量1.5mg/（kg·d）。使用联合治疗的理由：通过联合治疗药物的两种不同作用机制和协同作用“攻击”克罗恩病。

（4）诱导治疗：诱导治疗的选择为中至重度克罗恩病患者。选择诱导治疗时需考虑多种因素，包括患者意愿、患者特征（如年龄）、疾病特征（如瘘管性或穿透性病变）以及既往治疗效果。因为很多因素均会影响最终使用哪种诱导方案，故方案选择应个体化，并与患者共同决定。不同患者的治疗方法各异。中至重度克罗恩病患者的一线诱导方案为生物制剂，可单独使用，也可配合使用免疫调节剂。例如，从未使用过生物制剂的患者通常采用抗肿瘤坏死因子（TNF）制剂（例如英夫利西单抗）+免疫调节剂联合治疗以防产生免疫原性，而抗IL-12/23或抗整合素治疗一般单独使用。

（5）诱导缓解方案：口服药物治疗适用于轻度克罗恩病患者，治疗方法部分取决于病变分布情况。治疗目标：克罗恩病患者的治疗目标在于达到缓解（内镜下缓解、组织学缓解和临床缓解），表现为黏膜完全愈合。

1）布地奈德：对于低危的轻度活动性回肠和近端结肠克罗恩病患者，推荐使用肠溶性布地奈德。肠溶性布地奈德可作为一线治疗药物来诱导缓解。布地奈德回肠控释制剂是一种代谢率很高的皮质类固醇。布地奈德的初始剂量为9mg/d，持续至少4周，但不要超过8周；然后，以每2~4周3mg的速率逐渐减量，治疗总共持续8~12周。我们不推荐每疗程使用布地奈德超过12周。对于主要累及回肠末段和右侧结肠的轻度克罗恩病患者，一旦获得缓解，且已经减量或停用布地奈德，便可启动维持治疗。若患者到3~6个月时仍无法逐渐减少布地奈德的剂量至停药，则需采用巯基嘌呤或生物制剂来加强治疗，这与治疗中至重度克罗恩病相似。相比于泼尼松等常规糖皮质激素，布地奈德更少引起全身性副作用。布地奈德能有效诱导回肠和回盲肠克罗恩病患者缓解。尚不确定布地奈德是否比美沙拉嗪更能有效地诱导缓解。

2）泼尼松：回肠或近端结肠受累的轻度克罗恩病患者也可选用口服糖皮质激素（即泼尼松和泼尼松龙），将口服糖皮质激素作为一线药物。泼尼松可用于布地奈德治疗无效的低危患者。然而，若患者初始口服糖皮质激素有效，但无法忍受泼尼松逐渐减量，则不应再被视为低危人群，而应重新归入中危、高危类别。泼尼松的初始剂量为40mg/d，

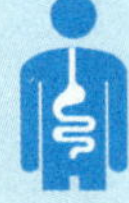

持续 1 周，该剂量对许多患者有效。之后，应以每周 5~10mg 的速率逐渐减量，目标为在 1~2 个月内停用泼尼松。糖皮质激素有显著的副作用，不应长期使用。

3）5- 氨基水杨酸类药物：使用 5- 氨基水杨酸类药物治疗克罗恩病存在争议，我们只对局限性回结肠受累，且不愿意使用糖皮质激素的轻度克罗恩病患者采用本类药物。对于此类患者，可选择 5- 氨基水杨酸类药物口服缓释剂，例如美沙拉嗪。相比之下，柳氮磺吡啶（5- 氨基水杨酸类药物的前体药物）对回肠炎的作用较弱，因为本药必须经结肠细菌分解才能释放出活性 5- 氨基水杨酸类药物，故仅用于结肠炎。评估 5- 氨基水杨酸类药物对克罗恩病疗效的研究结果不一。部分研究表明，较高剂量的美沙拉嗪（即≥ 1.5g/d 或≥ 2.4g/d）可能比较低剂量的美沙拉嗪更有效。一些资料表明，5- 氨基水杨酸类药物诱导缓解的效果次于布地奈德。这些药物的副作用包括恶心、头痛、发热、皮疹、胰腺炎和肺炎，应用柳氮磺吡啶时更常见。对于轻度弥漫性克罗恩病结肠炎或左侧结肠病变，我们建议初始治疗采用口服泼尼松 40mg/d，持续 1 周。之后，应以每周 5~10mg 的速率逐渐减量，目标为在 1~2 个月内停用泼尼松。轻度左半结肠克罗恩病患者可选择柳氮磺吡啶（3~6g/d，持续 16 周）作为初始治疗。对于无症状患者，如果在常规结肠镜筛查时偶然发现有很小的浅表阿弗他溃疡，那么除了接受临床监测外，还应在 6~12 个月后复查结肠镜。

（6）维持缓解：轻度克罗恩病患者获得临床缓解后，治疗目标是预防临床和内镜下复发。对于低危的轻度克罗恩病患者，若采用糖皮质激素（如布地奈德或泼尼松）获得了缓解，我们推荐逐渐减量至停药，然后予以临床观察并在 6~12 个月后进行回结肠镜检查。考虑到药物副作用，常规糖皮质激素（如泼尼松）不应该用于维持缓解。对于低危的轻度克罗恩病结肠炎患者，若采用 5- 氨基水杨酸类药物或柳氮磺吡啶获得了缓解，我们会继续使用相同药物进行长期维持治疗，并在 6~12 个月后进行回结肠镜检查。对于克罗恩病结肠炎患者，一些数据表明长期使用 5- 氨基水杨酸类药物可能降低结肠癌的风险。

（7）其他预防克罗恩病复发的方法：

1）布地奈德：使用布地奈德时，我们的目标是在 12 周内诱导缓解，然后停药。然而，对于难以降低布地奈德剂量的部分患者，我们会以 6mg/d 的剂量继续使用布地奈德，使用时间不超过 3~6 个月。对于需使用糖皮质激素维持缓解的患者，我们还会启用巯基嘌呤。虽然对回肠和或升结肠轻至中度克罗恩病患者使用布地奈德（6mg/d）维持缓解，使用时间不超过 3 个月，但支持采用本药维持缓解持续 6 个月以上的资料有限。

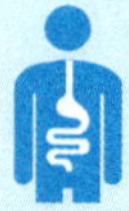

2）免疫调节剂：开始免疫调节剂治疗，例如硫唑嘌呤、6- 巯嘌呤或甲氨蝶呤。通

常来说，这些药物仅用于中至重度克罗恩病患者，以及糖皮质激素依赖性轻度克罗恩病患者。对于未使用过任何特异性治疗的低危、无症状轻度克罗恩病患者（如，结肠镜检查时偶然诊断出的患者），我们建议予以临床观察，并在6~12个月后进行随访性回结肠镜检查。对于存在轻度内镜下病变的无症状低危患者，也可选择口服5–氨基水杨酸类药物维持治疗，尤其是当糜烂病变主要累及结肠时。

（8）缓解期监测：在获得临床缓解6~12个月后，除了根据临床表现和回结肠镜检查评估患者外，炎症的无创性标志物也可起到帮助。我们会在结肠镜检查的同时测定炎症的无创性标志物，包括C–反应蛋白和粪钙卫蛋白，并根据这些检查结果推断黏膜愈合程度。某些克罗恩病患者的C–反应蛋白与内镜表现不一致，因此我们并不仅仅依靠无创性标志物来监测缓解期患者。

（9）治疗复发：对于经糖皮质激素治疗获得缓解的患者，若出现临床复发，我们会开始又一疗程的糖皮质激素治疗。也推荐开始巯基嘌呤和或生物制剂治疗。对于最初属于低危类别但停用糖皮质激素后复发的患者，我们会给予又一疗程的糖皮质激素，还会启用巯基嘌呤（即，硫唑嘌呤或6–巯嘌呤）。如果患者对第二次糖皮质激素治疗无反应，则被归为高危类别。

（10）口腔病变：阿弗他溃疡是最常见的口腔病变，发生于20%~30%的克罗恩病成人患者。阿弗他溃疡可能是轻度肠道炎症的表现，也可能是较严重的克罗恩病表现。唇和颊黏膜是克罗恩病最常累及的口腔区域。还可见多种其他病变，包括颊部肿胀、肉芽肿性包块、唇炎和肉芽肿性涎腺炎。这些异常可引起重度不适感而影响经口摄食，进而成为主要的临床表现。口腔病变通常与肠道疾病同时存在，针对肠道疾病的治疗对其也有效。局部用药（如曲安奈德）可缓解局部症状。

（11）其他治疗：

1）止泻药：对于没有狭窄等并发症的轻度克罗恩病患者，如果一线治疗疗效不足，则可采用止泻药进行对症治疗。中或重度克罗恩病患者或者有肠梗阻风险的患者不应使用止泻药。我们建议需要时使用小剂量洛哌丁胺（即1次稀便发作后使用2~4mg）用于在这种情况下治疗腹泻，因为本药低剂量使用时有效且相对安全。对于存在慢性水样泻的非狭窄性回肠疾病患者，还可选择考来烯胺或其他胆汁螯合剂。进行过回肠切除的胆盐性腹泻患者也需使用考来烯胺。初始剂量为4g/d，可根据需要增至最大剂量16g/d，分4次使用。对于因消化不良而不耐受考来烯胺的患者，常可采用考来替泊或考来维仑替代，它们是相似的胆汁酸结合树脂。

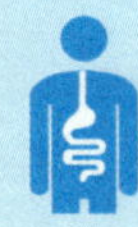

2）益生菌：益生菌是具有生理学活性和治疗活性的有益活微生物。现有数据并不支

持益生菌治疗可以诱导或维持克罗恩病缓解。某些类型的患者能否从中受益仍有待确定。

3）抗生素：我们一般不使用抗生素来治疗轻度克罗恩病患者。有关使用抗生素治疗活动性肠腔克罗恩病的资料有点不一致。尚不清楚抗生素治疗的疗效是源于治疗了未检测到的病原体、细菌过度生长，还是未知的微穿孔。最常用的抗生素包括甲硝唑或环丙沙星，它们也有潜在的副作用。

4）膳食干预：克罗恩病患者，尤其是存在回肠病变的患者中，获得性乳糖酶缺乏症和症状性乳糖不耐受的发生率增加。若怀疑乳糖不耐受，我们建议经验性地尝试不摄入乳糖。如果不能确定诊断，可进行乳糖呼气氢试验。如果不摄入乳糖治疗有效或乳糖呼吸氢试验阳性，则应指导患者忌口含乳糖的食物。限制乳糖摄入的患者应补钙，以尽量降低骨丢失的风险。

2. 针对本案例患者的相关诊治

（1）营养支持：克罗恩病由于反复腹泻、出血、感染、疾病活动、吸收不良等因素，患者经常伴随不同程度的营养不良、低体重、维生素和矿物质缺乏等情况，降低药物治疗的效果和耐受性，影响疾病的愈合。因此，营养治疗在克罗恩病的治疗中占据很重要的地位。医生会定期安排血常规、电解质、铁元素、维生素等检查，如果发现异常，需要给予补充治疗。对于存在营养不良风险以及重症克罗恩病的患者，可能还需要进行肠内营养治疗，包括口服营养剂、通过鼻腔置入胃管或空肠管进行鼻饲营养等。但是，如果存在穿孔、肠瘘等并发症，可能需要禁食并通过静脉给予营养。

（2）一般治疗：美沙拉嗪栓 1.0g，2 次 / 天；谷氨酰胺 0.5g，3 次 / 天。

（3）生物制剂治疗：给予患者 6 次英夫利西单抗的治疗。

（4）维持治疗：以不完全肠内营养及硫唑嘌呤 25mg/d 维持治疗。

五、要点与讨论

1. 克罗恩病概述

炎症性肠病主要包括 2 种疾病：溃疡性结肠炎和克罗恩病。溃疡性结肠炎发生于结肠，特征为黏膜层炎症。克罗恩病的特征则为透壁性炎症，可发生于从口腔到肛周区域的消化道任意部分。由于克罗恩病呈节段性分布，许多疾病可能有类似的主诉症状和影像学表现，包括阑尾炎、憩室炎、缺血性结肠炎及穿孔性或梗阻性肠癌。Crohn 病多见于青年人，病因未明，表现为肉芽肿性炎症病变，合并纤维化与溃疡。本病好发部位为回盲部，可侵及全胃肠道的任何部位，包括口腔、肛门，病变呈节段性或跳跃性分布，并可侵及肠道以外，特别是皮肤。临床表现因病变部位、范围及程度不同而多样化，病

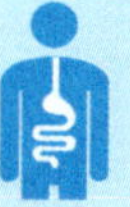

程缓慢，易复发。多数患者（2/3 以上）起病隐匿，初起症状不明显，可延误诊治；少数患者（不足 1/3）起病急骤，易误诊为急性阑尾炎、肠梗阻等。其病程长短不一，有者发病后经治痊愈，不再复发；有者可达数年或数十年。症状持续存在，经久不愈或复发与缓解交替出现。随炎症病变的进展，最终导致肠管纤维化，肠腔狭窄、梗阻或穿透肠壁形成瘘管或侵入附近脏器、组织。上消化道内镜可观察到食管、胃和十二指肠的病变，表现为多发性的口疮样溃疡或纵行的溃疡。此患者发病年龄 <20 岁，黏膜病变广泛，血小板明显升高，推测疾病预后欠佳。克罗恩病目前主要采用内科药物治疗或介入治疗，一旦外科干预需警惕瘘管形成等并发症。

2. 临床特征

克罗恩病的主要症状包括痉挛性腹痛、慢性间歇性腹泻（伴或不伴肉眼可见的出血）、乏力和体重减轻。克罗恩病提示性症状的持续时间不一。一些患者可能在症状出现多年后就诊，而另一些患者可能因急性症状立即就诊。克罗恩病的肠道透壁性炎症可造成窦道，进而可能导致肠瘘、肛周瘘、蜂窝织炎或脓肿。患者可能有肠外表现，例如关节炎或关节病、眼和皮肤病变、胆道受累和肾结石，这些表现通常与炎症性疾病活动度有关。

3. 诊断性评估

对克罗恩病疑似患者进行诊断性评估是为了排除症状的其他原因、诊断克罗恩病以及判断疾病严重程度。若有相应临床特征，包括症状（如右下腹疼痛、慢性间歇性腹泻、乏力、体重减轻）和实验室检查结果（如贫血、维生素 B_{12} 缺乏、维生素 D 缺乏），可疑诊克罗恩病。

4. 克罗恩病的诊断依据

患者有相应的临床表现（如腹痛、慢性间歇性腹泻），并且经影像学、内镜和（或）组织学检查发现消化道节段性、透壁性炎症。实验室检查有助于评估克罗恩病的严重程度和并发症，但不能确诊克罗恩病。克罗恩病疑似患者的初始诊断性检查通常包括：实验室检查，包括血液检测和针对腹泻患者的粪便检测。小肠影像学检查，有条件时一般采用磁共振肠造影（MRE）。插入回肠末端的结肠镜检查，包括黏膜活检。

5. 预后

许多克罗恩病患者的症状呈慢性和间歇性，但病程可能不尽相同。一些患者可能有持续性和进展性活动疾病，而大约 20% 的患者会在出现首发症状后长期缓解。

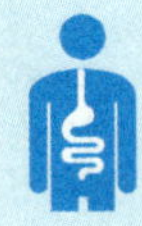

六、思考题

1. 克罗恩病的诊断要点有哪些?

2. 克罗恩病目前常用治疗方案有哪几种?

3. 治疗克罗恩病药物的常见不良反应有哪些?

七、科普小常识

1. 哪些饮食习惯是发生克罗恩病的高危因素?

（1）高糖饮食是炎症性肠病患病的危险因素。大量研究显示，进食过量糖类与炎症性肠病患病相关。流行病学已证实，过量摄入糖是克罗恩病和溃疡性结肠炎患病的危险因素。研究显示，短期高蔗糖饮食通过降低短链脂肪酸，增加肠道通透性从而增加结肠炎的易感性。高果糖饮食加重了慢性结肠炎，并增加了结肠炎相关肿瘤的发生。国外一项对 108 例克罗恩病、126 例溃疡性结肠炎和 211 例对照组进行了患病前饮食的对比研究，结果提示糖、甜味剂、甜食的摄入与克罗恩病的患病呈正相关，甜食的高摄入可增加患溃疡性结肠炎的风险。增加精制糖的摄入量易致克罗恩病和溃疡性结肠炎的发生。在一项流行病学调查中，研究者分析了 398 例溃疡性结肠炎患者和 290 例克罗恩病患者的食谱，发现常摄入含糖量高的食物如巧克力、口香糖、可乐等的人群易患炎症性肠病。一项研究比较了 32 例接受常规治疗加饮食控制（低糖、高纤维饮食）的克罗恩病患者与另外 32 例只接受常规治疗的克罗恩病患者的疗效，经过 4 年余的随访数据显示，饮食控制组的入院率、手术率显著降低，且住院时间显著缩短，此外，高糖饮食还易导致肥胖、糖尿病、龋齿和牙周炎、骨质疏松等。市面上的各种五花八门的奶茶饮品充满诱惑，切不可贪杯。低糖饮食无论对于克罗恩病易感人群还是普通大众都是有益的健康饮食方式。

（2）高脂饮食。高脂饮食是克罗恩病症状加重的危险因素之一。一项横断面调查研究显示，55% 和 70% 的患者报告症状发作和症状加重与饮食因素相关，其中高脂肪含量的食物是容易引起症状复发的因素之一。一项平行交叉研究显示，低脂饮食干预4周，可显著降低溃疡性结肠炎患者血清炎性标志物水平，改善肠道菌群失调，改善患者症状及生活质量。地中海饮食能降低肠道炎症，减少克罗恩病的发病风险，坚持地中海饮食与克罗恩病疾病活动度及生活质量呈正相关。地中海式饮食是指有利于健康的，简单、清淡以及富含营养的饮食方式。这种特殊的饮食结构强调多吃蔬菜、水果、鱼、海鲜、豆类、坚果类食物，其次才是谷类，并且烹饪时要用植物油（含不饱和脂肪酸）来代替动物油（含饱和脂肪酸），尤其提倡用橄榄油。地中海式饮食是以自然的营养物质为基础，

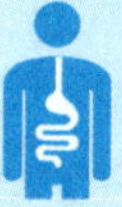

包括橄榄油、蔬菜、水果、鱼、海鲜、豆类，加上适量的红酒和大蒜，再辅以独特调料的烹饪，是一种特殊的饮食方式。简单地说就是日常饮食以吃植物类的果蔬及鱼类为主，以碳水化合物（谷类）为辅，少吃红肉和不吃动物脂肪。

（3）高蛋白摄入可能与炎症性肠病发病率升高有关。目前蛋白质摄入与炎症性肠病发生发展的关系存在争议。人群研究显示，高蛋白质的食物如红肉、鱼、鸡蛋、牛奶、奶酪、坚果摄入量的增加可能与炎症性肠病发病率升高有关。一项针对 260~686 名欧洲 20~80 岁人群流行病学研究未能发现高蛋白摄入与溃疡性结肠炎发病率之间的关联，此外，不同食物来源的蛋白质可能具有不同的作用，如一项对法国中年妇女进行的为期两年的前瞻性研究显示，鱼类或肉类中的动物蛋白摄入增多与炎症性肠病发病风险增加相关，而鸡蛋或奶制品中的动物蛋白却没有显著影响。我们知道，正常人日常的饮食结构主要成分就是以上所说的三大营养素：碳水化合物（淀粉和糖）、蛋白质、脂肪。维持生命活动之外的过多摄入、不当形式摄入或者暴饮暴食是可能导致疾病的危险因素。

（4）重视营养不良。研究发现，营养不良是炎症性肠病的重要表现，在疾病活动期的发生率可高达 75%。

2. 克罗恩病患者生活上应注意哪些细节？

（1）多休息。保证充足的睡眠时间，营造舒适的睡眠环境。

（2）改善环境。及时改善环境，保持室内空气流通和空气新鲜。

（3）做好饮食调理。以清淡和易消化的食物为主，尽量避免辛辣和刺激性比较强的食物，比如辣椒、麻辣烫等。

（4）定期检查。定期到医院做体格检查、粪便检验、二维超声检查等，通过这些检查了解身体的健康情况。

（编者　米俊杰）

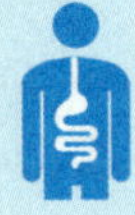

第七节　肠白塞病（案例22）

核心提示

- ❖掌握肠白塞病的诊断要点。
- ❖掌握肠白塞病与肠结核、肠淋巴瘤及克罗恩病的鉴别要点。
- ❖掌握肠白塞病的治疗方式。

一、病历资料

1. 病史

焦××，女，34岁，主因“反复口腔溃疡15年，右下腹痛1个月余”于2021年9月23日入院。

患者15年前，无明显诱因出现反复口腔痛性溃疡，溃疡散在分布于舌面、口腔内颊侧，多呈白色，不伴生殖器溃疡，无视物模糊、视力下降，无皮疹，无关节痛等症状，与进食、精神、药物无关，可自行愈合。2021年8月初，患者无明显诱因出现腹痛，以右下腹为主，呈发作性剧烈疼痛，可放射至下腹部，无规律性，与进食、排便（气）、体位、情绪变化无明显关系，无恶心、呕吐，无腹胀，无发热，有反酸、烧心，无呕血、便血，伴乏力、盗汗，伴腹泻，3~4次/天，无黏液及脓血。2021年8月17日患者自觉腹痛加重，遂就诊于洪洞县×医院。胃镜检查提示：慢性胃炎。腹部、泌尿系、妇科彩超，未见明显异常。予以口服药物对症治疗，效果欠佳。2021年8月24日患者入住临汾市×医院。电子肠镜提示：回盲部溃疡性质待查。病理结果显示：（回盲部）送检部分黏膜慢性炎，部分为炎性肉芽组织。患者住院期间，予以抗感染（乳酸环丙沙星）、抑酸（法莫替丁）、抗炎（美沙拉嗪肠溶片1g，2次/天）等对症治疗，症状稍缓解后出院。患者出院后仍

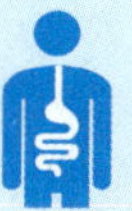

规律口服美沙拉嗪，此后症状间断发作，呈间断性下腹部隐痛，症状较前无缓解。为进一步治疗，患者入住我科。

患者自发病以来，精神尚可，食欲欠佳，睡眠尚可；反复口腔痛性溃疡；大便2~3天1次；小便正常；无低热、乏力，无盗汗；体重下降5kg。

患者9年前行阑尾切除术；否认高血压、糖尿病、肾脏病、冠心病病史，无脑血管意外史；否认外伤史、输血史；否认肝炎、结核病病史；预防接种史不详；否认食物过敏史，无药物过敏史。

2. 体格检查

体温36.5℃，脉搏76次/分，呼吸20次/分，血压121/74mmHg。神志清楚，精神正常，自主体位；双肺呼吸音清，未闻及干、湿性啰音；心率76次/分，心律齐，心脏各瓣膜听诊区未闻及病理性杂音；腹软，全腹无压痛，无反跳痛，未触及包块，肝、脾肋缘下未触及，肠鸣音正常；关节无红肿；双下肢无浮肿。

3. 实验室检查和辅助检查

2021年8月17日洪洞县×医院胃镜检查提示：慢性胃炎。腹部、泌尿系、妇科彩超提示：未见明显异常。

2021年8月24日临汾市×医院电子肠镜提示：回盲部溃疡性质待查。病理结果：（回盲部）送检部分黏膜慢性炎，部分为炎性肉芽组织。

4. 初步诊断

回盲部溃疡性质待查，肠白塞病？克罗恩病？阑尾切除术后，甲状腺右侧叶结节（ACR TI-RADS 3），慢性胃炎。

二、诊治经过

患者主因“反复口腔溃疡15年，右下腹痛1个月余”入院。患者有反复口腔溃疡、右下腹痛，不伴外阴溃疡、关节痛、皮疹等。肠镜可见回盲部溃疡；回盲部病检提示，部分黏膜慢性炎，部分为炎性肉芽组织。初步考虑回盲部溃疡性质待查，肠白塞？克罗恩病？

患者入院后的相关检查项目及结果如下：

实验室检查：抗核抗体化验 –；结核抗体 –；血液结核杆菌DNA–；结核感染T细胞 –；乳酸脱氢酶111.86IU/L；EB病毒DNA–；EB病毒核心抗原IgG+，EB病毒衣壳抗原IgG+；免疫球蛋白λ型轻链2.21。

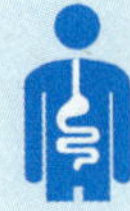

肠镜：回盲瓣溃疡（单发巨大椭圆形深大溃疡，底部平且边缘清晰）。病理：炎性坏死及肉芽组织，符合慢性活动性肠炎伴溃疡形成。

小肠 CTE：回盲部肠壁增厚，炎性病变可能。

淋巴结彩超：双侧颈部、锁骨区、腋窝、腹股沟区、腹膜后未见明显异常淋巴结。

具体治疗见本节相关内容。

三、案例分析

1. 病史特点

（1）年轻女性，以“反复口腔溃疡 15 年，右下腹痛 1 个月余”为主诉。

（2）阑尾切除手术史；否认结核病史。

（3）体格检查：神志清楚，体温正常；无皮疹；口腔无溃疡；双肺呼吸音清，未闻及干、湿性啰音；心律齐，心脏各瓣膜听诊区未闻及病理性杂音；腹软，全腹无压痛，无反跳痛，未触及包块，肝、脾肋缘下未触及，肠鸣音正常；关节无红肿；双下肢无浮肿；外阴无溃疡；皮肤刺激试验阴性。

（4）实验室检查和辅助检查：结核筛查阴性；病毒筛查阴性；淋巴结彩超未见异常；抗核抗体谱阴性。HLA–B51（–）。肠镜：回盲瓣溃疡（单发巨大椭圆形深大溃疡，底部平且边缘清晰）。病理：炎性坏死及肉芽组织，符合慢性活动性肠炎伴溃疡形成。小肠 CTE：回盲部肠壁增厚，炎性病变可能。眼科会诊：无葡萄膜炎，无视网膜炎。

2. 诊断和诊断依据

（1）诊断：回盲部溃疡性质待查，肠白塞病？克罗恩病？

“可能肠白塞病”和“疑似肠白塞病”的患者，随访 1 年以上，如出现新的系统性临床表现达到白塞病诊断标准，或自然病程符合肠白塞病表现，且不出现克罗恩病的特征性改变（如组织病理学发现上皮样肉芽肿或发生肛瘘），可确诊为肠白塞病。

（2）诊断依据：①反复口腔溃疡；②右下腹痛；③肠镜提示，回盲部巨大溃疡。

3. 鉴别诊断

白塞病为慢性系统性血管炎，有血管炎体征。表现为反复口腔溃疡、皮疹、结节红斑、眼部虹膜炎、生殖器溃疡和胃肠道症状（反酸、腹痛、腹泻、腹部包块）。回盲部溃疡，基底部常高低不平，大多覆盖黄白苔。初期可为多发的小溃疡，最终融合成一个不规则的大溃疡，肠壁增厚及僵硬，呈虫蚀样改变。其他部位或回末的溃疡，多呈圆形，边缘整齐，一般不超过 1.5cm，底部平坦，覆清洁白苔，周边炎症反应不明显，部分可愈合或呈现愈合征象。组织学特征性改变为血管炎，常为淋巴细胞性血管炎，无肉芽肿形成。

本案例患者有反复口腔溃疡，右下腹痛，内镜发现回盲部溃疡，需考虑肠白塞病的可能，但需要与克罗恩病、肠淋巴瘤、肠结核等疾病相鉴别。

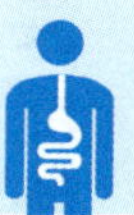

（1）克罗恩病。慢性起病，临床表现为腹痛（通常为右下腹或脐周）、腹泻、腹部包块，肠梗阻，伴有发热、营养障碍等肠外表现。也可发生口腔溃疡，全消化道均可受累，并呈节段性分布，孤立性病变少见，典型内镜下表现为回盲部及回肠末端纵行溃疡、鹅卵石样外观，特征性病理改变为非干酪样肉芽肿，CT 可见节段性肠壁增厚、肠壁分层强化、周围血管呈现梳状征。本案例患者有克罗恩病的临床症状：右下腹痛，且有口腔溃疡的肠外表现，但肠道溃疡为非典型的纵行溃疡，CTE 未提示有节段性病变。

（2）肠淋巴瘤。可表现为腹痛，腹部包块，易出现肠梗阻、肠穿孔、出血等急症。多伴有抗生素无法控制的反复高热，内镜下溃疡深大、污秽苔，CT 见肠壁明显增厚及强化。病理特征为黏膜异性淋巴细胞浸润，异性腺体细胞。血生化检测表现为乳酸脱氢酶增高，与肿瘤负荷有关，为预后不良的指标。可伴有血沉增快，碱性磷酸酶（ALP）增高。本案例患者肠道溃疡为巨大深大溃疡，为排除淋巴瘤，需大块深挖活检，同时患者无高热，淋巴结大。

（3）肠结核。低热、盗汗，多合并肺结核。回盲部为肠结核好发部位，多见回盲部瓣口开放，环形不规则溃疡为肠结核的内镜特点。结核感染 T 细胞斑点试验（T-SPOT）阳性，结核菌素皮肤试验（PPD）强阳性，病理为干酪样肉芽肿。肉芽肿体积一般较大，境界清楚，数量多，互相融合，常可见朗汉斯巨细胞。若见干酪样坏死则强烈提示肠结核。抗结核治疗有效。本案例患者结核筛查均阴性，病理无干酪样肉芽肿，肠镜下溃疡非环形溃疡。

四、处理方案及基本原则

1. 一般治疗

包括休息、饮食和营养支持。急性活动期应卧床休息，合理调节饮食。重症患者应入院治疗，及时纠正水电解质紊乱。病情严重者应禁食，并予以全胃肠外营养。建议患者保持口腔卫生，平时不宜进食过硬或温度过高的食物，以免损伤口腔黏膜，避免进食刺激性食物。发生口腔或生殖器溃疡时，建议做好伤口护理，避免继发细菌感染。

2. 针对本案例患者的相关诊治

（1）向患者及家属讲解肠白塞病，并告知可能出现的并发症及预后。

（2）嘱咐患者注意休息，低纤维饮食。

（3）为尽快缓解临床症状，促进肠道溃疡愈合，我们采取了一系列措施。排除用药禁忌证后，给予患者抗炎治疗：激素（先快后慢原则，口服泼尼松片 40mg/d，2~4 周症状缓解后每周减 5mg，减至 20mg/d 时，每周减 2.5mg，直至停用）。

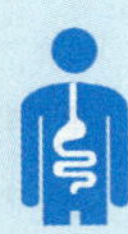

（4）口服沙利度胺片 50mg，1 次 / 天。阿达木单抗，首次治疗剂量为 160mg（皮

下注射），2 周后改为 80mg（皮下注射）；之后，1 次 /2 周，40mg（皮下注射）。

3. 本案例患者治疗效果和出院后随访

（1）治疗效果：①腹痛消失；②未再出现口腔溃疡；③多次住院综合评估病情，小肠 CTE 示回盲部肠壁轻度增厚，较初次住院病变程度减轻。④电子肠镜由回盲部溃疡至瘢痕，最后转为未见异常。

（2）出院后随访：①院外规律使用阿达木单抗维持治疗，其间监测血常规加 C- 反应蛋白，胸片检查；②患者首次治疗出院后出现便秘，考虑沙利度胺的副作用，故减量至 25mg/d。

4. 转诊及社区随访

随访过程中，我们在监测肠白塞病疗效的同时需要监测药物的副作用。

（1）原发病方面：我们需要随访患者的临床症状（口腔溃疡、腹痛情况）。实验室方面检测炎症指标（血沉、C- 反应蛋白），复查结肠镜。其他系统可能受累脏器的相关症状，包括神经系统、消化道、泌尿系统等，也应给予关注。

（2）药物副作用方面：

沙利度胺的常见副作用及应对策略：

1）致畸性：严格避孕，女性停药 6 个月后可受孕，男性停药至少 3 个月。

2）嗜睡、头昏：夜间一次性给药，建议晚餐后。

3）便秘：多饮水，给予食物纤维或泻药。

4）皮疹、皮肤改变：减量或停药，恢复正常后，一些患者可继续服用。

5）水肿：可予以利尿药，如无效、不耐受、严重水肿，应遵医嘱减量或停药。

6）神经性毒性：密切监测，如发生症状，遵医嘱减量或停药。

7）卵巢功能减退：生育需求女性建议监测卵巢功能。

8）静脉血栓栓塞：高危患者建议预防抗凝治疗。

糖皮质激素的常见副作用及应对策略：

1）诱发感染：糖皮质激素虽然能抗炎，用于重症肺炎的治疗，但同时也能降低机体免疫力，诱发感染。用药期间注意观察有无呼吸道、消化道、泌尿道、胆道等部位感染征象。

2）消化道溃疡、出血：糖皮质激素能刺激胃酸和蛋白酶分泌，诱发或加重消化道溃疡及出血，因此，有消化道溃疡病史者慎用或忌用糖皮质激素；不与非甾体类消炎药联用；激素治疗期间，可常规加用胃肠黏膜保护药物，如质子泵抑制剂等减轻胃肠道副作用。

3）血糖升高：糖皮质激素可导致血糖升高，引起“类固醇性糖尿病”，用药期间应注意血糖监测，根据血糖检查结果，酌情调整或加用降糖药物，以维持血糖正常。

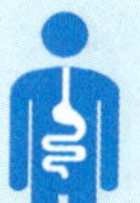

4）骨质疏松：糖皮质激素可减少肠道对钙的吸收，促进尿钙排泄，导致骨质内钙减少，引起骨质疏松。长期激素治疗的患者均需定期（半年左右）监测骨密度，同时补充钙剂及活性维生素D（如阿法骨化醇、骨化三醇等），必要时可给予双膦酸盐进行抗骨质疏松治疗。

5）水及电解质紊乱：糖皮质激素具有保钠、排钾、减少钙吸收的作用，长期服用有可能导致水钠潴留以及低钾、低钙等电解质紊乱情况。因此，在用药期间需要定期监测电解质水平，并在必要时给予补钾、补钙治疗。

6）高血压：糖皮质激素可引起水钠潴留，并使血管壁对内源性升压物质的反应性增强，从而导致血压升高。所以用药期间注意监测血压，尤其是合并高血压的患者，及时调整或加用降压药物。

生物制剂副作用：可能对免疫系统产生不良影响。治疗时使用免疫抑制剂，例如糖皮质激素、环孢素、甲氨蝶呤和硫唑嘌呤，可能会诱导全身免疫抑制的副作用，而生物制剂通常无此影响，但生物制剂可能对免疫功能产生不良影响，损害患者的免疫防御并可能导致严重感染。某些生物制剂也有可能引起其他免疫抑制表现，如自身免疫性疾病或恶性肿瘤。

五、要点与讨论

1. 肠白塞病的诊断

对于肠白塞病的诊断，除需临床表现符合白塞病诊断标准（如表 3–7–1 所示）外，还应在内镜下发现回肠末端典型的椭圆形溃疡或发现结直肠、小肠的炎性反应和溃疡性病灶。

表 3–7–1　白塞病诊断标准

症状、体征评分（分）	评分（分）
眼部病变（前葡萄膜炎、后葡萄膜炎、视网膜血管炎）	2
生殖器阿弗他溃疡	2
口腔阿弗他溃疡	2
皮肤病变（结节性红斑、假性毛囊炎）	1
神经系统表现	1
血管受累（动静脉血栓、静脉炎或浅静脉炎）	1
针刺试验阳性	1

说明：针刺试验是可选项，主要评分系统不包括针刺试验。如果进行了针刺试验，且结果为阳性，则额外加 1 分。

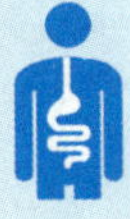

2. 诊断上常见误区

社区医生经常会接诊到口腔溃疡的患者，口腔溃疡是白塞病的主要症状之一，因此在接诊过程中要注意询问患者有无口腔溃疡以外的与白塞病相关的症状，以免误认为是普通的口腔溃疡而延误诊治。

口腔溃疡与白塞病的区别：

（1）白塞病的口腔溃疡反复发生，比普通的口腔溃疡症状严重，且即使采取补充维生素及微量元素或注意口腔卫生等方法也不能完全缓解。

（2）白塞病还可伴发多种症状，如反复发生生殖器溃疡；发生眼部损害，如复发性葡萄膜炎、视网膜血管炎；发生皮肤损害，如假性毛囊炎、多形性红斑等；疾病累及其他系统也可产生相应症状，而普通的口腔溃疡并不会产生其他系统的损害。

（3）白塞病检查可发现患者体内多种抗体阳性，提示与自身免疫系统的疾病相关，而普通的口腔溃疡相关抗体检测多为阴性。

（4）单纯的口腔溃疡，形状会更偏小一些，而且直径一般不会超过 1cm。但白塞病的溃疡面积就会更大一些，且形状多不规则。因此，如果从形状去判断这两者，也可以很好地进行区分。

普通的口腔溃疡反复发生时，难以与初期仅表现为口腔溃疡的白塞病患者相鉴别，故应提高患者及医生的警惕性，针对复发性口腔溃疡的患者应完善相关检查明确诊断，及时发现白塞病并进行干预，可缓解患者病痛，延缓病情进展。

六、思考题

1. 肠白塞病的诊断要点有哪些？

2. 肠白塞病目前常用的治疗方案有哪几种？

3. 肠白塞病的治疗药物有哪些副作用？

七、科普小常识

1. 肠白塞病会不会遗传？

肠白塞病的病因及发病机制尚不明确，目前认为是遗传、感染、免疫和环境等多种因素共同作用的结果。研究证实，肠白塞病具有一定的遗传易感性，患病与 HLA-B51 等基因相关，但其本身不属于遗传性疾病，因此不一定会遗传给子女。肠白塞病具有家族聚集倾向，如果家族中有肠白塞病的病史，孩子患肠白塞病的风险可能会相对较高。

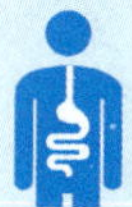

2. 肠白塞病能治愈吗?

肠白塞病目前尚无公认的有效根治药物，主要治疗目标是迅速抑制炎症，防止复发，防止不可逆的器官损伤，减缓疾病进展。

3. 肠白塞病患者生活上应注意哪些细节?

肠白塞病的患者无论是急性发作期，还是缓解期，日常的生活护理尤为重要，这对尽快控制病情、防止或减少复发，减少并发症也起关键作用。

（1）注意个人和环境卫生：应注意个人卫生，注意口腔、眼部、阴部清洁及卫生，保持居住环境整洁，室内空气流通，保持室内适宜的温度和湿度，不要用手直接触碰眼鼻，勤洗手；到人群密集的地方建议佩戴口罩，尽量避免接触可能存在感染的人群；勤洗澡，勤换衣，避免穿着化纤类材质的衣服，以免刺激皮肤。

（2）饮食管理：摄入含锌量高的蔬菜水果，如香菇、黄蘑、木耳、紫菜、海带、香蕉、杏、柠檬、鲜枣、草莓、苹果等。锌可以维持肝脏的正常代谢功能，促进肝脏中各种免疫因子的正常产生，提高人体的免疫力，还可以保护视力、保持味觉平衡，并可以保证胃肠道的营养菌群处于正常状态。应避免辛辣、刺激性食物，如咖啡、浓茶、酒类、大蒜、辣椒等，这些饮品或食物有刺激炎症加重的作用，容易导致口腔溃疡复发，也容易与所服药物之间产生不良反应。急性发作期忌食海产品和生冷食物，不能在病情活动期吃海产品类食物（如螃蟹、鲜虾、海鱼、贝类等），病情缓解期可以适当摄入，因为海鲜类食物异种蛋白和嘌呤含量高，容易发生过敏反应，加重炎症；生冷的食物容易导致免疫力下降，出现感染等并发症。

（3）心理护理：患者应保持乐观积极的心态，抑郁、焦虑、紧张和恐惧都可加重病情，积极乐观的情绪能增强机体免疫力，应当以客观的心态接受患病这一事实，树立长期与疾病抗争的信心，家属也应多关心患者，多与之沟通，给予相应的心理支持。肠白塞病患者经常出现容易疲劳、乏力、肌肉关节疼痛等症状，但是在病情控制比较稳定的情况下，这些症状大多可以缓解，不会影响正常的生活；

（4）生活维护：①合理安排作息时间，保证充足的睡眠，劳逸结合，养成良好的生活习惯；②戒烟戒酒，不仅有助于本病的治疗，还能规避其他疾病风险；③对于出现皮损的部位，应注意不要搔抓，以免擦破、出血而继发感染；④存在视力下降的患者应注意自我防护，采用安全防护措施或安排家人陪同出行；⑤注意防寒保暖，寒冷常是病情急性加重和关节疼痛的诱因，尤其在季节交替时及时增减衣物，亦十分重要；⑥适当参加体育锻炼，加强运动锻炼是预防肠白塞病最有效的方法之一，建议大家平时多参加户外运动和锻炼，以强健体质，从而有效降低肠白塞病的复发。（编者　刘京龙）

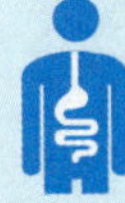

第八节　缺血性肠病（案例 23）

核心提示

- ❖掌握缺血性肠病的诊断要点。
- ❖掌握缺血性肠病的治疗方案。
- ❖掌握老年人缺血性肠病的诊治流程。

一、病历资料

1. 病史

刘××，女，84岁，主因“全腹疼痛1周，伴血便2天”入院。

患者于2023年12月18日无特殊诱因出现全腹疼痛，阵发性绞痛，脐周为著，可耐受，未予治疗。12月23日晚自行口服“酵素、阿莫西林”。12月24日凌晨1点左右出现血便，鲜红色，2~3次，量不详；上午9时再次出现血便2~3次，呈鲜红色，量不详；14时再次血便1次，全腹疼痛，便后腹痛可减轻，伴头晕、心悸、出冷汗、恶心，偶感乏力，有里急后重感，不伴呕吐，无肛门坠胀感。患者诉平素便秘，2~3天排便1次。12月24日下午患者就诊于山西省人民医院急诊科。腹盆CT显示：降结肠及乙状结肠节段性肠壁增厚、毛糙，周围脂肪间隙少量渗出。肠镜提示：缺血性肠病。予以补液、营养支持等治疗，在急诊灌肠后排便7~8次，黄色稀便，有少量暗红色血液，目前排便已转为黄棕色，腹痛明显减轻。为进一步诊治，患者入住我科。

患者发病以来，精神、食欲、睡眠较差，大便同前，小便正常，体重无明显变化。

患者有高血压病十余年，最高血压200/100mmHg。患者平时服用“坎地氢噻片”半片，1天1次，血压控制稳定。其他口服药物：“氟哌噻吨美利曲辛”1片，1天1次；

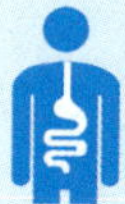

“麝香通心滴丸”2粒，1天1次。患者否认糖尿病、冠心病、脑血管病、肾脏病病史；否认手术、外伤、输血史；否认食物、药物过敏史；否认烟酒嗜好；配偶患有冠心病，子女健康；否认家族遗传病史。

2. 体格检查

体温36.9℃，脉搏87次/分，呼吸20次/分，血压172/89mmHg。神志清楚，精神正常，语言流利，营养良好，自动体位；皮肤色泽正常，弹性差；全身浅表淋巴结未触及肿大；巩膜无黄染，双侧瞳孔等大等圆，直径约2mm，对光反射灵敏；双肺呼吸音清，未闻及干、湿性啰音，未闻及胸膜摩擦音；心率87次/分，心律齐，心脏各瓣膜听诊区未闻及病理性杂音，无心包摩擦音；腹部平坦、对称，无静脉曲张，无胃肠型及蠕动波，腹壁柔软，全腹有压痛，无反跳痛，肝、脾肋缘下未触及，肝区、肾区、脾区无叩击痛，移动性浊音阴性，肠鸣音正常；双下肢无浮肿，双侧生理反射正常，双侧病理反射未引出。

3. 实验室检查和辅助检查

（1）腹部平片：肠管积气伴内容物淤积，右上腹结节，右下腹椎体边缘重叠处高密度影。

（2）腹部彩超：肝、胆、胰、脾、双肾未见明显异常。

（3）腹盆CT（上腹部+下腹部+盆腔）平扫：①降结肠及乙状结肠节段性肠壁增厚、毛糙，周围脂肪间隙少量渗出；请结合临床及内镜检查。②肝右叶钙化灶。③左侧臀部皮下脂肪内囊性病变。

（4）肠镜（如图3-8-1）：缺血性肠病可能。病理：（降结肠）肠黏膜急慢性炎伴糜烂，部分腺体萎缩，固有层出血，间质玻变，缺血性肠病不除外。

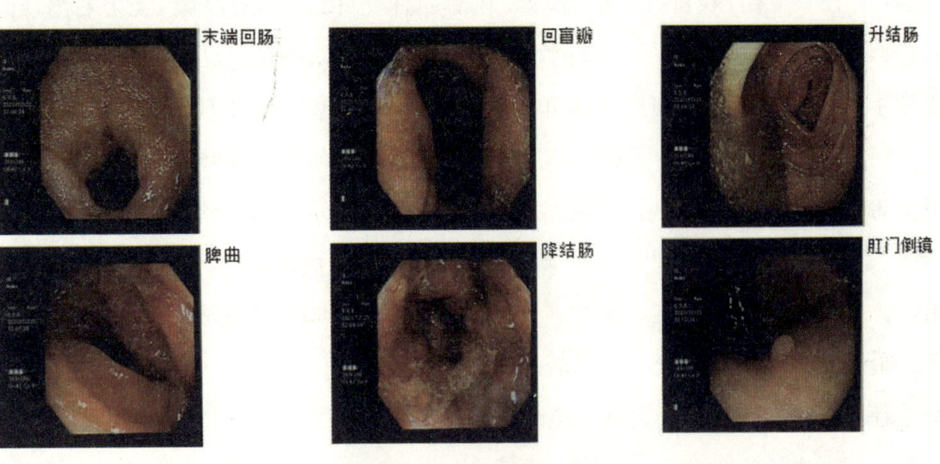

图3-8-1　肠镜

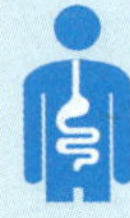

（5）血细胞分析：白细胞计数 10.20×10^9/L、中性粒细胞 84.6%、红细胞计数 4.34×10^{12}/L、血红蛋白 126g/L、血小板计数 144×10^9/L。

（6）凝血检查：凝血酶原时间 11.3s，正常对照 10.8s，国际标准化比值 1.05，活动度 93%，活化部分凝血活酶时间 28.6s，纤维蛋白原 2.55g/L，抗凝血酶Ⅲ活性 108%。

（7）血生化：丙氨酸氨基转移酶 23.22IU/L、天冬氨酸氨基转移酶 33.63IU/L、总蛋白 68.65g/L、白蛋白 43.74g/L、总胆红素 16.84 μmol/L、直接胆红素 3.37 μmol/L、间接胆红素 13.47 μmol/L、尿酸 242.30 μmol/L、尿素 3.85mmol/L、肌酐 52.8 μmol/L、钾 3.57mmol/L、钠 136.81mmol/L、氯 100.78mmol/L。

（8）心肌标志物：D-二聚体 0.69mg/L，其余未见异常。

（9）传染病检查：未见异常。

二、诊治经过

1. 初步诊断

缺血性肠病伴出血、高血压 3 级（很高危）。

2. 诊治经过

（1）入院病情评估：患者为老年女性，营养一般。

（2）心电监测、吸氧、重症监护、血氧饱和度监测。

（3）完善血尿便常规、血生化检查，完善输血前检验。

（4）给予抑酸、抗感染、疏通微循环、补液及对症治疗。

（5）禁饮食。

（6）观察病情变化。

三、案例分析

1. 病史特点

患者为老年女性，主因“全腹疼痛 1 周，伴血便 2 天”入院。

患者有高血压病史十余年，最高血压 200/100mmHg，平时服用降血压药物。

体格检查：如前所述。

腹盆 CT（上腹部＋下腹部＋盆腔）平扫：①降结肠及乙状结肠节段性肠壁增厚、毛糙，周围脂肪间隙少量渗出；请结合临床及内镜检查。②肝右叶钙化灶。③左侧臀部皮下脂肪内囊性病变。

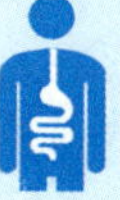

肠镜：缺血性肠病可能。病理：（降结肠）肠黏膜急慢性炎伴糜烂，部分腺体萎缩，

固有层出血，间质玻变，缺血性肠病不除外。

2. 诊断和诊断依据

（1）诊断：①缺血性肠病伴出血；②高血压 3 级（很高危）。对于缺血性肠病患者，应详细询问既往史，完善结肠镜检查，必要时行腹部 CTA 检查或腹部血管造影检查，以明确诊断。

（2）诊断依据：

1）缺血性肠病伴出血：患者为老年女性，起病急，全腹疼痛 1 周，伴血便 2 天。

2）腹盆 CT（上腹部 + 下腹部 + 盆腔）平扫：①降结肠及乙状结肠节段性肠壁增厚、毛糙，周围脂肪间隙少量渗出；请结合临床及内镜检查。②肝右叶钙化灶。③左侧臀部皮下脂肪内囊性病变。

3）肠镜：缺血性肠病可能。病理：（降结肠）肠黏膜急慢性炎伴糜烂，部分腺体萎缩，固有层出血，间质玻变，缺血性肠病不除外。

4）高血压 3 级（很高危）：患者既往有高血压病史十余年，最高血压 200/100mmHg。

（3）鉴别诊断：

1）直肠癌。中年以上男性多见，以便血为首发症状，亦可伴排便习惯改变。约 50% 的大肠癌在直肠，其中大约半数在指检范围。指检可发现距肛门 8cm 之内的肿块或发现血迹、黏液。结肠镜检查可见肿瘤病灶，取活检可确诊。

2）痔或肛裂。男性多见，可有肛门异物、疼痛感，出血与排便有关，排便时呈喷射状出血或便后滴血。

3）炎症性肠病。溃疡性结肠炎较克罗恩病便血多见，常伴有腹泻、腹痛、里急后重，结肠镜检查有典型炎症改变。

4）肠道血管病变。血管瘤、血管炎、缺血性肠病等均可引起出血，近年发现老年人便血，血管发育不良居多，为血管退行性改变，性状随病变部位及程度而不同，结肠镜检查有可能发现病灶。

5）小肠肿瘤。虽然少见，但引起便血者不少，一般以平滑肌瘤、肉瘤或淋巴瘤为多，便血同时多有腹痛、腹块。需行胶囊内镜确诊。

四、处理方案及基本原则

1. 治疗原则

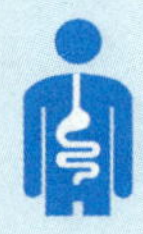

对怀疑缺血性肠病患者，应立即禁食，必要时给予胃肠减压和静脉营养支持。应密切监测血压、脉搏、每小时尿量，必要时测中心静脉压或肺毛细血管楔压。积极治疗原发病，纠正水、电解质平衡紊乱。早期使用广谱抗生素预防感染。严重者如有肠穿孔或腹膜炎体征，及早行剖腹探查术。

2. 老年人缺血性肠病诊治流程（见图 3-8-2）

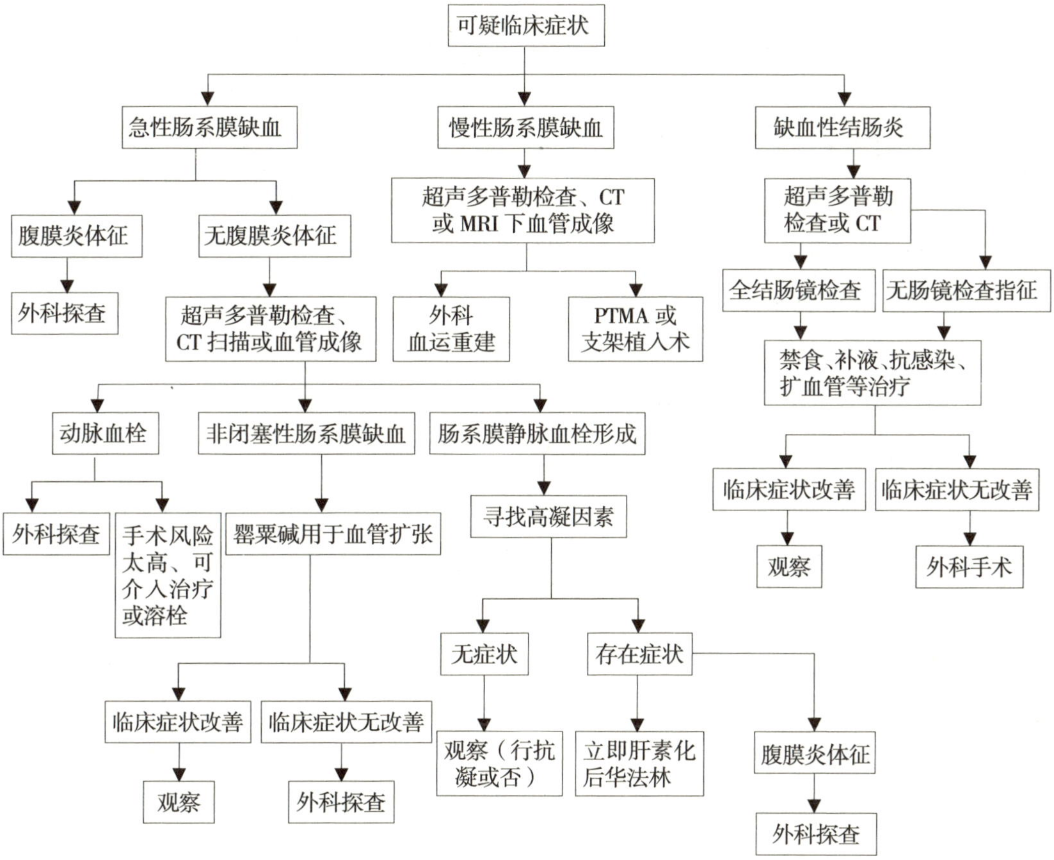

可疑临床症状

急性肠系膜缺血
腹膜炎体征
外科探查
无腹膜炎体征
超声多普勒检查、CT 扫描或血管成像
动脉血栓
外科探查
手术风险太高、可介入治疗或溶栓
非闭塞性肠系膜缺血
罂粟碱用于血管扩张
临床症状改善
观察
临床症状无改善
外科探查
肠系膜静脉血栓形成
寻找高凝因素
无症状
观察（行抗凝或否）
存在症状
立即肝素化后华法林
腹膜炎体征
外科探查

慢性肠系膜缺血
超声多普勒检查、CT 或 MRI 下血管成像
外科血运重建
PTMA 或支架植入术

缺血性结肠炎
超声多普勒检查或 CT
全结肠镜检查
无肠镜检查指征
禁食、补液、抗感染、扩血管等治疗
临床症状改善
观察
临床症状无改善
外科手术

图 3-8-2　老年人缺血性肠病诊治流程

3. 药物治疗

根据《老年人缺血性肠病诊治中国专家建议（2011）》，缺血性肠病分为急性肠系膜缺血（AMI）、慢性肠系膜缺血（CMI）和缺血性肠炎（IC）。

（1）急性肠系膜缺血的治疗：

1）初期处理：复苏，包括减轻急性充血性心力衰竭，纠正低血压、低血容量和心律失常。

2）早期应用广谱抗生素：急性肠系膜缺血患者血培养阳性率高，应用抗生素以预防肠缺血症状加重，诱发或加重肠管坏死；慎用肾上腺糖皮质激素，以免坏死毒素扩散，抗菌谱应该覆盖需氧及厌氧菌，尤其是革兰氏阴性菌抗生素，常用喹诺酮类和甲硝唑，

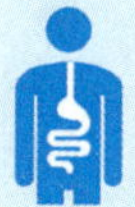

严重感染者可用三代头孢菌素。

3）应用血管扩张剂：急性肠系膜缺血一经诊断应立即用罂粟碱 30mg 肌内注射，继以 30mg/h 的速率经泵静脉输注，1~2 次 / 天，疗程 3~7 天，少数患者可用至 2 周，同时尽可能避免使用血管收缩剂、洋地黄类药物，以防肠穿孔。

4）抗栓治疗：急性期抗血小板治疗，可用阿司匹林 200~300mg/d 或氯吡格雷 150~300mg/d，应密切观察，防止出血；抗凝及溶栓治疗，主要适用于肠系膜静脉血栓形成，确诊后尽量早期使用尿激酶 50 万 U，静脉滴注，1 次 / 天，溶栓治疗；并给予肝素 20mg，静脉滴注，1 次 /6 小时，抗凝治疗，疗程 2 周；抗凝治疗不能溶解已形成的血栓，但能抑制血栓蔓延，配合机体自身的纤溶系统溶解血栓。对于急性肠系膜动脉血栓，一旦诊断，对有适应证者应尽早进行介入治疗。

（2）慢性肠系膜缺血的治疗：

1）轻症患者，应重新调整饮食，少食多餐，避免进食过多或进食不易消化的食物。

2）餐后腹痛症状明显的患者，也可禁食，给予肠外营养。

3）应用血管扩张剂，如丹参 30~60mL 加入 250~500mL 葡萄糖注射液中，静脉滴注，1~2 次 / 天，可减轻症状，或低分子右旋糖酐 500mL，静脉滴注，1 次 /6~8 小时，促进侧支循环的形成。

（3）缺血性肠炎的治疗：

1）禁食。

2）静脉营养。

3）应用广谱抗生素。

4）积极治疗心血管系统原发病，停用血管收缩药（肾上腺素、多巴胺等）。

5）应用肛管排气缓解结肠扩张。

6）应用血管扩张药物，如罂粟碱 30mg，肌内注射，1 次 /8 小时，必要时可静脉滴注；前列地尔 10μg，静脉滴注，1 次 / 天，或丹参 30~60mL 加入 250~500mL 葡萄糖注射液中，静脉滴注，1~2 次 / 天，疗程 3~7 天，少数患者需 2 周。

7）持续进行血常规和血生化监测，直到病情稳定。

8）若患者腹部触痛加重，出现肌紧张、反跳痛，体温升高及肠麻痹，表明有肠梗死，需立即行手术治疗。

4. 缺血性肠病的介入治疗

（1）急性肠系膜缺血的介入治疗：

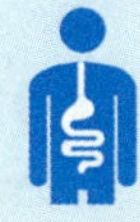

1）适应证：①肠系膜上动脉主干阻塞、无明确肠管坏死证据、血管造影能找到肠

系膜上动脉开口者，可考虑首先采用介入技术开通阻塞，如果治疗技术成功（完全或大部分清除栓塞），临床症状缓解，可继续保留导管溶栓，严密观察，不必急于手术；如果经介入治疗后症状无缓解，即使开通了肠系膜上动脉阻塞，也应考虑手术治疗。②存在外科治疗的高风险因素（如心脏病、慢性阻塞性肺气肿、动脉夹层等）、确诊时无肠坏死证据，可以选择介入治疗。③外科治疗后再发血栓，无再次手术机会者；有进一步治疗价值者。

2）禁忌证：①就诊时已有肠坏死的临床表现；②导管不能找见肠系膜上动脉开口者；③存在不利血管解剖因素，如严重动脉迂曲、合并腹主动脉瘤、肠系膜上动脉瘤、预期操作难度大、风险高、技术成功率低；④存在肾功能不全，不是绝对禁忌证，但介入治疗后预后较差。

3）方法：①溶栓治疗：可经导管选择性注入尿激酶 20 万 U、罂粟碱 30~120mg，同时配合全身抗凝及扩张血管药物的应用。②机械性清除栓子：可用导管抽吸栓子和血栓，或者用器械清除栓子和血栓。③其他：术中给予解痉剂、用血管内保护器、置入支架等。

（2）慢性肠系膜缺血的介入治疗：

1）适应证：治疗慢性肠系膜动脉狭窄的目的是解除腹痛、改善营养不良、预防突发肠梗死。适应证包括：①腹腔动脉或肠系膜上动脉狭窄 >70%，且有症状者；②两支及两支以上系膜动脉（腹腔动脉、肠系膜上动脉、肠系膜下动脉）病变，狭窄程度 >50% 者；③肠系膜动脉狭窄或阻塞，外科治疗后发生再狭窄；④无症状的腹腔动脉或肠系膜上动脉狭窄，存在胰十二指肠动脉瘤或瘤样扩张者；⑤肠系膜上动脉主干夹层造成管腔狭窄，具有血流动力学意义，无外科治疗指征者；⑥主动脉夹内膜片或假腔累及肠系膜动脉开口，有肠缺血症状者；⑦对无症状的腹腔动脉、肠系膜上动脉狭窄患者是否需要治疗，目前存在争议，一般认为，对无症状的腹腔动脉狭窄多无须处理，而对无症状的肠系膜上动脉狭窄，特别是狭窄程度 >50%，则应给予积极治疗，因为肠系膜上动脉狭窄是急性血栓形成的基础，最终有 15%~20% 患者发生急性血栓形成。

2）禁忌证：①存在肠管坏死或腹腔炎症；②肠系膜动脉主干狭窄合并多发末梢分支病变；③肠系膜动脉狭窄，病变同时累及多支空、回肠动脉开口；④大动脉炎引起的肠系膜动脉狭窄，动脉炎处于活动期；⑤存在其他不适宜做血管造影和介入治疗的情况。

3）方法：①单纯球囊扩张术：疗效有限，术后 6 个月内复发狭窄率达 60%~70%；②置入支架：治疗腹腔动脉、肠系膜上动脉开口处狭窄宜首选球囊扩张式支架。

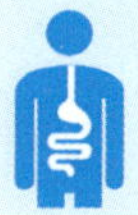

4）成功率及影响因素：介入治疗肠系膜动脉狭窄的技术成功率为 90%~95%，临床

有效率 80%~95%，并发症发生率 0%~10%，随访 3 年以上的通畅率为 82%~89%。

确认慢性肠系膜缺血腹痛是一复杂的问题，因为导致慢性腹痛的病因较多，即使存在重度腹腔动脉、肠系膜上动脉、肠系膜下动脉狭窄也不一定产生腹痛症状。一般认为，有典型餐后腹痛、发病后体重明显下降、影像学显示血管狭窄程度 >70 者，治疗效果优良。当肠系膜动脉狭窄为多支病变且累及末梢分支时，单纯开通主干狭窄的疗效有限；糖尿病合并肠系膜末梢血管病变，也是影响疗效的因素。另外，肠系膜动脉缺血同时存在其他可能导致腹痛的原因（如有腹部手术史、早期胰腺癌、系膜根部淋巴结转移等）时，开通系膜动脉狭窄后症状可以持续存在。

5. 缺血性肠病的手术治疗

轻度肠系膜动脉狭窄性疾病的内科治疗能够取得较好的疗效，但对于中重度肠系膜上动脉狭窄或闭塞疗效较差，往往需要借助外科手术的方法才能取得较好的效果。

（1）手术适应证：①急性肠系膜动脉栓塞；②急性肠系膜动脉血栓形成；③慢性肠系膜动脉闭塞性疾病，内科保守治疗无效；④任何形式的肠系膜动脉缺血性疾病，并出现剧烈腹痛、压痛、腹肌紧张、腹腔抽出血性液体者均应急诊手术；⑤具有典型的症状和动脉造影确定肠系膜上动脉或腹腔干显著狭窄或闭塞者；⑥主动脉造影明确肾动脉和肠系膜上动脉狭窄同时存在，而施行肾动脉重建时，为预防肠梗死的发生，可考虑预防性主动脉肠系膜上动脉旁路术。

（2）手术禁忌证：①年老体弱合并严重的心脑肺血管疾病及重要脏器的功能障碍不能耐受手术、同时未发现肠坏死迹象者；②动脉造影显示主动脉、肠系膜上动脉和腹腔干动脉病变广泛，预计手术效果差者。

（3）手术方法：①肠系膜上动脉切开取栓术：腹部正中切口入腹，动脉栓塞的部位通常发生在动脉分叉处，根据受累肠管范围初步推测栓塞部位，在控制出血的情况下，横行切开肠系膜动脉，利用 Fogarty 导管取出血栓，反复拖拉几次，至近端动脉喷血、远端明显返血为止。然后向动脉远端注入尿激酶 10 万 U，6~0 血管缝合线缝合切口；肠管血运恢复后，应仔细而耐心地观察肠管的血运情况，对有生命的肠管保留，对血管重建后肠管血运难以恢复，动脉无搏动，肠壁无弹性，多种迹象显示肠坏死者，应行肠切除手术。②肠系膜上动脉远端与右髂总动脉侧吻合术：多作为一种辅助手术。③动脉移位手术：肠系膜上动脉病变远端横断，再重新与腹主动脉吻合，主用于慢性肠系膜上动脉开口处狭窄或开口处闭塞。④血管移植动脉搭桥手术：对血栓范围较广、高度狭窄段较长、预计切开取栓效果较差者，常用肠系膜上动脉—腹主动脉搭桥手术，通常选择大隐静脉作为转流血管，也可选用人工血管，但远期通畅率不如自体血管。

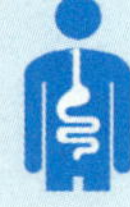

6. 针对本案例患者的相关诊治

（1）禁饮食。

（2）心电监测、吸氧、重症监护、血氧饱和度监测。

（3）完善血尿便常规、血生化、肿瘤标志物、传染病及心电图、腹部彩超、胸片等检查。

（4）静脉滴注“前列地尔脂微球制剂”疏通微循环，给予抑酸、抗感染、补液、维持电解质平衡、加强肠外营养及对症治疗。

（5）密切观察病情变化，注意腹部体征变化，如有肠穿孔或腹膜炎体征，及早行剖腹探查术。

7. 转诊及社区随访

腹痛剧烈、便血严重的患者，应及时转诊。

经治疗病情无缓解或加重，应及时转诊。

如病情好转，临床症状消失，可改用口服疏通循环药物（如贝前列素钠）继续治疗1个月，之后复查结肠镜。

五、要点与讨论

1. 急性肠系膜缺血的诊断标准及鉴别诊断

（1）诊断标准：根据病史、临床表现及体征，结合相关辅助检查，可协助诊断。

急性肠系膜缺血的高危因素：年龄>50岁，瓣膜性心脏病，心律失常，近期心肌梗死，有血管介入检查或治疗史。

症状及体征：突发的剧烈腹痛，体征轻微，伴有呕吐、暗红色血性便，结合实验室检查（如白细胞计数升高、LDH、AKP、CK等升高），应考虑急性肠系膜动脉栓塞的可能。

辅助检查：腹部平片可见指压征、黏膜下肌层或浆膜下气囊征。

CT检查，特别是CTA和血管造影，可见肠系膜动脉不显影、腔内充盈缺损。

诊断性腹腔穿刺可见血性腹水。

（2）鉴别诊断：需要与胆囊炎和胆石症、消化性溃疡急性穿孔、急性胰腺炎相鉴别。

1）胆囊炎和胆石症。常有胆绞痛病史，疼痛位于右上腹，常常放射至右肩部，墨菲氏征阳性，血及尿淀粉酶轻度升高。B超、CT、MRI或X线胆道造影可鉴别。

2）消化性溃疡急性穿孔。常有典型的溃疡病史，腹痛突然加重，腹肌紧张，肝浊音界消失，X线透视下见膈下游离气体等。

3）急性胰腺炎。急性上腹痛、恶心、呕吐、发热，血清和尿淀粉酶显著升高，CT

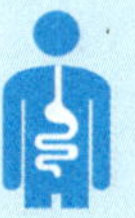

检查有助鉴别。

2. 慢性肠系膜缺血的诊断标准及鉴别诊断

（1）诊断标准：一般根据典型的临床表现（餐后发作性上腹痛，不敢多食而至体重下降，甚至腹胀、腹泻），辅助检查存在缺血的证据，尤其是选择性肠系膜动脉造影显示腹主动脉、肠系膜上动脉和肠系膜下动脉 3 支动脉中至少有 2 支出现重度狭窄和闭塞，以及迂曲粗大的侧支循环供血动脉，可以确诊。

老年人，有动脉粥样硬化病史者提示有潜在的可能。

早期临床表现不典型，实验室检查、放射学检查及超声多普勒多为正常，加之多种原因容易忽视血管造影检查，故早期或术前诊断十分困难。

（2）鉴别诊断：需要与消化性溃疡、胃癌、胰腺癌等相鉴别。

1）消化性溃疡。患者表现为上腹部疼痛，有慢性、周期性、节律性等特点，伴有烧心、反酸、恶心及呕吐。内镜检查及钡餐检查有助于鉴别。

2）胃癌。早期表现多不典型，进展期主要表现为上腹部不适和腹痛，进餐后加重。胃癌疼痛呈持续性，伴有呕吐、隔夜宿食，体重在短期内显著下降。晚期可表现为恶病质，左锁骨上及腋下淋巴结肿大。内镜检查及活检可明确诊断。

3）胰腺癌。患者有上腹痛，进餐后加重，并向背部放射，伴有体重下降，需要与慢性肠系膜缺血相鉴别。胰腺癌患者的腹痛常常呈进行性，夜间加重，与体位有关。体格检查发现有黄疸、胆囊肿大、腹部血管杂音。CT、B 超和 ERCP、超声内镜检查有助于诊断。

3. 缺血性结肠炎的诊断标准及鉴别诊断

（1）诊断标准：

1）50 岁以上，伴有高血压病、动脉硬化、冠心病、糖尿病等疾病，有时有便秘、感染、服降压药、心律失常、休克等诱因。年轻女性，应注意是否长期服用避孕药。

2）症状：突发痉挛性左下腹痛或中腹部疼痛，可伴有恶心、呕吐或血性腹泻，一般 24 小时内排黑褐色或鲜红色便。

3）体格检查：可有左下腹或全腹压痛，有时左下腹可触及包块，肛门指诊可有血迹，严重者有腹膜炎或休克表现。

4）辅助检查：缺血性肠炎可有贫血和白细胞增高。便常规见红、白细胞。结肠镜检查可见肠黏膜充血、水肿，严重者可见糜烂、溃疡。活检见不同程度的黏膜下层坏死、出血和肉芽组织、纤维化和玻璃样变等。早期钡灌肠可见结肠轻度扩张，可有典型指压征；后期可见肠道狭窄征象。

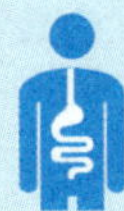

（2）鉴别诊断：缺血性结肠炎需要与直肠癌、痔或肛裂、肠道血管病变、小肠肿瘤相鉴别，前面已有介绍。还应与炎症性肠病、细菌性痢疾等相鉴别，结肠镜检查对鉴别诊断很有帮助。

六、思考题

1. 缺血性肠病的诊断要点有哪些？

2. 缺血性肠病的治疗方案有哪些？

七、科普小常识

1. 哪些人容易得缺血性肠病？

缺血性肠病的患者常为老年人。老年人多有冠状血管、脑血管、肾血管和周围血管病的病史，伴有高血压病、动脉硬化、冠心病、糖尿病等疾病，有时有便秘、感染、服降压药、心律失常、休克等诱因。长期服用避孕药的女性也容易得缺血性肠病。

2. 缺血性肠病的患者在生活上应注意哪些细节？

去除诱因，例如便秘、感染、心律失常、不合理使用降压药等。建议有冠心病、高血压、动脉硬化及糖尿病的患者应坚持病因治疗，多运动，促进血液回流。如出现不明原因突发腹痛及便血应警惕缺血性肠病发生，及时就诊。

（编者 李 霞）

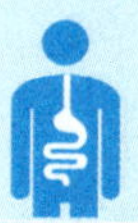

第九节　大肠息肉（案例 24）

核心提示

❖掌握大肠息肉的诊断要点。

❖掌握大肠息肉与其他疾病的鉴别方法。

❖掌握大肠息肉的治疗方式。

一、病历资料

1. 病史

任 ××，男，64 岁，主因“发现结肠息肉 5 个月余”入院。

患者 2023 年 8 月 3 日体检时发现便潜血阳性，肠镜检查提示，结肠各段可见息肉 5 枚，直径 0.2~1.0cm，诊断为“结肠多发息肉”。患者口服雷贝拉唑钠肠溶片、地衣芽孢杆菌活菌、伊托必利片，无腹痛、腹胀、黑便、便血、消瘦、乏力。患者为行内镜下治疗，入住我科。

自发病以来，患者精神、食欲、睡眠尚可，大小便正常，体重未见异常。

患者否认高血压、糖尿病、肾脏病、冠心病、脑血管意外疾病史；否认手术、外伤史、输血史；否认肝炎、结核病史；预防接种史不详；否认食物、药物过敏史；否认外出旅居史；否认有害物质接触史；否认放射性物质接触史；有吸烟史，吸烟 5 年，戒烟 10 年；有饮酒史，饮酒十余年，戒酒十余年；父因“脑血管病”已故，母已故（具体不详）；家族无特殊病记载。

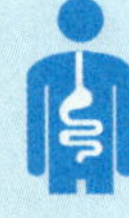

2. 体格检查

体温 36.5℃，脉搏 68 次 / 分，呼吸 20 次 / 分，血压 117/64mmHg，身高 166cm，体

重 51kg。神志清楚，精神正常，正常面容；皮肤、巩膜无黄染，全身浅表淋巴结未触及肿大；双肺呼吸音清，未闻及干、湿性啰音；心率 68 次 / 分，心律齐，心脏各瓣膜听诊区未闻及病理性杂音；腹软，全腹无压痛，无反跳痛及肌紧张，腹部未触及包块，肝、脾肋缘下未触及，肠鸣音 3 次 / 分；双下肢无浮肿。

3. 辅助检查

患者于 2023 年 8 月 3 日体检发现便潜血阳性。

患者 2023 年 8 月 15 日肠镜检查：结肠多发息肉。胃镜：食管裂孔疝（轻度）、食管炎、慢性非萎缩性胃炎。

4. 初步诊断

结肠多发息肉、食管裂孔疝、食管炎、慢性非萎缩性胃炎。

二、诊治经过

患者 2023 年 8 月体检发现便潜血阳性，肠镜检查提示结肠多发息肉，无腹痛、腹胀、黑便、便血、消瘦、乏力，腹部查体未触及肿大淋巴结及腹部包块，初步考虑结肠多发息肉。患者未见明显手术禁忌证，行内镜下治疗。告知患者家属存在出血、穿孔、梗阻、复发、残留等手术风险，术后需根据病理结果评估是否需行外科手术治疗。

患者入院后相关检查及手术记录如下：

1. 血常规

白细胞计数 4.31×10^9/L、中性粒细胞 44.7%、中性粒细胞数 1.93×10^9/L、淋巴细胞 47.6%、淋巴细胞数 2.05×10^9/L、单核细胞百分比 6.4%、单核细胞数 0.28×10^9/L、嗜酸性粒细胞百分比 1.0%、嗜酸性粒细胞数 0.04×10^9/L、嗜碱性粒细胞百分比 0.3%、嗜碱性粒细胞数 0.01×10^9/L、红细胞计数 4.67×10^{12}/L、血红蛋白 144g/L、红细胞比容 0.426、红细胞平均容积 91.1fL、红细胞平均血红蛋白含量 30.9pg、红细胞平均血红蛋白浓度 339g/L、红细胞分布宽度 40.0fL、红细胞分布宽度 12.0%、血小板计数 135×10^9/L、血小板分布宽度 16.7fL、血小板压积 0.140、血小板平均体积 10.4fL、C- 反应蛋白 0.40mg/L。

2. 血生化

丙氨酸氨基转移酶 12.25IU/L、天冬氨酸氨基转移酶 22.28IU/L、白蛋白 41.43g/L、葡萄糖 5.04mmol/L、总胆红素 8.41 μmol/L、直接胆红素 1.73 μmol/L、间接胆红素 6.68 μmol/L、r- 谷氨酰转肽酶 15.39IU/L、碱性磷酸酶 81.59IU/L、尿素 4.14mmol/L、肌酐 58.0 μmol/L、钾 4.56mmol/L、钠 140.08mmol/L、氯 104.03mmol/L。

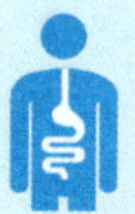

3. 凝血功能

凝血酶原时间 10.8s，正常对照 10.8s，国际标准化比值 1.00，活动度 100%，活化部分凝血活酶时间 33.8s，纤维蛋白原 3.01g/L，D– 二聚体 101ng/mL。

4. 心肌酶

肌红蛋白 18.8ng/mL、高敏肌钙蛋白 12.2pg/mL、B 型钠尿肽 28.00pg/mL。

5. 肿瘤标志物

癌胚抗原 4.99ng/mL，甲胎蛋白 4.84ng/mL，糖类抗原 199 17.60U/mL，糖类抗原 724<1.501U/mL；乙型肝炎病毒表面抗原定性检测阴性，甲肝抗体 IgM 阴性，丙肝抗体阴性，H Ⅳ抗体阴性，梅毒特异性抗体阴性。

6. 尿液检查

葡萄糖阴性，蛋白质阴性，胆红素阴性，尿胆原阴性，酸碱度 7.0，隐血阴性，酮体阴性，亚硝酸盐阴性，白细胞阴性，浊度清澈，相对密度 1.010，颜色淡黄色，维生素 C 阴性，黏液丝 5/μL。

7. 便常规

便颜色为棕黄色，便形状为软便，便潜血为阴性，便白细胞 0/μL，便红细胞 0/μL，其他未检出，脂肪球 0/μL，真菌 0/μL；

8. 血型

ABO 正反定型检查 A 型，RhD 抗原检查呈阳性。

9. 肠镜检查（如图 3–9–1 所示）

肛门指诊未触及异常肿物，指套无黏液脓血。进镜 80cm 达末端回肠 10cm 黏膜未见明显异常，回盲瓣呈唇状，其下方可见新月形阑尾开口。所见各段结肠黏膜可见散在直径约 0.2~1.0cm 广基隆起 6 枚。

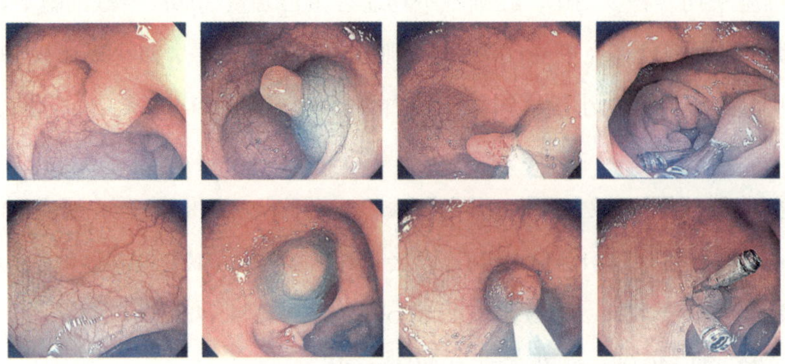

图 3–9–1　肠镜检查

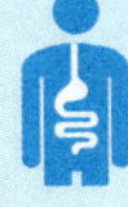

病理学诊断：多发低级别绒毛状管状腺瘤。

镜检诊断：结肠多发息肉。

10. 内镜下黏膜切除术

较大息肉黏膜下注射生理盐水后高频电圈套切除，较小者直接电切除、冷切除及电凝除，4 枚钛夹缝合较大创面。

手术过程顺利。

三、案例分析

1. 病史特点

（1）老年男性，因“发现结肠息肉 5 个月余”入院。

（2）无腹痛、腹胀、黑便、便血、消瘦、乏力等症状。

（3）体格检查无腹部包块及淋巴结肿大。

（4）实验室检查和辅助检查：便潜血阳性，肠镜检查提示结肠多发息肉，血常规、肝肾功能、凝血系列、心功能、肿瘤标志物、传染病系列、尿便常规未见异常。

（5）患者入院后无明显手术禁忌证，拟行内镜下治疗。肠镜提示结肠多发息肉已完成内镜下黏膜切除术 + 电切术 + 冷切术 + 电凝术。

2. 诊断和诊断依据：

（1）诊断：结肠多发息肉、慢性非萎缩性胃炎、食管裂孔疝、食管炎。

（2）诊断依据：①有便潜血阳性；②肠镜提示，结肠多发息肉。

3. 鉴别诊断

患者主要表现为便潜血阳性，需要与大肠癌、溃疡性结肠炎、内痔、肠道息肉综合征（家族性腺瘤性息肉病、加德纳综合征、波伊茨－耶格综合征、特科特综合征）相鉴别。

（1）大肠癌。早期症状隐匿，右半结肠癌多表现为黑便、贫血、腹痛、腹部包块等症状，左半结肠癌多表现为脓血便、黏液便、腹痛、便不尽等症状。直肠癌可有里急后重，通过直肠指检常可触及肿块。大肠癌多见于中老年人，结肠镜或 X 线钡餐灌肠检查对鉴别诊断有价值，活检可确诊。

（2）溃疡性结肠炎。是一种病因尚不明确的结肠和直肠慢性非特异性炎症性疾病，病变局限于大肠黏膜及黏膜下层。多位于直肠和乙状结肠，也可延伸至降结肠甚至整个结肠。病程漫长，常反复发作，可发生癌变，肠镜多部位活检可以明确诊断。

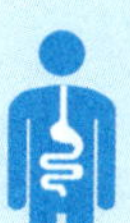

（3）内痔。早期唯一的症状是无痛性、间断性便血，血色鲜红，或附于大便表面，

或手纸染血，可呈点滴状或喷射状出血；也可有痔核脱出、里急后重等表现。内痔主要表现在齿状线上方，基底比较宽，质地相对软，可通过直肠指诊判断直肠内有无其他病变，特别是除外直肠癌及息肉。

（4）家族性腺瘤性息肉病（FAP）。家族性腺瘤性息肉病是 APC 基因种系突变所致以青少年时期出现多发性息肉为特征的常染色体显性遗传病，表现为结、直肠内可出现≥ 100 颗乃至上千颗腺瘤样息肉，大部分腺瘤有蒂且乳头状比较少，息肉数有时多达上千个，从黄豆大小一直到直径几厘米，呈现密集排列，组织结构跟一般腺瘤无异，几乎 100% 都会恶性变。主要症状是便血、腹泻、腹痛和黏液便，部分患者有症状时已发生癌变。有家族史，结肠镜检查和活检即可确诊。内镜检查可见黏膜上多数息肉，息肉周围无炎性反应，不发红为其特征，可与腺瘤性息肉有所区别；钡餐灌肠，特别是气钡双重造影可发现多个圆形充盈缺损像。

（5）加德纳综合征。为常染色体显性遗传病，是一种伴有骨和软组织肿瘤的肠息肉病。临床表现与家族性结肠腺瘤性息肉病的特点相同，息肉数目一般小于 100 颗，体积较大，有高度恶性变倾向，骨瘤见于头颅、下颚蝶骨、四肢长骨。软组织肿瘤有表皮样囊肿、皮脂腺囊肿、纤维瘤、硬纤维瘤等。有的同时伴有甲状腺或肾上腺肿瘤。90% 的患者伴有眼底色素性病变。

（6）波伊茨- 耶格综合征。为常染色体显性遗传病，40% 患者有家族史。多见于儿童或青年，主要临床表现为黏膜、皮肤黑色素沉着和胃肠道多发性息肉病。色素沉着主要分布在口唇、颊黏膜和手指、足趾掌面，呈褐色、黑褐色。本病息肉分布广泛，恶性变率相对较低。

（7）特科特综合征。也称为胶质瘤息肉病综合征，为常染色体隐性遗传病，是一种变异的家族性息肉病，且伴有其他脏器的肿瘤，通常是伴有中枢神经系统的肿瘤，如脑或脊髓的胶质细胞瘤或髓母细胞瘤。

四、处理方案及基本原则

1. 一般治疗

清淡、少脂、流渣饮食，复查便潜血，观察有无贫血症状及血便。

2. 针对本案例患者的相关诊治

（1）患者入院后尽快完善血、尿、便常规及血生化、凝血检查、肝炎系列、肿瘤标志物、心肺四项等检查，评估患者病情。

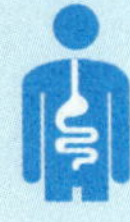

（2）嘱咐患者吃流质饮食。

（3）择期行内镜下治疗，向患者家属交代手术风险；术后给予禁饮食、补液、促进黏膜愈合等对症治疗。

（4）术后监测血压、心率，观察患者有无腹痛、便血等，必要时再次行内镜下治疗。

（5）关注病理结果，必要时进行外科手术治疗。

（6）术后定期复查肠镜，监测有无复发。

3. 监测及随访

《中国结直肠癌及癌前病变内镜诊治共识（2023，广州）》① 指出，大肠息肉切除术后的监测时间需要考虑以下几点：肠道准备的质量、息肉的病理类型、息肉切除术的完整性、锯齿状息肉以及监测的年龄上限。

（1）肠道准备质量。高质量结肠镜检查是提高早期结直肠癌及癌前病变检出率的关键。目前较为公认的高质量结肠镜检查质控标准包括：①合格的肠道准备（如波士顿评分≥ 6 分）率≥ 90%；②盲肠插镜率≥ 95%；③退镜时间≥ 6 分钟；④腺瘤检出率（ADR）≥ 15%，其中男性≥ 20%，女性≥ 10%。充分的肠道准备是结肠镜检查顺利完成及提高病变检出率的前提条件。肠道准备不充分时结直肠 ADR 显著降低，漏诊率显著上升。如果肠道准备不足，则应中止并重新安排结肠镜。或者，可以继续进行肠道清洁，并在同一天晚些时候再次行结肠镜检查。如果结肠镜检查已完成但肠道准备不充分则建议在 1 年内复查肠镜。

（2）一般认为，如果初次肠镜检查无息肉，应在 3~5 年内复查结肠镜；如果发现增生性的小息肉（直径＜ 10mm）或直径＜ 10mm 的无蒂锯齿状息肉，应在 2~3 年内复查结肠镜；如果发现 1~2 个直径＜ 10mm 的管状腺瘤，应在 1~3 年内复查结肠镜；如果发现 3~10 个管状腺瘤、直径＞ 10mm 的管状腺瘤、≥ 1 个绒毛状腺瘤、腺瘤伴高级别上皮内瘤变、≥ 10mm 或伴有上皮内瘤变的无蒂锯齿状息肉或 TSA，应在 1~2 年复查结肠镜；如果≥ 10 个腺瘤或锯齿状息肉综合征，应在 1 年时复查结肠镜。

（3）除诊断外，息肉切除术的完整性也会影响检测间隔的建议。10.1% 的 5~20mm 息肉未完全切除，特别是大尺寸和无蒂锯齿状腺瘤、息肉是不完全切除的独立危险因素。非 R0 切除的大肠息肉患者应在息肉切除术后 2~6 个月内进行部位检查，并在息肉切除术后 12 个月进行肠镜检查。若大肠上皮性肿瘤术后病理报告提示未穿透黏膜肌浸润至黏膜下层，且切缘阴性，则视为完整切除及治愈性切除，无须追加治疗。对于非治愈性

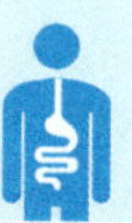

① 中华医学会消化内镜学分会结直肠学组 . 中国结直肠癌及癌前病变内镜诊治共识（2023，广州）[J]. 中华消化内镜杂志，2023，40（7）：505-520.

切除，则需要综合考虑淋巴结转移风险及患者的具体情况（如年龄、基础疾病、个人意愿及外科术后的生活质量等）后确认是否追加补充治疗。

（4）锯齿状息肉的患者发生 CRC 的风险显著高于无息肉的患者，其存在与晚期肿瘤有关。

（5）大多数息肉切除术后监测至 75 岁是有益处的。

五、要点与讨论

明确大肠息肉的分类及对各类息肉选择的适当的处理方式是诊治要点。

1. 大肠息肉的分类

大肠息肉即从黏膜表面突出到肠腔的隆起性病变。根据 Morson 组织分类，大肠息肉可分为肿瘤性、错构瘤性、增生性、炎症性四类。

（1）腺瘤性息肉：腺瘤性息肉是最为常见的息肉之一，腺瘤可根据绒毛成分所占比例分为管状腺瘤（<20%）、管状绒毛状腺瘤（20%~80%）和绒毛状腺瘤（>80%），是结直肠癌的癌前病变。息肉越大，绒毛成分越多，则癌变率越高。大肠腺瘤可分为低级别上皮内瘤变（LGIN）和高级别上皮内瘤变（HGIN），LGIN 即轻、中度异型增生，HGIN 包括重度异型增生、原位癌、原位癌可疑浸润及黏膜内癌。

传统锯齿状腺瘤（TSA）和广基锯齿状腺瘤 / 息肉（SSA/P）是特殊的腺瘤类型，含有一定程度的锯齿状腺体、未成熟的杯状细胞及腺上皮不典型性增生，也属于癌前病变。与传统腺瘤的腺上皮随基底膜和间质的凹凸呈现分支或绒毛结构不同，锯齿状绒毛结构是在较平整的基底膜上，由上皮细胞折叠排列形成。

（2）非腺瘤性息肉：

1）炎性息肉又称假性息肉。炎性息肉为常继发于溃疡性结肠炎、肠结核、肠道感染等的炎症性疾病。由于炎症的损伤使肠黏膜发生溃疡、上皮破坏，继之上皮再修复、纤维组织增生，增生的纤维组织与残存的岛状黏膜构成息肉。息肉形态多为丘状或不规则形，多似绿豆、黄豆，有些呈树枝状、蠕虫样或索条状，有些呈黏膜桥状，表面光滑，颜色与周围黏膜相同，质软。有时慢性炎症刺激可使息肉呈桥状，两端附着，中间游离。炎性息肉一般不会癌变。

2）增生性息肉又称化生性息肉。多见于中、老年人，好发于直肠及乙状结肠。息肉常为小丘状隆起，呈现灰白露滴状，直径多为 2~5mm，半球形，表面光滑，呈淡红色或淡褐色；绝大多数无临床症状，癌变风险低。增生性息肉通常单发，约 10% 多发体积较大的增生性息肉可出现不典型增生，形成所谓的锯齿状腺瘤，极少数可发生癌变。某

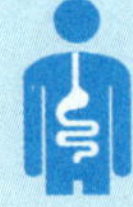

些增生性息肉与腺瘤外形相似，注意加以鉴别，应对其中具代表性息肉切除活检，以排除腺瘤。

3）错构瘤性息肉。非常少见，可发现于幼年性息肉及黑斑息肉综合征，有较低的癌变率。错构瘤性息肉表现为正常细胞过度生长和组织结构紊乱，非瘤性但具有肿瘤样增殖的特征。

2.Pit pattern 各分型的特点及临床意义

Pit pattern 分型指根据放大内镜观察结直肠黏膜腺管开口的形态（pit 形态）对其进行的分型，Pit pattem 分型不仅可以用于息肉性质的诊断，还可以大体判断浸润的深度。Pit pattern 分型可分为 5 型（参考《中国结直肠癌及癌前病变内镜诊治共识（2023，广州）》）（如图 3–9–2 所示）。

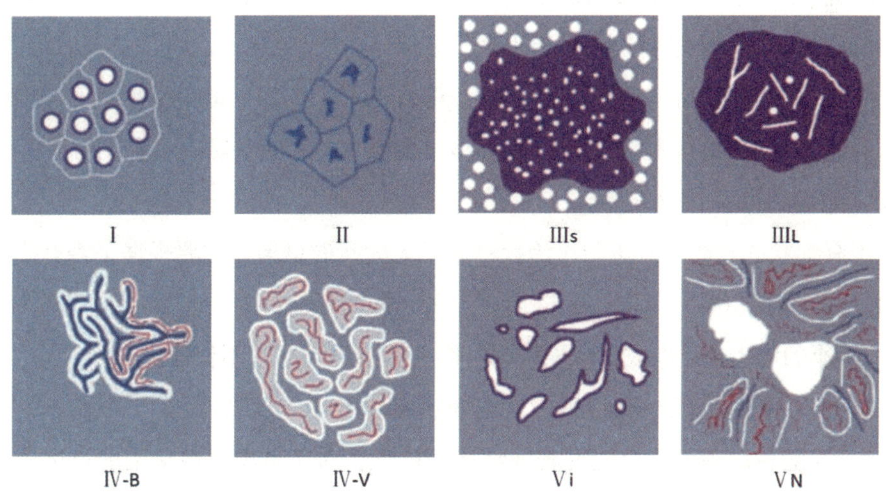

图 3–9–2　Pit Pattern 分型

（1）Ⅰ型：为类圆形 pit，见于正常黏膜及炎性病变。

（2）Ⅱ型：为星芒状 pit，黏膜组织增生后，病理学上腺管开口会形成锯齿状改变，从水平断面观察可看到星芒状结构。见于增生性病变、形态平坦的锯齿状腺瘤或广基锯齿状腺瘤 / 息肉（SSA/P）。

（3）Ⅲs型：pit 表现为小型类圆形或小型管状 pit，在组织学上向下方生长，表现为内生性生长，无分枝，低矮单一的腺管排列紧密，而且呈黏膜全层性的挤压性生长方式，是凹陷型黏膜内病变的主要形态，本类型病变随着浸润发展，pit pattern 向Ⅴ型衍变。Ⅲ s 型通常很难观察，经常被认为是无结构的腺管开口，需要放大观察。

（4）ⅢL 型：pit 为ⅢL–1 型和ⅢL–2 型。ⅢL–1 型 pit 的病变在组织学上是向上方

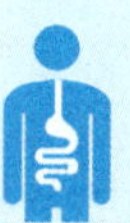

生长的腺瘤的腺管构成，以管状 pit 为主，但比正常 pit 大；Ⅲ L-2 型 pit 的病变的组织学为肿瘤腺管在正常腺管的上方或者在正常腺管与正常腺管之间延伸，呈置换性生长，其特征为黏膜内的双层结构，一般是管状腺瘤发育的特征性表现，为良性肿瘤。

（5）Ⅳ型：为树枝状（Ⅳ -B）及脑回状（Ⅳ -V）pit，上皮形成绒毛状增殖的时候，腺凹变得十分模糊，很难观察到开口部，此时只能观察到绒毛与绒毛之间的缝隙，形成树枝状及脑回状。此型是绒毛状腺瘤及管状腺瘤等大的隆起性病变的形态，肿瘤生长到一定大小时多伴有局灶癌。

（6）Ⅴi 型：pit 是可疑黏膜肌层癌的指征，其特征为既保留了Ⅲs、ⅢL 以及Ⅳ型 pit，又表现为不规整、排列紊乱、无规律性，甚至大小不均等不规则现象，适合内镜下治疗。

（7）ⅤN 型：为无结构 pit，表现为 pit 的结构因间质反应而变得稀疏，随着癌腺管从黏膜层向黏膜下层浸润，黏膜层的构造被破坏，黏膜下层露出于表面，能够见到明显的间质反应，病变表面的肿瘤成分遭到破坏，pit 结构难以观察，反映了 SM 浸润癌的征象。另外，隆起型早期癌与表面型早期癌不同，隆起型早期癌中，即使是黏膜下层癌也有相当数量的病变表现为Ⅴi 型 pit，而在表面型早期癌中，黏膜下层癌多表现为ⅤN 型 pit。

3. 大肠息肉的处理原则

对于有症状的息肉，应该予以治疗；对于无症状的息肉，主要根据是否有癌变倾向决定治疗方法。

（1）小的增生性息肉或炎症性息肉一般无癌变风险，可不作处理。

（2）较大的息肉及腺瘤性息肉，为避免息肉的出血、梗阻或癌变，一旦发现即摘除。

（3）为避免病理活检对病变表面结构的破坏，对于考虑良性病变的息肉应直接切除再进行病理活组织检查。

（4）定期随访内镜摘除或手术切除的病例。

4. 大肠息肉的内镜治疗方法

内镜治疗是切除肠息肉，尤其是结肠息肉的最常用方法。最适用于有蒂息肉的患者。内镜息肉切除的方法很多，应根据息肉的部位、大小、形态、有蒂或无蒂等，选用不同的治疗方法。

（1）高频电圈套法息肉切除术：适用于直径 >5mm 的隆起型病变，对于直径 >10mm 的广基病变有一定的不完全切除率，如怀疑伴绒毛成分、广基锯齿状腺瘤或息肉癌变，应考虑内镜下黏膜切除术。

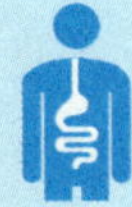

（2）热活检钳除术：适用于 5mm 以下的隆起型及平坦型病变，需注意其存在病变残留率高、对标本的组织结构有破坏、迟发性出血和穿孔风险高等缺点。

（3）冷圈套、冷活检钳技术：可用于较小息肉。

（4）内镜下黏膜切除术：适用于直径 5~20mm 的平坦型病变。

（5）内镜黏膜下剥离术：适用于直径 >20mm 的平坦型病变或黏膜下肿瘤或怀疑癌变需做整块切除的病变。

5. 诊断要点

（1）结肠腺瘤性息肉常常见于中老年人。根据病理类型和致病因素不同，不同肠息肉的临床表现差异很大，但除了炎性息肉以外的大部分的肠息肉没有任何自觉症状，临床上只有较少的肠息肉患者可出现便血、黏液便或便秘、腹痛、腹泻等异常，这些症状也常缺乏特异性。在有症状的结肠腺瘤中，大便带血或黏液血便最多见，大便出血易被误诊为痔疮。痔疮引发的出血往往是大便后滴血，呈鲜红色，平时不会出血。而大肠息肉引起的出血常常混杂在便中间。也有患者因息肉而长时期慢性失血，出现贫血。大便习惯的改变是肠息肉的常见症状，包括大便时间、次数的改变，以及便秘或不明原因的腹泻。肠息肉也可出现大便形状异常，正常的粪便应该呈圆柱形，但如果息肉在结肠腔内，压迫粪便，则排出时往往会变细，或呈扁形，有时还附着有血痕。直肠的较大腺瘤还可以引起大便次数增多或肛门下坠感，甚至脱垂出肛门。因此临床上需要注意便血、贫血、腹痛、腹泻及大便习惯变化等情况。

（2）除肠镜外，相关辅助检查可以作为肠息肉诊断的补充手段。大便潜血试验可应用于大肠息肉的筛查及治疗后随访。直肠指诊可触及低位息肉，钡灌肠可显示充盈缺损。双重气钡造影、CT 仿真结肠镜、胶囊内镜、正电子发射断层扫描等检查也可发现较大的肠息肉，并对息肉的性质做出不同程度的判断。

（3）息肉综合征如家族性结肠息肉病、Peutz-Jeghers 综合征等患者常有胃肠外疾病的相应表现，如口唇黏膜、口周皮肤、手脚掌面有黑褐色色素斑等症状。有家族史的患者往往对息肉的诊断有提示作用。

六、思考题

1. 腺瘤性息肉与癌变的关系是怎样的？
2. 哪些新型内镜技术可用于大肠息肉的诊断，各有何优点？
3. 大肠息肉在什么情况下不宜在内镜下治疗？
4. 肠道息肉综合征包括哪些综合征？

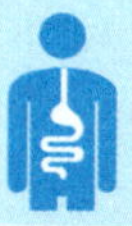

七、科普小常识

1. 哪些人应警惕大肠息肉?

(1) 年龄大，体型肥胖的人群。

(2) 有肿瘤家族史和家族性息肉病史的人群。

(3) 有结肠炎、大肠息肉病史的人群。

(4) 长期便秘或腹泻、有大便习惯或性状改变症状的人群。

(5) 有烟、酒嗜好，有高脂肪、高蛋白、低纤维素饮食者。

(6) 生活不规律，常熬夜，缺乏运动者。

2. 大肠息肉有哪些危害?

(1) 癌变风险：某些息肉如腺瘤性息肉可发展成结直肠癌。

(2) 出血风险：大肠息肉造成的长期少量出血不易发现，可能导致慢性贫血。

(3) 肠道病变：大肠息肉可导致感染、炎症、肠梗阻等肠道病变。

(4) 消化道症状：肠息肉可能使患者出现便秘、腹泻、排便不规律等症状。

3. 如何预防肠息肉?

(1) 培养良好的饮食习惯：改变以肉类及高蛋白食物为主食的习惯。少吃高脂肪性食物，特别是要控制动物性脂肪的摄入。合理安排每日饮食，多吃新鲜水果、蔬菜等含有丰富的碳水化合物及粗纤维的食物，适当增加主食中粗粮、杂粮的比例。

(2) 戒烟、戒酒可预防结肠息肉：有结肠癌家族史患者应着重注意减少吸烟和饮酒来降低发病风险。

(3) 保持健康规律的生活习惯，适当运动，早睡早起。

(4) 坚持体育锻炼，保持健康体重，增强体质，提高免疫力。

(5) 保持良好的心态，自我放松，缓解压力。

4. 大肠息肉术前及术后应注意哪些细节?

(1) 术前常规检查：血常规、凝血常规，必要时查血型、肝功能、传染病系列。

(2) 术前少渣饮食：可食粥、面条，多喝水，禁食含纤维多的食物，检查当日上午服药物导泻，服药后多饮水，多走动，直至将粪便排干净为止。

(3) 术后禁食 24 小时：无明显腹痛及出血予流质饮食，1 周内给予半流质少渣饮食，逐步恢复正常。戒烟戒酒，清淡饮食，避免食用辛辣刺激性食物。

(4) 术后卧床 12 小时，休息 3 天，1 个月内避免剧烈运动、重体力劳动。

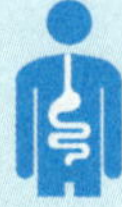

(5) 观察患者有无局部并发症：穿孔出血、黏膜灼伤。以出血最为常见，因创面在 1~3 周内愈合，术后要常规监测患者生命体征及有无腹膜刺激征等，避免增加各种腹

压。出现黑便、腹痛等情况，及时就诊。

（6）保持大便规律，避免用力排便。

（7）遵医嘱按时随访。

（编者　汪　嵘）

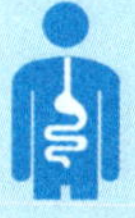

第十节　家族性腺瘤性息肉病（案例25）

核心提示

❖学会鉴别家族性腺瘤性息肉病与其他息肉病。

❖掌握家族性腺瘤性息肉病随访策略及预后。

❖掌握家族性腺瘤性息肉病的治疗方式。

一、病历资料

1. 病史

武××，男，21岁，主因“间断下腹痛、便血3个月”入院。

患者3个月前无明显诱因出现下腹痛，为间断发作之腹部拧痛，疼痛后常有便意，排便时腹痛加重，无腰背部疼痛，大便呈果酱样，每天3~4次。无反酸嗳气，无恶心呕吐，无头晕发热，无胸闷气促，无咳嗽咳痰，精神疲，胃纳、睡眠可，小便正常，体重无明显变化。胃镜及结肠镜检查提示：胃息肉病、结肠息肉病。为进一步治疗，患者入住我科。

患者否认高血压、糖尿病病史；否认肝炎、结核病史；否认手术、外伤史；否认输血史；否认食物、药物过敏史；未婚未育；无烟酒嗜好；父亲及1弟患有“家族性腺瘤性息肉病”，母亲身体健康。

2. 体格检查

患者发育正常，营养中等，全身皮肤、黏膜无黄染、皮疹、黑斑及出血点，全身浅表淋巴结未触及肿大，心、肺、腹部体格检查无异常，神经系统查体无异常。

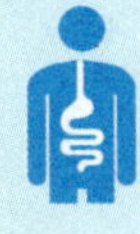

3. 实验室检查和辅助检查

血常规、尿常规、肝功能、肾功能、凝血功能、电解质、传染病四项、心电图、胸腹立位片均大致正常。肝脏、脾脏、肾脏、阑尾、肠系膜淋巴结、腹部彩超均无异常，未见肠套叠。

4. 初步诊断

胃肠多发息肉（家族性腺瘤性息肉病）。

二、诊治经过

患者的父亲及 1 弟患有“家族性腺瘤性息肉病”，父亲意外去世，弟诊疗情况不详。结合患者病情、家族史，考虑诊断家族性腺瘤性息肉病。经过与患者积极沟通，我们建议进一步完善全外显子组基因检测，但患者拒绝接受基因检测。完善血液检查无异常后，行内镜下胃肠多发息肉切除术，术后标本送病理检查。

三、案例分析

1. 病史特点

（1）年轻男性，以“间断下腹痛、便血 3 个月”为主诉。

（2）患者一般情况好，发病以来体重无明显下降，实验室检查及查体无明显异常。

（3）有明确的家族史，父亲及弟弟患病。

（4）有明确的胃肠镜检查结果，均显示结肠及胃内有大量密集的息肉。

2. 诊断和诊断依据

（1）诊断：家族性腺瘤性息肉病？（确诊需基因检查结果）

（2）诊断依据：①外院胃镜及结肠镜发现胃及结肠内部可见数百枚大小 0.3~2.0cm 广基隆起，活检病理提示腺瘤性息肉。②有明确的家族史，父亲及弟弟患病，且诊断为“家族性腺瘤性息肉病”。

3. 鉴别诊断

（1）P–J 综合征。又名黑斑息肉综合征，胃肠道多发息肉，合并皮肤、黏膜色素沉着，息肉组织病理学类型为错构瘤性息肉，家族遗传性，基因检测是诊断的重要依据之一。

（2）结肠癌。常有排便习惯改变及黑便，伴体重下降。但目前腺瘤暂无恶性变证据，待术后病理可鉴别。

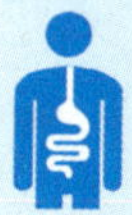

四、处理方案及基本原则

1. 一般治疗

嘱咐患者摄入足够的热量和营养，注意休息避免过度劳累及呼吸道感染。

2. 针对本案例患者的相关诊治

（1）患者入院后进一步完善血、尿、便常规，肝肾功能，凝血检查，传染病系列等相关检查。

（2）结肠镜（如图 3-10-1、图 3-10-2 所示）及胃镜检查，内镜下息肉部分切除。尽量先切除直径大、恶性变风险较高的息肉。术中切除 0.3~1.2cm 胃息肉百余枚；十二指肠可见 0.3~1.0cm 浅表隆起，中央凹陷，部分切除；结直肠切除百余枚大小 0.3~2.0cm 息肉。术后病理：（结肠息肉）低级别管状腺瘤；（胃息肉）胃底腺息肉；（十二指肠）管状腺瘤伴低级别上皮内瘤变。

（3）术后暂禁饮食、补液、对症治疗，严密观察有无腹痛、发热、穿孔等并发症，预防电解质紊乱。2 周内避免剧烈活动。

（4）术后半年复查结肠镜及胃镜，必要时再次内镜下切除息肉。严密观察大便情况及复查血常规。

（5）联系肛肠外科会诊，协助诊治，必要时进行外科手术。

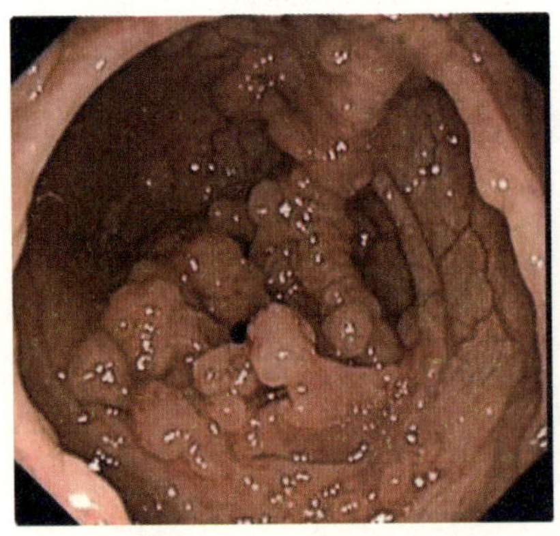

图 3-10-1　结肠镜检查

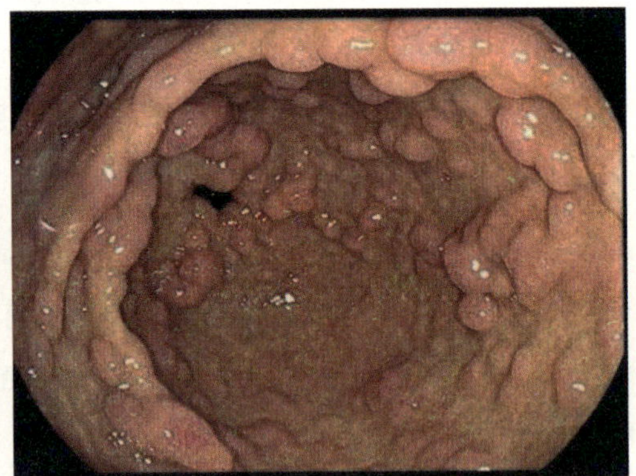

图 3-10-2　结肠镜检查

五、要点与讨论

家族性腺瘤性息肉病是一种常染色体遗传性疾病，有家族遗传性倾向。主要以患者青少年时期结直肠内生长大量的腺瘤性息肉为特征，由位于染色体 5q21 上腺瘤性息肉病基因（APC）的突变引起。根据息肉数量可分为经典型家族性腺瘤性息肉病（CFAP）（息肉数量 >100 枚）和衰减型家族性腺瘤性息肉病（AFAP）（息肉数量 <100 枚）。

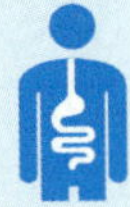

家族性腺瘤性息肉病主要由 APC 突变引起，因此基因检测可以预测和早期诊断家族性腺瘤性息肉病。APC 突变位点和家族性腺瘤性息肉病表型之间存在一些关联，可以分为 3 种表型：家族性腺瘤性息肉病的严重形式即经典型家族性腺瘤性息肉病，与位于密码子 1 250~1 464 之间的突变相关；衰减型家族性腺瘤性息肉病表型与 APC 末端和第 9 外显子交替剪接位点的突变有关；以及疾病的中间表达形式，与 APC 其余部分的突变有关，此外，这种突变造成 APC 蛋白的缺失会影响皮层及皮层下大脑区域的生理活动从而可能导致患者出现认知功能障碍。家族性腺瘤性息肉病患者 APC 检测突变的阳性率仅为 70%，无变异的患者约占 5%~30%，部分 APC 检测结果为 MYH 双等位基因变异，称为 MutYH 相关性息肉病。近期有报道表明，部分基因检测无 APC 突变的患者中，在 APC 非编码区，APC 启动子 1B 区的变异能够引起经典型家族性腺瘤性息肉病，而常规基因检测可能会漏掉这种变异。进一步探索 APC 变异阴性家族性腺瘤性息肉病的发病机理需要覆盖范围更大、通量更高、速度更快的高通量测序技术，即二代测序技术。

家族性腺瘤性息肉病主要特征为结直肠内生长大量腺瘤性息肉，其临床症状与息肉的数量及累及肠段范围有关。胃肠道临床表现：早期消化道多无症状，随着肠道内息肉数量的增加和累及范围的扩大，可能出现腹痛、腹泻、大便带血、黏液便、部分患者有肠梗阻或肠套叠等症状。当腺瘤进一步发展，具有侵袭性或进展为结直肠癌时，还可出现排便习惯改变、贫血、低热及恶病质等临床表现。家族性腺瘤性息肉病患者有时会表现出一些结直肠外症状，包括骨瘤、皮肤病损、牙齿异常、先天性视网膜色素上皮肥大、硬纤维瘤、甲状腺癌、肝胆胰及上消化道恶性肿瘤等。因此，即使未进行内镜检查，临床医生也可以根据某些肠外表现建议患者行基因检测，从而明确家族性腺瘤性息肉病诊断。目前，国内外专家提出，家族性腺瘤性息肉病更准确的定义应为以结直肠腺瘤为主要表现的全身性综合征。这一定义强调了肠外表现是家族性腺瘤性息肉病不可忽视的诊断线索，也是治疗家族性腺瘤性息肉病的过程中必须重视的潜在风险。

消化内镜如结肠镜、胃镜和小肠镜等是发现胃肠道内病变最为直观的方法，具有筛查、诊断、治疗、监视及随访的作用。通过消化内镜检查可以发现息肉数量、病变范围，并可对病变部位活组织检查及对息肉和早癌等进行内镜下诊断和治疗，确定临床分型、严重程度及组织病理类型，具有较高安全性及可信度。

多数家族性腺瘤性息肉病患者从青少年期开始就已经出现结直肠息肉，所以专家建议对患有或怀疑患有家族性腺瘤性息肉病的 10~12 岁儿童进行肠镜检查，同时建议使用胃镜对胃、十二指肠尤其是肝胰壶腹周围进行细致检查，发现胃息肉时及时切除，对壶腹部包括十二指肠乳头黏膜进行取样活检。此后则根据息肉负荷每 1~2 年应进行 1 次结

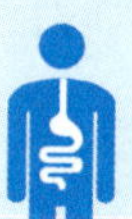

肠镜筛查。若有结直肠癌发病年龄较早的家族史，初次结肠镜筛查时间则应更早。部分直肠息肉可通过直肠指诊触及，初步判断是否有直肠息肉癌变可能。需要注意的是，少数患者以直肠癌为诊断入院的，即使直肠癌诊断明确，仍要进行全结直肠及末端回肠的检查，以免漏诊或误诊。大约 90% 的家族性腺瘤性息肉病患者会同时伴有多发胃底腺息肉，半数胃底腺息肉可表现出轻度异型增生但极少向重度异型增生或腺癌演变，大约 14% 的家族性腺瘤性息肉病患者可出现胃腺瘤，病理结果提示其中约有 5% 伴有重度异型增生，且腺瘤大小（>20mm）与出现重度异型增生的风险呈正相关。尽管无法完全消除癌症风险，内镜下腺瘤切除术因并发症少、复发率低，成为治疗胃腺瘤等高风险息肉较为可靠的手段。因此，内镜医生在对家族性腺瘤性息肉病患者进行胃镜检查时，从众多息肉中识别并切除高风险胃息肉非常关键但也极具挑战性。

小肠镜和胶囊内镜对家族性腺瘤性息肉病的诊治也发挥了重要作用。相较于十二指肠腺瘤，发生在 Treitz 韧带以远的小肠腺瘤更为少见，以空肠腺瘤居多。除十二指肠外的小肠腺瘤癌变率极低，但这可能和家族性腺瘤性息肉病患者并未常规行小肠检查导致较低的腺癌检出率有关。小肠镜是诊断小肠疾病的“金标准”，主要包括气囊辅助小肠镜（包括双气囊小肠镜和单气囊小肠镜）和螺旋式小肠镜，我国临床上目前应用最广泛的为气囊辅助小肠镜。但由于操作小肠镜费时费力，可能需要双侧对接完成全小肠检查及收费较高等特点，在一定程度上限制了其应用，因此，我国专家推荐“胃镜、结肠镜→胶囊内镜、小肠三维 CT→小肠镜”的诊断流程。使用双气囊辅助小肠镜行十二指肠或空肠多发息肉切除术及病情监测的安全性及有效性均较高。随着技术的不断发展，胶囊内镜现已被广泛应用于消化道疾病的筛查和诊断中。由于无创和较高的舒适性，胶囊内镜也被越来越多的患者所接受。目前关于应用小肠镜或胶囊内镜监测家族性腺瘤性息肉病的研究较少，但由于除增生性息肉外其他息肉都有恶性变风险，故若发现家族性腺瘤性息肉病患者小肠腺瘤，应结合实际情况及时行内镜下圈套器切除术等治疗。

色素内镜有助于提高腺瘤检出率，和白光内镜相比，在家族性腺瘤性息肉病的诊治中也有应用。家族性腺瘤性息肉病以发现结直肠大量腺瘤性息肉为主要特征，应用色素内镜提高小腺瘤的检出率对结直肠息肉的总体监测策略和治疗方式影响可能并不大。但色素内镜被推荐用于已行预防性结肠切除术后的家族性腺瘤性息肉病患者，以提高吻合口处病变的检出率。由于腺瘤检出率的提高对发现潜在恶性肿瘤的影响尚不清楚，还需要大规模的前瞻性研究及长期的随访。超声内镜在辨别胃肠道结构层次、病变起源及浸润范围等方面有其独特的优势。部分家族性腺瘤性息肉病患者胃底腺息肉数量巨大，过于密集时可出现融合性病灶。当难以判断这些病灶的良恶性时，可借助超声内镜并联合

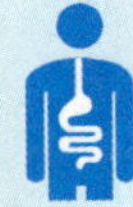

超声引导下的细针穿刺等手段，有助于提高胃癌的检出率。

家族性腺瘤性息肉病作为一种家族遗传性胃肠道肿瘤性疾病，其结直肠腺瘤的极高癌变率及复杂多样的结肠外临床表现近年来受到了广泛关注。无论是对疾病的诊治或随访，消化内镜对于家族性腺瘤性息肉病而言均有着重要意义。除了结直肠大量腺瘤性息肉外，胃底腺息肉、十二指肠腺瘤和 Treitz 韧带以远的小肠腺瘤在家族性腺瘤性息肉病患者中并不少见，且均有一定癌变风险。因此，消化科医生或内镜医生在实际临床工作中，应结合患者的实际情况灵活应用各类消化内镜及技术。

手术切除家族性腺瘤性息肉病患者病变肠段是最为有效的预防性治疗措施，其目的在于尽可能切除已经发生癌变或可能发生癌变的结直肠，在保证根治的前提下尽可能提高患者术后的生存质量。但手术时机的选择在不同的医院及医生之间可能存在差异，缺乏明确的“指南”“共识”。合并息肉癌变是手术的绝对适应证。因此，手术时机应选择在息肉癌变前对病变肠段进行预防性切除，防止其发展成为结直肠癌。年龄是息肉癌变的独立危险因素，家族性腺瘤性息肉病患者息肉癌变风险随年龄的增长而增加。《美国国家综合癌症网络（NCCN）指南》建议在 18 岁之前不要进行预防性手术，在 18 岁之后，应根据息肉病的严重程度确定手术时间。但也有个例报道 8 岁家族性腺瘤性息肉病患儿因早期发展为结直肠癌而实施了腹腔镜下全结直肠切除、回肠肛管吻合术。因此，年龄应成为手术时机选择的重要参考因素。另外，息肉数量的增加也是决定手术时机的最常见因素。手术时机的把握需要根据临床表现、腺瘤负荷、患者年龄等癌变高危因素，结合患者教育、社会、经济等情况综合考虑。

目前，主要的手术方式有全结直肠切除、回肠末端造口术，全结直肠切除、回肠贮袋－肛管吻合术（IPAA）与结直肠次全切除、回肠－直肠吻合术（IRA）。全结直肠切除、回肠末端造口术是治疗家族性腺瘤性息肉病的经典术式，本术式彻底切除了全部的结直肠，有效防止术后息肉复发癌变的风险。缺点是手术对患者的性功能的影响、肛门功能的丧失和远期造口并发症。造口给患者生理和心理上造成了极大影响，降低了患者术后生存质量，年轻患者很难接受，已不作为首次手术采用的术式。目前，仅适应于家族性腺瘤性息肉病合并低位直肠癌、无法保留肛门或肛门括约肌无功能者。全结直肠切除、IPAA 在切除全部病变的前提下，保留了肛门的排便功能，减少了手术对患者生存质量的影响，利于患者术后融入社会，参与社交，是目前治疗家族性腺瘤性息肉病的主流手术方式。回肠贮袋类似于直肠壶腹，有储存粪便的功能。本术式操作复杂难度大，耗费时力，对主刀医生的要求较高，术后存在吻合口漏、吻合口出血、回肠贮袋炎、直肠肛管移行区黏膜癌变、肛门功能失调、女性生育功能障碍、男性泌尿生殖功能障碍、回肠贮袋扭

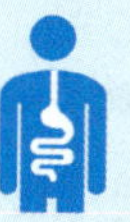

转等早期和（或）远期并发症。本术式虽然剥离了直肠肛管黏膜，但无法避免少量的黏膜残留，这些残留的黏膜及回肠贮袋亦有息肉复发癌变的风险。2020 年版《美国胃肠内窥镜学会指南》建议 IPAA 术后患者每隔 1~2 年对回肠贮袋接受内镜检查。另外由于回肠贮袋与肛管的低位吻合，为了预防吻合口瘘的发生，多需行预防性回肠造口及二期还纳术，增加患者经济和心理负担。目前普遍认为，结肠息肉 >1 000 枚、直肠息肉 >20 枚、直肠腺瘤直径 >3cm 或有重度异型增生直肠腺瘤、其他任何部位有癌变者均为 IPAA 的适应证。结直肠次全切除，IRA 保留了部分直肠，手术较为简单，避免了盆腔手术操作对直肠周围组织的损伤，减少了术后并发症，对肛门控便能力及性功能影响小，易被患者接受。但由于保留了病变靶器官直肠，息肉复发及癌变的风险较高，多数患者因直肠息肉复发或癌变而需二次手术。因此，必须强调，患者术后要定期接受肠镜检查。2020 年版《美国胃肠内窥镜学会指南》也建议每隔 6 个月 ~1 年对 IRA 术后患者进行肠镜检查。本术式推荐用于直肠腺瘤少且有轻度表型家族史的年轻患者和衰减型家族性腺瘤性息肉病的患者，适用于结肠息肉 <1 000 枚、直肠内腺瘤数目 <20 枚、要求保肛、能坚持定期肠镜复查随访的患者。腹腔镜下 IPAA 和 IRA 也是可行的，与开腹手术相比，尽管手术时间更长，但术后发病率同样较低，肛门功能相对充足，总生存率也与开放手术相似。

随着医疗技术的进步，家族性腺瘤性息肉病的诊断和治疗取得了重大进展，尤其是肠镜和基因检测的应用，为患者及高危人群提供了早期诊断和治疗机会，提高了患者的预后及生存质量。基因诊断是诊断家族性腺瘤性息肉病发展的方向，基因测序的应用为探索 APC 变异阴性家族性腺瘤性息肉病的发病机理提供了关键技术。内镜下消化道息肉切除、IPAA 及 IRA 是目前治疗家族性腺瘤性息肉病的主要手术方式，尤其是腹腔镜的应用及改良手术的提出，为外科医生提出新的机遇与挑战，其安全性及有效性有待进一步验证。

除此之外，家族性腺瘤性息肉病非手术治疗的研究也在广泛开展。基因治疗、化学预防如非甾体抗炎药、舒林酸、COX2 抑制剂的应用，一定程度改善了非手术患者的生存质量，丰富了家族性腺瘤性息肉病患者的选择。化学预防通过用天然或人工合成的化合物来稳定或减少息肉的数量以延缓疾病的进展，从而尽可能延迟手术和减少内镜检查的次数。国内外大量研究提出多种化学药物都有使息肉消退的潜能，主要包括非甾体类抗炎药、不饱和脂肪酸（二十碳五烯酸）、天然多酚化合物（姜黄素）、双胍类药物（二甲双胍）以及免疫抑制剂（雷帕霉素）等，但仍需要更多试验来进行风险 – 收益评估。

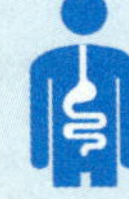

尽管人们对家族性腺瘤性息肉病的认识和治疗取得了许多成就，但临床医生仍需要在工作中继续研究与创新，积累经验，建立规范化的诊疗过程。同时，家族性腺瘤性息

肉病患者的胃肠道外临床表现也不容忽视，常需要包括外科医生、肿瘤科医生、遗传咨询师、全科医生及护理团队等在内的多学科协作诊疗。然而，如何建立标准的内镜下诊疗流程及随访策略，降低家族遗传相关胃肠道肿瘤的死亡率并提高患者的生活质量，仍然需要大量的临床和基础研究。

六、思考题

1. 家族性腺瘤性息肉病的诊断要点有哪些？
2. 家族性腺瘤性息肉病有哪些并发症？
3. 家族性腺瘤性息肉病患者的胃肠道外临床表现有哪些？
4. 家族性腺瘤性息肉病内镜下治疗的适应证是什么？
5. 哪些家族性腺瘤性息肉病患者需要外科手术干预？

七、科普小常识

1. 家族性腺瘤性息肉病的临床症状有哪些？

（1）直肠出血、腹部肿块。大多数患者多年来无明显症状，直到腺瘤大而多，并导致直肠出血甚至贫血，或发展为癌症。非特异性症状可能包括便秘或腹泻、腹痛、可触及的腹部肿块和体重减轻。

（2）视力模糊。家族性腺瘤性息肉病患者常见的并发症为先天性视网膜色素上皮肥大。该并发症是一种眼底色素病变，会导致患者视力模糊。研究表明，若色素斑有晕圈、数量≥ 4 颗、病变为双眼且位于后极部，则家族性腺瘤性息肉病的可能性很大。

（3）其他肠外并发症。例如骨瘤、牙齿异常、硬纤维瘤和结肠外癌（甲状腺、肝脏、胆管和中枢神经系统）。

2. 家族性腺瘤性息肉病有什么预防措施？

（1）基因检测和遗传咨询。当家族成员检出 APC 变异时，建议对所有一级亲属进行基因检测。APC 患者或 APC 变异携带者建议寻求专业遗传咨询。

（2）孕产前诊断。家族性腺瘤性息肉病是常染色体显性遗传疾病，患者若有计划生育，建议选择产前诊断和辅助生殖技术。

（3）早发现、早治疗、定期随访。如不经治疗，家族性腺瘤性息肉病患者几乎会发展成结直肠癌。但通过早期筛查和息肉切除术，可大大降低结直肠癌患病风险。

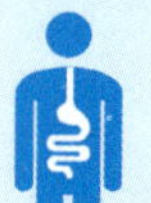

（编者　赵丹瑜）

第十一节　Peutz-Jeghers 综合征（案例 26）

核心提示

- ❖掌握 Peutz-Jeghers 综合征的诊断要点。
- ❖掌握 Peutz-Jeghers 综合征的治疗方法。
- ❖学会规范随访 Peutz-Jeghers 综合征患者。

一、病历资料

1. 病史

张××，男，40 岁，主因“肠梗阻术后1 年，发现结肠多发息肉3 个月”入院。

患者发现口唇黑斑数年，间断出现腹胀、脐周绞痛，伴呕吐及停止排气排便。2012 年患者在外院行结肠镜检查，提示：直肠、乙状结肠多发息肉；病理为 P-J 息肉。经保守治疗，患者症状缓解。2015 年小肠镜检查提示：胃、十二指肠、空肠多发息肉。2022 年 5 月患者出现持续性全腹胀痛，症状逐渐加重，伴呕吐胃内容物，停止排气、排便。外院行胃镜，提示：十二指肠降段多发巨大息肉，胃多发息肉。结肠镜检查提示：升结肠多发息肉（≥ 1cm）。腹盆增强 CT 提示：胃、十二指肠、小肠多发息肉，较大者位于左下腹回肠，4.5~7.lcm，伴明显强化，回肠肠管扩张，肠壁增厚。立位腹平片提示：小肠肠管扩张，可疑不全性肠梗阻。行部分小肠及结肠切除术。2023 年 2 月患者入住我科。胃镜提示：十二指肠降段多发息肉，带蒂或亚蒂，直径 1.5cm，最大者位于乳头左侧，结节分叶状，有亚蒂，直径约 3~5cm，表面充血，触之易出血。胰腺 MDT 会诊：建议消化内镜切除十二指肠息肉，如有穿孔或出血，外科再手术。

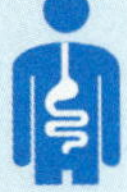

患者平素 4~5 天大便 1 次，多数为黄色成形便，间断有黑便，近 3 个月体重下降

3kg。患者的母亲、姐姐患有 Peutz-Jeghers 综合征。

睑结膜、口唇苍白；颊黏膜、唇黏膜、手掌、足底可见类圆形黑斑，1~5mm，不高于皮面；心肺无特殊；中上腹、右下腹可见肠型，腹软，左下腹可触及 10cm × 5cm 包块，活动度可，伴压痛，无反跳痛，肠鸣音活跃，伴气过水声。

2. 体格检查

体温 36.8℃，脉搏 80 次 / 分，呼吸 20 次 / 分，血压 135/71mmHg。神志清，精神可；全身皮肤、黏膜未见黄染、皮疹、脱屑，全身浅表淋巴结未触及；腹部可见术后瘢痕；双肺呼吸音清，未闻及干、湿性啰音；心率 80 次 / 分，心律齐，心脏各瓣膜听诊区未闻及病理性杂音；腹部平坦，腹软，全腹无压痛、反跳痛，未触及包块，移动性浊音（-），肠鸣音活跃，无亢进；双下肢无水肿。

3. 实验室检查和辅助检查

血常规：白细胞计数2.9 × 10^9/L、中性粒细胞33.3%、中性粒细胞数1.13 × 10^9/L、血红蛋白137.0g/L。

4. 初步诊断

Peutz-Jeghers 综合征、结肠部分切除术后。

二、诊治经过

患者入院后相关检查项目及结果如下：

血常规：如上所述。

胃镜检查（如图 3-11-1 所示）：胃底、胃体可见数枚 1.0~1.5cm 亚蒂息肉，十二指肠球后及降部可见多发息肉，降部较大者直径 5cm，圈套部分切除，标本回收送检。

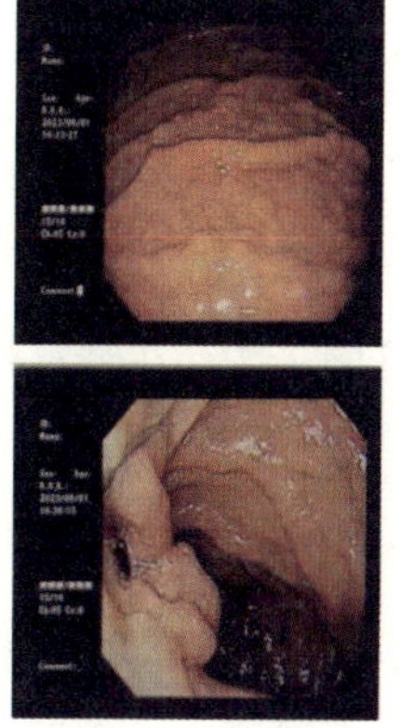

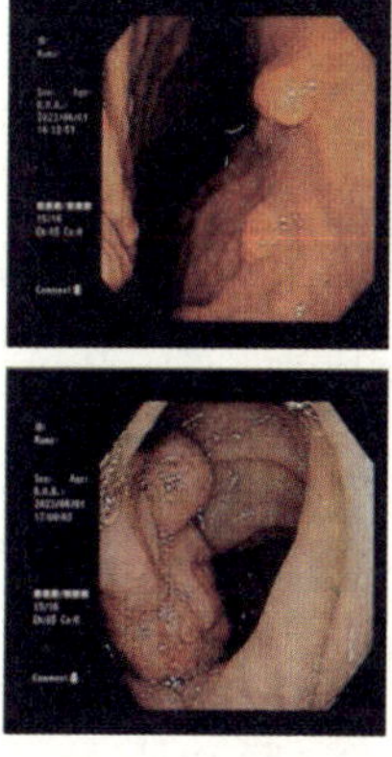

图 3-11-1 胃镜检查

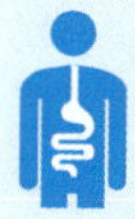

肠镜检查（如图 3-11-2 所示）：可见结肠及直肠多发 0.2~2.0cm 广基及长蒂隆起，切除部分五十余枚。病理：符合 P-J 息肉，局部伴低级别上皮内瘤变。术后恢复好。

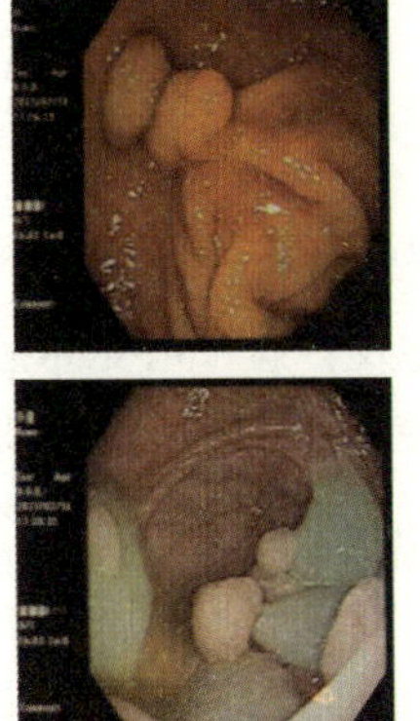
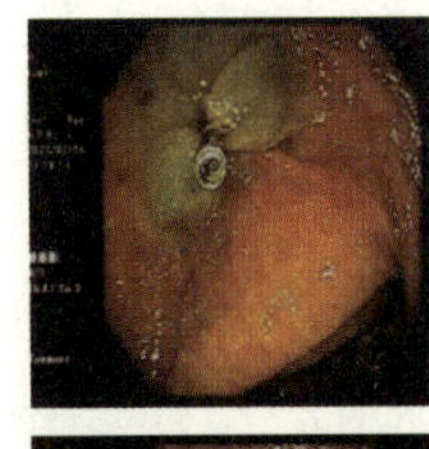
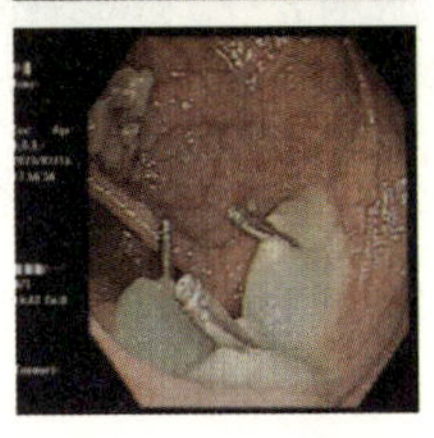
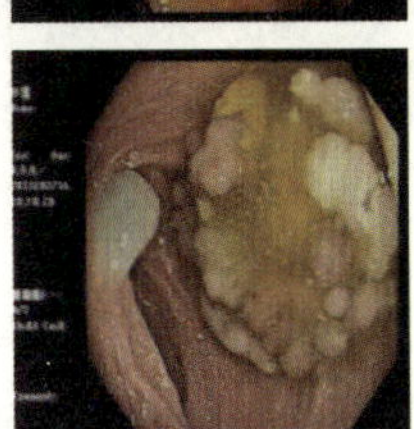

图 3-11-2　肠镜检查

具体治疗见本节相关内容。

三、案例分析

1. 病史特点

患者男性，幼年起病，贫血貌，可见皮肤、黏膜多发黑斑，腹部可见肠型，左下腹可触及包块，腹部可闻及气过水声。胃肠镜检查提示：胃、十二指肠、空肠、结肠多发息肉，病理符合 Peutz-Jeghers 息肉，其中，十二指肠降部乳头旁有巨大息肉。增强 CT 提示：左下腹回肠内有巨大息肉伴近端肠腔扩张、肠壁增厚。

（1）患者为男性，40 岁，主要表现为皮肤黏膜黑斑、胃肠道多发息肉及反复发作的不全肠梗阻。

（2）Peutz-Jeghers 综合征家族史。

2. 诊断和诊断依据

（1）诊断：Peutz-Jeghers 综合征、结肠部分切除术后。

（2）诊断依据：①≥ 2 个经组织学证实的 Peutz-Jeghers 息肉。②存在特征性皮肤、黏膜色素沉着。③有近亲发生 Peutz-Jeghers 综合征的家族史。

3. 鉴别诊断

Peutz-Jeghers 综合征是由 STK11 基因突变引起的常染色体显性遗传病，皮肤、黏膜色素沉着最常出现在口唇、手掌、颊黏膜和足底，错构瘤性息肉可累及整个胃肠道，以小肠最常见。临床上 Peutz-Jeghers 综合征需与其他可导致皮肤、黏膜色素沉着或胃肠道

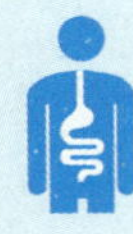

多发错构瘤性息肉的疾病相鉴别。

（1）PTEN 错构瘤综合征。PTEN 错构瘤综合征是由 PTEN 基因突变而引起的常染色体显性遗传病，包括 Cowden 综合征和 Bannayan-Riley-Ruvalcaba 综合征。Cowden 综合征特征为肢端角化、面部丘疹、口腔乳头状瘤、毛鞘瘤、胃肠道错构瘤性息肉；Bannayan-Riley-Ruvalcaba 综合征特征为结 - 直肠息肉病、大头畸形、脂肪瘤病、血管瘤病和生殖器着色斑病。

（2）幼年性息肉综合征。幼年性息肉综合征是与 BMPR1A 和 ENG 基因突变有关的常染色体显性遗传病，特征为胃肠道（结直肠为主）多发性错构瘤性息肉，不出现 P-J 综合征的皮肤、黏膜黑斑。

（3）Laugier-Hunziker 综合征。Laugier-Hunziker 综合征是一种极少见的唇部、口腔黏膜和指（趾）甲色素沉着性疾病，病程进展缓慢，皮损常进行性加重，没有胃肠道错构瘤性息肉。

四、处理方案及基本原则

1. 一般治疗

患者入院后完善相关检查，行胃镜及肠镜下息肉切除术。患者手术后恢复良好。

2. 针对本案例患者的相关诊治

（1）因多发息肉，手术过程中选择切除高危息肉部分，预防创面过多引起继发迟发性出血、穿孔等并发症。。

（2）病理提示低级别上皮内瘤变，建议随访 1 年。

3. 转诊及社区随访

根据息肉的位置、大小、性质决定切除难度。

出现肠梗阻及贫血症状要及时对症治疗。

特殊情况需要及时转诊，确诊后胃肠镜随访时间依据检查结果而定。

五、要点与讨论

患者为中年男性，以口唇黑斑起病，后反复出现不全肠梗阻表现，胃肠镜检查提示胃肠道多发息肉，病理证实为 Peutz-Jeghers 息肉，母亲、妹妹均患 Peutz-Jeghers 综合征。综合上述临床特点，患者 Peutz-Jeghers 综合征诊断明确。此次肠梗阻主要考虑与回肠巨大息肉有关，经手术治疗后症状缓解。

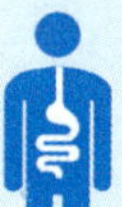

Peutz-Jeghers 综合征属于罕见疾病，患病率为 1/200 000~1/8 000，男女患病率相当。

Peutz–Jeghers 综合征是常染色体显性遗传病，最常由 STK11 基因突变引起。

Peutz–Jeghers 综合征的 2 项特征性表现为皮肤、黏膜色素斑和胃肠道多发性错构瘤性息肉。皮肤、黏膜色素斑是由于基底细胞层黑色素细胞增多从而使黑色素增多所致，通常为 1~5mm 的扁平、蓝灰色至褐色斑点，最常出现在嘴唇及口周区域、手掌、颊黏膜和足底，也可见于鼻、肛周和生殖器，还有极少数位于肠道。皮肤、黏膜色素沉着通常在出生后的 12 年出现，随后逐渐增大增多，最终在青春期后褪去，但颊黏膜色素斑除外。Peutz–Jeghers 综合征患者大都存在胃肠道错构瘤性息肉，最常见于小肠，但胃和结肠在内的整个胃肠道中都可出现息肉。胃肠道息肉形成于 9 岁，大部分患者在 10~30 岁时出现症状，如肠套叠、肠梗阻引起的腹痛，甚至可因十二指肠巨大息肉直接引起梗阻与黄疸，此外，患者的胃肠道和非胃肠道癌症风险均增加。恶性肿瘤的平均发病年龄为 42 岁，最常见的部位是结直肠，其次为乳房、胃、小肠和胰腺。

Peutz–Jeghers 综合征的临床诊断要求患者存在任意一项下列表现：①≥ 2 个经组织学证实的 Peutz–Jeghers 息肉；②患者存在任意数量的 Peutz–Jeghers 息肉，且有近亲发生 Peutz–Jeghers 综合征的家族史；③患者存在特征性皮肤、黏膜色素沉着，且有近亲发生 Peutz–Jeghers 综合征的家族史；④患者存在特征性皮肤、黏膜色素沉着，以及任意数量的 Peutz–Jeghers 息肉。患者符合 Peutz–Jeghers 综合征的临床诊断标准时，应进一步行基因检测以确定有无 STK11 基因突变。但 STK11 基因致病性突变阴性并不能排除 Peutz–Jeghers 综合征的可能性，因为可能存在尚未识别的相关突变位点。

对于 Peutz–Jeghers 综合征患者的内镜检查，推荐在 8 岁时进行首次结肠镜、胶囊内镜和上消化道内镜检查，如果发现息肉则每 3 年复查 1 次；如果基线筛查未发现息肉，应在 18 岁时（如果出现症状则更早）复查上消化道内镜、胶囊内镜和结肠镜检查，之后每 3 年复查 1 次。无条件行胶囊内镜检查，或存在胶囊内镜检查禁忌时，可选择核磁肠造影术或 CT 肠造影术评估小肠。建议所有 PeutzJeghers 综合征患者进行分子遗传学检测，此外，由于 Peutz–Jeghers 综合征患者的胃肠道和非胃肠道癌症风险均增加，建议对胃肠外器官，如子宫、卵巢、睾丸、乳腺、胰腺等也应进行定期检查。

对 Peutz–Jeghers 综合征的胃肠道息肉，应进行内镜下息肉切除术，以减少息肉导致出血、梗阻、恶性变等并发症的风险。若息肉多且大或存在恶性变可能而无法内镜下切除，或出现肠梗阻、肠套叠等并发症，则需要手术治疗。

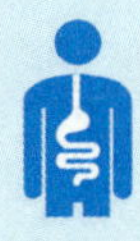

本例患者由于回肠巨大息肉导致反复发生肠梗阻，为手术治疗的适应证。术后仍残存胃肠道多发息肉。建议患者：① Peutz–Jeghers 综合征相关基因检测；②定期复诊行内镜下胃肠道息肉切除术；③定期体检对胃肠道外器官进行评估。

六、思考题

1. Peutz-Jeghers 综合征的诊断要点有哪些？

2. 哪些情况下 Peutz-Jeghers 综合征的患者需要转诊？

七、科普小常识

1. 出现口唇黑斑一定是 Peutz-Jeghers 综合征吗？

口唇黑斑可以单独出现。如果发现口唇黑斑需要进行肠镜检查除外 Peutz-Jeghers 综合征。口唇黑斑与结肠息肉分别为孤立疾病，不一定确诊 Peutz-Jeghers 综合征。

2. 得了 Peutz-Jeghers 综合征很可怕吗？

得了 Peutz-Jeghers 综合征不必过度恐慌，特别是一些年轻患者，定期胃肠镜检查可见预防息肉恶性变及肠梗阻的发生，对日常生活基本没有影响。

（编者　韩　轶）

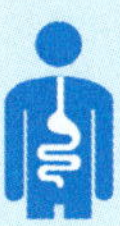

第四章
肝病

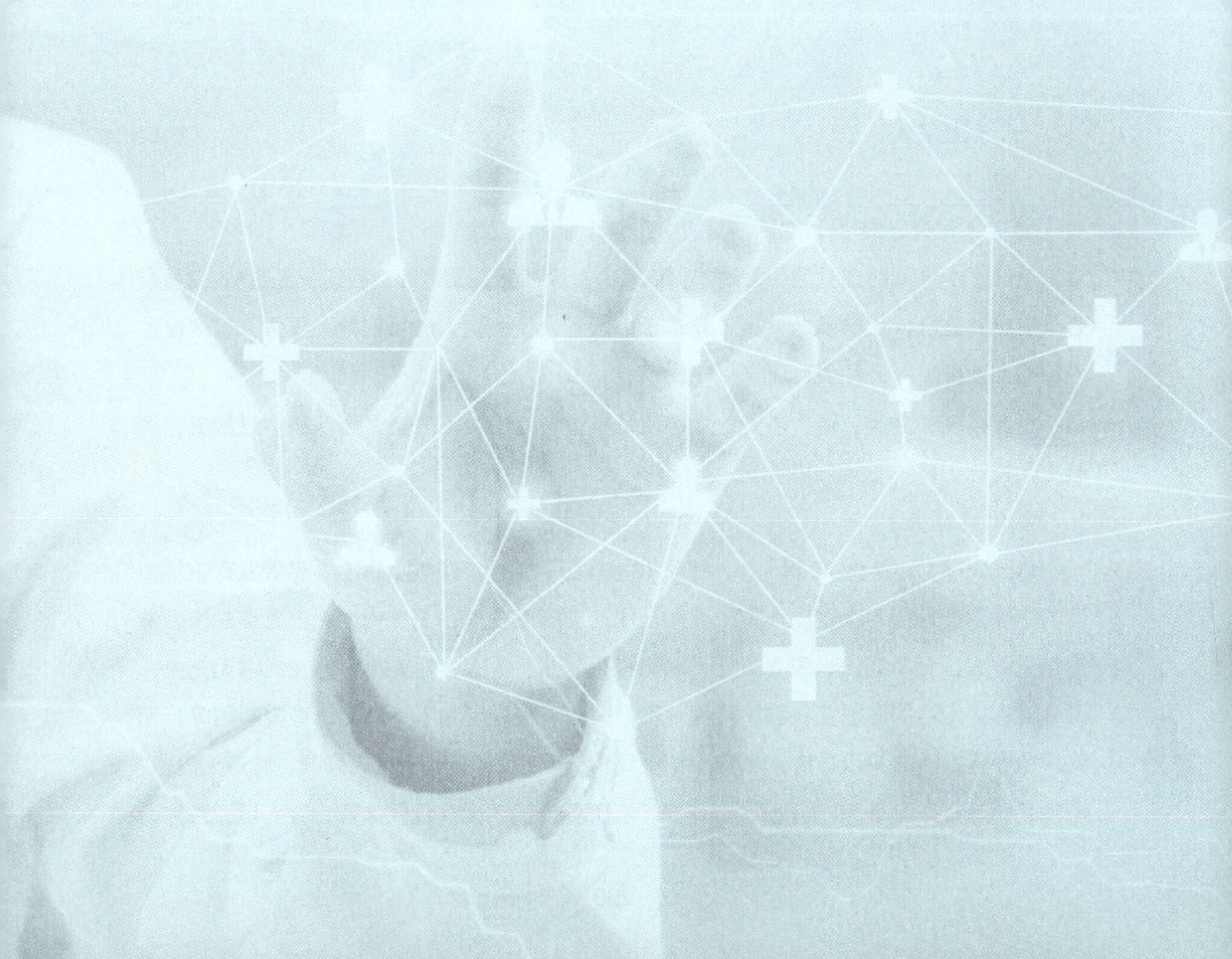

第一节　慢性乙型肝炎（案例 27）

核心提示

❖掌握慢性乙型肝炎（全称"慢性乙型病毒性肝炎"，简称"慢性乙型肝炎"或"慢性乙肝"）抗病毒治疗的适应证。

❖掌握慢性乙肝抗病毒治疗的方案和复查停药时机。

❖掌握慢性乙肝患者特殊人群的治疗方法以及妊娠相关情况的处理方法。

一、病历资料

1. 病史

王 ××，男，35 岁，主因"乏力、纳差十余天"入院。

患者于十余天前感觉乏力、纳差，伴恶心、厌油腻，无呕吐、腹泻，无腹痛、腹胀，否认发热、盗汗，无咳嗽、咳痰，就诊于山西省人民医院。肝功能检查异常，以"慢性乙型病毒性肝炎"入住我科。

患者精神、食欲、体力较差，大小便可。患者有慢性乙肝史，否认药物过敏史；家族史无特殊记载。

2. 体格检查

体温 36.8℃，脉搏 80 次 / 分，呼吸 18 次 / 分，血压 110/70/mmHg。患者发育正常，营养中等，慢性面容，主动体位，查体合作；皮肤无黄疸，无皮疹，无出血点；浅表淋巴结无肿大、无压痛；巩膜无黄染，双侧瞳孔等圆、等大，对光反射存在；咽无充血；颈软对称，无颈静脉怒张；胸廓两侧对称，两侧呼吸动度相等，两侧语音震颤相等，无胸膜摩擦感；两肺叩诊音清，呼吸音清，无干、湿性啰音；心前区无隆起，触诊无震颤，心浊音界正常，心率 80 次 / 分，心律齐，心脏各瓣膜区无病理性杂音；腹平坦、对称，

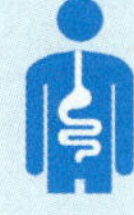

腹壁下静脉无怒张，无皮疹，无瘢痕，无肠型，无局限性隆起；全腹柔软，无压痛，无反跳痛，无振水音；肝、脾、肾未触及；肝浊音界存在，肝区叩击痛（-），移动性浊音（-），双肾区无叩击痛；肠鸣音正常；神经系统检查未见明显异常。

3. 实验室检查和辅助检查

患者入院后检查项目及结果如下：

（1）肝功能：总胆红素 18.9μmol/L、丙氨酸氨基转移酶 368IU/L、天冬氨酸氨基转移酶 256IU/L。

（2）凝血全套：D- 二聚体 0.02mg/L、凝血酶原时间 12.30s、国际标准化比值 1.03、活化部分凝血活酶时间 26.00s、纤维蛋白原 3.05g/L、凝血酶时间 16.80s。

（3）感染三项：降钙素原 <0.05ng/mL、超敏 C- 反应蛋白 0.70mg/L、C- 反应蛋白 <5mg/L。

（4）全血细胞计数 + 五分类：白细胞计数 5.5×10^{9}/L、红细胞计数 5.25×10^{12}/L、血红蛋白 171g/L。

（5）输血全套结果：乙肝表面抗原阳性、乙肝 e 抗体阳性、乙肝核心抗体阳性；丙型肝炎抗体阴性；HⅣ抗体阴性；梅毒螺旋抗体阴性；丙型肝炎核心抗原测定阴性；乙肝病毒 DNA 定量 2.63×10^{8}IU/mL。

（6）肝脏彩超：肝回声增粗。

4. 初步诊断

慢性乙肝。

二、诊治经过

患者入院后完善相关检查（血常规、凝血系列、肝肾功能、乙肝病毒 DNA 定量检测及输血系列等）。

根据检查结果，结合病史，慢性乙肝诊断成立。

结合患者情况给予护肝、抗病毒治疗：肌内注射干扰素（重组人干扰素 α 1b600 万 IU），静脉点滴复方甘草酸单胺 S160mg 及静脉点滴促肝细胞 80mg。

患者住院 103 天后复查血常规、肝功能大致正常，DNA 弱阳性出院。

出院医嘱：继续护肝及抗病毒治疗；休息、清淡饮食；随诊定期复查肝肾功能及血常规等。

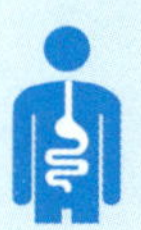

三、案例分析

1. 病史特点

（1）患者为青年男性。

（2）患者主因“乏力、纳差十余天”入院，有慢性乙肝病史，输血全套显示乙肝小三阳，DNA 示强阳性，肝功能示总胆红素 18.9 μmol/L、丙氨酸氨基转移酶 368IU/L、天冬氨酸氨基转移酶 256IU/L，彩超示肝回声增粗，慢性乙肝诊断明确，有抗病毒治疗指征。可选择注射干扰素或者口服抗病毒药物。

（3）本案例患者经济情况一般，愿意接受每天注射干扰素治疗，其间辅以护肝等支持治疗，血象偏低，嘱咐患者出院后注意复查。抗病毒有效。

（4）对于此类病例，积极护肝抗病毒治疗极其关键，可以延长肝脏硬化及癌变时间，增强患者免疫力，改善肝功能。

（5）慢性乙肝患者复查的项目如下：①肝功能。肝功能指标有丙氨酸氨基转移酶、天冬氨酸氨基转移酶、胆碱酯酶、转肽酶、血清总胆红素、直接胆红素、凝血酶原活动度等。根据以上指标可以综合判断病情处于什么阶段，是轻度，还是重度。肝功能的鉴别诊断很重要，是常用的慢性乙肝的鉴别诊断方法。② B 超。通过定期复查 B 超，可以了解肝脏大小及形态、回声情况、门脉内径、脾脏厚度和有无腹水，可以判定病情是否向肝硬化方向转变，或有无占位病变发生。③乙肝病毒脱氧核糖核酸（HBV-DNA）。是反映乙肝病毒复制的“金指标”，能了解体内病毒的复制能力和传染性，有助于治疗方案的选择以及抗病毒疗效的判断。

2. 诊断和诊断依据

（1）诊断：慢性乙肝。

（2）诊断依据：根据病史、临床表现及实验室检查，诊断并不困难。①男性，乏力、纳差十余天；②既往有慢性乙肝病史；③乙肝小三阳、DNA 强阳性、肝纤全套及感染三项正常。

3. 鉴别诊断

乙肝需与导致丙氨酸氨基转移酶升高的酒精性肝炎、代谢相关脂肪性肝病、药物性肝炎等其他类型的肝病相鉴别。

（1）酒精性肝炎。两者发病原因、临床表现均有区别。酒精性肝炎是由长期大量饮酒导致的肝脏损害。酒精在肝脏中代谢并释放出对肝脏有害的乙醛，可导致炎症、脂肪沉积和纤维化。酒精性肝炎症状可表现为右上腹疼痛、乏力、纳差、食欲不振、体重减轻和疲劳等，严重时可导致的肝衰竭和死亡。而乙肝是人体感染乙肝病毒后，肝脏出

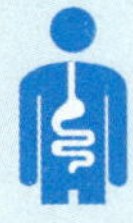

现炎症反应及免疫应答而导致的肝脏损害，可导致肝硬化和肝癌。临床症状呈多样化。轻者可无症状或症状轻。重者可出现食欲缺乏、恶心、呕吐、腹胀、全身乏力和黄疸等。慢性乙肝长期或反复发作，可引起肝大、脾大、肝病面容、肝掌、蜘蛛痣，部分患者出现出血倾向、内分泌紊乱等。临床主要依靠实验室检查和影像资料进行鉴别。

（2）代谢相关脂肪性肝病。代谢相关脂肪性肝病是除外酒精或其他有明确的损肝因素所造成的一种以肝细胞脂肪过度沉积为主要表现的临床疾病。大部分患者没有任何症状，需通过实验室检查、B 超、CT 等才能做出诊断。有症状的患者可表现为食欲不振、乏力、肝区疼痛、厌油腻、上腹不适等。

（3）药物性肝炎。药物性肝炎的特点：①既往有用药史，已知有多种药物可引起不同程度肝损害，如异烟肼，利福平可致与病毒性肝炎相似的临床表现；长期服用氯丙嗪、甲基睾丸素、砷、锑剂、酮康唑等可致淤胆型肝炎。②临床症状轻，单项丙氨酸氨基转移酶升高，嗜酸性粒细胞增高。③停药后症状逐渐好转，丙氨酸氨基转移酶恢复正常。

四、处理方案及基本原则

1. 一般治疗

充分休息；适当营养支持；应用一般护肝药物；有明显消化道症状，可静脉输注复方甘草酸苷（80~120mL/d）或甘草酸二铵（150mg/d）。

2. 针对本案例患者入院后的治疗

（1）患者入院后进一步完善血常规、肝肾功能、甲状腺功能、甲状腺彩超、吸碘率等相关检查。

（2）嘱咐患者低碘饮食。

（3）给予比索洛尔片，5mg/d，控制心率，对症支持治疗。

（4）针对白细胞减少，给予地榆升白片、咖啡酸片、维生素 B_4 片升白细胞治疗，暂不予抗甲状腺药物治疗。

（5）肝功能检查正常。患者甲状腺吸碘功能正常，与患者入院前使用抗甲状腺药物治疗有关，拟行碘 -131 同位素治疗。

（6）复查血常规，严密监测粒细胞动态变化。

3. 随访管理

乙肝病毒（HBV）感染者的随访管理。慢性乙肝病毒携带者一般不推荐抗病毒治疗，但需要每 3~6 个月进行随访。非活动性 HBsAg 携带者也不推荐抗病毒治疗，但建议每 6 个月进行随访。

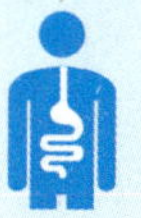

对治疗结束后停药患者，不论患者在抗病毒治疗过程中是否获得应答，在停药后 3 个月内应每月检测 1 次肝功能、乙肝病毒血清学标志物及 HBV-DNA；之后每 3 个月检测 1 次肝功能、乙肝病毒血清学标志物及 HBV-DNA，以便及时发现肝炎复发及肝脏功能恶化。AFP 和超声影像学每 3~6 个月检查 1 次。对于肝硬化患者，应每 3 个月检测 AFP 和腹部超声显像，必要时做 CT 或 MRI，以早期发现肝细胞性肝癌（HCC）。

五、要点与讨论

1. 乙肝抗病毒治疗的适应证

血清 HBV-DNA 阳性、丙氨酸氨基转移酶正常患者，如有以下情形之一，建议抗病毒治疗：

（1）肝组织学存在明显的肝脏炎症（≥ G2）或纤维化（≥ S2）。

（2）丙氨酸氨基转移酶持续正常（每 3 个月检查 1 次，持续 12 个月），但有肝硬化、肝癌家族史且年龄 >30 岁。

（3）丙氨酸氨基转移酶持续正常（每 3 个月检查 1 次，持续 12 个月），无肝硬化、肝癌家族史，但年龄 >30 岁，肝纤维化无创诊断技术检查或肝组织学检查，存在明显肝脏炎症或纤维化。

（4）有乙肝病毒相关的肝外表现。

血清 HBV-DNA 阳性、丙氨酸氨基转移酶持续异常（>ULN）且排除其他原因所致者，建议抗病毒治疗。对于血清 HBV-DNA 阳性的代偿期乙肝肝硬化患者和 HBsAg 阳性失代偿期乙肝肝硬化患者，建议抗病毒治疗。

2. 乙肝抗病毒治疗方案选择和检测复查停药时机

（1）α-干扰素治疗。我国已批准普通 α-干扰素（2a、2b 和 1b）和聚乙二醇干扰素-α（PEG-IFN-α）用于治疗慢性乙肝。普通 α-干扰素的剂量为 3~5MU，每周 3 次或隔天 1 次，皮下注射，一般疗程至少 6 个月。PEG-IFN-α-2a 的剂量为每次 180μ；PEG-IFN-α-2b 的剂量为每次 1.0~1.5μg/kg，均为每周 1 次，皮下注射，疗程均为 1 年。PEG-IFN-α 相较于普通 α-干扰素能取得相对较高的 HBeAg 血清学转换率、HBV-DNA 抑制率及生化学应答率。① PEG-IFN-α 初治单药治疗：PEG-IFN-α 治疗 24 周时，HBV-DNA 下降 $<2\log_{10}$IU/mL，且 HBsAg 定量 $>2\times10^4$IU/mL（HBeAg 阳性者）或下降 $<1\log_{10}$IU/mL（HBeAg 阴性者），建议停用 PEG-IFN-α 治疗，改为核苷（NA）治疗。PEG-IFN-α 有效患者的疗程为 48 周，可以根据病情需要延长疗程，但不宜超过 96 周。② PEG-IFN-α 与核苷联合治疗：对核苷经治 CHB 患者中符合条件的优势人群

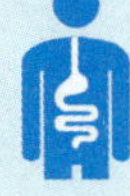

联合 PEG-IFN-α，可使部分患者获得临床治愈。治疗前 HBsAg 低水平（<1500IU/mL）及治疗中 HBsAg 快速下降；12 周或 24 周时 HBsAg<200IU/mL 或下降 >1log_{10}IU/mL 的患者，联合治疗后 HBsAg 阴转的发生率较高。

α-干扰素抗病毒疗效监测和随访、不良反应及其处理、禁忌证等可参见《慢性乙型肝炎防治指南（2019）》。

（2）核苷（酸）类似物抗病毒治疗。目前批准用于慢性乙肝治疗的核苷（酸）类似物有 6 种，包括拉米夫定（LAM）、阿德福韦（ADV）、恩替卡韦（ETV）、替比夫定（LIT）、替诺福韦（TDF）和丙酚替诺福韦（TAF）。初治患者应首选强效低耐药药物（ETV、TDF、TAF）治疗。不建议 ADV 和 LAM 用于乙肝病毒感染者的抗病毒治疗。正应用非首选药物治疗的患者，建议换用强效低耐药药物，以进一步降低耐药风险。应用 ADV 者，建议换用 ETV、TDF 或 TAF；应用 LAM 或 LdT 者，建议换用 TDF、TAF 或 ETV；曾有 LAM 或 LdT 耐药者，换用 TDF 或 TAF；曾有 ADV 耐药者换用 ETV、TDF 或 TAF；联合 ADV 和 LAM/LdT 治疗者，换用 TDF 或 TAF。

采用 ETV、TDF 或 TAF 治疗。HBeAg 阳性慢性乙肝患者治疗 1 年若 HBV-DNA 低于检测下限、丙氨酸氨基转移酶复常和 HBeAg 血清学转换后，再巩固治疗至少 3 年（每隔 6 个月复查 1 次）仍保持不变，可考虑停药。延长疗程可减少复发。HBeAg 阴性慢性乙肝患者，建议 HBsAg 消失且 HBV-DNA 检测不到后停药随访。

代偿期乙型肝炎肝硬化患者，推荐采用 ETV、TDF 或 TAF 进行长期抗病毒治疗，或采用 PEG-IFN-α 治疗，但需密切监测相关不良反应。失代偿期乙型肝炎硬化患者，推荐采用 ETV 或 TDF 长期治疗，禁用干扰素治疗，若有必要可以应用 TAF 治疗。

3. 特殊人群的治疗方法以及妊娠相关情况的处理方法

（1）乙肝病毒、人类免疫缺陷病毒（HIV）合并感染患者的治疗：不论 CD4、T 淋巴细胞水平如何，只要无抗 HIV 暂缓治疗的指征，均建议尽早启动抗反转录病毒治疗（ART）。人类免疫缺陷病毒和乙肝病毒合并感染者应同时治疗 2 种病毒感染，ART 方案 NA 选择推荐 TDF 或 TAF+LAM 或恩曲他滨（eFTC）。治疗过程中需对乙肝病毒相关指标进行监测。对于 HIV 和乙肝病毒合并感染者，不建议选择仅含有 1 种对乙肝病毒有活性的核苷的方案治疗乙型肝炎。

（2）乙肝病毒、丙肝病毒（HCV）合并感染患者的治疗：所有 HBsAg 阳性者都应筛查抗 -HCV，如为阳性，则需进一步检测 HCV-RNA 定量。HCV-RNA 定量阳性者均需应用直接抗病毒药物（DAA）治疗。此类患者有发生乙肝病毒再激活的风险，因此在应用抗 HCV 治疗期间和停药后 3 个月内，建议联合 ETV、TDF 或 TAF 抗病毒治疗并密

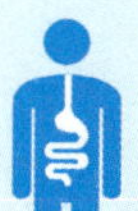

切监测。HBsAg 阴性、抗 -HBc 阳性者应用 DAA 治疗丙型肝炎过程中也有乙肝病毒再激活的风险，建议每月监测血清 HBV-DNA 定量和 HBsAg，若出现阳转，建议应用抗病毒治疗。

（3）儿童患者：儿童乙肝病毒感染者常处于免疫耐受期，通常不考虑抗病毒治疗。对于进展期肝病或肝硬化患儿，应及时抗病毒治疗，但需考虑长期治疗安全性及耐药性问题。我国已批准 TAF 用于青少年（≥ 12 岁，且体重≥ 35kg），PEG-IFN-α-2a 可应用于≥ 5CHB 儿童。丙氨酸氨基转移酶升高的 HBeAg 阳性 CHB 儿童患者可选用有限疗程的普通干扰素 -a 或 PEG-IFN-α-2a 治疗，以实现 HBeAg 血清学转换，也可选用 ETV、TDF 或 TAF 治疗。普通干扰素 -α 用于儿童患者的推荐剂量为每周 3 次，每次 300 万 ~600 万 U/m，最大剂量不超过 1000 万 U/ ㎡，推荐疗程为 24~48 周；PEG-IFN-α-2a，每次剂量 180 μg/173m²，疗程为 48 周。

（4）妊娠相关情况处理：育龄期及准备妊娠女性均应筛查。对于 HBsAg 阳性者需检测 HBV-DNA。对于有抗病毒治疗适应证患者，可在妊娠前应用 PEG-IFN-α 治疗，以期在妊娠前 6 个月完成治疗。在治疗期间应采取可靠的避孕措施。若不适合应用 PEG-IFN-α 或治疗失败，可采用 TDF 抗病毒治疗。对于妊娠期间首次诊断慢性乙肝的患者，其治疗适应证同普通慢性乙肝患者，可使用 TDF 抗病毒治疗。妊娠前或妊娠期间开始服用抗病毒药物的慢性乙肝孕产妇，产后应继续抗病毒治疗，并根据病毒学应答情况，决定是继续原治疗，还是换用其他核苷或 PEG-IFN-α 治疗。抗病毒治疗期间意外妊娠的患者，若正在服用 TDF，建议继续妊娠；若正在服用 ETV，可不中止妊娠，建议更换为 TDF 继续治疗；若正接受干扰素治疗，建议向孕妇和家属充分告知风险，由其决定是否继续妊娠，若决定继续妊娠则要换用 TDF 治疗。血清高水平 HBV-DNA 是母婴传播的高危因素，妊娠中后期如果 HBV-DNA 定量 $>2\times10^5$IU/mL，建议在与患者充分沟通，在其知情同意的基础上，于妊娠第 24~28 周开始抗病毒治疗，应用 TDF 或 LdT。应用 TDF 时，母乳喂养不是禁忌。免疫耐受期口服核苷（酸）类似物的孕妇，可于产后即刻或服用 1~3 个月后停药。停药后 17.2%~62% 的患者可能发生肝炎活动，且多发生在 24 周内，应加强产后监测。可于产后 4~6 周时复查肝脏生物化学指标及 HBV-DNA，如肝生物化学指标正常，则每 3 个月复查 1 次至产后 6 个月，如为乙型肝炎活动，建议抗病毒治疗。

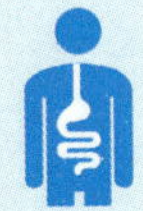

六、思考题

1. 慢性乙肝的发病机制是什么？
2. 慢性乙肝的有效阻断途径有哪些？
3. 慢性乙肝的临床分型有哪些？
4. 哪些情况下慢性乙肝患者需要住院治疗？

七、科普小常识

1. 日常生活学习接触会传染慢性乙肝吗？

慢性乙肝的传播途径有限。乙肝的传播途径主要经血液和血液制品、母婴、破损的皮肤和黏膜、性接触传播。日常工作或生活接触，如同一办公室工作、握手、拥抱、同住一宿舍、同一餐厅用餐和共用厕所等无血液暴露的接触，一般不会传染乙肝病毒。未发现乙肝病毒经吸血昆虫（蚊、臭虫等）传播。

2. 日常生活中意外暴露乙肝病毒怎么办？

在意外接触乙肝病毒感染的血液和体液后，可按照以下方法处理：在伤口周围轻轻压，排出伤口中的血液，再对伤口用0.9%氯化钠溶液冲洗，后用消毒液处理。立即血清学检测HBV-DNA、HBsAg、抗-HBs、HBeAg、抗-HBc、丙氨酸氨基转移酶和天冬氨酸氨基转移酶，并在3个月和6个月内复查。已知抗-HBs阳性（抗-HBs ≥ 10mIU/mL）者，可不进行处理。如未接种过乙型肝炎疫苗，或虽接种过乙型肝炎疫苗，抗-HBs<10mIU/mL或抗-HBs水平不详者，应立即注射乙肝免疫球蛋白（HBIG）200~400IU，同时在不同部位接种1针乙型肝炎疫苗（20μg），于1个月和6个月后分别接种第2针和第3针乙肝疫苗（20μg）。

（编者 郝瑞军）

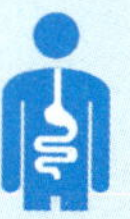

第二节　酒精性肝病（案例 28）

核心提示

❖掌握酒精性肝病的诊断要点。
❖掌握酒精性肝病的治疗方法。

一、病历资料

1. 病史

安 ××，男，44 岁，主因“发现肝功能异常 17 天”入院。

患者 17 天前吃饭后突发晕厥，10 分钟后自行缓解，随即就诊于太原市 × 医院，完善脑电图、头颅核磁相关检查，未见异常。化验发现，γ－谷氨酰转肽酶、丙氨酸氨基转移酶、天冬氨酸氨基转移酶升高，白细胞降低。患者有乏力，无厌油腻感，无肝区痛，无腹胀、腹痛，无全身瘙痒，无发热，无恶心、呕吐，无心悸、胸憋，无头痛、头晕。为进一步诊治，患者入住我科。

患者食欲下降，进食量较以往减少约 1/2，大便平素 3~4 次，进食油腻食物后排便次数增多，呈稀便，无黏液、脓血便，小便颜色及量均正常，近 5 个月体重减轻 10kg。夜间睡眠可。患者既往体健，否认肝炎、结核等传染病史，否认高血压、糖尿病、冠心病等慢性病史，否认手术、外伤及输血史，否认食物及药物过敏史。患者居住于太原，无外地及疫区久居史；吸烟 20 年，每天吸烟约 20 支；8 年前开始饮酒，1 周 2~3 次，每次 100~150g，近 3 年饮酒次数和量逐渐增加，35%~56% 白酒，每天 250~350g，1 周 4~5 次；否认特殊化学品及放射线接触史；已婚，育有 1 女，爱人及女儿均体健；父母

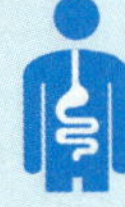

健在，2 兄均体健；否认家族遗传性疾病史。

2. 体格检查

体温 36.8℃，脉搏 96 次 / 分，呼吸 20 次 / 分，血压 125/78mmHg，身高 160cm，体重 52kg。神志清，精神可，消瘦体形，面色黝黑；全身皮肤、黏膜无黄染、皮疹及出血点；未见肝掌及蜘蛛痣；睑结膜无苍白，巩膜无黄染；心、肺查体未见异常；腹部平软，未见腹壁静脉曲张，全腹无压痛及反跳痛，无肌紧张，肝、脾肋缘下未触及，肝区无叩击痛，移动性浊音阴性，肠鸣音 5~6 次 / 分；双下肢无水肿。

3. 实验室检查和辅助检查

患者入院前在太原市 × 医院检查项目及结果如下：

实验室检查：丙氨酸氨基转移酶 109.2IU/L、天冬氨酸氨基转移酶 399.2IU/L、γ-谷氨酰转肽酶 488.50IU/L；白细胞计数 3.55×10^9/L、中性粒细胞 51.2%、中性粒细胞数 1.82×10^9/L、血红蛋白 138g/L。

头颅核磁：未见明显异常。

脑电图：未见异常。

4. 初步诊断

肝功能异常原因待查，酒精性肝病？

二、诊治经过

患者主因“发现肝功能异常 17 天”入院。

患者入院时有乏力症状，无恶心、腹痛及厌油腻，γ-谷氨酰转肽酶、丙氨酸氨基转移酶、天冬氨酸氨基转移酶升高，白细胞降低，未见肝炎分型及肝脏彩超等检查结果。初步考虑肝功能异常原因待查，酒精性肝病？

患者入院后的相关检查项目及结果如下：

1. 肝功能、肾功能（如图 4-2-1 所示）

丙氨酸氨基转移酶 96.09IU/L、天冬氨酸氨基转移酶 245.03IU/L、γ-谷氨酰转肽酶 456.57IU/L。

临床反馈：

行	项目名称	检验结果	单　位	参考范围	实验方法
1	★总胆固醇(CHO)	5.12	mmol/L	3.5—5.2	
2	★甘油三酯(TG)	0.88	mmol/L	0.4—1.6	
3	高密度脂蛋白胆固醇(HDL-C)	1.72	mmol/L	0.8—1.8	
	低密度脂蛋白胆固醇(LDL-C)	2.95	mmol/L	2.3--3.4	

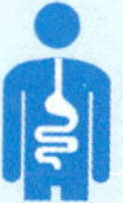

行	项目名称	检验结果		单位	参考范围	实验方法
1	★丙氨酸氨基转移酶(ALT)	96.09	↑	IU/L	0--40	
2	★天冬氨酸氨基转移酶(AST)	245.03	↑	IU/L	0--40	
3	★总蛋白(TP)	70.49		g/L	58--80	
4	★白蛋白(ALB)	38.03		g/L	38--60	
5	白蛋白/球蛋白(A/G)	1.17			1--2.5	
6	★血糖(GLUC)	6.00		mmol/L	4--6	
7	★总胆红素(TBIL)	10.34		μmol/L	2--20	
8	直接胆红素(DBIL)	3.06		μmol/L	0--8	
9	间接胆红素(IBIL)	7.28		μmol/L	0--14	
10	★r-谷氨酰转肽酶(GGT)	456.57	↑	IU/L	0--30	
11	★碱性磷酸酶(AKP)	110.87		IU/L	42--140	
12	★尿酸(UA)	334.06		μmol/L	150--410	
13	★尿素(Urea)	2.81		mmol/L	2.3--7	
14	★血肌酐(SCr)	53.20		μmol/L	53--106	
15	补体C1q测定(C1q)	156.4		mg/L	139--213	
16	胱抑素C(Cys-C)	0.90		mg/L	0.65--1.09	
17	二氧化碳(CO2)	23.98		mmol/L	19--29	
18	★钾(K)	3.68		mmol/L	3.5--5.5	
19	★钠(Na)	141.79		mmol/L	130--150	
20	★氯(Cl)	107.68		mmol/L	96--110	
21	★球蛋白(GLO)	32.46		g/L	18--40	
22	β2微球蛋白(BMG)	1.30		mg/L	0.8--2.4	

图 4-2-1　肝功能、肾功能检查单

2. 血常规（如图 4-2-2 所示）

行	项目名称	检验结果		单位	参考范围	实验方法
1	★白细胞计数(WBC)	3.44	↓	×10^9/L	4--10	
2	中性粒细胞%(NEUT)	55.6		%	50--75	
3	中性粒细胞数(NEUT#)	1.91	↓	×10^9/L	2.0--7.0	
4	淋巴细胞%(LYMPH)	27.0		%	20--40	
5	淋巴细胞数(LYMPH#)	0.93	↓	×10^9/L	1--4.4	
6	单核细胞%(MONO)	9.6	↑	%	3--8	
7	单核细胞数(MONO#)	0.33		×10^9/L	0.2--1	
8	嗜酸性粒细胞%(EO)	6.1	↑	%	0.5--5	
9	嗜酸性粒细胞数(EO#)	0.21		×10^9/L	0.05--0.5	
10	嗜碱性粒细胞%(BASO)	1.7	↑	%	0--1	
11	嗜碱性粒细胞数(BASO#)	0.06		×10^9/L	0--0.1	
12	★红细胞计数(RBC)	3.97	↓	×10^12/L	4--5.5	
13	★血红蛋白(HGB)	138		g/L	120--160	
14	★红细胞比容(HCT)	0.409	↓		0.42--0.49	
15	★红细胞平均容积(MCV)	103.0	↑	fL	80--100	
16	★红细胞平均Hb含量(MCH)	34.8	↑	pg	26--34	
17	★红细胞平均Hb浓度(MCHC)	337.00		g/L	310--370	
18	红细胞分布宽度SD(RDW-SD)	52.5		fL	37.0--54.0	
19	红细胞分布宽度CV(RDW-CV)	13.6		%	10.1--16.0	
20	★血小板计数(PLT)	258		×10^9/L	100--300	
21	血小板分布宽度(PDW)	10.9		fl	9.0--13.0	
22	血小板压积(PCT)	0.26				
23	血小板平均体积(MPV)	9.9		fL	9.0--17.0	
24	大血小板比率(P-LCR)	23.9		%	15.0--30.0	

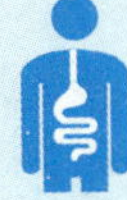

图 4-2-2　血常规检查单

3. 抗核抗体谱（如图 4-2-3 所示）

行	项目名称	检验结果	单位	参考范围	实验方法
1	抗-dsDNA(SLE相关)	阴性(-)		阴性(-)	
2	抗-SM(SLE相关)	阴性(-)		阴性(-)	
3	抗-SSA(干燥综合病;SLE相关)	阴性(-)		阴性(-)	
4	抗-SSB(干燥综合症相关)	阴性(-)		阴性(-)	
5	抗JO-1(多发性肌炎/皮肌炎相关)	阴性(-)		阴性(-)	
6	抗U1-nRNP(混合性结缔组织病相关)	阴性(-)		阴性(-)	
7	抗Scl-70(弥漫性硬皮病相关)	阴性(-)		阴性(-)	
8	抗Rib-P抗体(SLE相关)	阴性(-)		阴性(-)	
9	抗核抗体(ANA)	阴性(-)		阴性(-)	
10	抗着丝点抗体(局限型系统性硬化症相关)	阴性(-)		阴性(-)	
11	抗AMA-M2抗体(原发性胆汁性肝硬化相关	阴性(-)		阴性(-)	
12	抗Ro-52抗体	阴性(-)		阴性(-)	
13	抗PCNA抗体	阴性(-)		阴性(-)	
14	抗组蛋白抗体	阴性(-)		阴性(-)	
15	抗核小体抗体	阴性(-)		阴性(-)	
16	抗PM-Scl抗体	阴性(-)		阴性(-)	
17	抗Mi-2抗体	阴性(-)		阴性(-)	
18	抗Ku抗体	阴性(-)		阴性(-)	

图 4-2-3　抗核抗体谱检查单

4. 免疫球蛋白（如图 4-2-4）

项目名称	检验结果	单位	参考范围
免疫球蛋白A(IgA)	3.190	g/L	0.69—3.82
免疫球蛋白G(IgG)	11.500	g/L	7.23—16.85
免疫球蛋白M(IgM)	1.630	g/L	0.63—2.77

图 4-2-4　免疫球蛋白检查单

5. 自身免疫性肝炎抗体（如图 4-2-5 所示）

行	项目名称	检验结果	单位	参考范围
1	抗线粒体抗体M2(AMA-M2)	阴性(-)		阴性(-)
2	抗核多点型靶抗原Sp100(SP100)	阴性(-)		阴性(-)
3	抗核膜孔蛋白gp210(gp210)	阴性(-)		阴性(-)
4	抗肝/肾微粒体抗体LKM-1(LKM-1)	阴性(-)		阴性(-)
5	抗肝细胞浆Ⅰ型抗原(LC-1)	阴性(-)		阴性(-)
6	抗可溶性肝/胰抗原SLA/LP(SLA/LP)	阴性(-)		阴性(-)

图 4-2-5　自身免疫性肝炎抗体检查单

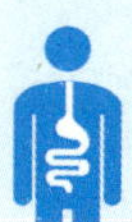

6. 肝炎分型（如图 4-2-6 所示）

项目名称	检验结果	单 位	参考范围
★乙肝表面抗原(HBsAg)	0.00 阴性(-)	IU/ml	0--0.05
乙肝表面抗体(HBsAb)	0.05	mIU/ml	0--10
乙肝e抗原(HBeAg)	0.446 阴性(-)		阴性<1
乙肝e抗体(HBeAb)	0.55 阴性(-)		阴性<1
乙肝核心抗体(HBcAb)	0.07 阴性(-)		阴性<1
乙肝核心抗体IgM(HBcAb-IgM)	0.10 阴性(-)		阴性<1
乙肝前S1抗原(PreS1)	阴性(-)		阴性(-)
★丙肝抗体(Anti-HCV)	阴性(-)		阴性(-)
★梅毒特异性抗体(Anti-TP)	阴性(-)		阴性(-)
甲肝抗体IgM(Anti-HAV-IgM)	阴性(-)		阴性(-)
戊肝抗体IgG(HEV-IgG)	阴性(-)		阴性(-)
戊肝抗体IgM(HEV-IgM)	阴性(-)		阴性(-)
★HIV抗体(Anti-HIV)	阴性(-)		阴性(-)

图 4-2-6　肝炎分型检查单

7. 肿瘤指标（如图 4-2-7 所示）

行	项目名称	检验结果		单 位	参考范围	实验方法
1	★癌胚抗原(CEA)	5.44	↑	ng/ml	0--5.2	化学发光
2	★甲胎蛋白(AFP)	4.88		ng/ml	0--7.0	化学发光
3	糖类抗原199(CA199)	31.66	↑	U/ml	0--27	化学发光
4	糖类抗原724(CA724)	0.86		IU/ml	0--8.2	
5	糖类抗原50(CA50)	30.559	↑	U/ml	0--25	

图 4-2-7　肿瘤指标检查单

8. 凝血（如图 4-2-8 所示）

行	项目名称	检验结果	单 位	参考范围
1	凝血酶原时间(PT-S)	11.2	秒	9.9--12.8
2	正常对照(NP)	10.8	秒	
3	国际标准化比值(INR)	1.04		0.8--1.1
4	活动度(PT(%))	94	%	80--160
5	活化部分凝血活酶时间(APTT)	31.4	秒	25.1--36.5
6	凝血酶时间(TT)	14.0	秒	10.3--16.6
7	纤维蛋白原(FIB-C)	3.69	g/L	2.38--4.98
8	抗凝血酶III活性(AT-III)	97	%	84.6--120.2
9	D-二聚体(D-DIMER)	90	ng/mL	0--250

图 4-2-8　凝血检查单

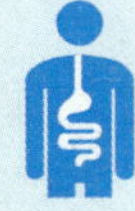

9. 血铜及铜蓝蛋白测定（如图 4-2-9、图 4-2-10 所示）

项目名称	检验结果	单　位	参考范围	实验方法
铜(Cu)	18.94	μmol/L	11--24.4	

图 4-2-9　血铜测定单

项目名称	检验结果	单　位	参考范围	实验
铜蓝蛋白(CER)	267.00	mg/L	210--530	

图 4-2-10　铜蓝蛋白测定单

10. 肝纤四项（如图 4-2-11 所示）

项目名称	检验结果		单　位	参考范围	实验
透明质酸HA(HA)	103.788		ng/ml	0--120	
层粘连蛋白LN(LN)	151.84	↑	ng/ml	0--130	
Ⅳ型前胶原Ⅳ(CⅣ)	235.519	↑	ng/ml	0--95	
Ⅲ型前胶原N端肽(PⅢNP)	18.785	↑	ng/ml	0--15	

图 4-2-11　肝纤四项检查单

11. 肝组织穿刺活检（图 4-2-12 所示）

病理诊断：

（肝穿活检）送检肝组织结构大致存在，见多灶肝细胞气球样变、伴Mallory小体形成，其间散在少量淋巴、嗜酸性粒细胞及中性粒细胞浸润，周围肝细胞轻度大泡性脂变，该类病变以肝腺泡Ⅱ-Ⅲ区分布为主，部分分布于中央静脉周围，中央静脉周围轻度纤维化；综上组织学形态，考虑为脂肪性肝炎。
免疫组化:CK8/18(肿胀肝细胞膜-)，CK7(胆管+)，CD34(血管+)。
特殊染色:DPAS(-)，Masson(汇管区未见明显纤维性扩大)，铁染色(肝细胞内多灶轻度铁沉积)，网织纤维染色(肝细胞索未见明显增宽)，地衣红(-)，红氨酸(-)，抗酸染色(-)。

图 4-2-12　肝组织穿刺活检报告

12. 增强 CT（图 4-2-13 所示）

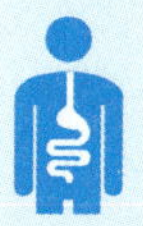

象学所见：

胸部CT扫描示：双侧胸廓对称，纵隔居中，纵隔内各大血管走行正常，不大，心包未见异常，纵隔内未见明显肿大淋巴结。气管及支气管通双肺及肺门纹理走行正常，右肺上叶见囊状透亮影。

腹盆部扫描示：肝脏外缘欠光整，形态及各叶比例欠佳，肝实质密度见性减低，CT值约为47Hu，肝内、外胆管无扩张，肝门部可见多发肿大淋影，较大者约为1.2cm*0.8cm。胆囊不大，囊壁均匀，强化均一，内见阳石。脾脏形态、大小正常，脾实质密度均匀，强化均匀，未见异常强化脾下缘见结节影，增强扫描强化方式类脾。胰腺形态、大小、密度及各例未见异常。左肾见类圆形低密度影，大小约为5.0mm，增强扫描无强右肾大小、形态正常，未见异常密度影，腹膜后未见肿大淋巴结，腹膜见积液。膀胱充盈良好，壁均匀，强化均一，未见异常强化灶及占位病前列腺形态、大小及密度正常，强化均一，未见异常密度影。直肠形态，未见异常密度影。盆腔软组织间隙及各血管显影清晰，盆腔淋巴结未大，盆腔见少量积液。

象学诊断：

1. 右肺上叶肺大泡。
2. 肝脏外缘欠光整，各叶比例欠佳：请结合临床及相关实验室检查除外性肝病或急性肝损害。
3. 脂肪肝可能。
4. 肝门部多发肿大淋巴结。
5. 胆囊小结石。
6. 副脾。
7. 左肾小囊肿。
8. 盆腔少量积液。

图 4-2-13　增强 CT 检查报告

13. 胃镜（图 4-2-14）

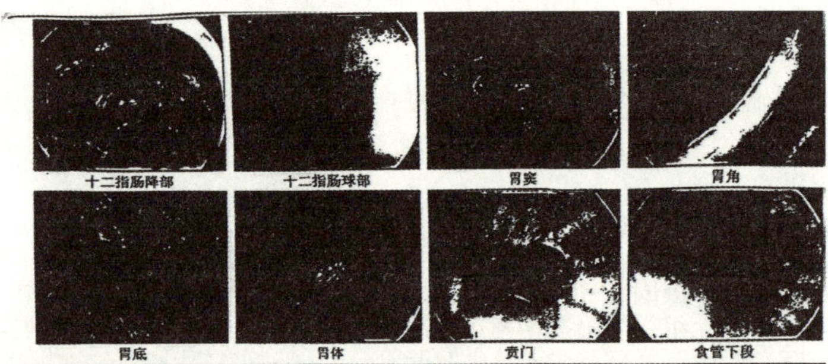

检查所见：

食　　道：食管黏膜光滑柔软，血管纹理清晰，扩张度好，齿状线上方可见条状糜烂，范围小于5mm，齿状线清晰。
贲　　门：黏膜光滑，未见异常。
胃　　底：未见异常。
胃　　体：黏膜充血水肿，色泽橘红色，有少量粘液附着，蠕动可。
胃　　角：弧度存在，黏膜光滑柔软，蠕动可。
胃　　窦：黏膜红白相间，以红为主，可见条状充血，蠕动尚可。
幽　　门：呈圆形，开闭自如，黏膜光滑。
十二指肠球部：未见异常。
十二指肠降部：未见异常。

检查诊断：反流性食管炎（Grade A）
慢性非萎缩性胃炎

图 4-2-14　胃镜检查报告

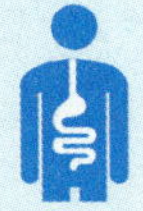

14. 结肠镜（图 4-2-15）

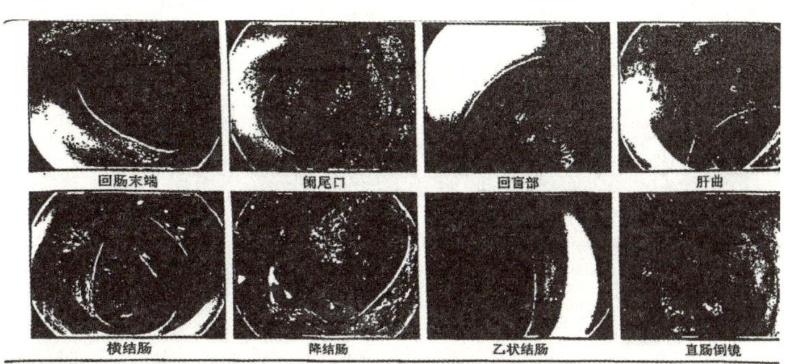

检查所见：
肠道清洁尚可。
进镜80cm达回肠末段，见回盲瓣呈唇状，其下方可见新月形阑尾开口。
退镜观察，回肠末段及全结肠粘膜光滑，血管纹理清晰，未见溃疡及新生物。
检查过程顺利，检查前后患者无特殊不适。

检查诊断：回肠末段及所见结肠粘膜未见异常

图 4-2-15　结肠镜检查报告

具体治疗见本节相关内容。

三、案例分析

1. 病史特点

（1）患者为男性，主因“发现肝功能异常 17 天”入院。

（2）患者表现为乏力，食欲下降，大便次数增多，呈稀便，近 5 个月体重减轻 10kg。患者有长期饮酒史，8 年前开始饮酒，1 周 2~3 次，每次 100~150g；近 3 年饮酒次数和量逐渐增加，35%~56% 白酒，每天 250~350g，1 周 4~5 次。

（3）体格检查：无皮肤及巩膜黄染，无肝掌及蜘蛛痣，无腹壁静脉曲张，肝、脾肋缘下未触及，无肝区叩击痛，移动性浊音阴性，双下肢无浮肿。

（4）实验室检查和辅助检查：丙氨酸氨基转移酶、天冬氨酸氨基转移酶、γ-谷氨酰转肽酶均升高，血脂正常，肝炎分型均为阴性，抗核抗体谱及自身免疫性肝炎抗体、免疫球蛋白均为阴性，无长期服药史。肝组织穿刺活检可见 Mallory 小体，肝细胞气球样变。

2. 诊断和诊断依据

（1）诊断：酒精性肝病（酒精性脂肪肝）。

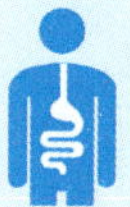

（2）诊断依据：①有乏力、食欲减退；有长期饮酒史，折合乙醇量大于70~156g/d，至少3年；无长期服药史。②消瘦体形。③ γ－谷氨酰转肽酶升高，天冬氨酸氨基转移酶、丙氨酸氨基转移酶的比值大于2，血脂正常，肝炎分型均为阴性，抗核抗体谱及自身免疫性肝炎抗体、免疫球蛋白均为阴性，血铜及铜蓝蛋白正常。④ CT 显示，肝脏外缘欠光整，各叶比例欠佳，弥漫性肝脏密度降低，脂肪肝可能，肝门部多发肿大淋巴结。⑤肝组织穿刺活检可见 Mallory 小体，肝细胞呈气球样变。

3. 鉴别诊断

患者主要表现为乏力、食欲减退、消瘦，需与病毒性肝炎、非酒精性脂肪肝、药物性肝损害以及自身免疫性肝炎、原发性肝癌等相鉴别。

（1）病毒性肝炎。急性病毒性肝炎患者大多丙氨酸氨基转移酶、天冬氨酸氨基转移酶的比值大于1，本案例患者无特异性症状，主要表现为乏力、消瘦、食欲减退，虽然无肝炎患者接触史，但不能排除病毒性肝炎导致肝损伤可能，但是依据患者入院后相关肝炎病毒学标志物检测阴性结果，不支持病毒性肝炎。

（2）非酒精性脂肪肝。非酒精性脂肪肝是病理上以肝细胞脂肪变性和脂质贮积为特征，而临床上无过量饮酒的一种临床综合征。多数患者无症状，少数患者可能会出现食欲减退、乏力、厌食、恶心、呕吐、腹胀、腹泻、肝区隐痛、上腹部胀痛等症状。本案例患者大量饮酒史及体重指数正常可排除此病。

（3）药物性肝损害（药物性肝病）。多有服用特殊药物史，停药后肝功能异常可完全改善，鉴别需依靠病理学以及停药后的病情缓解或恢复等进行。本案例患者发病前无服用或外用明显肝损害药物史，故药物引起的肝损害可能性不大。

（4）自身免疫性肝炎。自身免疫性肝炎是自身免疫反应介导的慢性进行性肝脏炎症性疾病，其临床特征为不同程度的血清转氨酶升高、高球蛋白血症、自身免疫性肝炎抗体阳性，组织学特征为肝细胞玫瑰花环样改变、淋巴细胞穿透、浆细胞浸润、界面性肝炎。自身免疫性肝炎多发于女性，大多数患者表现为慢性肝炎，而本案例患者化验免疫指标均正常可排除本病。

（5）原发性肝癌。乙型病毒性肝炎和大量饮酒为常见病因，是指由肝细胞或肝内胆管上皮细胞发生的恶性肿瘤，早期缺乏典型症状，中晚期时主要表现为肝区疼痛、肝脏肿大、黄疸、肝硬化表现，全身表现如进行性消瘦、发热、食欲缺乏、乏力、营养不良和恶病质等，癌灶转移时可产生相应症状，也可出现伴癌综合征如自发性低血糖症、红细胞增多症、高钙血症等；甲胎蛋白（AFP）可升高，腹部影像学检查可协助诊断。本案例患者入院后查 AFP 正常，影像学也未发现肝脏有占位性病变等可排除原发性

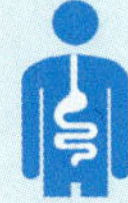

肝癌。

四、处理方案及基本原则

1. 一般治疗

治疗原则：戒酒和营养支持，减轻酒精性肝炎（ASH）的严重程度；改善已经存在的继发性营养不良；对症治疗酒精性肝硬化及其并发症。戒酒过程中应注意防治戒断综合征。

（1）戒酒：是最重要和首要的措施，给予高蛋白、低脂饮食、易消化饮食，并补充足量维生素，加强营养支持。

（2）轻症酒精性肝炎及酒精性脂肪肝：可给予水飞蓟素类、多烯磷脂酰胆碱和还原型谷胱甘肽、双环醇等保肝、抗炎药物，但不宜同时应用多种抗炎、保肝药物，以免加重肝脏负担及因药物相互作用而引起不良反应。

1）甘草酸制剂：通过抑制磷脂酶 A2 的活性，阻断肝脏炎症的级联瀑布反应，发挥抗肝脏炎症的作用；其结构与类固醇相似，可发挥类固醇激素的作用效果。可用于轻中度酒精性脂肪肝的药物，如甘草酸二铵、甘草酸单铵、半胱氨酸等，异甘草酸镁注射液可用于重症患者。服用过程中注意监测血压和血钾。

2）美他多辛：可加速酒精从血清中清除，有助于改善酒精中毒症状和行为异常。

3）糖皮质激素：可改善重症 ASH（有脑病者或 Maddrey 指数≥ 32）患者 28 天的生存率。感染是糖皮质激素治疗的禁忌。

4）己酮可可碱：对于有败血症的患者，己酮可可碱可被作为一线治疗。本药的有效性目前尚有争议。

5）N- 乙酰半胱氨酸：是一种抗氧化物质，补充肝细胞中的谷胱甘肽贮存。皮质类固醇和 N- 乙酰半胱氨酸联合在重症 ASH 中可能有效减少肝肾综合征和感染的发生。

6）S- 腺苷蛋氨酸：可以改善酒精性肝炎患者的临床症状和生物化学指标。

7）肠内营养：建议每天摄入的总热量应为 35~40kcal/kg，蛋白质摄入为 1.2~1.5g/kg，如果患者不能经口摄入足够的热量，推荐使用鼻饲。

（3）酒精戒断及酒精依赖的治疗：苯二氮䓬类药物是治疗急性戒断综合征的首选。对于患有酒精性肝炎的酒精依赖者，双硫仑、纳曲酮和阿坎酸与戒酒辅导相结合，可减少酒精消费并防止复发。但不推荐用于进展期酒精性肝炎患者。

（4）抗肝纤维化治疗：目前酒精性肝硬化的临床治疗集中在戒酒、积极的营养疗法（热量及蛋白质含量丰富）、肝硬化并发症的一级及二级预防方面。

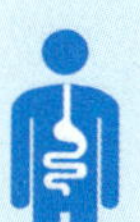

（5）并发症的治疗：积极处理酒精性肝硬化的并发症，如门静脉高压、食管胃底静脉曲张、自发性细菌性腹膜炎、肝性脑病和肝细胞癌等。

（6）肝移植：严重酒精性肝硬化患者可考虑肝移植，但要求患者肝移植前戒酒 3~6 个月，并且无其他脏器的严重酒精性损害。肝移植对 Child-Pugh 分级为 C 级和（或）MELD ≥ 15 的酒精性肝炎患者的存活有益。在肝移植前后应定期筛查心血管疾病及肿瘤。应控制心血管疾病和肿瘤的危险因素，尤其是吸烟。

（7）疾病管理与健康教育：

1）酒精使用障碍量表测试（AUDIT）（如图 4-2-16 所示）。AUDIT 是筛查危险饮酒和酒精依赖的“金标准”。

2）精神病患者的筛查：在酗酒者中，精神疾病（包括焦虑症、情感障碍、精神分裂症等）、尼古丁成瘾的发病率较高，需对其进行筛查。

3）戒酒：最有效的推荐是完全戒酒。

4）心理干预：应常规使用简短的动机干预。简短干预至少应该有 5 个组件，定义为 5As 模式，即询问饮酒情况、建议戒酒或减少饮酒量、意愿评估、协助戒酒或减少饮酒量、安排随访。

问题	评分（分）				
	0	1	2	3	4
1. 你喝酒的次数是多少？	从不	约 1 次/月	2~4 次/月	2~3 次/周	>4 次/周
2. 在喝酒的那一天中所饮的酒量是多少“杯”？	1 或 2	3 或 4	5 或 6	7~9	>10
3. 每次喝 6“杯”以上的次数为多少？	从不	<1 次/月	1 次/月	几乎 1 次/周	1 次/天或几乎 1 次/天
4. 是否一开始喝酒就无法立即中断？这种情况在最近 1 年中有几次？	从不	<1 次/月	1 次/月	几乎 1 次/周	1 次/天或几乎 1 次/天
5. 你有没有因为喝酒而耽误要做的事情？这种情况在最近 1 年中有几次？	从不	<1 次/月	1 次/月	几乎 1 次/周	1 次/天或几乎 1 次/天
6. 在一次大量饮酒后，你是否需要在次日早上喝一些酒才能正常生活？这种情况在最近 1 年中有几次？	从不	<1 次/月	1 次/月	几乎 1 次/周	1 次/天或几乎 1 次/天
7. 你会不会在饮酒之后感到内疚或后悔？这种情况在最近 1 年中有几次？	从不	<1 次/月	1 次/月	几乎 1 次/周	1 次/天或几乎 1 次/天
8. 你会不会因为喝酒而回忆不起来前夜所发生的情况？这种情况在最近 1 年中有几次？	从不	<1 次/月	1 次/月	几乎 1 次/周	1 次/天或几乎 1 次/天
9. 有没有因为你喝酒而使本人或他人受到损伤的情况？这种情况在最近 1 年中有几次？	没有	-	有，但不在过去的 1 年	-	有，是在过去的 1 年
10. 你的亲戚好友、医生或其他卫生工作者有没有关心过你的饮酒问题，并劝过你戒酒？	没有	-	有，但不在过去的 1 年	-	有，是在过去的 1 年

注：饮酒中含有酒精 10 g 为 1 杯；总评分≥8 分为阳性，仅前 3 个问题高分（≥3 分）提示严重危害性饮酒；问题 4、5、6 高分（≥3 分）表示酒精依赖；最后 4 题高分（≥3 分）说明饮酒有伤害；“-”，表示无。

图 4-2-16　酒精使用障碍量表测试

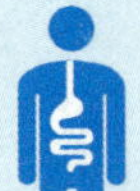

2. 针对本案例患者的相关诊治

（1）患者入院后进一步完善肝炎分型、自身免疫性肝炎抗体、免疫球蛋白、肝脏

CT 彩超、肝组织穿刺活检等相关检查。

（2）嘱咐患者戒酒，高蛋白、低脂饮食、易消化饮食，补充足量维生素，加强营养。

（3）口服水飞蓟宾，予以还原性谷胱甘肽保肝、抗炎药物，改善肝脏生物化学指标。予以甘草酸制剂（甘草酸二铵）发挥类固醇激素的作用效果，应用时注意监测血压及血钾波动。

3. 转诊及社区随访

《酒精性肝病基层诊疗指南（2019）》① 指出，出现以下情况需及时转诊：①无法明确诊断的肝功能异常患者；②轻中度肝损伤经治疗效果不佳的患者；③酒精性肝病诊断明确，病情进展至肝纤维化、肝硬化阶段，血清丙氨酸氨基转移酶、天冬氨酸氨基转移酶、血清总胆红素水平明显增高，并伴有全身症状；④重症酒精性肝炎患者。

五、要点与讨论

酒精性肝病诊断的流程是，首先确认有无饮酒史，其次确认酒精性肝病。

1. 酒精性肝病的诊断标准

（1）长期饮酒史，一般超过 5 年，折合乙醇量男性 40g/d，女性 20g/d，或 2 周内有大量饮酒史（>80g/d）。

（2）临床症状为非特异性，可无症状，或有右上腹胀痛、食欲缺乏、乏力、体重减轻、黄疸等。随着病情加重，可有神经、精神症状及蜘蛛痣、肝掌等体征。

（3）天冬氨酸氨基转移酶、丙氨酸氨基转移酶、谷氨酰转肽酶、总胆红素、凝血酶原时间和平均红细胞容积等指标升高，禁酒后这些指标可明显下降，通常 4 周内基本恢复正常。天冬氨酸氨基转移酶、丙氨酸氨基转移酶的比值 >2 有助于诊断。

（4）肝脏 B 超或 CT 检查有典型表现。

（5）除外嗜肝病毒的感染、药物和中毒性肝损伤等。

符合（1）（2）（3）和（5）项或者符合（1）（2）（4）和（5）项诊断即可成立。仅符合（1）（2）和（5）项者可疑诊断酒精性肝炎。

2. 临床分型

（1）轻症酒精性肝炎：通常无症状，肝脏生化指标、影像学和组织病理学检查基

① 中华医学会、中华医学会杂志社、中华医学会消化病学分会、中华医学会全科医学分会、中华医学会《中华全科医师杂志》编辑委员会、消化系统疾病基层诊疗指南编写专家组 . 酒精性肝病基层诊疗指南（2019）[J]. 临床肝胆病杂志，2021，01（37）：36-40.

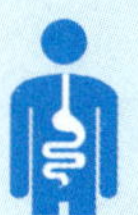

本正常或轻微异常。

（2）酒精性脂肪肝：长期饮酒的人 80% 患有单纯性脂肪变性，影像学诊断符合脂肪肝标准，血清丙氨酸氨基转移酶、天冬氨酸氨基转移酶或谷氨酰转肽酶可轻微异常。

（3）酒精性肝炎：是指短期内肝细胞大量坏死引起的一组临床病理综合征，可发生于有或无肝硬化的基础上，主要表现为血清丙氨酸氨基转移酶、天冬氨酸氨基转移酶升高和总胆红素水平明显升高，可伴有发热、外周血中性粒细胞计数水平升高。重症酒精性肝炎是指酒精性肝炎患者出现肝功能衰竭的表现，如凝血机制障碍、黄疸、肝性脑病、急性肾功能衰竭、上消化道出血等，常伴有内毒素血症。

（4）酒精性肝纤维化：无特异性临床症状和体征。未行组织病理学检查时，应结合饮酒史、纤维化血清标志物、谷氨酰转肽酶、天冬氨酸氨基转移酶/丙氨酸氨基转移酶、载脂蛋白 A1、总胆红素、铁蛋白等指标，综合判断以明确诊断。

（5）酒精性肝硬化：当有肝硬化的临床表现和血清生物化学指标的改变时，可诊断为酒精性肝硬化。

六、思考题

1. 酒精性肝病的诊断要点有哪些？

2. 酒精性肝病的常用治疗方案有哪些？治疗原理是什么？

3. 酒精戒断及酒精依赖如何治疗？

七、科普小常识

1. 酒精性肝病患者治疗中应注意什么？

在酒精性肝炎的治疗中，对于长期大量饮酒已形成酒精依赖的患者，临床医生应有预见性，密切观察患者戒酒后的表现，积极防止酒精戒断综合征的发生。

2. 乙醇量换算公式是什么？

乙醇量（g）换算公式 = 饮酒量（mL）× 乙醇含量（%）×0.8

3. 酒精性肝病患者生活上应注意哪些细节？

（1）戒酒。

（2）合理饮食，加强营养。优质高蛋白质及多种维生素。

（3）注意休息，劳逸结合，起居生活规律。

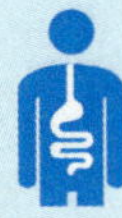

（4）保持良好心态。

（5）定期体检。

4. 如何预防酒精性肝病？

（1）戒酒，控制饮酒量，尽量饮用低度酒或不含酒精的饮料。

（2）避免空腹饮酒，饮酒前可适量口服牛奶、酸奶等，保护胃黏膜，减少酒精的吸收。

（3）切忌酒后催吐，防止误吸至肺内，以及胃、食管黏膜撕裂引起急性消化道出血。

（编者 张 瑾）

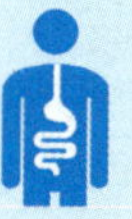

第三节　药物性肝病（案例29）

核心提示

❖掌握药物性肝病的诊断要点。

❖学会判断药物性肝病的类型及严重程度。

❖掌握药物性肝病的治疗方式。

一、病历资料

1. 病史

阴××，男，49岁，主因“皮肤黄染10天”入院。

患者十余天前无明显诱因出现全身皮肤黄染，伴恶心、呕吐、纳差、尿色加深，不伴腹痛、腹泻、乏力、发热、牙龈出血，大便正常。7天前患者皮肤黄染症状进行性加重，于当地医院化验，发现转氨酶明显升高，未进一步治疗。

4天前患者就诊于山西省人民医院急诊科，实验室检查显示转氨酶、胆红素明显升高，胰胆管水成像未见明显异常，急诊给予保肝、对症治疗后，将患者转入我科。

患者半个月前因“感冒”服用“对乙酰氨基酚类”药物；否认高血压、糖尿病病史，否认肝炎、结核病史；否认手术、外伤史；否认输血史；否认食物、药物过敏史；父母体健；已婚，已育；无烟、酒嗜好；家族无特殊病记载。

2. 体格检查

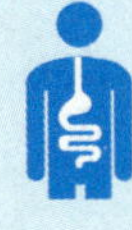

体温36.2℃，脉搏49次/分，呼吸20次/分，血压119/57mmHg，身高171cm，体重66kg。一般情况可；全身皮肤及巩膜明显黄染，全身浅表淋巴结未触及肿大；双肺未闻及干、湿啰音；心率85次/分，心律齐，心脏各瓣膜听诊区未闻及病理性杂音；腹软，

无压痛、反跳痛，肝、脾肋缘下未触及；双下肢无水肿。

3. 实验室检查和辅助检查

急诊科检查项目及结果如下：

（1）肝功能检查：丙氨酸氨基转移酶 1 312.99IU/L、天冬氨酸氨基转移酶 724.26IU/L、总胆红素 210.23 μmol/L、直接胆红素 115.72 μmol/L、间接胆红素 94.51 μmol/L、r- 谷氨酰转肽酶 276.37IU/L、碱性磷酸酶 173.56IU/L。

（2）胰胆管水成像（MRCP）：①肝内 Glinsson 鞘增厚，请结合临床；②胆囊炎；③胰腺形态、信号异常，建议结合淀粉酶实验室检查除外胰腺炎；④胰胆管水成像未见异常。

4. 初步诊断

肝功能异常原因待查，药物性肝病可能，急性病毒性肝炎可能，自身免疫性肝炎可能，胆囊炎。

二、诊治经过

患者主因“皮肤黄染 10 天”入院。

患者有全身皮肤及巩膜黄染，伴恶心、呕吐、纳差。患者入院时转氨酶、胆红素升高，胆道系统未见异常。初步考虑药物性肝病可能。

患者入院后的相关检查项目及结果如下：

1. 血生化（如图 4-3-1 所示）

行	项目名称	检验结果		参考值	单位
1	★丙氨酸氨基转移酶 (ALT)	1369.49	▲	0--40	IU/L
2	★天冬氨酸氨基转移酶 (AST)	817.22	↑	0--40	IU/L
3	★白蛋白 (ALB)	37.61	↓	38--60	g/L
4	★葡萄糖 (GLUC)	1.96	▼	4--6	mmol/L
5	★总胆红素 (TBIL)	203.34	↑	2--20	μmol/L
6	直接胆红素 (DBIL)	105.07	↑	0--8	μmol/L
7	间接胆红素 (IBIL)	98.27	↑	0--14	μmol/L
8	★r-谷氨酰转肽酶 (GGT)	232.53	↑	0--30	IU/L
9	★碱性磷酸酶 (AKP)	134.86	↑	45--125	IU/L
10	★尿素 (Urea)	2.63		2.3--7	mmol/L
11	★血肌酐 (SCr)	63.6		57--97	μmol/L
12	★总胆固醇 (CHO)	4.26		3.5--5.2	mmol/L
13	★甘油三酯 (TG)	2.45	↑	0.4--1.6	mmol/L
14	低密度脂蛋白胆固醇 (LDL-C)	3.21		2.3--3.4	mmol/L
15	★钾 (K)	4.09		3.5--5.5	mmol/L
16	★钠 (Na)	136.60		130--150	mmol/L
17	★氯 (Cl)	103.38		96--110	mmol/L

图 4-3-1 血生化检查单

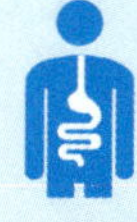

2. 血常规（如图 4-3-2 所示）

行	项目名称	检验结果	参考值	单位
1	★白细胞计数(WBC)	4.90	4—10	×10^9/L
2	中性粒细胞%(NEUT)	64.8	50—75	%
3	中性粒细胞数(NEUT#)	3.17	2.0—7.0	×10^9/L
4	淋巴细胞%(LYMPH)	21.2	20—40	%
5	淋巴细胞数(LYMPH#)	1.04	1—4.4	×10^9/L
6	单核细胞%(MONO)	8.5	↑ 3—8	%
7	单核细胞数(MONO#)	0.42	0.2—1	×10^9/L
8	嗜酸性粒细胞%(EO)	4.8	0.5—5	%
9	嗜酸性粒细胞数(EO#)	0.24	0.05—0.5	×10^9/L
10	嗜碱性粒细胞%(BASO)	0.7	0—1	%
11	嗜碱性粒细胞数(BASO#)	0.03	0—0.1	×10^9/L
12	★红细胞计数(RBC)	4.97	4—5.5	×10^12/L
13	★血红蛋白(HGB)	145	120—160	g/L
14	★红细胞比容(HCT)	0.432	0.42—0.49	
15	★红细胞平均容积(MCV)	87.0	80—100	fL
16	★红细胞平均Hb含量(MCH)	29.1	26—34	pg
17	★红细胞平均Hb浓度(MCHC)	335	310—370	g/L
18	红细胞分布宽度SD(RDW-SD)	48.8	37.0—54.0	fL
19	红细胞分布宽度CV(RDW-CV)	15.2	10.1—16.0	%
20	★血小板计数(PLT)	168	100—300	×10^9/L
21	血小板分布宽度(PDW)	16.5	↑ 9.0—13.0	fL
22	血小板压积(PCT)	0.183		
23	血小板平均体积(MPV)	10.9	9.0—17.0	fL
24	C-反应蛋白(CRP)	10.18	↑ 0—8	mg/L

图 4-3-2　血常规检查单

3. 肝炎病毒标志物系列（如图 4-3-3 所示）

行	项目名称	检验结果	参考值	单位
1	乙型肝炎病毒表面抗原定性检测(HBsAg)	阴性(-)	阴性(-)	
2	乙型肝炎病毒表面抗体定性检测(HBsAb)	阳性(+)	阴性(-)	
3	乙型肝炎病毒e抗原定性检测(HBeAg)	阴性(-)	阴性(-)	
4	乙型肝炎病毒e抗体定性检测(HBeAb)	阳性(+)	阴性(-)	
5	乙型肝炎病毒核心抗体定性检测(HBcAb)	阳性(+)	阴性(-)	
6	甲肝抗体IgM(Anti-HAV-IgM)	阴性(-)	阴性	
7	★丙肝抗体(Anti-HCV)	阴性(-)	阴性	
8	戊肝抗体IgM(HEV-IgM)	阴性(-)	阴性	

图 4-3-3　肝炎病毒标志物系列检查单

4. 自身免疫性肝炎抗体（如图 4-3-4 所示）

行	项目名称	检验结果	参考值	单位
1	抗线粒体抗体M2(AMA-M2)	阴性(-)	阴性(-)	
2	抗核多点型靶抗原Sp100(SP100)	阴性(-)	阴性(-)	
3	抗核膜孔蛋白gp210(gp210)	阴性(-)	阴性(-)	
4	抗肝/肾微粒体抗体LKM-1(LKM-1)	阴性(-)	阴性(-)	
5	抗肝细胞浆I型抗原(LC-1)	阴性(-)	阴性(-)	
6	抗可溶性肝/胰抗原SLA/LP(SLA/LP)	阴性(-)	阴性(-)	

图 4-3-4　自身免疫性肝炎抗体检查单

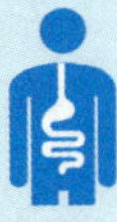

5. 免疫球蛋白（如图 4-3-5 所示）

行	项目名称	检验结果		参考值	单位
1	免疫球蛋白A (IgA)	0.840		0.69—3.82	g/L
2	免疫球蛋白G (IgG)	9.670		7.23—16.85	g/L
3	免疫球蛋白M (IgM)	0.450	↓	0.63—2.77	g/L
4	铜蓝蛋白 (CER)	245.00		210—530	mg/L

图 4-3-5 免疫球蛋白检查单

6. 凝血（如图 4-3-6 所示）

行	项目名称	检验结果		参考值	单位
1	凝血酶原时间 (PT-S)	16.1	↑	9.9—12.8	秒
2	正常对照 (NP)	10.8			秒
3	国际标准化比值 (INR)	1.50	↑	0.8—1.1	
4	活动度 (PT (%))	56	↓	80—160	%
5	活化部分凝血活酶时间 (APTT)	32.7		25.1—36.5	秒
6	凝血酶时间 (TT)	17.0	↑	10.3—16.6	秒
7	纤维蛋白原 (FIB-C)	1.79	↓	2.38—4.98	g/L
8	抗凝血酶III活性 (AT-III)	53	↓	84.6—120.2	%
9	D-二聚体 (D-DIMER)	100		0—250	ng/mL

图 4-3-6 凝血检查单

具体治疗见本节相关内容。

三、案例分析

1. 病史特点

（1）患者为中年男性，主因“皮肤黄染 10 天”入院，患者有恶心、呕吐、纳差、尿色加深表现。

（2）起病急，半个月前患者因“感冒”服用“对乙酰氨基酚类”药物，否认肝炎病史，否认长期饮酒史。家族中无与患者类似疾病史。

（3）体格检查：全身皮肤及巩膜明显黄染，无肝区叩痛，无双下肢水肿。

（4）实验室检查和辅助检查：丙氨酸氨基转移酶、天冬氨酸氨基转移酶、血清总胆红素、直接胆红素、间接胆红素水平明显升高，MRCP 检查初步排除梗阻性黄疸。

（5）入院前患者自诉转氨酶升高，未见化验单。患者入我院后化验丙氨酸氨基转移酶、天冬氨酸氨基转移酶、血清总胆红素、直接胆红素、间接胆红素明显升高。肝炎病毒标志物、自身免疫性肝炎抗体、原发性胆汁性胆管炎化验结果均为阴性。

2. 诊断和诊断依据

（1）诊断：药物性肝病（肝细胞型）。

（2）诊断依据：①全身皮肤及巩膜明显黄染的肝功能损伤症状；②有“对乙酰氨

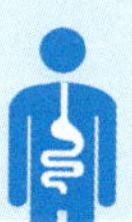

基酚类”药物用药史；③ MRCP 检查初步排除梗阻性黄疸，肝炎病毒标志物、自身免疫性肝炎抗体、原发性胆汁性胆管炎化验结果均为阴性，未见导致肝损伤的其他病因的临床证据；④血清丙氨酸氨基转移酶≥ 5× 正常上限（ULN），丙氨酸氨基转移酶≥ 3×ULN，同时血清总胆红素≥ 2×ULN；⑤ R 值≥ 5。R=（丙氨酸氨基转移酶实测值 / 丙氨酸氨基转移酶 ULN）/（碱性磷酸酶实测值 / 碱性磷酸酶 ULN）。

3. 鉴别诊断

患者主要表现为转氨酶及胆红素升高等肝功能异常，需与各型病毒性肝炎、自身免疫性肝炎、酒精性肝炎、脂肪性肝炎、梗阻性黄疸等相鉴别。

（1）病毒性肝炎。本案例患者起病急、纳差症状明显，不除外急性病毒性肝炎、甲型及戊型肝炎。急性病毒性肝炎、甲型及戊型肝炎虽然有急性发病特点，但是多有消化道症状，且以转氨酶升高为主，与患者相似。但患者入院后化验 HAV-IgM 阴性、HEV-IgM 阴性，甲型及戊型肝炎基本可排除。查 HBSAg 阴性、HBsAb 阳性，抗 -HCV 阴性，可排除急性乙型、丙型肝炎可能。为了防止患者正处于病毒感染的窗口期，可安排在 2 周后复查上述项目。

（2）自身免疫性肝炎。自身免疫性肝炎好发于女性，除有乏力、食欲减退等肝病非特异性表现外，多有脱发、关节酸痛、皮疹、口腔溃疡等肝外表现。血生化方面，自身免疫性肝炎主要以转氨酶升高为主，伴有 ANA 和 ASMA 滴度、IgG、IgA、IgM 的异常。本案例患者入院后化验上述指标均为阴性，基本可排除。

（3）酒精性肝炎。酒精性肝炎是由于长期过量饮酒导致的肝脏炎症。其临床表现与药物性肝炎有相似之处，如肝功能异常、黄疸等。患者无饮酒史，可排除。

（4）脂肪性肝炎。脂肪性肝炎是由于肝细胞内脂肪堆积过多引起的肝脏炎症，通常起病缓慢，通过了解患者的饮食习惯、体重以及进行相关的影像学检查（如超声或 CT）可以帮助鉴别这两种疾病。本案例患者本次起病急，既往无长期高脂饮食习惯，化验血脂正常，MRCP 未提示脂肪肝，基本可排除。

（5）梗阻性黄疸。梗阻性黄疸患者除主要表现为胆红素升高外，还可出现转氨酶等的异常，因此需排除梗阻性黄疸。引起梗阻性黄疸的疾病常见的有胆结石、胆道系统肿瘤等。除了黄疸外，这些疾病的患者还可能出现右上腹疼痛、厌油、食欲下降、发热、畏寒等症状，此外，梗阻性黄疸患者的黄疸通常更为严重，且可能伴有皮肤瘙痒和大便呈陶土色等症状。超声、CT 或MRI 等影像学检查有助于发现胆道系统的异常，如结石、肿瘤等梗阻性病变。本案例患者入院后MRPC 检测提示胆道未见明显异常，因此可除外梗阻性黄疸。

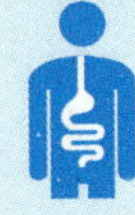

四、处理方案及基本原则

一般治疗

（1）治疗原则：①及时停用可疑肝损伤药物，尽量避免再次使用可疑或同类药物；②应充分权衡停药引起原发病进展和继续用药导致肝损伤加重的风险；③根据药物性肝病的临床类型选用适当的药物治疗；④急性肝衰竭（ALF）、亚急性肝衰竭（SALF）等重症患者必要时可考虑紧急肝移植。

（2）一般治疗：立即停止使用可能导致肝损伤的药物。这可以防止进一步的肝脏损伤，并有助于肝脏功能的恢复。同时根据患者的具体症状和肝损伤的程度，提供相应的支持治疗，包括营养支持、液体和电解质平衡的维护、维生素和微量元素的补充、足够的热量供应等。药物性肝炎治疗，以保肝、促进肝细胞再生和修复为主，必要时给予抗炎治疗。

（3）针对本案例患者的相关诊治：

1）患者入院后完善血常规、肝肾功能、凝血功能、肿瘤标志物、肝炎病毒标志物、自身免疫性肝炎抗体、免疫球蛋白等相关实验室检查。

2）嘱咐患者低脂饮食。

3）给予异甘草酸镁，静脉输注，保肝治疗。

4）给予丁二磺酸腺苷蛋氨酸，减轻胆汁淤积，对症治疗。

5）密切监测肝功能、凝血功能。

（4）转诊及社区随访。

《药物性肝损伤基层诊疗指南（2019年）》[①] 对药物性肝病的风险管理与健康教育提出建议：

药物性肝病的风险管理：对药物肝毒性在药物说明书中给予黑框警示、警告和预防措施；药物上市后严密监测药物不良反应，引入药物警戒理念。我国已有药物不良反应监测中心，药物不良反应个案报告可通过基层单位自发上报；应遵循临床标准合理用药，严格遵循用药指征，避免使用不规范、不适宜和超常处方，避免重复用药及超说明书用药，避免滥用药物；用药期间定期进行肝脏生化检测；加强用药知情同意管理，促使患者对药物性肝病保持警觉；加强安全用药的公众健康教育，特别是要消除“传统中药（TCM）–天然药（NM）–保健品（HP）–膳食补充剂（DS）无肝毒性”的错误认识。

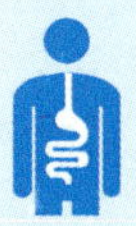

① 中华医学会，中华医学会杂志社，中华医学会消化病学分会，等. 药物性肝损伤基层诊疗指南（2019）[J]. 中华全科医师杂志，2020，19（10）：868–875.

2）药物性肝病的健康教育：提高医务人员及公众对药物性肝病的认识，规范个人行为，避免滥用 TCM - NM - HP - DS 及自然植物，对固有型药物性肝病用药前应充分权衡利弊；对高危用药患者，应及时监测肝功能，早发现、早诊断、早治疗药物性肝病；对已发生药物性肝病的患者，应及时停药，并进行有计划、全面的治疗，防止病情加重和并发症的发生；积极治疗急性肝衰竭、亚急性肝衰竭，减轻器官功能的损伤，降低死亡率。

《药物性肝损伤基层诊疗指南（2019）》对药物性肝病的转诊建议：

（1）紧急转诊：药物性肝病严重程度为 4、5 级者需要紧急转诊，特别是需要人工肝、肝移植的患者应及时转到上级医院救治。

（2）普通转诊：药物性肝病严重程度为 3 级以及药物性肝病严重程度为 1、2 级经治疗效果不佳的患者，应尽早转诊，特别是肝损伤进一步加重患者。

五、要点与讨论

1. 诊断

药物性肝病的诊断目前仍基于详细病史采集、临床症状和体征、实验室检测、影像学和组织学等的排他性策略。因此在诊治过程中，需要详细询问患者病史以及用药史、家族史等可能与本病相关的病史信息。根据《中国药物性肝损伤诊治指南（2023）》① 中的建议，药物性肝病的诊断主要基于以下方面：

（1）诊断原则：根据药品不良反应、事件关联性评价的原则，建立最终诊断很大程度上依赖于：①药物暴露或停药与肝脏生物化学的改变有明确、合理的时效关系；②肝损伤的临床和（或）病理表现（型）与可疑药物已知的肝毒性一致；③停药或减少剂量后肝损伤显著改善或恢复正常；④再次用药后肝损伤再次出现；⑤排除了肝损伤的其他病因和基础肝病的活动或复发，且无法用其他合并用药、治疗手段、原发疾病进展来解释。

（2）临床表现：药物性肝病的临床表现无特异性，与其他各种急、慢性肝病类似。急性起病的肝细胞损伤型患者，轻者可无任何症状，重者则可出现黄疸，如全身皮肤和（或）巩膜黄染、尿色加深等，伴或不伴不同程度的乏力、食欲减退、厌油、肝区胀痛及上腹不适等非特异性消化道症状。胆汁淤积明显者可出现黄疸、大便颜色变浅和瘙痒

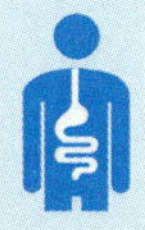

① 马世武，刘成海，刘晓琰，等．中国药物性肝损伤诊治指南（2023）[J]. 胃肠病学，2022，27（06）：341-375.

等表现。进展为急性肝衰竭、亚急性肝衰竭者则可出现黄疸、凝血功能障碍、腹水、肝性脑病等相关症状。特殊表型患者，可呈现各自不同的临床表现，如药物超敏反应综合征患者可出现发热、皮疹等肝外症状。

（3）实验室检查：《中国药物性肝损伤诊治指南（2023）》指出诊断急性药物性肝病时肝脏生物化学阈值需达到下述标准之一：①丙氨酸氨基转移酶≥5×ULN；②碱性磷酸酶≥2×ULN（尤其是伴随GGT升高且排除骨骼疾病引起的碱性磷酸酶水平升高）；③丙氨酸氨基转移酶≥3×ULN同时血清总胆红素≥2×ULN。未达上述阈值标准而因果关系评估为药物引起者，可界定为药物性肝脏生物化学异常。需提醒的是，上述肝脏生物化学阈值标准仅适用于急性药物性肝病时的诊断，不适用于慢性和特殊表型药物性肝病的临床诊断。

（4）影像学检查：超声、CT或MRI是包括药物性肝病在内各种肝脏疾病诊断或鉴别诊断中的常用影像学检查手段。所有疑似药物性肝病患者都应该进行腹部超声的常规检查，以便进行初步排查。CT、MRI或超声内镜等常规影像学检查应视患者的具体情况而定，必要时可考虑进行磁共振胰胆管造影（MRCP）或内镜下逆行胰胆管造影术（ERCP）。

（5）组织学检查：药物性肝病缺乏特征性组织学改变。药物性肝病发生时受损的靶细胞类别在很大程度上决定了其临床表型是常见的肝细胞损伤型、胆汁淤积型、混合型，还是以血管损伤等为表现的特殊临床表型。迄今尚无统一的药物性肝病组织学评分系统。因此，病理学提示的损伤类型和严重程度需紧密结合临床表现、用药史、实验室检查等做出药物性肝病的诊断。在药物性肝病病程的不同阶段进行肝活组织检查，组织学的改变可能不尽相同，此外，对于有基础肝病的患者，组织学改变可与基础肝病重叠，在描述和解读药物性肝病组织学表现时应注意区分，以利于更好地做出鉴别诊断。

2. 药物性肝病的临床分型

基于肝损伤生物化学异常模式的临床分型和R值（R值计算通常是基于首次可获得的异常肝脏生物化学检查结果）可大致反映肝损伤时的生物化学异常模式。根据R值，急性药物性肝病可分为：肝细胞损伤型，R≥5；胆汁淤积型，R≤2；混合型，2＜R＜5。以疑似药物性肝病事件的首次异常肝脏生物化学检查结果计算R值。R值=［丙氨酸氨基转移酶实测值/丙氨酸氨基转移酶的正常值上限（ULN）］/［碱性磷酸酶实测值/碱性磷酸酶的ULN］。丙氨酸氨基转移酶缺失时，可用天冬氨酸转氨酶（AST）取代进行计算。发病起始时的R值可随着肝损伤的演变而发生变化。病程中动态监测R值，有助于更全面地了解和判断肝损伤的演变过程。

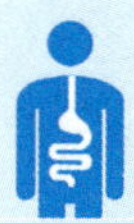

3. 药物性肝病严重程度评估

急性药物性肝病诊断建立后，需对其严重程度进行评估，可按以下国际药物性肝病专家工作组标准进行评估：

1 级（轻度）：丙氨酸氨基转移酶≥ 5 × ULN，或碱性磷酸酶≥ 2 × ULN，且血清总胆红素 < 2 × ULN。

2 级（中度）：丙氨酸氨基转移酶≥ 5 × ULN，或碱性磷酸酶≥ 2 × ULN，且血清总胆红素≥ 2 × ULN，或有症状性肝炎。

3 级（重度）：丙氨酸氨基转移酶≥ 5 × ULN，或碱性磷酸酶≥ 2 × ULN，且血清总胆红素≥ 2 × ULN。或有症状性肝炎并达到下述任何 1 项：INR ≥ 1.5，腹水和（或）肝性脑病，病程 <26 周，且无肝硬化，药物性肝病导致的其他器官功能衰竭。

4 级（致命）：因药物性肝病死亡，或需接受肝移植才能生存。

4. 诊断常见误区

由于药物性肝病的诊断主要为排他性诊断，因此，在诊断上存在一些常见的误区，这些误区可能导致误诊、延误治疗或不必要的担忧。

（1）临床表现的非特异性：药物性肝病的临床表现多样，可以涵盖所有已知的急性、亚急性、慢性肝损伤类型。轻者可能仅表现为轻度肝酶升高，重者可能进展为急性或亚急性肝衰竭。由于这些表现与其他肝脏疾病相似，容易被误诊为病毒性肝炎、自身免疫性肝病或肝硬化等。

（2）忽略药物暴露史：详细的药物暴露史对于药物性肝病的诊断至关重要。有时医生可能未能充分询问患者的药物使用情况，包括处方药、非处方药、中草药、膳食补充剂等，从而忽略了药物作为肝损伤的潜在原因。

（3）过度依赖实验室检查：虽然肝脏生物化学检查是诊断药物性肝病的重要组成部分，但仅依靠实验室数据难以确立诊断。需要结合患者的临床表现、药物暴露史、排除其他肝病病因等多方面信息综合判断。

（4）因果关系评估的困难药物性肝病的诊断往往需要评估药物与肝损伤之间的因果关系。由于缺乏直接证据，通常需要使用如 RUCAM 评分系统等工具进行量化评估。在实际应用中，可能存在对这些评估工具应用不当或解释不准确的情况。

（5）忽视慢性药物性肝病的可能性：有时医生可能只关注急性药物性肝病，而忽视了药物可能导致的慢性肝损伤。慢性药物性肝病可能在停用致病药物后仍有进展，需要长期随访和评估。

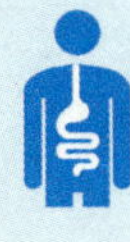

（6）未充分考虑基础肝病的影响：在有基础肝病的患者中，新发生的肝损伤可能

与多种因素相关，包括基础肝病的活动、新的药物治疗等。在这种情况下，确定肝损伤的真正原因可能较为困难。

（7）治疗药物的选择和使用：对于药物性肝病的治疗，目前缺乏特效药物。一些治疗药物如异甘草酸镁、双环醇等在某些情况下可能有助于改善肝损伤，但并非所有药物性肝病患者都适用。不恰当地使用这些药物可能无效或带来额外风险。

（8）预防措施的忽视：在已知某些药物具有肝毒性的情况下，可能未能采取适当的预防措施，如定期监测肝功能、调整剂量或避免不必要的联合用药等。

5. 潜在引起药物性肝病的药物

导致肝损伤的药物至少有 1 000 种，L Ⅳ erTox（www.l Ⅳ ertox.org）和 Hepatox（www.hepatox.org）网站有详细信息。由于原发疾病的流行病学状况、处方和用药习惯不同，导致肝损伤的药物存在差异，我国引起肝损伤的最常见药物包括传统草药、抗结核药物、抗肿瘤药物和免疫调节剂、保健品。据报道，在我国，可能引起肝损伤的有何首乌、雷公藤、黄药子、补骨脂、千里光、淫羊藿、菊三七等中草药及其汤剂或成药。

6. 治疗目标

药物性肝病的治疗目标应包括：

（1）促进肝损伤尽早恢复。

（2）防止肝损伤的重症化或慢性化，避免急性肝衰竭或慢性药物性肝病甚至肝硬化等终点事件的发生，最终降低由此导致的肝脏相关死亡风险。

（3）减少药物性肝病事件对原发疾病治疗的影响。

7. 糖皮质激素的使用问题

在药物性肝病的治疗中，糖皮质激素的使用是一个需要谨慎考虑的问题。糖皮质激素在某些类型的药物性肝病中可能具有治疗作用，但其应用并不是无差别的，需要根据药物性肝病的具体类型、严重程度以及患者的整体状况来决定。《中国药物性肝损伤诊治指南（2023）》提出：糖皮质激素在药物性肝病治疗中的常规应用，尚缺乏高级别循证医学支持。同样，也无明确的证据表明，糖皮质激素可提高 DI-ALF 生存率、改善胆汁淤积型药物性肝病尤其是胆管减少、消失综合征的预后。有些研究结果提示，糖皮质激素可改善肝损伤；但另一些研究者却指出，糖皮质激素不仅无显著获益，反而可增加不良事件。因此，糖皮质激素不应成为药物性肝病的常规治疗方案。确需应用时应严格掌握适应证，充分权衡可能的获益和风险。伴随超敏或自身免疫征象的免疫介导的药物性肝病是糖皮质激素应用指征，如 DRESS 综合征、DI-ALH、ICIs 肝毒性。

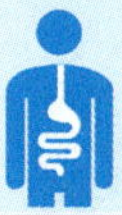

六、思考题

1. 药物性肝病的诊断要点有哪些？

2. 药物性肝病的临床分型和严重程度如何划分？

3. 药物性肝病的基本治疗原则是什么？常用的保肝药物如何使用？

4. 哪些情况下药物性肝病的患者需要转诊？

七、科普小常识

1. 哪些人容易发生药物性肝病？

具有以下情形的人被视为药物性肝病高危人群：

（1）中老年人合并多种慢性疾病，需要同时使用多种药物治疗。

（2）妊娠妇女。

（3）幼儿。

（4）慢性肝病患者。

（5）长期酗酒，不良饮食如高脂、高糖的饮食习惯。

（7）接触肝毒性药物的工作人员。

（8）长期失眠，焦虑，服用抗结核、抗肿瘤药物的患者。

（9）使用高剂量或长期疗程药物的患者。

为了预防药物性肝损伤，上述高风险人群在使用药物时应特别谨慎，尽可能在医生指导下使用，并定期进行肝功能监测。同时，保持健康的生活方式，如适量饮酒、均衡饮食和适量运动，也有助于降低药物性肝病的风险。

2. 怎样避免发生药物性肝病？

严格按照医生的指导使用药物，不要自行增减剂量或停药。避免自行用药，不要随意使用非处方药、中草药或膳食补充剂，尤其是未经医生评估和建议的情况下使用。在使用新药物或改变药物方案前，咨询医生或药师，了解可能的副作用和注意事项。

3. 如何早期发现药物性肝病？

下述情况应怀疑药物性肝病的可能：基线肝酶正常的患者；用药后出现丙氨酸氨基转移酶、天冬氨酸氨基转移酶、碱性磷酸酶、血清总胆红素等显著升高并达到诊断急性药物性肝病时的肝脏生物化学阈值者；有基础肝病基线肝酶异常的患者，用药后出现肝酶较可获得的基线平均水平升高超过 1 倍或反映肝脏功能受损的指标显著恶化而无法用基础肝病解释者；用药后出现明显肝病相关症状者；不明原因肝损伤或肝病，尤其是已排除了其他常见病因者。药物暴露史不明确者应详细追问并明确是否存在可疑药物或化

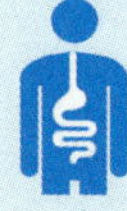

学毒物暴露史。

4. 药物性肝病会遗传吗？

药物性肝病本身不是遗传性疾病，通常不会直接遗传给后代。药物性肝病是由药物引起的肝脏损伤，其发生与药物的毒性、个体对药物的代谢能力、遗传因素、环境因素等多种因素有关。然而，个体对某些药物的敏感性可能会受到遗传因素的影响。例如，某些基因变异可能会影响药物代谢酶的活性或肝脏对药物的解毒能力，从而增加个体发生药物性肝病的风险。这意味着如果家族中有成员因为遗传性因素而对某些药物更敏感，其他家庭成员也可能有类似的遗传倾向，此外，遗传性疾病如遗传性肝病也可能使患者更容易受到药物的肝毒性影响。

5. 药物性肝病患者生活上应注意哪些细节？

（1）严格遵守医嘱用药：患者应遵循医生的建议，按时按量服用药物，避免自行增减剂量或更改药物种类。对于具有肝毒性的药物，更应谨慎使用，并在医生的指导下进行监测。

（2）定期随访和复查：患者应定期进行肝功能检查，以便及时了解肝脏状况。如发现异常，应及时就医，调整治疗方案。

（3）保持健康的生活方式：保持充足的睡眠，避免熬夜和过度劳累。适当进行体育锻炼，增强体质，提高抵抗力。但应注意运动量的控制，避免因剧烈运动导致身体负担过重。

（4）合理饮食：饮食应以清淡、易消化、富含营养为主，多摄入新鲜蔬菜、水果、优质蛋白质等。避免摄入过多油腻、辛辣、刺激性食物，以免加重肝脏负担。同时，要注意戒烟限酒，避免酒精对肝脏的损害。

（5）保持良好的心态：保持心情愉悦，避免情绪波动过大。可以通过与家人、朋友交流，参加兴趣爱好等方式缓解压力，提高生活质量。

（6）避免再次接触肝损伤药物：在康复期间，患者应避免再次接触可能导致肝损伤的药物，以免病情反复。同时在未经医生评估的情况下，避免使用非处方药、中草药和膳食补充剂。

（编者　吴龙龙）

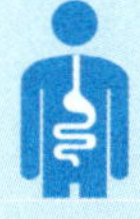

第四节　代谢相关脂肪性肝病（案例 30）

核心提示

❖ 掌握代谢相关脂肪性肝病的疾病谱。

❖ 掌握代谢相关脂肪性肝病的诊断标准。

❖ 掌握代谢相关脂肪性肝病保肝抗炎的治疗时机。

一、病历资料

1. 病史

王 ×，男，39 岁，主因“乏力、恶心 1 周”入院。

患者 1 周前无明显诱因出现乏力、恶心，伴多饮、口渴，偶厌油腻，无明显胸憋、气短、心慌、头晕症状，伴有食欲亢进，体重有所增加。患者 3 个月内体重增加约 5kg，无反酸、烧心，无低热、盗汗，无皮肤巩膜黄染，无呕血、黑便，大小便正常。

患者 1 周前就诊于山西省 ×× 市人民医院，通过相关检查被诊断为“2 型糖尿病、酮症、糖尿病肾病、脂代谢紊乱、代谢相关脂肪性肝病、高血压 2 级（极高危）”。实验室检查显示：丙氨酸氨基转移酶 102.7IU/L、天冬氨酸氨基转移酶 64.5IU/L、γ－谷氨酰转肽酶 98.7IU/L。为进一步诊治，患者被转诊至山西省人民医院。

患者糖尿病史 4 年余，平日未规律监测血糖；高血压病史 1 年，血压控制于 140/90mmHg。否认药敏史；吸烟史 15 年，20 支 / 天；饮酒史 10 年，1~2 次 / 周，白酒每次 500mL，近 1 年很少饮酒；父亲体健，母亲患高血压；已婚，已育；否认肝炎、结核病史；否认手术、外伤史；否认输血史；否认食物、药物过敏史；家族无特殊病记载。

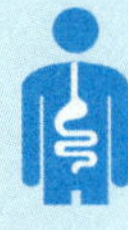

2. 体格检查

体温 36.1℃，脉搏 80 次 / 分，呼吸 19 次 / 分，血压 141/75mmHg，身高 168cm，体重 80kg。一般情况可；颜面无浮肿；皮肤潮湿不明显，弹性可；巩膜未见黄染；颈无抵抗；双肺未闻及干、湿啰音；心率 80 次 / 分，心律齐，心脏各瓣膜听诊区未闻及病理性杂音；腹软，略膨隆，全腹无压痛、反跳痛，肝、脾肋缘下未触及；双下肢无水肿。

3. 实验室检查和辅助检查

患者入院后完善实验室检查：丙氨酸氨基转移酶 135.7IU/L、天冬氨酸氨基转移酶 98.5IU/L、γ－谷氨酰转肽酶 128.1IU/L、尿素氮 5.47mmol/L、肌酐 80.8umol/L、甘油三酯 1.97mmol/L、血清总胆固醇 5.94mmol/L、低密度脂蛋白 3.79mmol/L；甲肝、乙肝、丙肝血清学检测未见异常；尿常规，尿蛋白 +、葡萄糖 +++、尿酮体 +-；24 小时尿微量白蛋白 >300mg。腹 B 超：脂肪肝（中度）。

4. 初步诊断

代谢相关脂肪性肝病、2 型糖尿病、酮症、糖尿病肾病、脂代谢紊乱高血压 2 级（极高危）。

二、诊治经过

患者主因“乏力、恶心 1 周”入院。

患者有高血压、糖尿病。查体：腹部无明显阳性体征。患者入院后实验室检查提示，肝功能异常，甲肝、乙肝、丙肝血清学未见异常。腹 B 超：脂肪肝（中度）。

初步考虑代谢相关脂肪性肝病、2 型糖尿病、酮症、糖尿病肾病、脂代谢紊乱高血压 2 级（极高危）。

治疗：补液纠酮；胰岛素强化降糖；保肝，双环醇片（50mg，3 次 / 天）、水飞蓟宾胶囊（70mg，3 次 / 天）；降压，厄贝沙坦氢氯噻嗪片（1 粒，1 次 / 天）、美托洛尔缓释片（47.5mg，1 次 / 天）；降尿蛋白，金水宝（3 粒，3 次 / 天）。

三、案例分析

1. 病史特点

（1）患者为男性，主因“乏力、恶心 1 周”入院。

（2）患者在 3 个月内体重增加约 5kg，否认肝炎、结核病史。

（3）体格检查：心率 80 次 / 分，心律齐，双肺呼吸音清，未闻及明显干、湿啰音，

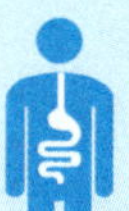

腹部略膨隆，全腹无压痛、反跳痛，肝、脾肋下未触及肿大，肠鸣音正常，双下肢无浮肿。

（4）实验室检查和辅助检查：肝功能，丙氨酸氨基转移酶、天冬氨酸氨基转移酶明显升高；甲肝、乙肝、丙肝血清学，未见异常。腹 B 超：脂肪肝（中度）。

（5）患者入院后肝功能检查：如上所述。

2. 诊断和诊断依据

（1）诊断：代谢相关脂肪性肝病、2 型糖尿病、酮症、糖尿病肾病、脂代谢紊乱、高血压 2 级（极高危）。

（2）代谢相关脂肪性肝病的诊断依据：

1）有易患因素：肥胖、2 型糖尿病、高脂血症等。

2）饮酒折合乙醇量：男性每周 <140g，女性每周 <70g。

3）除外病毒性肝炎、药物性肝病、全胃肠外营养、肝豆状核变性和自身免疫性肝病等可导致脂肪肝的特定疾病。

4）除原发疾病的临床表现外，还可有乏力、肝区隐痛、肝脾大等症状及体征。

5）血清转氨酶或 γ-GT、转铁蛋白升高。

6）符合脂肪性肝病的影像学诊断标准。

7）肝组织学改变符合脂肪性肝病的病理学诊断标准。

凡具备以上第 1~5 项和第 6 项或第 7 项中任何一项，即可诊断为代谢相关脂肪性肝病。

亚太地区代谢相关脂肪性肝病工作组认为，对于排除其他损肝因素的脂肪肝患者，需高度怀疑代谢相关脂肪性肝病可能；对于不明原因的血清丙氨酸氨基转移酶升高者，如果影像学提示脂肪肝且存在代谢危险因素，那么代谢相关脂肪性肝病最有可能是其转氨酶异常的原因。

3. 鉴别诊断

排除过量饮酒对于代谢相关脂肪性肝病诊断的影响，因为过量饮酒者的脂肪肝属于酒精性肝病的范畴。将男性每天饮用乙醇 <20g（<140g/ 周），女性每天饮用乙醇 <10g（<70g/ 周）作为“非酒精性”肝病的诊断标准在亚太地区已成共识。

还应除外可导致脂肪肝的全身性疾病以及正在服用或近期曾经服用可致丙氨酸氨基转移酶和 γ- 谷氨酰转肽酶升高的药物（包括中药）的患者。

在将肝功能异常归结于代谢相关脂肪性肝病之前，需排除所有常见的（乙型肝炎、丙型肝炎）和少见的（自身免疫性肝病、Wilson 病、α1- 抗胰蛋白酶缺乏症）肝病，以及肝脏恶性肿瘤、感染和胆道疾病。然而对于肝酶异常的血清 HBsAg 阳性患者，若其 HBV-DNA 滴度低于 104 拷贝 /mL 且存在代谢危险因素时，则肝功异常可能是由脂肪肝

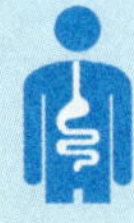

所致。

四、处理方案及基本原则

1. 改善生活方式

治疗代谢性脂肪性肝病最有效的方法是改善生活方式。通过节制饮食和增加运动等措施降低体重、纠正血脂紊乱和糖尿病，达到治疗代谢相关脂肪性肝病的目的。

饮食治疗：控制总热量摄入。膳食脂肪以不饱和脂肪酸为主，碳水化合物以慢吸收的复合糖类和纤维素为主。

（2）运动治疗：中等量的有氧运动对改善胰岛素抵抗和代谢综合征有益。体育锻炼可以避免肌肉萎缩，并通过选择性减少内脏脂肪而降低体重。众多研究显示，多数代谢相关脂肪性肝病患者只要有一定程度的体重下降，往往就伴有肝脏生化指标和超声影像学改善，然而体重下降对肝组织学改变的影响尚需进一步证实。

2. 药物治疗

药物治疗主要针对肥胖症、糖脂代谢紊乱和高血压。理想的药物治疗应明确疗程、停药后疗效持续、具有很好的安全性和费用效益比。初步临床研究发现，一些药物很有希望，但需通过随机双盲安慰剂对照的多中心临床实验，以足够长的疗程和明确的组织学终点来确认其疗效。

（1）胰岛素增敏剂：多项临床研究显示，二甲双胍可显著降低代谢相关脂肪性肝病患者血清丙氨酸氨基转移酶水平。另有研究报道，所有肝组织学改善者均伴有体重下降，提示二甲双胍对代谢相关脂肪性肝病的疗效部分来自其胃肠道副作用和辅助减肥作用。

皮格列酮和罗格列酮是过氧化酶增殖物激活受体（PPAR）γ 的激动剂，主要通过作用于前脂细胞而改善胰岛素抵抗，可能有助于代谢相关脂肪性肝病患者血清转氨酶和肝组织学的改善，但其疗效尚需通过大样本随机对照临床实验来证实。本类药物的缺点为体重增加、心血管疾病危险性增加、治疗费用较高。

（2）抗氧化及抗炎治疗：这类治疗包括抗氧化剂［维生素 E 和（或）维生素 C，谷胱甘肽前体、β－甜菜碱、普罗布考］、针对 TNF-α 的药物（如己酮可可碱）以及益生元和益生菌（预防肠道细菌过度生长，从而减少肠道内毒素的产生及其相关肝脏氧化应激和炎症损伤）。

（3）他汀类降脂药物：对于有心血管疾病危险因素患者，他汀为降低血液低密度脂蛋白胆固醇的标准治疗药物，没有肝病的患者应用他汀药物相对安全。当前虽然缺乏

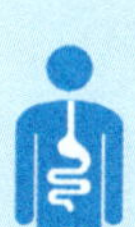

肝病患者他汀类药物安全性治疗的足够数据，但不明原因性血清转氨酶持续增高和代谢相关脂肪性肝病患者可安全使用他汀，且他汀对代谢相关脂肪性肝病本身可能还有治疗作用。目前认为，他汀所致孤立性无症状性转氨酶轻度升高（<120U/L）通常无需停药，而合并慢性活动性肝炎以及不明原因转氨酶升高和代谢相关脂肪性肝病的高脂血症患者亦可在保肝药物基础上应用常规剂量的他汀。

3. 减肥手术

病态肥胖患者通过严格的膳食、运动和药物治疗后，如仍未达到有效减重和减轻并发症的目的，可考虑腹腔镜下行可调节胃部绷扎术和 RouxY 胃部旁路术等减肥。减肥手术具有迅速见效和效果持久的特点，是重度肥胖的代谢相关脂肪性肝病患者当前最佳治疗选择。减肥手术的优点为在改善胰岛素敏感性和减少代谢综合征和糖尿病相关风险的同时，可减轻甚至逆转代谢相关脂肪性肝病和肝纤维化，并显著改善患者社会心理功能和生活质量。因不同减肥手术的疗效及并发症有一定差异，医患对此应有充分认识，严格选择适应证及手术方法，并关注体重快速下降和营养不良对肝脏的不良影响。

4. 疗效评估

代谢相关脂肪性肝病的治疗效果及安全性应综合评估，不能仅仅限于肝酶和肝脏脂肪沉积是否好转，而更应看重糖脂代谢紊乱和心脑血管事件的防治。除需在药物治疗期间进行评估外，对于仅需改变生活方式等非药物治疗者亦需坚持长期随访。

5. 预后

单纯脂肪肝常呈静止状态，随访 10~20 年肝硬化发生率仅 0.6%~3%，而代谢相关脂肪性肝病 10 年内肝硬化发生率高达 15%~25%。代谢相关脂肪性肝病患者肝纤维化进展速度慢，发展至肝硬化需时较长。代谢相关脂肪性肝病相关肝硬化预后与其他原因肝硬化相似，30%~40% 患者终将死于肝病，年老及代谢综合征者可能更易发生肝衰竭和肝细胞肝癌。来自中国内地、中国香港、中国台湾的资料显示，与西方国家和日本相比，中国成人代谢相关脂肪性肝病患者中代谢相关脂肪性肝病比例低，代谢相关脂肪性肝病患者的肝脏炎症和纤维化程度轻且很少合并肝硬化，至今尚无代谢相关脂肪性肝病相关肝衰竭和肝细胞性肝癌的报道。

即使是体重、血脂、血糖均正常的代谢相关脂肪性肝病患者，随访过程中糖脂代谢紊乱和冠心病发病率亦显著增高；不明原因的肝酶持续异常者（代谢相关脂肪性肝病可能）10 年内糖尿病和冠心病发病率显著增加。

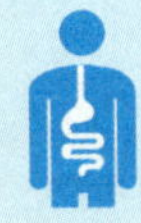

五、要点与讨论

2020年10月亚太肝病学会建议，将非酒精性脂肪性肝病更名为代谢性脂肪性肝病。代谢相关脂肪性肝病是以肝细胞脂肪过量堆积为病理特征的慢性肝病。

1. 诊断上需注意以下几点

《非酒精性脂肪性肝病防治指南（2018）》建议如下：

（1）代谢相关脂肪性肝病需要排除过量饮酒、基因3型丙型肝炎病毒感染、肝豆状核变性、自身免疫性肝炎及药物性肝损害等可以导致肝脂肪变的其他病因（A1），并判断是否并存慢性乙型肝炎等肝脏疾病（B1）。

（2）慢性病毒性肝炎合并代谢相关脂肪性肝病及代谢相关脂肪性肝病合并药物性肝损害，可能会导致更为严重的肝脏损伤，需要客观评估代谢性危险因素在这类患者肝脂肪变和肝损伤中的作用。

（3）病理学和（或）影像学发现的脂肪肝患者，除需检测肝功能生化指标外，还应筛查MetS相关组分，并重视适量饮酒与代谢性危险因素在脂肪肝发病中的交互作用（A1）。

（4）脂肪肝的影像学诊断首选B超检查，B超还可以提供额外的诊断信息。CAP是脂肪肝定量评估的替代工具（B1）。

（5）代谢相关脂肪性肝病的诊断需通过肝活检组织学证实，诊断依据为肝细胞脂肪变合并气球样变和小叶内炎症。建议根据SAF积分将代谢相关脂肪性肝病分为单纯性脂肪肝、早期代谢相关脂肪性肝病（F0、F1）、纤维化性代谢相关脂肪性肝病（F2、F3）及代谢相关脂肪性肝病肝硬化（F4）。

（6）合并MetS、T2DM、血清氨基酸转移酶和（或）CK-18持续增高的代谢相关脂肪性肝病患者是代谢相关脂肪性肝病的高危人群，建议肝活检组织学检查明确诊断。

（7）对于基层医生，要求能掌握代谢相关脂肪性肝病的诊断要点及对代谢相关脂肪性肝病的检测及慢性管理，监测危险因素，积极治疗及去除危险因素，对于严重肝功能损伤患者，及时转诊上级医院，明确诊断确定治疗方案后再在社区基层随访。病因及药物治疗是代谢相关脂肪性肝病的基础治疗，治疗的周期长，其治疗期间的随访通常在社区完成。作为全科医生应掌握药物常见的不良反应及应对治疗方案，及时判断不良反应的严重程度，决定停药及转诊时机。

2. 重视患者教育

（1）控制饮食、增加运动是治疗肥胖相关代谢相关脂肪性肝病的最佳措施。减肥过程中应使体重平稳下降，注意监测体重及肝功能。

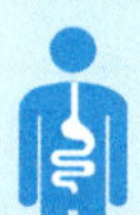

（2）注意纠正营养失衡，禁酒，不宜滥服药，在服降血脂药物期间应遵医嘱定期复查肝功能。

六、思考题

1. 代谢相关脂肪性肝病的诊断要点有哪些？

2. 代谢相关脂肪性肝病的治疗对策及措施包括哪些？

3. 代谢相关脂肪性肝病保肝治疗的药物有哪些？

七、科普小常识

1. 哪些人容易得代谢相关脂肪性肝病？

鉴于肥胖症、高血压病、T2DM 和 MetS 是代谢相关脂肪性肝病患者疾病进展的危险因素，需加强这类患者代谢、心血管和肝病并发症的监测（B1），合并胰岛素抵抗和（或）腹型肥胖的代谢相关脂肪性肝病患者同样需要定期随访（B2）。

2. 代谢相关脂肪性肝病患者生活上应注意哪些细节？

改变不良生活方式，减少体重和腰围是预防和治疗代谢相关脂肪性肝病及其并发症最为重要的治疗措施。对于超重、肥胖，以及近期体重增加和“隐性肥胖”的代谢相关脂肪性肝病患者，建议通过健康饮食和加强锻炼的生活方式教育纠正不良行为。适当控制膳食热量摄入，建议每天减少 500~1 000kca 热量；调整膳食结构，建议适量脂肪和碳水化合物的平衡膳食，限制含糖饮料、糕点和深加工精制食品，增加全谷类食物、ω-3 脂肪酸及膳食纤维摄入；一日三餐定时适量，严格控制晚餐的热量和晚餐后进食行为。

避免久坐少动，建议根据患者兴趣并以能够坚持为原则选择体育锻炼方式，以增加骨骼肌质量和防治肌少症。例如：每天坚持中等量有氧运动 30 分钟，每周 5 次，或每天高强度有氧运动 20 分钟，每周 3 次，同时做 8~10 组阻抗训练，每周 2 次。1 年内减重 3%~5% 可以改善代谢综合征（MetS）和逆转单纯性脂肪肝，体重下降 7%~10% 能显著降低血清氨基酸转移酶水平并改善代谢相关脂肪性肝病，但是体重下降 10% 以上并维持 1 年才能逆转肝纤维化，遗憾的是，肥胖症患者 1 年内能够减重 10% 以上者小于 10%。

代谢相关脂肪性肝病患者参与生活方式干预项目的积极性并长期坚持至关重要。

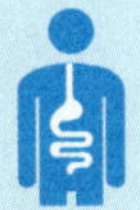

（编者　王慧莲）

第五节　自身免疫性肝炎（案例 31）

核心提示

❖掌握自身免疫性肝炎的诊断要点。

❖掌握自身免疫性肝炎的治疗方法。

一、病历资料

1. 病史

张 ××，女，42 岁，主因“皮肤黄染 7 个多月”入院。

患者 7 个月前无明显诱因出现皮肤及巩膜黄染，轻度瘙痒，伴尿色发黄、乏力和腹胀，就诊于当地医院，查肝炎病毒学指标阴性，经甘草甜素、多烯磷脂酰胆碱（胶囊）、水飞蓟宾等药物治疗后，上述症状并未缓解。5 个多月前丙氨酸氨基转移酶、天冬氨酸氨基转移酶、血清总胆红素复查结果分别为 120U/L、165U/L、139.2 μmol/L。随后患者就诊于某三甲医院，肝组织穿刺活检病理检查结果提示：自身免疫性肝炎、重叠药物性肝损伤、早期肝硬化。腹部超声及增强 CT 提示：肝硬化、腹腔积液。临床诊断为自身免疫性肝炎、早期肝硬化、药物性肝损伤。经保肝、熊去氧胆酸等药物治疗后，患者的症状及肝功能较前有所好转。患者规律服用熊去氧胆酸、双环醇、水飞蓟宾等药物。1 天前患者再次出现皮肤及巩膜黄染、尿黄、乏力，遂就诊于我院门诊，复查丙氨酸氨基转移酶、天冬氨酸氨基转移酶、血清总胆红素，结果分别为 652U/L、442U/L、156.3 μmol/L。为进一步诊治，患者入住我科。

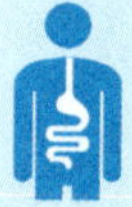

患者否认高血压、糖尿病病史；母体健，父患高血压；已婚，已育；无烟、酒嗜好；

否认结核病史；否认手术、外伤史；否认输血史；否认食物、药物过敏史；家族无特殊病记载。

2. 体格检查

体温 36.5℃，脉搏 78 次 / 分，呼吸 18 次 / 分，血压 116/65mmHg，身高 160cm，体重 56kg。一般情况可；颜面无浮肿；全身皮肤及巩膜黄染；颈无抵抗；甲状腺无肿大；双肺呼吸音清，未闻及干、湿啰音；心率 78 次 / 分，心律齐，心脏各瓣膜听诊区未闻及病理性杂音；腹软，肝区压痛阳性，无反跳痛，肝、脾肋缘下未触及，腹水征阴性；双下肢凹陷性水肿；足背动脉搏动未见减弱。

3. 实验室检查和辅助检查

凝血酶原活动度 36%、甲胎蛋白 252 ng/mL、IgG 36g/L、抗核抗体滴度 1∶1 000、抗线粒体抗体阴性。甲肝、乙肝、丙肝、戊肝、人类疱疹病毒、巨细胞病毒（CMV）血清学标志物阴性。

腹部超声及增强 CT 提示：肝硬化、腹腔积液。

肝脏弹性检测显示：肝弹性为 33.3kPa。

肝组织病理检查显示：肝实质内有多条桥接坏死带，早期塌陷，周围肝细胞保留伴再生；坏死带玫瑰花结样再生肝细胞团周围可见较多浆细胞浸润。病理诊断：自身免疫性肝炎，多次急性发作。

4. 初步诊断

自身免疫性肝炎。

二、诊治经过

患者主因“皮肤黄染 7 个多月”入院。

患者皮肤及巩膜黄染，伴瘙痒，伴尿色发黄、乏力和腹胀症状。体格检查：全身皮肤及巩膜黄染，肝区压痛阳性，双下肢凹陷性水肿。实验室检查显示：丙氨酸氨基转移酶 652U/L、天冬氨酸氨基转移酶 442U/L、血清总胆红素 156.3 μmol/L、凝血酶原活动度 36%、甲胎蛋白 252ng/mL、IgG 36g/L、抗核抗体滴度为 1∶1 000、抗线粒体抗体阴性。肝脏弹性检测及肝组织病理检查结果如前所述。

综上，患者的自身免疫性肝炎评分为 7 分，可以确诊自身免疫性肝炎。

具体治疗见本节相关内容。

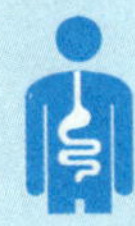

三、案例分析

1. 病史特点

（1）患者为中年女性，皮肤及巩膜黄染，伴瘙痒、尿色发黄、乏力和腹胀。

（2）经保肝、熊去氧胆酸等药物治疗后，病情未得到良好的控制。

（3）体格检查：全身皮肤及巩膜黄染，肝区压痛阳性，双下肢凹陷性水肿。

（4）实验室检查和辅助检查如前所述。

2. 诊断和诊断依据

（1）诊断：自身免疫性肝炎。

（2）诊断依据：

1）皮肤及巩膜黄染，伴瘙痒、尿色发黄、乏力和腹胀。

2）体格检查：全身皮肤及巩膜黄染，肝区压痛阳性，双下肢凹陷性水肿。

3）辅助检查：丙氨酸氨基转移酶 652U/L、天冬氨酸氨基转移酶 442U/L、血清总胆红素 156.3 μmol/L、凝血酶原活动度 36%、甲胎蛋白 252ng/mL、IgG 36g/L、抗核抗体滴度为 1∶1 000、抗线粒体抗体阴性。

4）腹部超声及增强CT 显示：肝硬化、腹腔积液。肝脏弹性检测和肝组织活检病理检查结果如前所述。

3. 鉴别诊断

（1）原发性胆汁性胆管炎。原发性胆汁性胆管炎的病变部位以小叶间胆管和小胆管为主，以 50 岁以上的女性多见。临床上可有皮肤瘙痒、上眼内眦部出现黄色瘤，肝功能检查以肝内淤胆为特征，表现为总胆红素升高，直接胆红素升高超过间接胆红素，同时有碱性磷酸酶和谷氨酰转移酶显著升高。IgM 显著升高，血清抗核抗体和抗平滑肌抗体阳性。

（2）原发性硬化性胆管炎。原发性硬化性胆管炎的病变部位以肝内大胆管为主，少数可波及肝外胆管，以 40 岁左右中年男性居多，多数患者同时合并有溃疡性结肠炎。与原发性胆汁性胆管炎相比，原发性硬化性胆管炎的发病率更低，但临床表现和实验室检查两者相似，内镜下逆行性胆管造影或经皮经肝胆管造影有助于区别。

（3）重叠综合征。兼具上述两种疾病的特征。

四、处理方案及基本原则

1. 一般治疗

多数抗体滴度指数（ATI）对免疫抑制治疗有应答，治疗指征：①转氨酶水平≥ 3

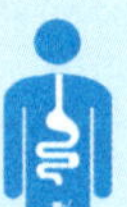

倍正常值上限（UIN）、IgG ≥ 1.5 倍 UIN；②组织学见桥接样坏死、多小叶坏死或中央静脉周围炎；③初发丙氨酸氨基转移酶和（或）天冬氨酸氨基转移酶≥ 10 倍 ULN；④除肝损伤外，伴出凝血异常，即国际标准化比值（INR）≥ 1.5。

不符合上述条件者治疗视临床情况而定。

成人治疗方案为：

（1）优先推荐泼尼松联合硫唑嘌呤治疗。泼尼松起始 30~40mg/d，4 周内逐渐减至 10~15mg/d；硫唑嘌呤 50mg/d 或 1~1.5mg/（kg·d）。联合疗法特别适用于下述自身免疫性肝炎患者：绝经后妇女、骨质疏松脆性糖尿病、肥胖、痤疮、情绪不稳及高血压患者。

（2）大剂量泼尼松单独疗法。起始 40~60mg/d，4 周内逐渐减至 15~20mg/d。单独疗法适用于合并血细胞减少、巯基嘌呤甲基转移酶缺乏、妊娠、恶性肿瘤的自身免疫性肝病患者。非肝硬化的自身免疫性肝病患者也可以选用布地奈德替代泼尼松（起始剂量 3mg，3 次 / 天，后减为 2 次 / 天维持）。治疗应强调个体化处理。疗程一般维持 3 年以上，或获得生化指标缓解后至少 2 年。2 次以上复发者，以最小剂量长期维持治疗。合并胆汁淤积，或 ATH-PBC 重叠综合征、AIH-PSC 重叠综合征者，可加用熊去氧胆酸。对免疫抑制剂无效者，可试用环孢素、他克莫司等治疗。

对于无疾病活动或自动缓解期的 AI、非活动性肝硬化，可暂不考虑行免疫抑制治疗，但应长期密切随访（如每隔 3~6 个月随访 1 次）。对于轻微炎症活动（血清氨基转移酶水平 <3 × ULN，1gC<1.5 × ULN）或病理轻度界面发的自身免疫性肝病患者，需平衡免疫抑制治疗的益处和风险，可暂不启动免疫抑制治疗，而使用甘草制剂等保肝抗炎，并严密观察，如患者出现明显的临床症状，或出现明显炎症活动，再进行免疫抑制治疗。

2. 针对本案例患者的相关诊治

（1）患者入院后进一步完善血常规、肝肾功能、凝血、免疫学、病理学等相关检查。

（2）在熊去氧胆酸、双环醇、水飞蓟宾等保肝药物治疗基础上，加用泼尼松龙 40mg/d 联合硫唑嘌呤 50mg/d 治疗。泼尼松龙每 2 周减 5mg，目前已治疗 5 周。复查结果：丙氨酸氨基转移酶 152U/L、天冬氨酸氨基转移酶 108U/L、血清总胆红素 45 μmol/L，凝血酶原活动度较入院时升高（63%），IgG 和甲胎蛋白水平下降（25.7g/L 和 78ng/mL）。

（3）定期复查各项指标。

自身免疫性疾病主要包括自身免疫性肝炎、原发性胆汁性肝硬化、原发性硬化性胆管炎，以及这三种疾病中任何两者兼有的重叠综合征。其共同特点是，在肝脏出现病理性炎症的同时，血清中可出现与肝脏有关的自身抗体。

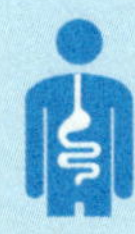

自身免疫性肝炎是以自身免疫反应为基础，以血清 IgG 升高和存在多种自身抗体为特征的肝脏炎症性病变。汇管区大量浆细胞浸润并向周围肝实质侵入形成界板炎症是典型的病理组织学特征。本病多见于女性，任何年龄均可发病。患病率在不同地域间存在差异，约为 3/10 万 ~17/10 万，其中欧洲及北美的患病率最高。适当的免疫抑制剂治疗，可使疾病长期处于缓解状态。

五、要点与讨论

1. 病因

遗传易感性被认为是主要病因，病毒感染、酒精和药物被认为是在遗传易感基础上的促发因素。

2. 临床分型

自身免疫性肝炎起病多缓慢，类似慢性病毒性肝炎，仅约 30% 的病例类似急性肝炎，但急性肝功能衰竭少见。若病情未得到控制，也可逐渐进展为肝硬化，甚至并发肝癌。当患者合并甲状腺炎、炎症性肠病和类风湿关节炎等肝外自身免疫性疾病时，多提示疾病处于活动期。

依据血清中存在的自身抗体，临床上将自身免疫性肝炎分为两个主要类型。

1 型：常见，分布无地域差异，特征性抗体为抗核抗体（ANA）及抗平滑肌抗体（SMA），肌动蛋白抗体、抗可溶性肝抗原抗体、肝胰抗原抗体也可阳性。发病年龄有双峰性，10~30 岁发病者多见于 HLA-DR3 阳性者，30 岁以后发病者多见于 HLA-DR4 阳性者。女性与男性的比例为 3∶1。1 型自身免疫性肝炎通常对免疫抑制剂疗效好，停药后不易复发。

2 型：相对少见，主要分布在欧洲和南美，特征性抗体为 1 型抗肝肾微粒体抗体（anti-LKM1），1 型肝细胞溶质抗原抗体（anti-LC1）也可阳性。此型患者多见于儿童和青少年，女性与男性比例为 10∶1。患者易伴随肝外自身免疫病，通常需长期治疗，预后不如 1 型。

3. 自身免疫性肝炎的重叠综合征（主要是与原发性胆汁性胆管炎、原发性硬化性胆管炎的重叠）

（1）自身免疫性肝炎、原发性胆汁性胆管炎重叠综合征：指血清 AMA 阳性，但肝组织学检查既可有原发性胆汁性胆管炎，也可有自身免疫性肝炎的特征。

（2）自身免疫性肝炎、原发性硬化性胆管炎重叠综合征：指血清可检测到类似自身免疫性肝炎的自身抗体，但肝组织学检查以及胆管造影显示原发性硬化性胆管炎的特征。

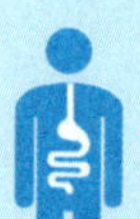

（3）AMA 阳性自身免疫性肝炎：指血清 AMA 阳性，但肝组织学检查显示自身免疫性肝炎的病理特征。本型对免疫抑制剂治疗反应好，不发展为原发性胆汁性胆管炎。

4. 实验室检查

（1）血清生化学检测：自身免疫性肝炎患者天冬氨酸氨基转移酶、丙氨酸氨基转移酶水平一般较胆红素和碱性磷酸酶升高更明显。血清 y 球蛋白，尤其是 IgG 升高是主要特征之一，可见于 85% 的患者。

（2）自身抗体检测：自身抗体检测对自身免疫性肝炎的诊断具有重要价值，其效价代表自身免疫反应的强度，分析某些抗体的动态变化水平有助于评价病情和指导治疗。

1）ANA 及 SMA 1 型自身免疫性肝炎的特征性抗体。ANA 可与多种细胞核抗原反应，其单独出现率为 13%，与 SMA 的共同出现率达 54%。SMA 可与多种细胞骨架成分反应，包括肌动蛋白及非肌动蛋白，其单独出现率为 33%。

ANA 及 SMA 除见于 1 型自身免疫性肝炎外，也可见于原发性胆汁性胆管炎、原发性硬化性胆管炎、慢性病毒性肝炎、药物性肝损伤、酒精性和非酒精性肝病以及某些自身免疫病。

2）anti-LKM12 型自身免疫性肝炎的特征性抗体，一般不与 ANA 及 SMA 同时出现。该抗体于体外可识别 CYP2D6 的 4 个特定重组线性序列。约 5% 慢性丙型肝炎患者血清中也可存在低水平的 anti-LKM1，其原因可能是 HCV 核心区与 CYP2D6 存在分子模拟现象。

3）anti-actin 较 SMA 对 1 型自身免疫性肝炎的诊断更具特异性，但敏感性不如 SMA，故不能替代 SMA。

4）anti-SLA/anti-LP 对 1 型自身免疫性肝炎的诊断具有高度特异性。

5）anti-LC1 对 2 型自身免疫性肝炎的诊断较特异，而且监测血清变化规律还有助于评价病情及指导治疗。该抗体很少见于丙型肝炎，因此有助于 AH 与丙型肝炎的鉴别。

6）PANCA 见于绝大多数 ANA 及 SMA 阳性自身免疫性肝炎，但不具有诊断特异性，可见于多种疾病。

在对上述自身抗体进行分析时，也可先对最具有诊断价值的 ANA、SMA 和 anti-LKM1 进行常规检测，若尚不能明确诊断则可进行补充检测，即进一步分析 anti-actin、anti-SLA/anti-LP、antLCI 和 DANCA。

由于血清生化及免疫学检测对于诊断 A 缺乏特异性，因此国际 AH 协作组推荐对任何可疑自身免疫性肝炎患者都应行肝活体组织学检查，除非存在并发症或禁忌证。肝活检不仅对于 AH 诊断有着重要价值，而且对疗效评估以及疾病的预后判断也有重要作用。

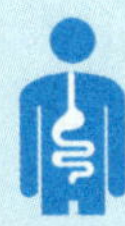

5. 治疗

（1）免疫抑制剂治疗：

1）免疫抑制剂。巯基嘌呤类药物在体内经两条途径代谢，一是在巯基嘌呤甲基转移酶（TPMT）的催化下使巯基发生甲基化，二是在黄嘌呤氧化酶的作用下氧化成硫尿酸。由于造血组织中缺乏黄嘌呤氧化酶，进入组织的嘌呤类药物主要是在巯基嘌呤甲基转移酶催化下分解，其催化活性的强弱直接影响药物的疗效及不良反应。对硫唑嘌呤治疗前或治疗过程中出现血细胞减少的自身免疫性肝炎患者，建议应先分析血清硫代嘌呤甲基转移酶活性，或对硫代嘌呤甲基转移酶编码基因亚型进行分析。治疗前存在严重血细胞或血小板减少者（白细胞计数 $<2.5\times10^9$L 或血小板计数 $<50\times10^9$/L），或硫代嘌呤甲基转移酶活性完全缺乏，或存在硫代嘌呤甲基转移酶编码基因杂合子及纯合子变异者，应禁用嘌呤。可试用环孢素、甲氨蝶呤、普乐可复（FK506）或吗替考酚酯（骁悉）。新型皮质类固醇布地奈德以及熊去氧胆酸可提高自身免疫性肝炎疗效。

2）治疗方案。疗程初始治疗单独选用泼尼松 30mg/d，或与硫呤 50~100mg/d［1mg/（kg·d）］联合应用。当血清丙氨酸氨基转移酶降至正常值 2 倍以内时将泼尼松逐渐减量，直至丙氨酸氨基转移酶在正常范围内的最低剂量后维持治疗。通常是泼尼松 5~10mg/d 与硫嘌呤 1mg/（kg·d）联合治疗，24 个月后通过肝活检对肝脏炎症进行评价。若已有明显的组织学缓解或仅有轻微炎症则可长期以最低剂量维持治疗，否则需调整剂量或治疗方案。多数患者于最初治疗的几周内症状迅速缓解，血清生化学指标逐渐恢复，但也有部分患者需经数月治疗后才显示出疗效。虽然有观点认为当血清丙氨酸氨基转移酶及 IgG 持续正常达 2 年以上时，可考虑停用泼尼松及硫唑嘌呤，但目前的国际共识还是推荐采用上述最低剂量，长期维持治疗为妥。肝组织学检查有助于评价疗效，但并非必须进行。长期应用硫唑嘌呤应警惕骨髓抑制和并发肿瘤的风险。

3）复发及治疗失败后的处理。80% 的患者在停药数月或数年后复发，但是当再次实施初始剂量的免疫抑制剂治疗后通常仍可获得较好疗效。对经常规方案治疗后病情无缓解且进行性加重者可采用大剂量的免疫抑制剂。泼尼松单独应用的剂量可增至 60mg/d，与其他免疫抑制剂联合应用时剂量可减半，硫唑嘌呤的剂量可以增至 2mg/（kg·d），当重新诱导肝脏炎症缓解后再逐渐减量直至维持丙氨酸氨基转移酶正常的最低剂量。

4）对可疑自身免疫性肝炎患者的试验治疗。对高度疑似自身免疫性肝炎患者，可以采用 1mg/（kg·d）泼尼松试验治疗。若患者无应答，基本可排除自身免疫性肝炎。对应答者逐渐减量，若在减量或停药后复发，基本可确诊自身免疫性肝炎。减量或停药后无复发者，自身免疫性肝炎的可能性很小。

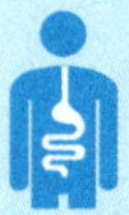

（2）肝移植：多数自身免疫性肝炎患者对免疫抑制剂的反应较好，进入终末期自身免疫性肝炎患者并不常见。一旦因治疗失败而出现肝功能失代偿时，肝移植是最佳的治疗方法，且成功率高，5 年生存率在 90% 以上。对于起病时即出现肝功能失代偿，尤其是以暴发性肝衰竭起病者也应考虑行肝移植。

六、思考题

1. 如何诊断自身免疫性肝炎？

2. 自身免疫性肝炎如何治疗？

七、科普小常识

1. 自身免疫性肝炎能治愈吗？

自身免疫性肝炎一般不能治愈。

自身免疫性肝炎患病后会导致肝细胞损伤，引起腹胀、食欲减退、皮肤瘙痒、黄疸等症状，随着疾病的发展还会波及关节和甲状腺等部位，出现关节肿痛、僵硬、心悸、发热等症状。

自身免疫性肝炎通过积极有效的治疗，能够控制病情发展，减轻肝细胞的损伤，但是难以治愈。

2. 自身免疫性肝炎如果比较严重，药物治疗效果不好该怎么办？

自身免疫性肝炎如果病情比较严重，通过药物治疗没有任何效果，需要遵从医生的建议进行肝移植治疗。肝移植能够使受损伤的肝功能恢复正常，延长患者的寿命。

（编者　郝玉霞）

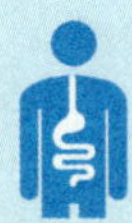

第六节　原发性胆汁性胆管炎（案例 32）

核心提示

❖掌握原发性胆汁性胆管炎的诊断要点。

❖掌握原发性胆汁性胆管炎及其并发症的治疗方法。

❖掌握原发性胆汁性胆管炎的筛查及随访要点。

一、病历资料

1. 病史

王 ××，女，62 岁，主因“腹胀伴食欲缺乏 5 年”入院。

患者 5 年前无明显诱因出现腹胀、食欲不振症状，进食量减少 1/2，无恶心、呕吐，无吞咽困难及咽下痛，无腹痛，无反酸、烧心，无皮肤、黏膜黄染，无皮肤瘙痒，无皮肤、黏膜出血点，症状呈进行性加重，自行服用中药治疗，腹胀减轻，食欲好转。近 2 年患者腹胀症状逐渐加重，自行服用护胃药（具体不详），效果不佳。近 1 个月患者出现尿色加深，胸憋、气短，于 2023 年 11 月 20 日就诊于山西省人民医院心内科。患者完善相关检查后，胸部 CT 提示肝硬化。为进一步诊治，患者入住我科。

精神尚可，睡眠一般，食欲缺乏，无发热，无心悸，无头痛、头晕，体重无明显变化，大便正常，小便茶色。患者否认高血压、糖尿病、肾脏病、冠心病、脑血管意外疾病史；否认手术史、外伤史、输血史；否认肝炎、结核病病史；无传染病病史，预防接种史不详；有食物过敏史，对辣椒过敏，无药物过敏史；否认近期外出旅居史，否认疫区久居史，否认有毒物接触史，否认放射性物质接触史；否认吸烟史、饮酒史；否认冶游史；父亲因食管癌去世；无家族遗传倾向的疾病，家族否认肝炎、结核等传染

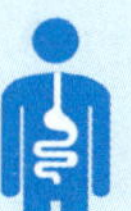

性疾病。

2. 体格检查

体温 36.0℃，脉搏 87 次 / 分，呼吸 15 次 / 分，血压 130/74mmHg，身高 165cm，体重 63kg。神志清楚，精神正常，颜面无浮肿，皮肤、巩膜未见黄染、皮疹及出血点；无蜘蛛痣、肝掌；全身浅表淋巴结未触及肿大；双肺呼吸音清，未闻及干、湿啰音；心率 87 次 / 分，心律齐，心脏各瓣膜听诊区未闻及病理性杂音；腹软，无压痛、反跳痛，未触及包块，肝肋缘下可触及，脾肋缘下未触及，移动性浊音阳性；双下肢无水肿；足背动脉搏动未见减弱。

3. 实验室检查和辅助检查

肺动脉 CTA 显示：肺动脉主干及双侧肺动脉分支未见明显异常；右肺中叶内侧段及左肺舌段线样肺不张；双肺下叶背侧轻度坠积性改变；右肺上叶胸膜下小结节，建议定期复查；右肺下叶条索；肝硬化伴脾大可能，建议完善检查；腹腔及腹膜后增大淋巴结。

4. 初步诊断

肝硬化、脾大、右肺中叶内侧段及左肺舌段线样肺不张、右肺上叶胸膜下小结节、腹腔及腹膜后增大淋巴结。

二、诊治经过

患者主因“腹胀伴食欲缺乏 5 年”入院。

患者查体：肝肋缘下可触及，移动性浊音阳性。

患者入院时肺动脉 CTA 提示肝硬化伴脾大。未见肝功能检查结果。

初步考虑肝硬化、脾大。

患者入院后的相关检查项目及结果如下：

血常规显示，白细胞计数 2.65×10^9/L、血小板计数 73 × 109/L；凝血酶原时间（PT-S）12.9s；肝功能显示，丙氨酸氨基转移酶 76.54IU/L、天冬氨酸氨基转移酶 76.45IU/L；总胆红素 25.47μmol/L、r- 谷氨酰转肽酶 134.96IU/L、白蛋白 37.99g/L；肿瘤标志物显示，糖类抗原 GA199 50.8U/mL、甲胎蛋白 12.99ng/mL；肝纤四项显示，透明质酸 133.04ng/mL；肝炎筛查阴性；抗可溶性抗原（ENA）显示，抗 AM_2-M_2 抗体阳性；自免肝抗体显示，抗核膜孔蛋白 gp210 阳性；肝脏弹性成像显示，弹性模量 E 约 25.6kPa；腹部增强 CT 提示，肝硬化、脾大、腹盆腔积液、门静脉增宽伴侧支循环形成；胃镜提示，食管胃底静脉曲张。

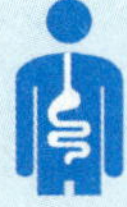

具体治疗见本节相关内容。

三、案例分析

1. 病史特点

（1）患者为老年女性，以“腹胀，食欲缺乏，伴尿色加深、胸憋、气短”为主诉。

（2）否认肝炎史；否认用药史；否认饮酒史；否认输血史。

（3）体格检查：皮肤、巩膜未见黄染、皮疹及出血点；无蜘蛛痣、肝掌；腹软，无压痛、反跳痛，未触及包块，肝肋缘下可触及，脾肋缘下未触及，移动性浊音阳性；双下肢无水肿。

（4）实验室检查和辅助检查：血常规显示，白细胞计数、血小板计数减低，为脾功能亢进表现；凝血显示，凝血功能异常，凝血酶原时间延长，活动度下降；肝功能显示，肝功异常，转氨酶、胆红素升高，白蛋白下降；肿瘤标志物显示，糖类抗原 CA199、甲胎蛋白升高；肝纤四项显示，透明质酸升高；肝炎筛查阴性；抗可溶性抗原显示，抗 AM2-M2 抗体阳性；自免肝抗体显示，抗核膜孔蛋白 gp210 阳性；肝脏弹性成像显示，弹性模量 E 约 25.6kPa；腹部增强 CT 显示，肝硬化、脾大、腹盆腔积液、门静脉增宽伴侧支循环形成；胃镜提示，食管胃底静脉曲张。

2. 诊断和诊断依据

（1）诊断：原发性胆汁性肝硬化失代偿期、肝硬化伴食管胃底静脉曲张、脾大、脾功能亢进、腹腔积液、凝血功能异常、胆囊结石伴胆囊炎、门静脉高压性胃病、腹腔及腹膜后多发肿大淋巴结。

（2）诊断依据：①有食欲缺乏、乏力、腹胀等非特异性消化道症状。②查体未见肝掌、蜘蛛痣，肝肋缘下可触及，移动性浊音阳性。③肝脏弹性成像示，弹性模量 E 约 25.6kPa；CT 示，肝硬化伴脾大，腹腔积液，门静脉增宽及侧支循环形成；胃镜示，食管胃底静脉曲张。④血常规示，白细胞计数、血小板计数减低，为脾功能亢进表现；凝血示，凝血功能异常，凝血酶原时间延长，活动度下降；肝功能示，肝功异常，转氨酶、胆红素升高，白蛋白下降；肿瘤标志物示，糖类抗原 CA199、甲胎蛋白升高；肝纤四项示，透明质酸升高；肝炎筛查阴性；抗可溶性抗原显示，抗 AM2-M2 抗体阳性；自免肝抗体示，抗核膜孔蛋白 gp210 阳性。

3. 鉴别诊断

患者有食欲减退、腹胀、乏力等非特异性消化道症状，需要与慢性胃炎、功能性消化不良、恶性肿瘤、胃轻瘫等消化道疾病相鉴别；患者有尿黄的表现，实验室检查示肝功能异常，所以还需与肝硬化、肝衰竭、肝癌等肝脏疾病相鉴别。

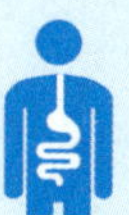

（1）慢性胃炎。本病多因慢性上腹部不适或疼痛而影响心情，导致食欲差。其症

状有胃病疼痛和饱胀感，尤其在饭后症状加重，而空腹时比较舒适，每次进食量虽不多，却觉得过饱而不适，常伴有嗳气、反酸、烧心、恶心、食欲不振、消化不良，一些患者还伴有神经系统症状，如精神紧张、心情烦躁、失眠、心悸、健忘等。胃镜检查是主要的鉴别方法。

（2）功能性消化不良。多见于45~55岁女性，本病多有不思饮食表现，常伴有出汗、咽部异物感、胸腹部不适、睡眠差、情绪不佳、易生气等全身神经官能症状。内镜检查与X线、腹部B超检查未发现明显异常。

（3）恶性肿瘤。有占位性病变，患者全身症状较明显，患者体重下降较为明显，常有发热、疼痛、乏力，有时可触及包块。CT检查、肿瘤标志物常可鉴别。

（4）胃轻瘫。是一种常见的胃运动性疾病，常继发于糖尿病，表现为厌食、早饱、恶心、呕吐。胃轻瘫即在无消化道梗阻的情况下，胃对固体和液体的排空异常缓慢，常由于胃或小肠上部内在的动力紊乱引起。可做碳13胃排空测定胃排空速度。

（5）肝硬化。肝硬化是由于不同的疾病因素长期作用于肝脏而导致的一种慢性、进行性、弥漫性的肝病终末阶段。肝硬化的表现多种多样，包含代偿期和失代偿期两大类，肝硬化早期表现隐匿，不易察觉，晚期则常出现各种严重症状和相关的并发症表现，如循环障碍、脾脏肿大、腹水、黄疸及内分泌紊乱等。腹部CT、MRI有助于诊断，肝穿刺为金标准。

（6）肝衰竭。肝衰竭是由病毒感染、酒精、药物、肝毒性物质等多种因素引起的肝脏损害，导致肝脏合成、排泄和生物转化等功能发生严重障碍或失代偿，出现以凝血功能障碍、黄疸、肝肾综合征、肝性脑病、腹水等为主的一组复杂临床症状。肝功能检查有助于诊断。

（7）肝癌。肝癌可分为原发性肝癌和继发性肝癌两大类。原发性肝癌是指肝细胞或肝内胆管上皮细胞发生的恶性肿瘤；继发性肝癌又称转移性肝癌，指身体其他器官起源的恶性肿瘤扩散或转移至肝脏。当检查结果满足以下三项中的任何一项即可诊断肝癌：具有两种典型影像学（超声、增强CT、MRI）或选择性肝动脉造影表现，病灶 > 2cm；一项典型影像学表现，病灶2cm，甲胎蛋白 > 400ng/mL；肝脏活检阳性。

四、处理方案及基本原则

1. 一般治疗

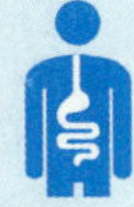

对于代偿期患者，治疗旨在延缓肝功能失代偿、预防肝细胞肝癌，争取逆转病变；对于失代偿期患者，则以改善肝功能、治疗并发症、延缓或减少对肝移植需求为目标。

（1）保护或改善肝功能：去除或减轻病因，慎用损伤肝脏的药物，维护肠内营养，保护肝细胞。

（2）门静脉高压症状及其并发症治疗：腹腔积液、食管胃底静脉曲张破裂出血、肝性脑病、胆石症、感染、门静脉血栓、肝硬化低钠血症、肝肾综合征、肝肺综合征、脾功能亢进等并发症的治疗；对于终末期肝硬化治疗的最佳选择是肝移植。

原发性胆汁性胆管炎的治疗：

（1）一线治疗：熊去氧胆酸是治疗原发性胆汁性肝硬化的一线药物，国内外资料均推荐熊去氧胆酸 13~15mg/（kg·d）用于原发性胆汁性肝硬化的治疗，可分次或 1 次顿服，需长期服药。如同时应用考来烯胺，两者应间隔至少 4~6 小时。

熊去氧胆酸安全性良好，不良反应较少（主要包括腹泻、腹胀、体重增加及瘙痒加重等，通常不需要停药）。极少数患者会出现过敏，以及不能耐受药物副作用。

（2）二线治疗：对于熊去氧胆酸生化应答不佳的患者长期预后差、生存率低，需考虑二线治疗。目前原发性胆汁性肝硬化的二线治疗药物主要包括奥贝胆酸、贝特类药物以及布地奈德等。

1）奥贝胆酸（OCA）：OCA 是目前唯一被欧美国家批准治疗的原发性胆汁性肝硬化二线药物。OCA 是一种半合成疏水性胆汁酸类似物，作为选择性法尼醇 X 受体（FXR）激动剂，可抑制胆酸合成限速酶基因的表达，从而减少胆汁酸合成并促进其代谢和转化，此外，FXR 信号还可影响炎症、代谢调节和肝纤维化。OCA 可以改善对熊去氧胆酸生化应答欠佳的原发性胆汁性肝硬化患者的生化指标及组织学进展。OCA 的主要副作用为瘙痒和乏力，其发生率分别为 77% 和 33%。其中瘙痒的发生呈剂量依赖性，此外，OCA 治疗还可导致高密度胆固醇降低，但是否会增加心血管事件风险尚有争议。

2）贝特类药物：贝特类药物（非诺贝特、苯扎贝特）可通过过氧化物酶体增殖物激活受体（PPAR）途径抑制胆汁酸生成。苯扎贝特同样可以改善对熊去氧胆酸生化应答欠佳患者的生化指标。苯扎贝特还可改善原发性胆汁性肝硬化患者瘙痒症状。贝特类药物最常见的不良事件包括血清转氨酶和肌酐升高，此外，在贝特类药物应用过程中，还需警惕肌肉及潜在肾毒性等可能。

3）布地奈德：布地奈德是第 2 代糖皮质激素，在肝脏内具有较高的首过消除效应，因此全身副作用相对较少。本药可通过糖皮质激素受体 / 孕烷 X 受体（PXR）途径参与调控胆汁酸的合成、转运及代谢。在晚期原发性胆汁性肝硬化患者中布地奈德血药浓度显著升高，可出现门静脉血栓形成等严重不良反应。因此，不推荐布地奈德用于肝硬化或门静脉高压患者。

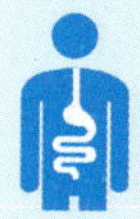

（3）肝移植：原发性胆汁性肝硬化进展至肝硬化失代偿期（腹腔积液、食管胃底静脉曲张破裂出血或肝性脑病），且终末期肝病模型（MELD）评分 >15 分，或 Mayo 风险评分 >7.8 分，可考虑行肝移植。另外，严重的顽固性瘙痒也是肝移植的特殊指征。

原发性胆汁性肝硬化患者肝移植后长期生存率高，但是存在一定复发风险。肝移植后 5 年、10 年和 15 年的原发性胆汁性肝硬化复发风险分别为 22%、21%~37% 和 40%。肝移植术后 AMAs 仍可持续阳性，因此原发性胆汁性肝硬化复发的诊断主要依赖组织学（非化脓性破坏性胆管炎或旺炽性胆管病变）和肝脏生物化学异常。肝移植后复发的危险因素包括：肝移植时年龄较小、术后应用他克莫司以及出现胆汁淤积等。有研究提示，与他克莫司相比，肝移植术后应用环孢素 A 可以降低术后复发；但另一项研究提出，两种免疫抑制剂的选择对于移植术后复发没有显著影响，且他克莫司较环孢素 A 的副作用更少。肝移植术后原发性胆汁性肝硬化复发可降低移植物和患者的生存率，常规预防性使用熊去氧胆酸可有效降低原发性胆汁性肝硬化的复发。

（4）针对症状和伴发症的治疗：

1）乏力：对于乏力的患者需鉴别是否存在其他引起乏力的病因，如贫血、肝外自身免疫性疾病、睡眠障碍和抑郁症等，并进行针对性治疗。目前尚无针对乏力本身的有效方法。研究发现，熊去氧胆酸、奥贝胆酸、氟西汀、秋水仙碱、甲氨蝶呤、环孢素等药物均无法改善乏力症状，而肝移植可显著降低原发性胆汁性肝硬化患者疲劳评分。关于莫达非尼是否可以改善原发性胆汁性肝硬化患者乏力症状尚无一致结论。

2）瘙痒：大约 70% 原发性胆汁性肝硬化患者出现瘙痒，并对生活质量产生显著影响。目前治疗瘙痒的药物主要包括考来烯胺、利福平、阿片类受体阻断剂等，顽固性瘙痒也是肝移植的特殊适应证。有研究提示苯扎贝特可能有助于缓解原发性胆汁性肝硬化患者的瘙痒。

胆汁酸螯合剂考来烯胺是治疗瘙痒的一线药物，推荐剂量为 4~16g/d；然而，其耐受性较差，可出现恶心、腹胀、便秘等副作用。为避免干扰其他药物的吸收，考来烯胺应和其他药物间隔 4~6 小时服用。

如果患者不能耐受考来烯胺，可试用二线药物利福平。研究表明，利福平能有效缓解胆汁淤积引起的瘙痒。其推荐剂量为 150mg，2 次 / 天。对于无应答者，剂量可增加至 600mg/d。但是本药可导致严重肝损伤、溶血性贫血及肾损伤，并与其他药物有相互作用。我国学者的经验是小剂量应用（100~300mg/d），并严密监测其副作用。

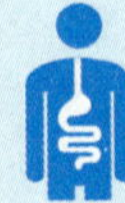

研究发现，阿片类受体拮抗剂有助于改善瘙痒，但可能会出现戒断症状。两项随机临床试验和后续研究表明，静脉注射或口服纳洛酮对顽固性瘙痒有效，需从低剂量开始，

缓慢增加到合适剂量，以减少不良反应发生。盐酸纳呋喃芬是一种选择性阿片受体 κ 激动剂，目前在日本已被批准用于治疗原发性胆汁性肝硬化患者的顽固性瘙痒。

能够拮抗 5- 羟色胺作用的药物如昂丹司琼和舍曲林也被用于治疗瘙痒。研究提示，舍曲林和利福平在改善瘙痒方面并无明显差异，但舍曲林对肝酶影响较小，因而安全性更好。另外，许多针对回肠胆汁酸转运体、减少肠肝循环的新型药物（如利奈昔布），在临床试验中显示出对胆源性瘙痒具有一定疗效。

3）眼干、口干：对于合并干眼症的患者首选人工泪液。环孢素眼用制剂或利福舒特眼膏适用于单用人工泪液无效者，在眼科中广泛使用。有口干和吞咽困难者，可尝试非处方性唾液替代品，如保湿漱口水、口腔喷雾剂等。如仍有症状者，可使用胆碱能药物，如毛果芸香碱或西维美林等，以增加液体分泌。随机对照临床试验证实胆碱能药物可缓解口干、眼干症状，但可能导致恶心、出汗、潮红、尿频、头晕或腹泻等副作用。

4）骨质疏松：代谢性骨病是原发性胆汁性肝硬化患者常见的并发症，主要包括骨量减少和骨质疏松。原发性胆汁性肝硬化患者骨质疏松的患病率为 20%~45%，在肝移植、绝经后患者中其发生率更高。双膦酸盐、维生素 D 和钙剂可用于原发性胆汁性肝硬化患者骨质疏松的治疗。

双膦酸盐在原发性胆汁性肝硬化患者中的疗效仍有争议。研究显示，第一代双膦酸盐并未降低原发性胆汁性肝硬化患者骨折风险。但是，最近的一项随机对照研究显示，第 3 代双膦酸盐阿仑膦酸盐每周 70mg 或伊班膦酸盐每月 150mg 可显著增加原发性胆汁性肝硬化患者的腰椎骨密度，且安全性良好。由于双膦酸盐可能导致静脉曲张出血、胃食管反应和心房颤动等副作用，因此，在食管静脉曲张患者中须谨慎使用，并应监测其出血风险。

原发性胆汁性肝硬化患者普遍存在维生素 D 缺乏。对有维生素 D 缺乏者，建议补充维生素 D 使其血清 25 羟基维生素 D 水平达到 30ng/mL 以上。对于 50 岁以上人群，建议在饮食中摄入足够的钙（800~1 000mg/d）；对于接受骨质疏松治疗的患者，建议每天补充 500~1 200mg 钙和 400~800IU 维生素 D。另外，维生素 D 用于预防骨质疏松时，推荐 800~1 200IU/d。一项为期 3 年的研究发现，与未接受治疗的对照组相比，接受维生素 D、钙和降钙素治疗的原发性胆汁性肝硬化患者骨密度损失显著减少。

2. 针对本案例患者的相关诊治

（1）患者入院后完善血常规、肝功能、肾功能、电解质、凝血和 D- 二聚体、肿瘤标志物、肝纤四项、肝脏弹性成像、腹部增强 CT、胃镜检查。

（2）嘱咐患者吃软质饮食。

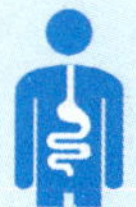

（3）给予熊去氧胆酸 250mg，3 次 / 天，促进胆汁排出。

（4）给予甘草酸单铵半胱氨酸、促肝细胞生长素、谷胱甘肽保肝、呋塞米联合螺内酯利尿、艾普拉唑，抑酸护胃。

（5）胃镜示食管胃底静脉曲张，完成内镜下食管静脉曲张硬化术 + 胃底静脉曲张组织胶黏堵术，术后给予奥曲肽降门脉压力预防出血，非选择性 β 受体阻断剂美托洛尔降门脉压预防食管胃底静脉曲张破裂出血。

（6）复查血常规、肝功能、电解质，严密监测生命体征变化。

3. 转诊及社区随访

社区医生应密切关注患者生命体征及相关指标及并发症变化，若出现严重并发症应及时转诊。

（1）无法明确诊断的肝功异常患者。

（2）轻中度肝功能异常经治疗效果不佳患者。

（3）原发性胆汁性肝硬化诊断明确，病情进展出现严重并发症，如大量腹水、脾功能严重亢进、食管胃底静脉曲张破裂出血、自发性腹膜炎、肝肾综合征、肝肺综合征等严重并发症。

（4）重症原发性胆汁性胆管炎患者，进展至终末期肝硬化。

五、要点与讨论

原发性胆汁性肝硬化诊断的流程是，首先确认有无肝硬化，其次确认肝硬化病因。

1. 原发性胆汁性肝硬化的诊断标准

（1）原发性胆汁性肝硬化的诊断需依据生物化学、免疫学、影像学及组织学检查进行综合评估。

满足以下 3 条标准中的 2 条即可诊断：

1）存在胆汁淤积的生物化学证据（主要是碱性磷酸酶和 GGT 升高），且影像学检查排除了肝外或肝内大胆管梗阻。

2）AMAs/AMA-M2 阳性，或其他原发性胆汁性肝硬化特异性自身抗体（抗 gp210 抗体、抗 sp100 抗体）阳性。

3）组织学上有非化脓性破坏性胆管炎和小胆管破坏的证据。

（2）鉴别诊断

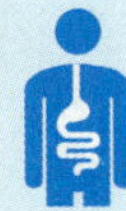

原发性胆汁性肝硬化的鉴别诊断应包括其他各种病因所致的肝外或肝内胆汁淤积。结石、炎性狭窄或肿瘤等引起的肝外或肝内大胆管梗阻，一般经超声、CT、MRI 等影像

检查即可发现。

肝内胆汁淤积的病因繁多，需依靠病史、体检、生化、免疫、影像、病理及基因检测等手段综合判断。原发性胆汁性肝硬化需要与主要累及肝细胞的疾病（如酒精性肝病、药物性肝病等），主要累及胆管的疾病［如小胆管型原发性硬化性胆管炎（PSC）、IgG4 相关性胆管炎、成人特发性胆管减少症及良性再发性或进行性家族性肝内胆汁淤积等］、主要累及血管性疾病（如肝窦阻塞综合征、布加综合征等），以及结节病、朗格汉斯细胞组织细胞增生症及肝淀粉样变性等疾病相鉴别。

2. 诊断上常见误区

（1）对病因不明的碱性磷酸酶和（或）谷氨酰转肽酶升高者，应常规检测 AMAs 和（或）AMA-M2；对于 AMAs 或 AMA-M2 阴性的患者，可进一步检查抗 gp210 抗体和抗 sp100 抗体。

（2）对于有典型胆汁淤积生化指标异常、原发性胆汁性肝硬化特异性自身抗体（AMAs、AMA-M2、抗 gp210 抗体、抗 sp100 抗体）阳性者，肝组织病理学检查并非诊断所必需，但是肝组织活检有助于准确评估其病理分期，判断疾病严重程度。

（3）有以下情况需行肝组织活检：①胆汁淤积生化指标异常，但上述抗体阴性者；②原发性胆汁性肝硬化患者同时有不明原因转氨酶升高（天冬氨酸氨基转移酶或丙氨酸氨基转移酶≥ 5×ULN），或临床怀疑合并其他疾病者（如自身免疫性肝炎、代谢相关脂肪性肝病或药物性肝病等）；③原发性胆汁性肝硬化患者对熊去氧胆酸生化应答不佳时。

（4）符合下列 3 条标准中的 2 项即可诊断为原发性胆汁性肝硬化：①反映胆汁淤积的生化异常如碱性磷酸酶和谷氨酰转肽酶升高，且影像学检查排除了肝外或肝内大胆管梗阻；②血清 AMAs/AMA-M2 阳性，或其他原发性胆汁性肝硬化特异性自身抗体如抗 gp210 抗体、抗 sp100 抗体阳性；③肝活检有非化脓性破坏性胆管炎和小胆管破坏的组织学证据。

六、思考题

1. 原发性胆汁性胆管炎的诊断要点有哪些？
2. 原发性胆汁性胆管炎目前常用的治疗方案有哪些？治疗原理是什么？
3. 原发性胆汁性胆管炎的并发症及防治原则、方案是什么？
4. 熊去氧胆酸有哪些常见不良反应？

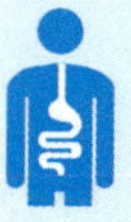

七、科普小常识

1. 原发性胆汁性胆管炎好发人群有哪些?

原发性胆汁性胆管炎主要好发于中老年女性，具体特点如下：

（1）女性患者比例显著高于男性：在中国，女性与男性的比例为（6.2~6.9）：11。

（2）年龄分布：大多数患者年龄介于40~60岁。50~60岁的女性是原发性胆汁性肝硬化的主要发病群体。

（3）自身抗体：多数原发性胆汁性肝硬化患者具有疾病特异性自身抗体——抗线粒体抗体（AMA）。

虽然男性患者的预后通常比女性差，并且男性是原发性胆汁性肝硬化患者发生肝细胞癌的独立危险因素，但这并不改变原发性胆汁性肝硬化主要影响女性的事实。因此，对于中老年女性，特别是那些有自身抗体阳性的个体，应特别关注原发性胆汁性肝硬化的早期诊断和治疗。

2. 原发性胆汁性胆管炎遗传吗?

原发性胆汁性胆管炎不会遗传，因为这并不是一种遗传疾病，而是一种自身免疫性的胆汁淤积性肝病，与感染及免疫功能有关，一般不会遗传给下一代。

3. 原发性胆汁性胆管炎患者生活上应注意哪些细节?

（1）养成良好的饮食习惯。尽量以清淡和容易消化的食物为主，远离辛辣、油腻性食物，例如烧烤、炸鸡、肥肉、辣椒、花椒等，还需要戒烟、戒酒，防止加重病情。

（2）养成规律的作息。保持充足的睡眠，不宜熬夜。

（3）患者确诊后应积极配合医生干预病情，定期前往医院进行复查，监测自身的各项指标。如果病情进一步发展，应及时告知医生。

4. 原发性胆汁性胆管炎患者预后怎样?

目前，经熊去氧胆酸规范治疗原发性胆汁性肝硬化患者的整体预后已经有明显改善。国内报道，经熊去氧胆酸治疗后的原发性胆汁性肝硬化患者5年、10年无肝移植生存率分别为78.0%~86.7%、71.1%~74.3%；5年肝细胞性肝癌发生率约为1.62%；5年失代偿发生率为3.81%~4.31%。已出现肝硬化者的预后较差，代偿期和失代偿期肝硬化原发性胆汁性肝硬化患者5年无肝移植生存率分别为77.1%和35.9%。

5. 原发性胆汁性胆管炎如何筛查及随访?

（1）一级亲属筛查（确定诊断后）。原发性胆汁性肝硬化患者家庭成员发病的风险增加，主要累及一级女性亲属，最常见者为姐妹和母女。原发性胆汁性肝硬化患者一级亲属AMAs阳性率高达13.1%，其中姐妹的阳性率高达20.7%，母子、兄弟、姐弟、

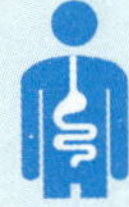

兄妹间的共同患病也有报道。尽管筛查原发性胆汁性肝硬化患者一级亲属的证据尚不充足，但建议对 30 岁以上的原发性胆汁性肝硬化患者一级女性亲属筛查 AMAs 和碱性磷酸酶，对结果异常者做进一步检查，以确定能否诊断为原发性胆汁性肝硬化，并决定是否给予相应的治疗或长期随访。

（2）长期随访（开始治疗后）。原发性胆汁性肝硬化患者需长期服用熊去氧胆酸治疗，建议每 3~6 个月监测肝脏生化指标，以评估生化应答情况，并发现少数在疾病进程中有可能发展为 PBC-AIH 重叠综合征的患者。对于肝硬化以及男性患者，建议每 6 个月行肝脏超声及甲胎蛋白检查，以监测肝细胞癌。建议所有患者每年筛查甲状腺功能。对于肝硬化患者应行胃镜检查，明确有无食管胃静脉曲张，并根据胃镜结果及患者肝功能情况，每 1~3 年复查胃镜。根据患者基线骨密度及胆汁淤积的严重程度，建议每 2~3 年评估骨密度。对于黄疸患者，如有条件可每年筛查脂溶性维生素水平。

（编者　曹　峥）

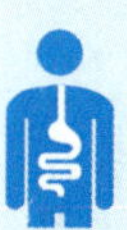

第七节　肝硬化消化道出血（案例33）

核心提示

❖掌握急性食管胃底静脉曲张破裂出血的处理方法。

❖掌握肝硬化食管胃底静脉曲张破裂出血的处理原则。

一、病历资料

1. 病史

李××，男，27岁，主因“呕血14小时”急诊入院。

患者于14小时前饱餐后自觉恶心，后突然出现呕血，为暗红色，含血凝块，量较多，共呕血3次，约1 500mL，伴全身乏力、头晕、心慌、出冷汗，后出现晕厥，约2分钟后转醒，不伴黑便，无抽搐、大小便失禁、肢体活动障碍等，遂就诊于山西省人民医院急诊科。为进一步诊治，患者入住我科。

患者乙肝10年，乙肝肝硬化1年，目前口服恩替卡韦；否认药物过敏史；否认高血压、糖尿病病史；母体健，父患肝硬化；未婚未育；无烟酒嗜好；否认结核病史；否认手术、外伤史；否认食物、药物过敏史；家族无特殊病记载。

2. 体格检查

体温36.3℃，脉搏105次/分，呼吸20次/分，血压88/53mmHg，身高175cm，体重70kg。神志清楚，言语流利；双侧瞳孔等大圆，对光反应灵敏；睑结膜苍白，巩膜未见黄染；双肺呼吸音清，未闻及干、湿啰音；心律齐，心脏各瓣膜听诊区未闻及病理性杂音；腹软，全腹无压痛、反跳痛，肝、脾肋缘下未及，移动性浊音阴性；双下肢无水肿。

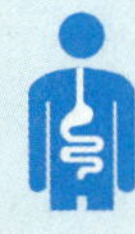

3. 实验室检查和辅助检查

患者于山西省人民医院急诊科行相关检查：心肌肌钙蛋白 I<0.01ng/mL、肌酸激酶同工酶 <20ng/mL、肌红蛋白 34.6ng/mL、N- 端脑利钠肽前体 108pg/mL、D- 二聚体 0.15mg/L；白细胞计数 5.02×10^9/L、中性粒细胞 82.5%、中性粒细胞数 4.13×10^9/L、红细胞计数 3.57×10^{12}/L、血红蛋白 64g/L、血小板计数 68×10^9L、C- 反应蛋白 <0.20mgL；丙氨酸氨基转移酶 3.83IU/L、天冬氨酸氨基转移酶 23.76IU/L、白蛋白 38.54g/L、总胆红素 15.63μmol/L、血肌 64.4μmol/L、钾 4.17mmol/L、钠 136.60mmol/L、氯 107.66mmol/L、血氨 20.09μmol/L；降钙素原 0.047ng/mL；凝血酶原时间 18.8s，活动度 46%，活化部分凝血活酶时间 3.0s，凝血酶时间 19.8s，纤维蛋白原 1.22g。

4. 初步诊断

肝硬化伴食管胃底静脉曲张破裂出血、失血性休克、乙肝后肝硬化。

二、诊治经过

患者主因“呕血 14 小时”急诊入院。

患者乙肝后肝硬化诊断明确。查体：睑结膜苍白，腹软，全腹无压痛、反跳痛，无移动性浊音。血红蛋白明显减低，白细胞、血小板减少，考虑脾功能亢进。胃镜：食管上段可见蚓状曲张静脉向下延伸至贲门口，可见交通支，下段可见一支曲张静脉呈喷射样出血；分 2 点新三明治法注射聚桂醇 8mL+ 组织胶 1mL 封堵出血点，出血停止。初步考虑肝硬化伴食管胃底静脉曲张破裂出血、失血性休克。

患者入院后的相关检查项目及结果如下：

1. 血常规（如图 4-7-1 所示）

备注：[血小板计数(PLT) 结果：36 ×10^9/L；血红蛋白(HGB) 结果：46 g/L；]危急值报告，请医师结合临床予以重视

行	项目名称	检验结果	参考值	单位	行	项目名称	检验结果	参考值	单位
1	★白细胞计数(WBC)	3.36	↓4--10	×10^9/L	20	★血小板计数(PLT)	36	▼100--300	×10^9/L
2	中性粒细胞%(NEUT)	57.8	50--75	%	21	血小板分布宽度(PDW)	15.4	↑9.0--13.0	fL
3	中性粒细胞数(NEUT#)	1.95	↓2.0--7.0	×10^9/L	22	血小板压积(PCT)	0.035		
4	淋巴细胞%(LYMPH)	29.0	20--40	%	23	血小板平均体积(MPV)	9.8	9.0--17.0	fL
5	淋巴细胞数(LYMPH#)	0.97	↓1--4.4	×10^9/L	24	C-反应蛋白(CRP)	8.25	↑0--8	mg/L
6	单核细胞%(MONO)	7.5	3--8	%					
7	单核细胞数(MONO#)	0.25	0.2--1	×10^9/L					
8	嗜酸性粒细胞%(EO)	4.3	0.5--5	%					
9	嗜酸性粒细胞数(EO#)	0.14	0.05--0.5	×10^9/L					
10	嗜碱性粒细胞%(BASO)	1.4	↑0--1	%					
11	嗜碱性粒细胞数(BASO#)	0.05	0--0.1	×10^9/L					
12	★红细胞计数(RBC)	2.28	↓4--5.5	×10^12/L					
13	★血红蛋白(HGB)	46	▼120--160	g/L					
14	★红细胞比容(HCT)	0.152	↓0.42--0.49						
15	★红细胞平均容积(MCV)	66.6	↓80--100	fL					
16	★红细胞平均Hb含量(MCH)	20.3	↓26--34	pg					
17	★红细胞平均Hb浓度(MCHC)	305	↓310--370	g/L					
18	红细胞分布宽度SD(RDW-SD)	52.9	37.0--54.0	fL					
19	红细胞分布宽度CV(RDW-CV)	21.8	↑10.1--16.0	%					

图 4-7-1　血常规检查单

2. 肝肾功能（如图 4-7-2 所示）

备注：

行	项目名称	检验结果		参考值	单位
1	★丙氨酸氨基转移酶(ALT)	22.20		0--40	IU/L
2	★天冬氨酸氨基转移酶(AST)	23.54		0--40	IU/L
3	★白蛋白(ALB)	33.98	↓	38--60	g/L
4	★总胆红素(TBIL)	15.15		2--20	μmol/L
5	直接胆红素(DBIL)	4.50		0--8	μmol/L
6	间接胆红素(IBIL)	10.65		0--14	μmol/L
7	★γ-谷氨酰转肽酶(GGT)	18.55		0--30	IU/L
8	★碱性磷酸酶(AKP)	41.04	↓	45--125	IU/L
9	★血肌酐(SCr)	89.1		57--97	μmol/L
10	★钾(K)	3.91		3.5--5.5	mmol/L
11	★钠(Na)	137.63		130--150	mmol/L
12	★氯(Cl)	109.04		96--110	mmol/L
13	血氨(AMMON)	24.16		10--47	μmol/L

结果描述：

图 4-7-2　肝肾功检查单

3. 胸腹部 CT（如图 4-7-3 所示）

胸部CT扫描示：双侧胸廓对称，纵隔居中，纵隔内各大血管走行正常，心脏不大，心包未见异常，纵隔内未见明显肿大淋巴结。气管及支气管通畅，双肺及肺门纹理走行正常肺野透亮度清晰，右肺中叶索条影，双侧胸腔积液。

腹部CT扫描示：食管下段管壁增厚，食管胃底可见多发迂曲增粗血管影。附脐静脉开放。肝脏外缘欠光整，各叶比例失调，肝裂增宽，肝实质密度均匀，未见异常密度灶及占位病变，肝内、外胆管无扩张，肝门结构清，未见异常密度影。胆囊不大，囊壁均匀增厚，未见阳性结石。脾脏增大。胰腺形态、大小、密度未见异常。双肾形态、大小正常，未见明显异常密度影。腹腔及腹膜后未见肿大淋巴结，腹腔少量积液。

膀胱充盈良好，壁均匀，未见异常密度影，前列腺形态、大小及密度正常，未见异常密度影。直肠形态正常，未见异常密度影。盆腔软组织间隙清晰，盆腔淋巴结未见肿大，盆腔未见积液。

腹部CTA+CTV扫描示：腹主动脉、腹腔干、脾动脉、肝动脉、双侧肾动脉、双侧髂动脉显示，未见明显异常。肠系膜上动脉及其大分支显示，未见明显异常。门静脉主干及分支、脾静脉及肠系膜上静脉主干增粗。双肾静脉、下腔静脉及肝左中右静脉显示，未见异常。

影像学诊断：		是否阳性	□

1. 肝硬化，伴脾大，腹水，胆囊继发性改变。
   食管下段管壁增厚，食管胃底静脉迂曲增粗。
   门静脉主干及分支、脾静脉及肠系膜上静脉主干增粗；附脐静脉开放。
2. 盆腔横断位CT平扫未见明显异常。
3. 右肺中叶索条。
4. 双侧胸腔积液。

图 4-7-3　胸腹部 CT 检查报告

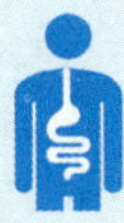

4. 胃镜下治疗（如图 4-7-4 所示）

食　　管：通畅，上段始见蚓状曲张静脉向下延伸至贲门口，可见交通支，下段可见一支曲张静脉呈喷射样出血，分2点新三明治法注射聚桂醇8ml+组织胶1ml封堵出血点，出血停止，可见较多血凝块及暗红色血液影响观察，齿状线距门齿40cm。
贲　　门：可见较多血凝块及暗红色血液影响观察。
胃　　底：可见较多血凝块及暗红色血液影响观察。
胃　　体：可见较多血凝块及暗红色血液影响观察。
胃　　角：可见较多血凝块及暗红色血液影响观察。
胃　　窦：开阔，可见较多血凝块及暗红色血液影响观察。
幽　　门：正圆，可见较多血凝块及暗红色血液影响观察。
球　　部：可见较多血凝块及暗红色血液影响观察。
降　　部：可见较多血凝块及暗红色血液影响观察。

病理学诊断：

细胞学诊断：　　　　　　　　　　　　　　　病 理 号：
镜检诊断：　食管胃底静脉曲张（Lesmi gf D0.8 Rf2）　　检查医生：
　　　　　　完成内镜下食管静脉曲张组织胶粘堵术
　　　　　　　　　　　　　　　　　　　　　　审核医生

建　　议：

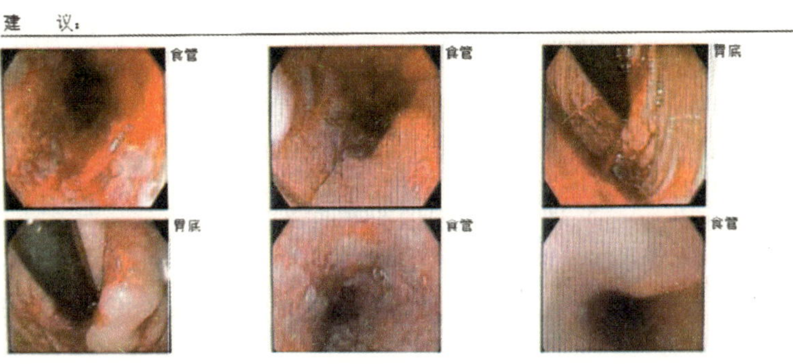

图 4-7-4　胃镜下治疗前检查报告

具体治疗见本节相关内容。

三、案例分析

1. 病史特点

（1）患者为青年男性，以呕血为主要临床表现。

（2）乙肝后肝硬化诊断明确，曾因消化道出血行内镜下硬化治疗。

（3）体格检查：贫血貌，睑结膜苍白，无黄疸，全腹无压痛，移动性浊音阴性。

（4）实验室检查和辅助检查：血常规示三系减低，血红蛋白下降明显，肝功能及凝血功能异常；胃镜示食管、胃底静脉曲张。

（5）患者入院后血常规示三系减低；肝功能及凝血功能较前好转。

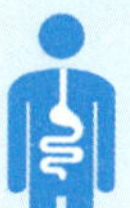

2. 诊断和诊断依据

（1）诊断：肝硬化伴食管胃底静脉曲张破裂出血、失血性休克、乙肝后肝硬化。

（2）诊断依据：①有呕血等消化道出血症状；②胃镜可见食管胃底静脉曲张；③曾明确诊断乙肝后肝硬化；④白细胞计数 $5.02\times10^9/L$、中性粒细胞 82.5%、中性粒细胞数 $4.13\times10^9/L$、红细胞计数 $3.57\times10^{12}/L$、血红蛋白 64g/L、血小板计数 $68\times10^9/L$；⑤凝血酶原时间 18.8s，活动度 46%，活化部分凝血活酶时间 3.0s，凝血酶时间 19.8s，纤维蛋白原 1.22g。

3. 鉴别诊断

（1）消化性溃疡出血。一般慢性起病，以腹痛为主要表现，有周期性、节律性，常于春秋季节发病，容易复发，大多数为十二指肠溃疡出血，患者常自己知道有很久反复发生的病史，有时甚至有多次出血的经验，胃镜下可鉴别。

（2）胃癌合并出血。小量缓慢出血，一般症状不明显，仅有轻度体弱、头晕等症状，大量急性出血，则有呕血或便血，若急性出血量超过 800mL，则出现休克症状，如心悸、冷汗、烦躁、面色苍白、皮肤潮湿、心率加快、血压下降等，大多数有消瘦、乏力，胃镜下可明确。

（3）急性糜烂性胃炎伴出血。有服用有关药物、酗酒或可导致应激状态的疾病史，起病骤然，突然呕血、黑粪。可出现在应激性病变之后数小时或数日，出血量多，可呈间歇性、反复多次，常导致出血性休克，起病时也可伴上腹部不适、烧灼感、疼痛、恶心、呕吐及反酸等症状，胃镜下可见胃黏膜局限性或广泛性点片状出血，呈簇状分布，多发性糜烂、浅溃疡。

（4）贲门撕裂症，又称 Mlallory-Weiss 综合征。是临床常见的上消化道出血原因之一。剧烈干呕、呕吐或其他原因致腹内压骤然增加，造成胃贲门、食管远端的黏膜和黏膜下层撕裂，并发大量出血，严重者可导致休克或死亡。24 小时内行急诊胃镜检查，可见食管贲门处的线状黏膜撕裂或具有红色边缘的灰白色瘢痕。

（5）Dieulafoy 病。胃黏膜下恒径动脉破裂出血，是引起消化道尤其是上消化道突发性出血的原因之一，可直接威胁患者生命。主要症状是反复发作性呕血和柏油样大便，严重者可出现失血性休克，出血前无明显上腹部不适和疼痛，胃镜下有时可见黏膜糜烂伴中央小动脉残端。

四、处理方案及基本原则

1. 一般治疗

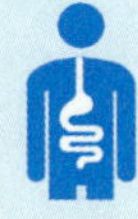

（1）处理原则：主要是纠正低血容量休克，有效控制出血，防止出血相关并发症，如感染、电解质酸碱平衡紊乱、肝性脑病等，保持呼吸道通畅，吸氧，监测生命体征和

尿量。大量出血或生命体征不稳定患者建议入住 ICU。少量出血、生命体征稳定患者可在普通病房诊疗观察。

（2）限制性血容量的恢复：保持有效的静脉通路，以便快速补液输血，根据出血程度确定扩容量和液体性质，输血以维持血红蛋白在 60~70g/L。同时考虑其他因素，如心血管疾病、年龄和持续出血等，一般血红蛋白低于 70g/L 需要输血，并遵守输血管理规范。血浆或输血等过度扩容，既不能纠正凝血功能障碍，还可能导致容量超负荷，加重门静脉高压相关并发症。避免仅用盐溶液补液，从而加重腹水或其他血管外部位体液潴留。有效血容量恢复的指征：收缩压 90~120mmHg；脉搏 <100 次 / 分；尿量 >17mL/h；临床表现为神志清楚、好转，无明显的脱水表面。

（3）内镜检查与治疗时机：欧洲消化内镜学会将患者入院（急诊）至开始内镜检查的时间分为急诊（≤ 12 小时）内镜检查、早期（12~24 小时）内镜检查及延迟（>24 小时）内镜检查。近年来，随着内镜治疗技术及经验的提高，依托肝硬化食管胃底静脉曲张破裂出血的多学科协作诊治团队，对难控制的失血性休克或肝性脑病患者，在征得家属充分理解和知情的基础上，全麻插管及 ICU 支持下，为了挽救患者的生命仍可采取内镜检查与治疗。

（4）药物治疗：一旦怀疑肝硬化食管胃底静脉曲张破裂出血时，早期应用降门静脉高压及抗菌药物是首要的治疗方案。

1）降门静脉高压药物。临床常用降门静脉高压药物：特利加压素、生长抑素及奥曲肽。垂体后叶素，由于生物半衰期短、疗效有限、有较严重的副作用，在肝硬化食管胃底静脉曲张破裂出血治疗中已很少应用。因为非选择性 β 受体阻滞剂（NSBB）虽然能有效降低门静脉压力，但是也能降低血压和抑制心脏泵功能，所以在食管胃底静脉曲张破裂出血期使用 NSBB 存在风险。

特利加压素：特利加压素为控制食管胃底静脉曲张破裂出血的一线药物，2~12mg/d 持续静脉滴注可能比间歇推注有效，且不良反应少。一般疗程 3~5 天，止血成功率约 85%。特利加压素联合内镜下食管静脉曲张套扎术（EVL）可提高止血疗效。特利加压素可能引起低钠血症，尤其是肝功能差的患者，应监测血钠。

生长抑素及奥曲肽：生长抑素及奥曲肽通过选择性收缩内脏血管，降低肝内血管阻力及门静脉血流量，从而降低门静脉压力。生长抑素 250~500 μg/h、奥曲肽 25~50 μg/h，持续静脉滴注，不良反应少。一般疗程 3~5 天，其控制首次出血率约 80%。

临床研究显示，特利加压素、生长抑素或奥曲肽在控制肝硬化食管胃底静脉曲张破裂出血的疗效相似。对于生长抑素或奥曲肽治疗失败者，可换用或联合特利加压素治疗。

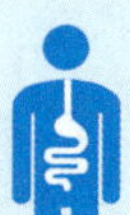

2）抗菌药物。肝硬化活动性消化道出血时，常存在胃肠黏膜炎症水肿、细菌移位，20% 左右患者 48 小时内发生细菌感染。研究表明，抗菌药物是肝硬化食管胃底静脉曲张破裂出血治疗不可或缺的方法，在内镜检查前 8 小时，预防性静脉给予广谱抗菌药物可减少菌血症的发生。首选头孢三代类抗菌药物，特别是既往接受喹诺酮类治疗的患者。药物选择可参考《抗菌药物临床应用指导原则（2021）》，可用头孢曲松 1~2g/d，疗程 3~5 天，如有感染的证据，疗程可延长。尽管进行了抗菌药物预防，但仍有 20% 食管胃底静脉曲张破裂出血患者会发生细菌感染，其中最常见的是呼吸道感染。

3）质子泵抑制剂。当胃液 pH>5，可以提高消化道出血的止血成功率。质子泵抑制剂种类较多，包括奥美拉唑、泮托拉唑等。质子泵抑制剂 40~80mg/d，静脉推注，或质子泵抑制剂 8mg/h 持续静脉滴注 5~7 天。Meta 分析显示，质子泵抑制剂使用时间 >1 个月，可降低肝硬化食管胃底静脉曲张破裂出血患者胃镜治疗后的再出血率。长期使用质子泵抑制剂可能造成肠道细菌移位，增加肝硬化患者自发性腹膜炎的发生。

4）其他药物。没有足够的证据表明在肝硬化食管胃底静脉曲张破裂出血治疗中，局部使用去甲肾上腺素冰盐水、口服云南白药及凝血酶、静脉注射血凝酶、维生素 K 等确切有效，应避免滥用这类止血药。

（5）三腔二囊管压迫止血：药物治疗无效、无急诊胃镜和介入治疗条件的情况下，使用三腔二囊管压迫可作为暂时的挽救措施，止血成功率 80%~90%，但再出血率达 50% 以上，且患者痛苦大，并发症较多，如吸入性肺炎食管破裂等。患者深度昏迷、不能配合操作或患方拒绝签署知情同意书，既往有食管手术史等，不能进行三腔二囊管压迫止血。

（6）经颈静脉肝内门体静脉分流术（TIPS）：TIPS 是经颈静脉途径穿刺，通过在肝静脉与门静脉之间的肝实质内建立分流道，以微创的方式从结构上显著降低门静脉阻力的关键措施之一。TIPS 的优点是微创，手术成功可起到立竿见影的效果，但术后有发生分流道再狭窄或闭塞和肝功能受损及肝性脑病的风险。采用聚四氟乙（PTFE）内膜支架，明显降低了 TIPS 术后再狭窄或闭塞及血栓形成等并发症。

肝硬化急性上消化道出血临床处理推荐流程，如图 4-7-5 所示。

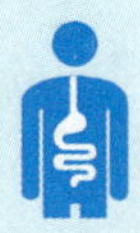

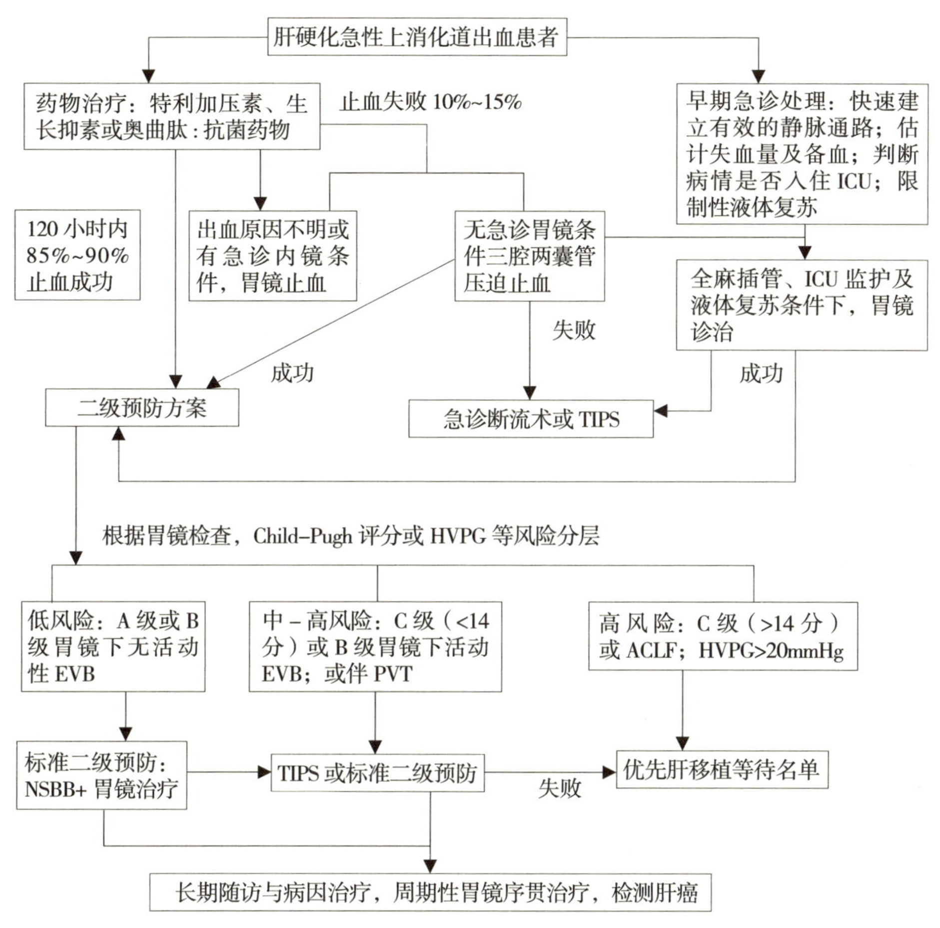

图 4-7-5　肝硬化急性上消化道出血临床处理推荐流程

2. 针对本案例患者的相关诊治

（1）患者入院后进一步完善血常规、肝肾功能、凝血、HBV-DNA、腹盆 CT 平扫 + 增强 + 动脉成像 + 静脉成像等相关检查。

（2）嘱咐患者吃流质饮食，避免进食质硬食物。

（3）因患者心率偏慢，故暂未给予口服卡维地洛片。

（4）针对患者三系减低，应动态监测其变化；若血小板减低明显，必要时可考虑给予脾动脉栓塞术；若白细胞、血红蛋白减低明显，可给予对症治疗。

（5）复查血常规、凝血等。

3. 食管胃底静脉曲张破裂出血的预防

（1）一级预防：

1）病因治疗：引起肝硬化的病因包括病毒性、酒精性、脂肪性、胆汁淤积性、自

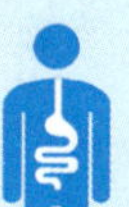

身免疫性、遗传代谢性、药物性肝病及寄生虫病等，应重视对原发疾病的治疗。

2）抗炎、抗肝纤维化治疗：对某些疾病无法进行病因治疗，或充分病因治疗后肝脏炎症和（或）肝纤维化仍然存在或进展的患者，可考虑给予抗炎、抗肝纤维化的治疗。目前尚无西药抗肝纤维化的有效报道，中药抗纤维化有一定的优势。常用的抗肝纤维化中成药有安络化纤丸、扶正化瘀胶囊、复方鳖甲软肝片等。

3）不同程度静脉曲张的预防措施：

轻度食管静脉曲张：人们对 NSBB 应用于较小食管静脉曲张者具有争议，因此，临床上仅在出血风险较大的轻度食管静脉曲张患者中推荐使用 NSBB。

中、重度食管静脉曲张：卡维地洛为同时具有阻断 α1 受体作用的 NSBB，可降低肝血管张力和阻力。研究证实，卡维地洛降低 HVPG 的幅度可达 20%，显著高于普萘洛尔，为新的预防门静脉高压的药物，与内镜下曲张静脉套扎术（EVL）相比，预防效果相当于 NSBB，即通过降低心输出量、收缩内脏血管发挥降低门静脉压力的作用同时，减少细菌易位，减少腹水、自发性细菌性腹膜炎的发生。

辛伐他汀可增加肝脏中一氧化氮的含量，从而降低肝硬化患者肝静脉压力梯度且不影响全身血流动力学稳定。辛伐他汀降低肝静脉压力梯度的效果可与 NSBB 叠加，但其长期应用的有效性和安全性尚需更大样本的研究。

单用硝酸酯类药物与单用 NSBB、硝酸酯类药物联合 NSBB、安慰剂相比，生存率之间的差异无统计学意义。在某些临床试验中，单用硝酸酯类药物的出血风险甚至高于安慰剂，且其不良反应较多，因此不推荐单独使用硝酸酯类药物或联合使用 NSBB。

（2）二级预防：食管胃底静脉曲张破裂出血停止后，患者再次出血和死亡的风险仍很大。对于未进行二级预防的患者，1~2 年内再出血率高达 60%，6 周病死率达 20%。因此，二级预防对于降低肝硬化食管胃底静脉曲张再出血及病死率很重要。

预防目的：根除或减轻食管胃底静脉曲张，减少再出血率及降低病死率。

预防时机：既往有 EVB 史或食管胃底静脉曲张破裂出血 5 天后可开始二级预防。二级预防前，需常规评估肝脏储备功能及门静脉高压的严重程度。研究显示，Child-Pugh C 级、深静脉血栓或癌栓、重度静脉曲张（直径 >20mm）或伴红色征、血泡征是食管胃底静脉曲张再出血的高危因素。肝静脉压力梯度 >20mmHg 是食管胃底静脉曲张再出血、药物或胃镜治疗无应答的预测指标。

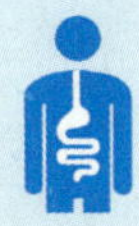

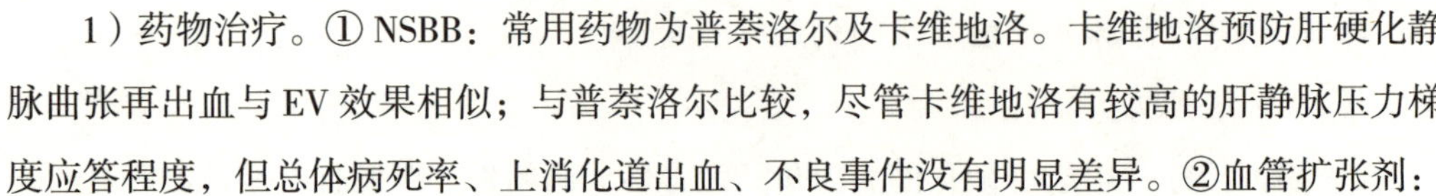

1）药物治疗。① NSBB：常用药物为普萘洛尔及卡维地洛。卡维地洛预防肝硬化静脉曲张再出血与 EV 效果相似；与普萘洛尔比较，尽管卡维地洛有较高的肝静脉压力梯度应答程度，但总体病死率、上消化道出血、不良事件没有明显差异。②血管扩张剂：

硝酸盐、α 2- 受体阻滞剂、钙离子阻滞药、5- 羟色胺受体阻滞剂等大多为基础研究证据，临床研究证据和经验很少。尽管 NSBB 联合硝酸酯类药物与 EVL 均可预防食管胃底静脉曲张再出血，但硝酸酯类药物可能对肝硬化患者急性肾损伤存在不利影响。

2）胃镜治疗。①胃镜联合 NSBB 治疗：NSBB 可降低肝硬化门静脉高压患者肝静脉压力梯度，预防食管胃底静脉曲张再出血及肝硬化失代偿，内镜治疗可根除或减轻食管胃底静脉曲张。EVL 联合普萘洛尔或卡维地络，与单一 EVL 或 NSBB 比较，具有更好的预防食管胃底静脉曲张再出血的效果，提高长期生存率。因此，胃镜联合 NSBB 是二级预防食管胃底静脉曲张再出血的标准方案，除非药物不能耐受；已经使用 NSBB 作为一级预防的患者，需要联合内镜治疗。但是，患者有大量腹水时，单独应用 EVL 比联合 NSBB 更适合预防食管胃底静脉曲张再出血，原因为 NSBB 不良反应及急性肾损伤风险增加。②周期性序贯治疗、长期胃镜监测：胃镜治疗的间隔及周期仍无统一观点。经首次治疗，一般 2~4 周胃镜检查，评估首次治疗的效果。食管胃底静脉曲张尚未达到根除或仍有再出血风险，且食管胃底黏膜溃疡完全愈合，可再次行多个周期 EVL、EIS 或组织黏合剂等序贯治疗，直到患者食管胃底静脉曲张消失或无再出血风险。食管胃底静脉曲张消失或无出血风险后，至少 12 个月进行胃镜检查 1 次，以评估食管胃底静脉曲张复发风险。经过胃镜治疗的患者，应终身胃镜监测、跟踪序贯胃镜治疗。

（3）血管介入治疗、肝移植。

五、要点与讨论

1. 肝硬化分期

国内根据患者临床表现，将肝硬化分为代偿期、失代偿期、再代偿期和（或）肝硬化逆转。肝硬化起病常隐匿，早期可无特殊症状、体征。

分期	代偿期肝硬化			失代偿期肝硬化		
	1a 期	1b 期	2 期	3 期	4 期	5 期
特征	临床无显著门静脉高压,无静脉曲张	临床有显著门静脉高压,但无消化道静脉曲张	消化道有静脉曲张,但无出血及腹水	有腹水,无消化道静脉曲张出血,伴或不伴消化道静脉曲张	有消化道静脉曲张出血,伴或不伴腹水或肝性脑病	脓毒症,难控制消化道静脉曲张出血或顽固性腹水、急性肾损伤－肝肾综合征及肝性脑病等多器官功能损伤
注意要点	预防临床显著门静脉高压	预防静脉曲张		预防失代偿期肝硬化肝功能进一步恶化,降低病死率		降低病死率
	预防肝功能失代偿	预防肝功能失代偿	预防肝功能失代偿			
已知主要风险因素	饮酒、肥胖、持续性肝脏损伤因素(如乙型肝炎、丙型肝炎)			可导致肝肾功能受损的因素,饮酒,肌肉减少,维生素 D 缺乏		

图 4-7-6　各期肝硬化特征

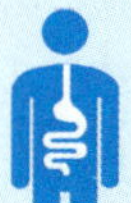

国外根据患者是否出现腹水、食管静脉曲张破裂出血、肝性脑病等并发症，将肝硬化分为 5 期（如图 4-7-6 所示），即代偿期（1、2 期）、失代偿期（3、4、5 期）。

2. 肝硬化分级

Child-Pugh 分级标准（如图 4-7-7 所示）是临床上常用的一种用以对肝硬化患者肝脏储备功能进行量化评估的分级标准。根据患者 5 个指标（包括一般状况、腹水、血清胆红素、血清白蛋白浓度及凝血酶原时间）的不同状态分为 3 个层次，分别记以 1 分、2 分和 3 分，并将 5 个指标计分进行相加，总和最低分为 5 分，最高分为 15 分，从而根据总和的多少将肝脏储备功能分为 A、B、C 三级，预示着 3 种不同严重程度的肝脏损害（分数越高，肝脏储备功能越差）。

评分	1	2	3
肝性脑病分级	无	1～2	3～4
腹水	无	少量	中度或较多
尿量	正常	500ml/d	<200ml/d
血胆红素 (mg/dl)	<2	2～3	>3
血白蛋白 (g/dl)	>3.5	2.8～3.5	2.8
凝血酶原时间 (PT 延长秒数)	<4	4～6	>6
淤胆型肝硬化的血胆红素 (mg/dl)	<4	4～10	>10

注：Child A 级总分值 5～6 分；B 级 7～9 分；C 级≥ 10 分。

图 4-7-7 Child-Pugh 分级标准

3. 肝硬化消化道出血的病因

食管胃底静脉曲张破裂是引起肝硬化消化道出血的最常见原因，其他原因包括与肝硬化门静脉高压相关的其他消化道疾病，如门静脉高压性胃病、门静脉高压性肠病、内痔等。

（1）门静脉高压性胃病。门静脉高压性胃病是由于门静脉及其属支血管压力过高造成的。门静脉高压性胃病（根据 1992 年米兰会议的定义）时，胃镜下可见胃黏膜内和黏膜下血管扩张，呈现“蛇皮样改变”“马赛克征”等。门静脉高压性胃病是肝硬化消化道出血的第二大病因，仅次于食管胃底静脉曲张破裂出血。多项研究显示，门静脉高压性胃病也是预测胃底静脉曲张首次出血的高危因素。64% 的胃窦毛细血管扩张症患者为肝硬化患者，胃窦毛细血管扩张症患者中的平均 BMI 也较高，糖尿病和非酒精性脂肪性肝硬化在胃窦毛细血管扩张症患者中更常见。

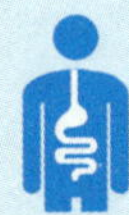

（2）门静脉高压性肠病。门静脉高压性肠病是门静脉高压以肠道血管扩张为特征

的一种病变，分为门静脉高压性结肠病、门静脉高压性小肠病（包括十二指肠病、空肠病、回肠病）等。多数患者无明显症状，部分患者表现为消化道出血、腹胀、腹痛，多数为下消化道出血，多为黑便，便潜血阳性，个别患者可有消化道大出血。目前国际上分级标准尚不统一。

（3）内痔。内痔是肝硬化常见表现之一，常被忽略。内痔及门静脉高压性肠病是肝硬化患者下消化道出血的重要病因。

4. 食管胃底静脉曲张的分级

关于内镜下分型与分级标准，国内外不尽相同。目前，LDRf 分型是我国常用的分类记录方法。LDRf 分型主要参照 3 个因素进行描述记录：曲张静脉位置（L）；曲张静脉直径（D）；危险因素（Rf）。本分型针对不同部位、不同直径、不同血管表型的静脉曲张，采用何种治疗方法、治疗时机提出指导建议。

LDRf 分型的表示方法：LXx；D0.3~5.0；Rf 0，1，2.

（1）LXx：第一个 X 为脏器英文名称的首字母，如食管 e（esophageal）、胃 g（gastric）、十二指肠 d（duodenum）、空肠 j（jejunum）、回肠 i（ileum）、直肠 r（rectum）等；第二个 x 是曲张静脉位于本器官的哪段，以食管为例，上段 s（superior）、中段 m（middle）、下段 i（inferior），分别记 Les、Lem、Lei。孤立性胃静脉曲张记 Lg，其中曲张静脉位于胃底（fundus）、胃体（body）、胃窦（antrum），分别记 Lgf、Lgb、Lga。若食管静脉曲张延伸至胃底，则记做 Leg；若曲张静脉为多段，则使用相应部位代号联合表示，如食管下段与胃底均存在静脉曲张，但未相通记录为 Lei、Lgf。

（2）D0.3~5.0：表示所观察到曲张静脉的最大直径，按 D+ 直径数字方法表示。数字节点以内镜下治疗方式选择为依据：D0.3，D1.0，D1.5，D2.0，D3.0 等。

（3）RfO，1，2：表示观察到的曲张静脉出血的风险指数。

静脉曲张破裂出血的相关危险因素主要包括：

1）红色征（RC）：红色征阳性（RC+）指曲张静脉表面呈红斑、红色条纹、血泡样等改变，是曲张静脉易于出血的征象。

2）HVPG：用于判断 GOV 的发生及预后。

3）糜烂：提示曲张静脉表层黏膜受损，是近期出血的征象，需要及时行内镜下治疗。

4）血栓头：无论是红色血栓头，还是白色血栓头，都是即将出血的征象，需要及时行内镜下治疗。

5）活动性出血：内镜下可以看到曲张静脉正在喷血或是渗血。

6）以上因素均无，但是镜下可见到新鲜血液，并能够排除非静脉曲张出血因素。

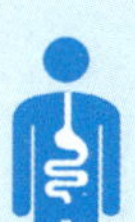

依照是否有近期出血征象以及是否有急诊内镜下治疗的指征分为以下 3 个梯度：

Rf0：无以上 5 个危险因素，无近期出血指征。

Rf1：RC+ 或者 HVPG>12mmHg，有近期出血的征象，需要择期进行内镜下治疗。

Rf2：可见糜烂、血栓头、活动性出血，需要及时进行内镜下治疗。

食管静脉曲张也可按静脉曲张形态、有无红色征及出血危险程度分为轻、中、重 3 度。

轻度（G1）：食管静脉曲张呈直线形或略有迂曲，无红色征。

中度（G2）：食管静脉曲张呈直线形或略有迂曲，有红色征或食管静脉曲张是蛇形迂曲隆起但无红色征。

重度（G3）：食管静脉曲张呈蛇形过曲隆起且有红色征，或食管静脉曲张呈串珠状、结节状或瘤状（不论是否有红色征）。

六、思考题

1. 肝硬化消化道出血的原因有哪些？

2. 口服普萘洛尔后出现血压及心率降低的患者，是否可换用卡维地洛？

3. 哪些情况下肝硬化消化道出血的患者需要转诊？

七、科普小常识

肝硬化伴食管胃底静脉曲张的患者饮食上应该注意些什么？

（1）去除诱因：饮食不当是造成食管胃底静脉破裂出血的主要原因，所以食管胃底静脉曲张患者日常生活中应避免粗糙、刺激性、油炸、过冷、过热、质硬及产气过多的食物（洋葱、韭菜、芹菜、黄豆等）。日常饮食以流质或半流质饮食为主，可避免粗糙坚硬食物对曲张静脉和食管黏膜的损伤。注意饮食卫生和饮食规律，避免过饥或暴饮暴食。

（2）注意蛋白质和碳水化合物的摄入：肝脏是蛋白质代谢的主要器官，蛋白质的摄入量对于肝硬化患者来说有利有弊，蛋白质摄入过多或过少均会造成肝脏的负担，不利于疾病康复。所以患者的蛋白质摄入量应据患者的病情而定，因低蛋白血症引起肝硬化腹水时，可适当增加蛋白质的摄入量，以缓解症状；若出现肝昏迷前兆或肝功能严重受损时，在蛋白的摄入上应严格把握，以免诱发或加重病情恶化。因此肝硬化伴食管胃底静脉曲张患者的蛋白摄入量应依具体情况而定。总原则是少量多餐，肝硬化晚期饮食要热量充足，所以补充碳水化合物的摄入量也很重要，只有足够的碳水化合物才能避免机体由蛋白质代谢产生提供能量，以此减少氨的产生，对防止肝性脑病的发生至关

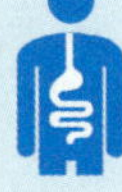

重要。

（3）限制饮食中水钠的摄入：对于合并有腹水的患者饮食中要限制钠盐的摄入，每天摄入钠盐量≤ 3g，严重水肿时应做到基本无盐饮食，钠盐应限制在 0.5g 左右。饮食中除少盐外，对于本身富含钠的食物的也要忌食，如各种腌制食品、咸菜和酱菜等，每天饮水量应限制在 1 000~1 500mL。

（编者　张　华）

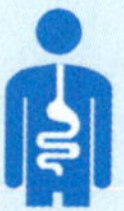

第八节　肝硬化肝性脑病（案例 34）

核心提示

- ❖掌握肝性脑病的诊断要点。
- ❖掌握肝性脑病的规范治疗要点。

一、病历资料

1. 病史

韩 × ×，女，71 岁，主因“意识不清 3 天”入院。

患者于 3 天前无明显诱因出现意识不清，伴言语混乱，反应迟钝，应答部分切题，后自行好转，未予重视。1 天前患者晨起时再次出现意识不清，应答差，吐字不清，语速慢，后意识模糊，言语不利，不能完成简单的计算，不伴视物旋转、头疼、抽搐，不伴颜面苍白、四肢湿冷，不伴发热、寒战，遂就诊于山西省人民医院急诊科。患者完善相关检查后，诊断为肝性脑病。经纠正肝性脑病、纠正电解质紊乱治疗，患者上述症状好转，为进一步诊治，入住我科。患者自发病以来，精神欠佳，睡眠一般，食欲减退，体重无明显变化，大便正常，小便正常。

患者自身免疫性肝炎病史 5 年，肝硬化病史 2 年，目前合并脾大、腹腔积液，平素口服肝爽颗粒治疗；患高血压二十多年，最高压 180/80mmHg，既往口服替米沙坦，1 片 / 天，血压波动在正常范围内，已停用降压药物；糖尿病史十多年，平素口服二甲双胍、胰激肽原酶肠溶片（各 1 片，随餐），门冬胰岛素 30（早 16U，晚 17U，随餐皮下注射），平素血糖控制不佳，餐前血糖控制在 10mmol/L，餐后 12mmol/L；甲状腺功能减退症史 8

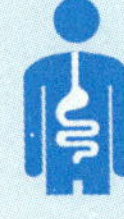

年余，平时口服左甲状腺素钠片，1.5 片 / 天；冠心病史 8 年余，2018 年于平遥县 × 医院行冠脉支架术（放置 3 个支架），术后口服吲哚布芬片、依折麦布片（1 片 / 天），2023 年 1 月住院后停用上述药物；因胆囊结石于 2021 年 12 月 14 日在山西省人民医院于全麻下行腹腔镜胆囊切除术。

患者父母均已去世，无与患者类似疾病，无家族遗传倾向的疾病；已婚，已育；无烟、酒嗜好；否认结核病史；否认外伤史；否认输血史；否认食物、药物过敏史；家族史无特殊记载。

2. 体格检查

体温 36.2℃，脉搏 70 次 / 分，呼吸 20 次 / 分，血压 154/71mmHg，身高 160cm，体重 55kg。神志模糊，反应迟钝；无蜘蛛痣及肝掌；巩膜无黄染；双肺呼吸音清，未闻及干、湿性啰音；心率 70 次 / 分，心律齐，心脏各瓣膜听诊区未闻及病理性杂音；腹部平坦，腹壁无静脉曲张，腹软，全腹无压痛，无反跳痛，未触及包块，肝、脾肋缘下未触及，无移动性浊音，肠鸣音正常；双下肢无浮肿，腱反射正常，肌力及肌张力正常。

3. 实验室检查和辅助检查

（1）血常规：白细胞计数 3.97×10^9/L、中性粒细胞数 2.83×10^9/L、淋巴细胞数 0.51×10^9/L、血红蛋白 94g/L、血小板计数 89×10^9/L。

（2）血生化：天冬氨酸氨基转移酶 48.52IU/L、白蛋白 37.15g/L、总胆红素 26.86 μmol/L、尿素 15.24mmol/L、肌酐 106.7 μmol/L、钾 5.19mmol/L、血氨 34.20 μmol/L（参考范围为 10~47 μmol/L）。

（3）肝炎分型：乙型肝炎病毒表面抗原定性检测 –、乙型肝炎病毒表面抗体定性检测 –、乙型肝炎病毒 e 抗原定性检测 –、乙型肝炎病毒 e 抗体定性检测 –、乙型肝炎病毒核心抗体定性检测弱阳性 +、甲肝抗体 IgM–、丙肝抗体 –、戊肝抗体 IgM–。

（4）自身免疫性肝炎系列：抗线粒体抗体 M2、抗核多点型靶抗原 Sp100、抗核膜孔蛋白 gp210、抗肝肾微粒体抗体 LKM–1、抗肝细胞浆 I 型抗原、抗可溶性肝 / 胰抗原 SLA/LP 均为阴性。IgA 3.380g/L、IgG 19.500g/L、IgM 1.470g/L。抗核抗体（ANA）阳性（++）、抗 Scl–70 抗体弱阳性（+–），余均为阴性。

（5）凝血功能：N– 端脑利钠肽前体 352pg/mL、D– 二聚体 0.59mg/L、国际标准化比值 1.19、活动度 77%、抗凝血酶Ⅲ活性 75%。

（6）头颅核磁：双侧大脑白质内多发腔隙梗死及缺血改变；双侧基底节区异常信号，考虑金属离子沉积，结合临床；考虑肝性脑病可能；空蝶鞍。

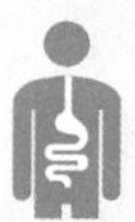

4. 初步诊断

肝性脑病、肝硬化、自身免疫性肝炎、脾大、腹腔积液、高血压 3 级（很高危）、2 型糖尿病、甲状腺功能减退症、冠脉支架置入术后、胆囊切除术后。

二、诊治经过

患者主因“意识不清 3 天”入院。患者神志模糊，反应迟钝，无蜘蛛痣及肝掌，巩膜无黄染，腹部平坦，腹软，全腹无压痛，无反跳痛，未触及包块，肝、脾肋缘下未触及，无移动性浊音。

患者有肝硬化病史，入院时血红蛋白、血小板减少，肝酶、胆红素升高。头颅核磁提示：双侧基底节区异常信号，考虑金属离子沉积、肝性脑病可能。

初步考虑肝性脑病。

患者入院后复查了血常规、肝肾功能、凝血系列等相关化验及腹部彩超。完善相关化验及检查的同时，给予患者控制原发病、保肝、纠正肝性脑病、调节蛋白摄入及营养支持治疗。

患者入院后相关检查项目及结果如下：

1. 血常规及肝功能的动态变化（如表 4-8-1 所示）

表 4-8-1　血常规及肝功能动态变化检查报告

	2023 年 6 月 12 日	2023 年 6 月 13 日	2023 年 6 月 17 日
白细胞计数	3.97×10^9/L	3.09×10^9/L	3.55×10^9/L
中性粒细胞数	2.83×10^9/L	2.14×10^9/L	2.40×10^9/L
血红蛋白	94g/L	90g/L	90g/L
血小板计数	89×10^9/L	70×10^9/L	82×10^9/L
天冬氨酸氨基转移酶	48.52IU/L	44.50IU/L	50.72IU/L
总胆红素	26.86 μmol/L	20.26 μmol/L	27.70 μmol/L
直接胆红素	8.97 μmol/L	6.96 μmol/L	9.29 μmol/L
间接胆红素	17.89 μmol/L	13.30 μmol/L	18.419 μmol/L
白蛋白	37.15g/L	31.73g/L	30.49g/L
血氨	34.20 μmol/L	42.54 μmol/L	30.32 μmol/L

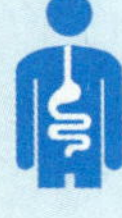

2. 腹部彩超

肝弥漫性病变（符合肝硬化改变：肝被膜粗糙，肝缘角钝，肝脏实质回声增粗、不均匀，肝内管状结构显示欠清），门静脉稍宽（门静脉主干内径约 1.4cm），脾大，腹盆腔积液，胆囊切除术后，肝内外胆管未见明显扩张，双肾囊肿，胰未见明显异常。

三、案例分析

1. 病史特点

（1）患者为老年女性，主因“意识不清 3 天”入院。

（2）患者有自身免疫性肝炎病史 5 年，肝硬化病史 2 年。

（3）体格检查：神志模糊，反应迟钝，无蜘蛛痣及肝掌，巩膜无黄染，腹部平坦，腹软，全腹无压痛，无反跳痛，未触及包块，肝、脾肋缘下未触及，无移动性浊音。

（4）实验室检查和辅助检查：血红蛋白、血小板减少，肝酶、胆红素升高。头颅核磁提示：双侧基底节区异常信号，考虑金属离子沉积、肝性脑病可能。

2. 诊断和诊断依据

（1）诊断：肝性脑病。

（2）诊断依据：①有肝硬化病史；②有失代偿期肝硬化的表现，即肝功能不全，门静脉稍宽，脾大，腹盆腔积液（门静脉高压）；③神志模糊，反应迟钝，腱反射正常，肌力及肌张力正常；④血红蛋白、血小板减少，肝酶、胆红素升高，头颅核磁提示金属离子沉积、肝性脑病可能；⑤神志模糊、言语不清、书写障碍及定向力障碍，为肝性脑病昏迷前期表现。

3. 鉴别诊断

患者有肝硬化病史，此次主要表现为意识不清，需与精神障碍、颅内病变、其他代谢性脑病、韦尼克脑病、中毒性脑病及获得性肝脑变性等相鉴别。

（1）精神障碍。以精神症状如性格改变或行为异常、失眠等为唯一突出表现的肝性脑病易被误诊为精神障碍。因此，凡遇有严重肝脏疾病或有门 – 体分流病史的患者出现神经、精神异常时应警惕肝性脑病的可能。

（2）颅内病变。包括蛛网膜下腔出血、硬膜外或脑内出血、脑梗死、脑肿瘤、颅内感染、癫痫等。通过检查神经系统定位体征或脑膜刺激等体检，结合 CT、腰穿、动脉造影、脑电图、病毒学检测等做出相应诊断。

（3）其他代谢性脑病。包括酮症酸中毒、低血糖症、低钠血症、肾性脑病、肺性脑病等。可通过相应的原发疾病及其血液生化分析特点做出鉴别诊断。

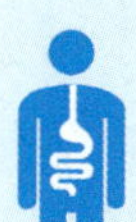

（4）韦尼克脑病。主要表现为眼球运动障碍、意识障碍和共济失调，多见于严重酒精性肝病患者，维生素 B_1 缺乏导致，补充维生素 B_1 后患者症状可显著改善。

（5）中毒性脑病。包括酒精性脑病、急性中毒、戒断综合征、重金属（汞、锰等）脑病，以及精神药物或水杨酸盐药物毒性反应等。通过追寻相应病史和（或）相应毒理学检测进行鉴别诊断。

（6）获得性肝脑变性。少见且大部分为不可逆性神经功能损伤，是慢性肝病引起的一种不可逆性锥体外系综合征。表现为帕金森综合征、共济失调、意向性震颤、舞蹈症等运动障碍以及精神行为异常和智能障碍等神经心理学改变，核磁共振有较好鉴别价值。

四、处理方案及基本原则

《肝硬化肝性脑病诊疗指南（2018）》① 推荐的治疗原则是清除诱因、尽快将急性神经精神异常恢复到基线状态、一级预防及二级预防。

1. 去除肝性脑病的诱因

（1）积极寻找感染源，尽早开始经验性抗菌药物治疗。即使没有明显感染灶，但由于肠道细菌移位、内毒素水平等升高，存在潜在的炎症状态，而抗菌药物治疗可减少这种炎症状态。

（2）尽快止血，清除胃肠道内积血。消化道出血是肝性脑病的常见诱发因素。

（3）暂停利尿剂、补充液体及白蛋白、纠正电解质紊乱。过度利尿引起的容量不足性碱中毒和电解质紊乱会诱发肝性脑病。

2. 药物治疗

（1）降氨治疗：高血氨是肝性脑病发生的重要因素之一，因此降低氨的生成和吸收非常重要。降低血氨的主要药物有：

1）乳果糖。乳果糖在结肠中被消化道菌群转化成低相对分子质量有机酸，导致肠道内 pH 值下降，并通过保留水分，增加粪便体积，刺激结肠蠕动，保持大便通畅，缓解便秘，发挥导泻作用，恢复结肠的生理节律。在肝性脑病时，乳果糖促进肠道嗜酸菌（如乳酸杆菌）的生长，抑制蛋白分解菌，使氨转变为离子状态；乳果糖还减少肠道细菌移位，防止自发性细菌性腹膜炎。常用剂量为每次口服 15~30mL，2~3 次 / 天（根据患者反应调整剂量），以每天 2~3 次软便为宜。必要时可配合保留灌肠治疗。对乳果糖不耐受的

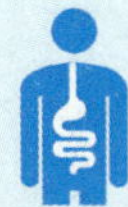

① 中华医学会肝病学分会 . 肝硬化肝性脑病诊疗指南（2018）. 传染病信息 .2018，31（5）：403−420.

患者可应用乳糖醇或其他降血氨药物，乳糖醇和乳果糖在灌肠时疗效相似。

2）拉克替醇。拉克替醇治疗肝性脑病的疗效与乳果糖相当，同时起效速度快，腹胀发生率低，甜度较低，糖尿病患者可正常应用。对行 TIPS 的肝硬化患者临床随机对照研究发现，拉克替醇组和乳果糖组，在治疗期间，两组肝性脑病的发生率及相关参数（精神状态、脑电图、扑翼样震颤、数字连接试验和血氨）改变差异无统计学意义，提示拉克替醇可有效长期预防 TIPS 的肝硬化患者肝性脑病的发作。推荐的初始剂量为 0.6g/kg，分 3 次于餐时服用。以每天排软便 2 次为标准来增减服用剂量。

3）L– 鸟氨酸 L– 门冬氨酸（LO–LA）。可作为替代治疗或用于常规治疗无反应的患者。剂量为 10~40g/d，静脉滴注，可单药或联合乳果糖，亦有口服制剂。LOLA 通过促进肝脏鸟氨酸循环和谷氨酰胺合成减少氨的水平，可明显降低患者空腹血氨和餐后血氨，改善肝性脑病的分级及神经心理测试结果，缩短住院时间，提高生活质量。

4）α 晶型利福昔明。是利福霉素的合成衍生物，吸收率低。理论上讲，口服肠道不吸收抗菌药物可以抑制肠道细菌过度繁殖，减少产氨细菌的数量，减少肠道 NH3 的产生与吸收，从而减轻肝性脑病症状，预防肝性脑病的发生。常用剂量：800~1 200mg/d，分 3~4 次口服，疗程有待进一步研究。

5）其他抗菌药物。新霉素、甲硝唑、万古霉素、巴龙霉素等，过去曾采用上述药物治疗，因副作用及疗效不佳目前较少应用。

6）微生态制剂。包括益生菌、益生元和合生元等，可以促进对宿主有益的细菌菌株的生长，并抑制有害菌群如产脲酶菌的繁殖；改善肠上皮细胞的营养状态、降低肠黏膜通透性，减少细菌易位，减轻内毒素血症并改善高动力循环；还可减轻肝细胞的炎症和氧化应激，从而增加肝脏的氨清除。

7）其他治疗药物。①精氨酸：盐酸精氨酸，因含有盐酸，偏酸性，所以可用于治疗伴代谢性碱中毒的肝性脑病。在应用过程中应注意检测血气分析，警惕过量引起酸中毒。盐酸精氨酸在肝性脑病治疗中的效果有限，临床不常规应用。②谷氨酰胺：近年来认为，谷氨酸盐只能暂时降低血氨，不能透过血脑屏障，不能降低脑组织中的氨，且可诱发代谢性碱中毒，反而加重肝性脑病。另外，脑内过多的谷氨酰胺产生高渗效应，参与脑水肿的形成，不利于肝性脑病的恢复，目前临床上不常规应用。③阿卡波糖：最初用于治疗糖尿病，在肝性脑病中的确切机制不明，可能与抑制小肠刷状缘的 α 葡萄糖苷酶有关。阿卡波糖 300mg/d，可降低伴有 2 型糖尿病和 1~2 级肝性脑病患者的临床症状。副作用有腹痛、胀气和腹泻。④清除幽门螺杆菌：研究发现，幽门螺杆菌感染与肝硬化肝性脑病可能有关，根治幽门螺杆菌有利于临床预防及治疗肝硬化肝性脑病。

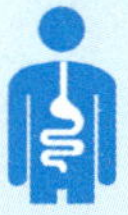

（2）镇静药物。有苯二氮卓类或阿片类药物诱因的肝性脑病昏迷患者，可试用氟马西尼或纳洛酮改善异常精神状态。由于肝性脑病发作期患者的行为异常将严重干扰治疗并增加患者自身风险，而临床医生在为肝性脑病患者应用镇静药物时相对保守。针对这一问题，《肝硬化肝性脑病诊疗指南（2018）》基于临床安全及有效性证据，首次提出对于严重精神异常患者，在征得家属同意后，可使用丙泊酚控制症状。

（3）中医中药。中医认为，肝性脑病是由于肝肾亏虚、感受湿热疫毒之邪，加之内伤七情，或饮食不节、嗜酒无度等，导致热毒炽盛、热入心包、痰浊内盛、痰迷心窍而发病。故急则治标，采用醒脑开窍法进行治疗，可选用安宫牛黄丸等中成药或汤剂辨证施治，予以开窍醒脑、化痰消热、解毒。另外，针对肝性脑病的氨中毒学说和肠源性内毒素学说，中医的“通腑开窍”理论亦被广泛应用于肝性脑病的防治，其中最具代表性的是中药煎剂保留灌肠，如承气汤类、含大黄煎剂、生地黄制剂等。多个临床研究显示，使用含大黄煎剂保留灌肠治疗肝性脑病均取得了良好效果，在通便、促进肠道毒性物质排出、降低血氨水平、缩短昏迷时间等方面均有一定作用。扶正化瘀片（胶囊）、安络化纤丸和复方鳖甲软肝片等可以扶正补虚、活血化瘀，具有抗肝纤维化及肝硬化、改善肝功能、改善免疫功能、减轻肝脏血液循环障碍降低门静脉高压等作用，对于肝硬化肝性脑病的预防有一定价值。

3. 营养支持治疗

传统观点对于肝性脑病患者采取的是严格的限蛋白质饮食。近年发现 80.3% 肝硬化患者普遍存在营养不良，且长时间过度限制蛋白质饮食可造成肌肉群减少，更容易出现肝性脑病。正确评估患者的营养状态，早期进行营养干预，可改善患者生存质量、降低并发症的发生率、延长患者生存时间。

（1）能量摄入及模式。肝糖原的合成和储存减少，导致静息能量消耗增加，使机体产生类似于健康人体在极度饥饿情况下发生的禁食反应。目前认为，每日理想的能量摄入为 35~40kcal/kg（1kcal=4.184kJ）。应鼓励患者少食多餐，每日均匀分配小餐，睡前加餐（至少包含复合碳水化合物 50g），白天进食时间不应超过 3~6 小时。

（2）蛋白质。人体每天蛋白质摄入量需 1.2~1.5g/kg 来维持氮平衡，肥胖或超重的肝硬化患者日常膳食蛋白质摄入量维持在 2g/kg，对于肝性脑病患者是安全的。因为植物蛋白含硫氨基酸的蛋氨酸和半胱氨酸少，不易诱发肝性脑病，含鸟氨酸和精氨酸较多，可通过尿素循环促进氨的消除。故复发性、持久性肝性脑病患者可以每天摄入 30~40g 植物蛋白。肝性脑病患者蛋白质补充遵循以下原则：3~4 级肝性脑病患者应禁止从肠道补充蛋白质；轻微型肝性脑病、1~2 级肝性脑病患者开始数天应限制蛋白质，控制在

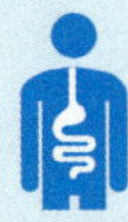

20g/d，随着症状的改善，每 2~3 天可增加 10~20g 蛋白；植物蛋白优于动物蛋白；静脉补充白蛋白安全；慢性肝性脑病患者，鼓励少食多餐，摄入蛋白宜个体化，逐渐增加蛋白总量。

（3）支链氨基酸（BCAA）。3~4 级肝性脑病患者应补充富含 BCAA（缬氨酸、亮氨酸和异亮氨酸）的肠外营养制剂。尽管多项研究显示，BCAA 不能降低肝性脑病患者病死率，但可耐受正常蛋白饮食或长期补充 BCAA 的患者，可从营养状态改善中长期获益。另外，BCAA 不仅支持大脑和肌肉合成谷氨酰胺，促进氨的解毒代谢，而且还可以减少过多的芳香族氨基酸进入大脑。

（4）其他微量营养素。肝性脑病所致的精神症状可能与缺乏微量元素、水溶性维生素，特别是硫胺素有关，低锌可导致氨水平升高。对失代偿期肝硬化或有营养不良风险的应给予复合维生素或锌补充剂治疗。

4. 人工肝治疗

肝衰竭合并肝性脑病时，在内科治疗基础上，可针对肝性脑病采用一些可改善肝性脑病的人工肝模式，能在一定程度上清除部分炎症因子、内毒素、血氨、胆红素等。常用于改善肝性脑病的人工肝模式有血液灌流、血液滤过、血浆滤过透析、分子吸附再循环系统（MARS）、双重血浆分子吸附系统（DPMAS）或血浆置换联合血液灌流等。

5. 肝移植

对内科治疗效果不理想；反复发作的难治性肝性脑病伴有肝衰竭，是肝移植的指征。

6. 肝性脑病护理

三防三护：“三防”指防走失、防伤人、防自残；“三护”指床档、约束带（家属知情同意后）、乒乓球手套。应密切观察肝性脑病患者性格和行为、意识和神志、神经精神症状及体征改变；观察患者饮食结构尤其是每日蛋白质摄入量并认真记录出入量，观察大小便颜色、性状、次数；观察生命体征、昏迷患者瞳孔大小变化、对光反射情况，痰液情况；观察静脉输液通路是否通畅、有无外渗、穿刺点及周围皮肤情况等。

7. 转诊及社区随访

肝性脑病是由肝脏功能伤害导致的一种严重疾病，常见于肝硬化患者。肝性脑病会导致认知障碍、神经系统症状和意识障碍等症状，严重时可能危及生命。因此，了解肝性脑病的急救流程及转诊非常重要，以便在紧急情况下能够及时采取正确的措施。

（1）急救前准备。①确保急救人员和患者的安全，将患者安置在肃静、通风良好的环境中；②采集患者的基本信息，包括年龄、性别、病史等，以便进行后续的急救措施；③检查患者的生命体征，包括呼吸、脉搏、血压等，以评估患者的病情严重程度。

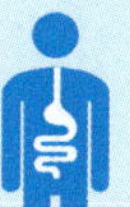

（2）急救措施。①确保患者的呼吸道通畅，及时清除口腔和咽喉中的分泌物、呕吐物等；②给予患者高流量氧气吸入，以提供足够的氧气供应；③尽快建立静脉通路，以便给予液体和药物治疗；④进行必要的血液检查，包括血常规、电解质、肝功能等，以评估患者的肝功能和病情；⑤对于肝性脑病患者，限制摄入高钠食物，以减少体内氨基酸的形成；⑥根据患者的病情和医生的建议，给予相应的药物治疗，如利尿剂、抗生素等；⑦定期监测患者的血氨浓度，以评估病情和疗效。

（3）转诊和康复。①对于病情严重的肝性脑病患者，及时转诊至上级医院做进一步治疗；②对于康复期的患者，进行康复护理，包括脑功能训练、营养支持等，以促进患者的康复。

（4）注意事项。

1）避免使用镇静剂和麻醉剂：在急性期，尽量避免使用镇静剂和麻醉剂，以免加重肝性脑病的症状。

2）预防感染：加强患者的个人卫生，避免感染的发生，如肺炎、尿路感染等。

3）营养支持：给予患者充足的营养支持，以改善肝功能和促进康复。

4）定期随访：对于康复期的患者，进行定期随访，评估疗效和病情变化。

五、要点与讨论

1. 肝性脑病分型

（1）根据病因分型：肝性脑病分为 A、B、C 三型。A 型肝性脑病指发生在急性肝衰竭基础上的肝性脑病；B 型肝性脑病是门 – 体分流所致，无明显肝功能障碍；C 型肝性脑病指发生于肝硬化等慢性肝损伤基础上的肝性脑病。

（2）根据时程分型：肝性脑病分为肝性脑病发作、肝性脑病复发和持续性肝性脑病。其中肝性脑病复发是指时间间隔为 6 个月或以内的肝性脑病发作；持续性肝性脑病是指行为改变持续存在，夹杂着显性肝性脑病的复发。

（3）根据有无诱发因素分型：肝性脑病分为自发型和诱发型（主要是 C 型）。

2. 肝性脑病分级

West Haven 分级标准，将肝性脑病分为 0~4 级。

0 级，指患者一般表现为微小的人格或行为变化，外人一般不能察觉。

1 级，指患者可能会出现轻度认知障碍，情绪欢快或抑郁，注意时间缩短，加法计算能力降低等症状，肢体上可能会引出扑翼样震颤的现象。

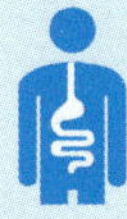

2 级，指患者可能会出现神情倦怠、淡漠、轻微人格改变、行为错乱、语言不清的

症状，还伴随轻度时间和空间定向异常、减法计算能力异常、容易引出扑翼样震颤的表现。

3级，指患者可能会出现嗜睡到半昏迷的症状，意识模糊，但对语言刺激还有反应，有明显的定向障碍，扑翼样震颤可能无法引出。

4级，指患者一般出现昏迷的症状，对语言和强刺激无反应。

此标准对于0级（可能是轻微肝性脑病）及1级判别的主观性很强。近年肝硬化神经认知功能变化谱（SONIC）分级标准将轻微肝性脑病和West Haven分级中的0级和1级肝性脑病统称为隐匿性肝性脑病（CHE）。West Haven分级2~4级肝性脑病为显性肝性脑病（OHE）。

3. 肝性脑病诊断

（1）轻微肝性脑病。需要特殊的神经心理学或脑功能影像学检查才能明确诊断。符合以下主要诊断要点①②及③～⑥中任意一条或以上，即可诊断为轻微肝性脑病：①有引起肝性脑病的基础疾病，严重肝病和（或）广泛门体侧支循环分流；②传统神经心理学测试指标中的至少2项异常；③新的神经心理学测试方法中至少1项异常；④CFF检测异常；⑤脑电图、VEP、BAEP异常；⑥fMRI异常。

（2）1~4级肝性脑病。1~4级依据临床表现可做出诊断。显性肝性脑病诊断要点如下：①有引起肝性脑病的基础疾病，严重肝病和（或）广泛门体侧支循环分流；②有临床可识别的神经精神症状及体征；③排除其他导致神经精神异常的疾病，如代谢性脑病、神经系统疾病、精神疾病等；④特别注意寻找引起肝性脑病的诱因，如感染、上消化道出血、大量放腹水等；⑤血氨升高。

六、思考题

1. 肝性脑病的诊断要点有哪些？
2. 肝性脑病的分型和分级有哪些？
3. 肝性脑病目前治疗方案有哪些？基本治疗原理是什么？
4. 哪些情况下肝性脑病患者需要转诊？

七、科普小常识

1. 什么是肝性脑病？

肝性脑病是一种由肝功能衰竭引起的神经系统功能障碍性疾病。当肝脏无法有效清除毒素（如氨）时，这些毒素会进入大脑，导致神经系统功能异常，从而引发肝性脑病。

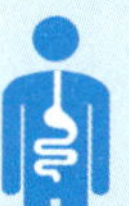

2. 肝性脑病的病因有哪些?

肝性脑病通常与肝脏疾病，尤其是肝硬化相关。肝硬化是肝脏组织的慢性损伤和纤维化的结果，其主要原因包括长期酗酒、慢性病毒性肝炎、自身免疫性肝炎等。

3. 肝性脑病会有哪些表现?

肝性脑病的症状范围广泛，轻者可能表现为注意力不集中、记忆力减退、睡眠障碍等，重者可出现认知功能障碍、行为异常、昏迷等症状。

4. 如何预防肝性脑病?

对于患有肝脏疾病的人群，预防肝性脑病的关键在于控制肝脏疾病的发展。这包括避免酗酒、遵循医生的治疗方案、定期接受肝功能检查等。

5. 如何监护和管理肝性脑病的患者?

对于已经诊断为肝性脑病的患者，需要定期接受医生的监护和管理，包括药物调整、饮食指导、精神状态评估等。肝性脑病是一种严重的疾病，对患者的生活质量和预后都会产生重大影响。因此，对于患有肝疾病的人群，尤其是肝硬化患者，及时接受医生的检查和治疗非常重要。

（编者　张睿雅）

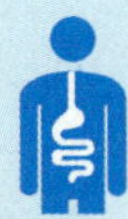

第九节 肝硬化并发自发性腹膜炎（案例35）

核心提示

❖掌握肝硬化并发自发性腹膜炎的诊断要点。

❖掌握肝硬化并发自发性腹膜炎的规范治疗要点。

一、病例资料

1. 病史

韩××，女，年龄69岁，主因“乏力、腹胀6年，加重4天”入院。

患者于6年前因无明显诱因出现全身乏力、精神差，伴腹胀，就诊于山西省人民医院门诊部，化验发现贫血，进一步完善腹部CT及胃镜检查，完善肝炎分型及自身免疫性肝炎抗体，诊断为“原发性胆汁性肝硬化失代偿期、食管胃底静脉曲张、腹水形成脾功能亢进、慢性非萎缩性胃炎”，并行胃镜下食管静脉曲张硬化术，患者好转后出院。此后患者多次因食管胃底静脉曲张破裂出血行内镜下食管静脉曲张硬化术+胃底静脉曲张组织胶黏堵术，好转后出院。20天前因便血患者再次就诊于我科，行肠镜示直肠静脉曲张，并行内镜下直肠静脉曲张组织胶黏堵术，好转后出院，院外口服螺内酯联合托拉塞米、呋塞米交替利尿减轻腹胀，口服枸橼酸钾颗粒（2袋/次，2次/天）补钾治疗。4天前患者腹胀加重，伴腹痛，有排气及排便，无发热，尿量逐渐减少，每天尿量500~600mL，无泡沫尿，偶有咳嗽，无咳痰，遂收住我科。

患者否认高血压、糖尿病、冠心病病史；否认手术及外伤史，有输血史；父母已故（死因不详）；已婚，已育；无烟酒嗜好；否认肝炎、结核病史；否认食物过敏史，

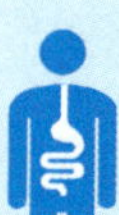

对青霉素过敏；家族无特殊病记载。

2. 体格检查

慢性病容，神志清楚，精神正常；全身皮肤、巩膜有黄染；无肝掌及蜘蛛痣；全身浅表淋巴结未触及肿大；双肺呼吸音清，未闻及干、湿啰音；心率 78 次 / 分，心律齐，心脏各瓣膜听诊区未闻及病理性杂音；腹部膨隆，腹软，全腹有压痛，无反跳痛，肝、脾肋缘下未触及，移动性浊音阳性；双下肢无水肿。

3. 实验室检查和辅助检查

腹部彩超 + 肝血管 + 腹腔显示：肝弥漫性病变（符合肝硬化改变），肝内钙化灶，门脉增宽伴腔内慢性血栓，胆囊壁继发改变，胆囊结石，脾大，脾静脉增宽，腹腔积液，腹主动脉显示欠清，胰、双肾、下腔静脉、肝动脉、肝静脉未见明显异常。

血细胞分析及C- 反应蛋白动态指标如表4-9-1 所示，生化动态指标如表4-9-2 所示。

表 4-9-1　血细胞分析及 C- 反应蛋白动态指标

日期＼项目	白细胞计数（$\times 10^9$/L）	中性粒细胞百分比（%）	血红蛋白（g/L）	血小板计数（$\times 10^9$/L）	反应蛋白（mg/L）
2024 年 2 月 16 日	4.01	86.1	78	64	124.77
2024 年 2 月 17 日	5.79	87.5	72	65	22.7
2024 年 2 月 19 日	8.64	90.3	74	69	131.93
2024 年 2 月 21 日	6.98	87.6	68	91	127.3
2024 年 2 月 25 日	6.69	87.2	53	81	140.47

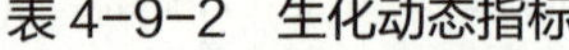

表 4-9-2　生化动态指标

	谷丙转氨酶（IU/L）	谷草转氨酶（IU/L）	血清总胆红素（mmol/L）	尿酸（mmol/L）	血肌酐（μmol/L）	白蛋白（g/L）
2024 年 2 月 16 日	15.34	44.44	51.05	8.79	86.7	22.04
2024 年 2 月 19 日	22.21	55.92	28.97	5.46	65.5	21.22
2024 年 2 月 25 日	5.1	15.45	46.7	6.27	57.1	22.28

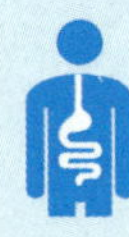

腹水生化：碱性磷酸酶 86.77IU/L、糖 4.75mmol/L、蛋白 17.88g/L、乳酸脱氢酶 159.31IU/L、淀粉酶 9.68IU/L、腺苷脱氨酶 9.27IU/L。

腹水常规：颜色黄色，透明度混浊，相对密度 1.015，雷瓦特试验（R Ⅳ alta）弱阳性，红细胞计数 1 549 × 10^6/L，白细胞计数 376 × 10^6/L，单个核细胞 51%，多个核细胞 49%。

腹水培养、药敏：均阴性。

腹水找癌细胞：未见肿瘤细胞。

腹水找抗酸杆菌：抗酸杆菌阴性。

4. 初步诊断

肝硬化合并腹腔积液，自发性腹膜炎？原发性胆汁性肝硬化失代偿期，硬皮病，低蛋白血症，脾功能亢进，贫血，凝血功能异，门静脉血栓形成，慢性非萎缩性胃炎伴糜烂，胆囊多发结石。

二、诊治经过

患者有肝硬化病史，近期突然出现腹痛、腹围增大，腹部压痛、反跳痛阳性，移动性浊音阳性，实验室检查血中性粒细胞比例升高，凝血功能差，低蛋白血症，粪便检查红白细胞增多，腹部彩超提示肝硬化大量腹水，考虑肝硬化合并腹水感染可能性大。患者入院后使用抗生素治疗前，急诊科曾给予患者腹腔穿刺抽液，并行腹水培养、腹水常规、腹水找癌细胞、腹水找抗酸杆菌、血细胞分析检查。腹水抗酸染色阴性，腹水未找到癌细胞。腹水白蛋白梯度（SAAG）< 11g/L，腹水并非单纯门静脉高压，结合腹水化验指标及病史体征，腹水符合自发性腹膜炎诊断。给予头孢他啶（2g/ 次，1 次 /12 小时）经验性抗炎治疗；静脉滴注单胺半胱氨酸（200mL/ 次，1 次 / 天）保肝治疗；患者严重低蛋白血症，给予每日输注人血白蛋白 10g，纠正低蛋白血症；患者凝血功能差，隔日输注新鲜冰冻血浆，补充凝血因子；患者低钾血症，尿素氮及肌酐稍高，血压偏低，给予补液支持纠正电解质紊乱；患者有大量腹水，结合患者长期口服螺内酯、呋塞米利尿效果差，同时给予静脉推注托拉塞米 20mg/d，利尿，每日排放腹水 1 000mL。患者入院 2 天后出现发热，最高体温 38.1℃，血培养回报阴性；腹水常规显示，腹水淡黄色，浑浊，蛋白质阴性，相对密度 1.014，白细胞计数 3.7 × 10^9/L，红细胞计数 589 × 10^6/L；炎症指标较前明显升高。患者发热，腹水中白细胞明显升高，给予利尿、排放腹水后，腹胀未见明显缓解，自发性腹膜炎诊断明确。考虑患者青霉素过敏，直接给予升级亚胺培南 – 西司他丁钠（0.5g，每 8 小时用药 1 次）抗炎治疗。后患者腹胀稍有缓解，查腹水培养加药敏，腹腔引流稍后减少，给予腹腔内注射头孢曲松（每次 2g，1 次 / 天）抗炎治疗。

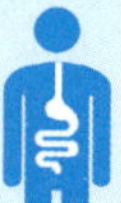

后腹水培养结果回报：尿肠球菌。药物敏感试验：与高水平庆大霉素协同，对高水平链霉素、红霉素、利奈唑胺、万古霉素、四环素、替加环素、替考拉宁敏感。患者未再发热，给予静点万古霉素（每次 0.4g，2 次 / 天）抗炎，停止静点泰能（亚胺培南 – 西司他丁钠）。患者逐渐好转后出院。

三、案例分析

1. 本案例特点

（1）患者为老年女性，既往原发性胆汁性肝硬化失代偿期诊断明确，间断腹胀，平素口服利尿剂缓解症状，近 4 天腹胀急剧加重，腹围明显增大，伴腹痛，尿量减少。追问病史，有发热（未测体温），伴咳嗽。

（2）查体：腹部膨隆，全腹有压痛，脐周反跳痛可疑，移动性浊音阳性。

（3）腹部彩超提示：肝硬化合并腹腔积液。

2. 诊断及诊断依据

患者为老年女性，既往原发性胆汁性肝硬化失代偿期诊断明确，平素即有腹腔积液，口服利尿剂减轻腹胀，4 天内腹胀急剧加重，伴腹痛，加大口服利尿剂用量，未见缓解，故入院治疗。患者入院后炎性指标高，且出现发热，血清 – 腹水蛋白梯度小于 11g/L（同日血清白蛋白与腹水白蛋白差值），为渗出液；且腹水中白细胞明显升高，均提示腹腔积液存在感染，肝硬化合并自发性腹膜炎诊断明确。

3. 病情评估

患者肝硬化合并自发性腹膜炎诊断明确，并发全身炎症反应，精神差，营养差，肝功能 Child 分级为 C 级，病情重。

4. 诊断及鉴别诊断：

（1）继发性腹膜炎。继发于外科急腹症如胃肠穿孔或者腹部外科手术后，患者起病急骤，常伴有明显的脓毒症表现，急性腹膜刺激征即腹膜炎三联征突出；腹水脓性，可见消化道内容物残渣，腹水生化葡萄糖降低（ < 2.78mmol/L），白蛋白（ > 10g/L）和 LDH（ > 血清 LDH 水平）增高，细菌涂片与培养不是单一细菌，多为混合性细菌感染；X 线平片在空腔脏器穿孔时可见膈下游离气体。本案例患者无明显腹部外科手术及穿孔指征，腹水穿刺指标不符合，可与肝硬化合并自发性腹膜炎相鉴别。

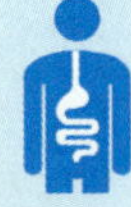

（2）结核性腹膜炎。患者多有结核病史或其他部位的结核病灶，可伴有午后潮热、盗汗等结核中毒症状；腹部触诊呈特征性揉面感；腹水淋巴细胞增多、抗酸染色阳性；血沉增快，血清结核抗体阳性。本案例患者无结核病史，起病较急，有肝病腹水病史，可行腹水抗酸染色及腹水培养进一步排除结核性腹膜炎。

（3）癌性腹水也叫恶性腹腔积液。是中晚期癌症常见的并发症之一，也是部分患者的主要临床症状或体征。恶性腹水的疾病常见于卵巢癌、食管癌、胃癌、结肠癌等恶性肿瘤，多伴有长期乏力、消瘦，有时伴有肠道粘连及梗阻征象，个别有呕吐、便血症状。本案例患者无肿瘤病史，近期无明显体重下降，腹部彩超未见占位病变及肿瘤系列异常，起病急伴发热腹痛，压痛反跳痛阳性，与肿瘤性腹水不符合，可进一步行腹水检查，并查找腹水肿瘤细胞，排除癌性腹水。

（4）心源性腹水。如慢性充血性心力衰竭、缩窄性心包炎、渗出性心包炎等均可引起腹水。慢性充血性右心衰竭产生腹水，常伴有其他部位的水肿，病因多为风湿性，在合并有心源性肝硬化时，除腹水及右心衰竭的表现外，还有肝脾肿大；缩窄性心包炎主要表现为劳力性呼吸困难、颈静脉怒张、奇脉、心脏搏动减弱、心音遥远、腹水、肝肿大，腹水常出现较早，且明显，X 线检查发现心包钙化和心电图异常，CT 可见心包增厚；渗出性心包炎出现腹水，并伴有颈静脉怒张、肝颈静脉反流阳性，心界增大，心尖波动消失。患者无上述症状，且无心脏基础疾病，暂不考虑。

（5）肾源型腹水。慢性肾炎肾病型及肾病综合征可出现明显腹水，为全身性水肿的局部表现，腹水为漏出液，有原发病的典型表现，如血尿、高血压、全身性水肿、蛋白尿、高脂血症、尿常规及肾功能异常。本案例患者肾功正常，暂不考虑。

四、处理方案及基本原则

1. 肝硬化腹水治疗的原则

（1）治疗目标：腹水消除或基本控制，改善临床症状和生活质量，延长生存时间。

（2）一线治疗：①病因治疗；②合理限盐及应用传统利尿药物（螺内酯、呋塞米）；③避免应用肾毒性药物。

（3）二线治疗：①合理应用缩血管活性等药物，如特利压素、盐酸米多君及托伐普坦；②腹腔穿刺大量放腹水及血白蛋白；③经颈静脉肝内门体静脉分流术（TIPS）。

（4）三线治疗：①肝移植；②姑息性治疗，腹水引流泵或肾脏替代治疗等。

2. 针对本案例患者的相关诊治

（1）患者入院后进一步完善血常规、肝肾功能、凝血、肿瘤指标、尿液分析、粪便分析等相关检查。

（2）嘱咐患者软质、易消化、低盐饮食。

（3）给予抗炎、抑酸、保肝、口服利尿剂、输蛋白、纠正电解质紊乱等治疗。

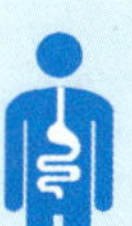

（4）利尿效果欠佳，给予腹腔穿刺抽液减轻腹胀，同时化验腹水用于诊断。

（5）腹水培养阴性，经验性静脉抗炎效果不佳，给予腹腔内注药治疗。

（6）复查电解质、白蛋白、肾功能，反复行腹水培养＋药敏试验。

肝硬化患者新近出现腹胀、少尿、双下肢水肿、乏力、食欲减退等。查体见腹部膨隆、腹壁静脉曲张，移动性浊音阳性提示腹腔内液体超过 1 000mL（阴性不能排除腹水）。腹部 B 超，可确定有无腹水及粗略评估腹水量，判断位置（肠间隙、下腹部等）及穿刺定位。其他检查包括腹部 CT 和 MRI 等。

3. 药物治疗

少量腹水可以通过口服利尿药物进行治疗。利尿药物治疗是治疗肝硬化腹水的主要方法，根据利尿药物的作用机制分为醛固酮拮抗剂（螺内酯）、抑制髓袢钠－钾泵（呋塞米）及选择性血管升压素 V2 受体拮抗剂（托伐普坦）。利尿药物及其剂量的选择需要考虑腹水量、伴随疾病或并发症，最常用方案是螺内酯联合呋塞米。在口服利尿剂期间注意随访患者尿量及电解质，注意补钾治疗，1 级腹水或初发腹水可单独给予螺内酯，推荐起始剂量 40mg/d，1~2 次 / 天，口服，若疗效不佳时，3~5 天递增 40mg 或联合呋塞米。螺内酯常规剂量上限为 100mg/d，可最大剂量 400mg/d。呋塞米推荐起始剂量 20~40mg/d，3~5 天递增 20~40mg，呋塞米常规剂量上限为 80mg/d，可最大剂量 160mg/d。2/3 级腹水或复发性腹水起始螺内酯联合呋塞米疗效明显优于螺内酯剂量递增或序贯联合呋塞米，且低钾血症发生率显著降低。初始剂量螺内酯 40~80mg/d，呋塞米 40mg/d，3~5 天可递增螺内酯与呋塞米的剂量，至达常规剂量上限。

4. 营养支持治疗与限盐

肝硬化患者应重视营养不良的筛查与诊断，早期纠正营养不良，推荐少食多餐、睡前加餐以及支链氨基酸的补充。

（1）合理限盐。适当限盐有利于消退腹水，减少腹水复发。但长期限盐会导致患者食欲下降及低钠血症，加重营养不良。

（2）低钠血症。绝大多数肝硬化腹水患者不必要限水，但如果血钠 <125mmol/L 时应该适当地限制水摄入。如有重度低钠血症（血钠 <110mmol/L）或出现低钠性脑病，可紧急适当静脉补充 3%~5% 高张氯化钠溶液 50~100mL，2~3 天，一般不超过 5 天，以免腹水加重。托伐普坦治疗肝硬化腹水伴低钠血症，具有较好的疗效及安全性。在使用托伐普坦过程中，24 小时血钠上升不超过 12mmol/L，以免循环负荷增加或导致神经系统脱髓鞘损害。

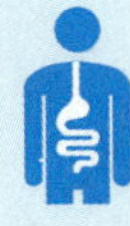

（3）人血白蛋白。肝硬化失代偿期患者一般患有低蛋白血症，在失代偿期肝硬化

患者中，白蛋白不仅仅维持胶体渗透压，还具有抗炎、药物运输及免疫调节等非胶体渗透压作用。在肝硬化腹水，特别是顽固性腹水、自发性腹膜炎患者的治疗中，短期或紧急补充人血白蛋白可提高利尿药物、抗菌药物的治疗效果，改善预后。

5. 转诊及社区随访

《肝硬化腹水诊疗指南（2023）》指出，根据腹水量、有无相关并发症及伴随疾病，确定患者是否需要住院治疗。

五、要点与讨论

肝硬化患者出现腹水（排除其他原因）为肝硬化失代偿期，发现腹水后，要对腹水的性质和量以及是否合并自发性腹膜炎，进行评估，包括病史、体格检查、实验室检查、腹部影像学及诊断性腹腔穿刺。

1. 腹水的实验室检查和分析

腹水外观可无色透明、浑浊、脓性、血性、乳糜样等。腹水实验室常规检查包括细胞计数、分类、白蛋白、总蛋白定量等。腹水细胞计数及分类是腹水检测的首要指标。腹水细菌培养阳性率较低，一般在20%~40%。为了提高阳性率，应以血培养瓶在床旁取得腹水后立即注入10~20mL行腹水需氧菌、厌氧菌或真菌培养，应在使用抗菌药物之前留取标本，立刻送检，严格无菌操作，以免污染。不可先沉淀腹水，以沉淀物培养，这会增加多形核白细胞（PMN）吞噬细菌的机会，反而不易得到阳性结果。

2. 腹水的病因

肝硬化是引起腹水的最主要原因，其他肝外疾病约占15%，包括恶性肿瘤、结核性腹膜炎、慢性心力衰竭或肾病综合征等。部分腹水患者有2个或以上的病因。肝硬化引起的腹水常通过腹水实验室检查判断漏出液或渗出液，以及血清－腹水白蛋白梯度（SAAG）判断是门静脉高压性或非门静脉高压性腹水。

3. 腹水的分级与分型

临床上根据腹水的量可分为1级（少量），2级（中量），3级（大量）。

1级或少量腹水：只有通过超声检查才能发现的腹水，患者一般无腹胀的表现，移动性浊音阴性；超声腹水深度<3cm。

2级或中量腹水：患者常有中度腹胀和对称性腹部隆起，移动性浊音阴/阳性；超声腹水深度3~10cm。

3级或大量腹水：患者腹胀明显，移动性浊音阳性，可有腹部膨隆甚至脐疝形成；超声腹水深度>10cm。

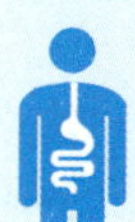

肝硬化腹水分为：普通型/性、顽固型/性（难治型/性）、复发型/性腹水。

4. 腹腔穿刺放液

腹腔穿刺大量放腹水（>5L/d）仍是顽固性腹水或复发性腹水的有效治疗方法。常见并发症是低血容量、急性肾损伤，大量放腹水后循环衰竭。在大量放腹水的同时补充人血白蛋白（1 000mL腹水，4~8g白蛋白）较单用利尿药物更有效，并发症更少，同时肝硬化顽固性腹水患者早期大量放腹水可显著降低30天再住院率及90天病死率。对于终末期肝病患者合并顽固性腹水时，无肝移植或经颈静脉肝内分流术（TIPS）条件，留置腹腔引流管比反复穿刺大量放腹水相对节省费用，但自发性腹膜炎、蜂窝组织炎和腹水渗漏发生率会升高，有关长期留置腹腔引流管放腹水的报道，大多数为癌症相关腹水。长期放置引流管姑息性治疗顽固性腹水主要适用人群为无TIPS或肝移植条件的居家患者；频繁放腹水2~3次/周、每次引流腹水2 000~5 000mL者，否则不可留置腹腔引流管。

六、思考题

1. 腹水常见于哪些疾病？
2. 肝硬化腹水的原理是什么？基本治疗原则是什么？
3. 如何判断腹水的类型？
4. 哪些情况下肝硬化腹水患者需要住院治疗及转诊？

七、科普小常识

1. 什么是腹水？

腹水是失代偿期肝硬化患者常见的并发症，也是肝硬化自然病程中疾病进展的重要标志，一旦出现腹水，1年病死率约20%，5年病死率约44%。腹水的防治仍是临床工作中常见的难点问题。

腹水是多种疾病的表现，根据引起腹水的原因可分为肝源性、癌性、心源性、血管源性（静脉阻塞或狭窄）、肾源性、营养不良性和结核性等。对新出现的腹水和2、3级以上腹水患者，应行腹腔穿刺腹水常规检查，包括腹水细胞计数和分类、腹水总蛋白和白蛋白。腹腔穿刺同日检测血清白蛋白，SAAG ≥ 11g/L的腹水提示为门静脉高压性。

疑似腹腔感染时，须在使用抗菌药物前留取标本，使用血培养瓶在床旁行腹水细菌、厌氧菌和（或）真菌培养。严格无菌操作，床旁取得腹水后立即注入血培养瓶10~20mL，并立即送检。

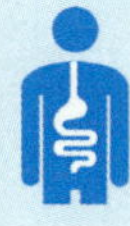

2. 肝硬化腹水是怎样形成的?

肝硬化腹水的形成机制较复杂，常是几个因素共同作用的结果。门静脉高压是腹水形成的主要原因及始动因素。低蛋白血症、肾素–血管紧张素–醛固酮系统（RAAS）失衡、淋巴液回流受阻及肠道菌群移位等也在腹水的形成中发挥作用。

腹水为肝硬化失代偿表现，常有明显诱因，对利尿剂反应较好。如为慢加急性肝衰竭所致的腹水，常伴急性肾损伤或感染，预后较差。各期肝硬化患者均是肝癌的极高危人群，应每 3 个月复查生化、血常规、凝血、甲胎蛋白及其腹部超声等。每 12~24 个月复查胃镜以了解有无食管静脉曲张及其进展程度。对失代偿期肝硬化患者需制定长期，甚至终身的临床管理方案。

（编者　王红云）

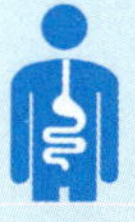

第十节　肝癌（案例36）

核心提示

❖掌握肝癌的诊断流程、诊断要点。

❖掌握肝癌的全程管理方法。

一、病历资料

1. 病史

王××，男，59岁，主因“发现肝占位2个月”入院。

患者2个月前于太原市×区人民医院体检时，腹部彩超、腹部CT提示肝占位性病变，无腹痛、腹胀、食欲减退，无恶心、呕吐。为进一步诊治，患者入住我科。

患者自发病以来，精神尚可，睡眠可，食欲如常，无发热，无咳嗽、胸闷及气短，无心悸，无头痛、头晕，近1年体重下降5kg，大便正常，小便正常。

患者乙肝携带史20年；糖尿病发现1个月，未规律用药；银屑病20年；否认高血压、冠心病病史；母体健，父患食管癌故；已婚，已育；有吸烟史，无饮酒史；否认肝炎、结核病病史；否认手术、外伤史；否认输血史；否认食物、药物过敏史；家族无特殊病记载。

2. 体格检查

体温36.6℃，脉搏78次/分，呼吸18次/分，血压122/78mmHg，身高165cm，体重66kg。一般情况可，神志清楚，精神正常。结膜无苍白，全身浅表淋巴结未触及肿大；无蜘蛛痣、肝掌；双肺呼吸音清，未闻及干、湿啰音；心率78次/分，心律齐，心脏各瓣膜听诊区未闻及病理性杂音；腹软，无压痛、反跳痛，肝肋缘下未触及，脾肋缘下可

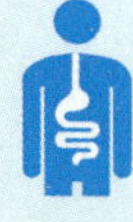

触及，移动性浊音阴性；双下肢无水肿；足背动脉搏动未见减弱。

3. 实验室检查和辅助检查

2023 年 10 月 19 日腹部彩超提示：肝右前叶混合回声结节（建议 CT 检查），肝实质回声增粗，胆囊炎，胆囊结石，胆囊壁胆固醇结晶。

2023 年 10 月 20 日腹部 CT 提示：肝硬化，脾大，门静脉高压，肝右叶占位性病变，建议进一步增强扫描。

2023 年 10 月 25 日腹部增强 CT 提示：肝Ⅶ、Ⅷ段占位性病变，考虑不典型肝癌，建议结合 MRI 检查进一步分析；肝右叶灌注异常伴多发不典型增生结节，肝硬化伴门静脉高压，右肾囊肿。

4. 初步诊断

肝占位性病变、肝硬化、脾大、胆囊炎、胆囊结石、右肾囊肿、糖尿病、银屑病、乙肝携带者。

二、诊治经过

患者主因“发现肝占位 2 个月”入院。

查体无蜘蛛痣、肝掌；腹软，无压痛、反跳痛，肝肋缘下未触及，脾肋缘下可触及。患者入院前腹部彩超、腹部增强 CT 示肝占位性病变、肝硬化、脾大。结合既往病史，初步考虑肝占位性病变、肝硬化、脾大、胆囊炎、胆囊结石、右肾囊肿、糖尿病、银屑病、乙肝携带者。

患者入院后的相关检查项目及结果如下：

1. 血常规（如图 4-10-1 所示）

行	项目名称	检验结果		单　位	参考范围	实验方法
1	★白细胞计数(WBC)	7.44		×10^9/L	4--10	
2	中性粒细胞%(NEUT)	85.9	↑	%	50--75	
3	中性粒细胞数(NEUT#)	6.39		×10^9/L	2.0--7.0	
4	淋巴细胞%(LYMPH)	7.7	↓	%	20--40	
5	淋巴细胞数(LYMPH#)	0.57	↓	×10^9/L	1--4.4	
6	单核细胞%(MONO)	4.4		%	3--8	
7	单核细胞数(MONO#)	0.33		×10^9/L	0.2--1	
8	嗜酸性粒细胞%(EO)	1.1		%	0.5--5	
9	嗜酸性粒细胞数(EO#)	0.08		×10^9/L	0.05--0.5	
10	嗜碱性粒细胞%(BASO)	0.9		%	0--1	
11	嗜碱性粒细胞数(BASO#)	0.07		×10^9/L	0--0.1	
12	★红细胞计数(RBC)	5.78	↑	×10^12/L	4--5.5	
13	★血红蛋白(HGB)	167	↑	g/L	120--160	
14	★红细胞比容(HCT)	0.500	↑		0.42--0.49	
15	★红细胞平均容积(MCV)	86.5		fL	80--100	
16	★红细胞平均Hb含量(MCH)	28.9		pg	26--34	
17	★红细胞平均Hb浓度(MCHC)	334.00		g/L	310--370	
18	红细胞分布宽度SD(RDW-SD)	38.8		fL	37.0--54.0	
19	红细胞分布宽度CV(RDW-CV)	12.3		%	10.1--16.0	
20	★血小板计数(PLT)	144		×10^9/L	100--300	
21	血小板分布宽度(PDW)	18.2	↑	fl	9.0--13.0	
22	血小板压积(PCT)	0.19			0.19--0.39	
23	血小板平均体积(MPV)	13.0		fL	9.0--17.0	
24	大血小板比率(P-LCR)	48.0	↑	%	15.0--30.0	

图 4-10-1　血常规检查单

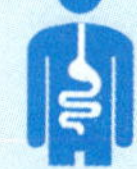

2. 血生化、肝肾功能（如图 4-10-2 所示）

行	项目名称	检验结果	单 位	参考范围	实验方法
1	凝血酶原时间(PT-S)	11.5	秒	9.9--12.8	
2	正常对照(NP)	10.8	秒		
3	国际标准化比值(INR)	1.06		0.8--1.1	
4	活动度(PT(%))	91	%	80--160	
5	活化部分凝血活酶时间(APTT)	30.3	秒	25.1--36.5	
6	凝血酶时间(TT)	15.6	秒	10.3--16.6	
7	纤维蛋白原(FIB-C)	2.78	g/L	2.38--4.98	
8	D-二聚体(D-DIMER)	148	ng/mL	0--250	

图 4-10-2　血生化、肝肾功能检查单

3. 凝血（如图 4-10-3 所示）

行	项目名称	检验结果	单 位	参考范围	实验方法
1	凝血酶原时间(PT-S)	11.5	秒	9.9--12.8	
2	正常对照(NP)	10.8	秒		
3	国际标准化比值(INR)	1.06		0.8--1.1	
4	活动度(PT(%))	91	%	80--160	
5	活化部分凝血活酶时间(APTT)	30.3	秒	25.1--36.5	
6	凝血酶时间(TT)	15.6	秒	10.3--16.6	
7	纤维蛋白原(FIB-C)	2.78	g/L	2.38--4.98	
8	D-二聚体(D-DIMER)	148	ng/mL	0--250	

图 4-10-3　凝血检查单

4. 肝纤四项（如图 4-10-4 所示）

行	项目名称	检验结果	参考值	单 位
1	透明质酸(HA)	41.83	<120	ng/ml
2	层粘连蛋白(LN)	<0.01	<140	ng/ml
3	Ⅲ型前胶原肽(PⅢINP)	0.31	<12	ng/ml
4	Ⅳ型胶原(IVC)	47.47	<140	ng/ml

图 4-10-4　肝纤四项检查单

5. 肿瘤标志物（如图 4-10-5、图 4-10-6 所示）

临床诊断：肝恶性肿瘤

行	项目名称	检验结果	参考值	单 位
1	甲胎蛋白(AFP)	10.94	<10	ng/ml

图 4-10-5　甲胎蛋白检查单

行	项目名称	检验结果	单 位	参考范围	实验方法
1	★癌胚抗原(CEA)	2.17	ng/ml	0--5.2	化学发光法
2	糖类抗原199(CA199)	9.78	U/ml	0--27	化学发光法
3	糖类抗原125(CA125)	14.80	U/ml	0--35	化学发光法
4	糖类抗原724(CA724)	<1.50	IU/ml	0--8.2	

结果描述：

图 4-10-6　肿瘤标志物检查单

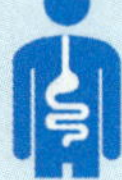

6. 肝炎系列

乙肝病毒表面抗原阴性、乙肝病毒表面抗体阴性、乙肝病毒 e 抗原阴性、乙肝病毒 e 抗体阳性、乙肝病毒核心抗体阳性。

7. 上腹部增强核磁（平扫 + 肝脏特异性对比剂增强 + 胰胆管水成像）（如图 4-10-7 所示）

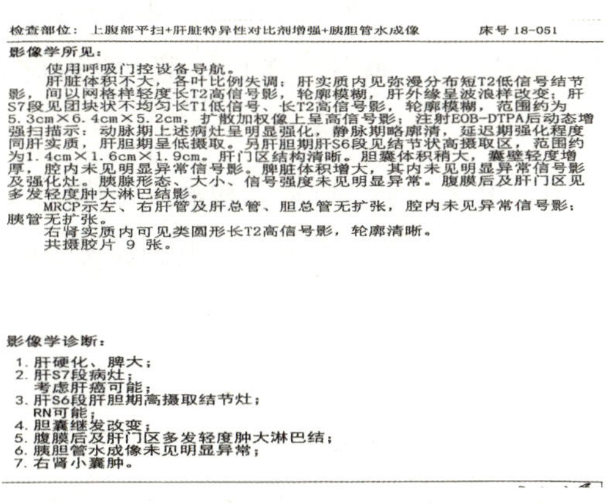

检查部位：上腹部平扫+肝脏特异性对比剂增强+胰胆管水成像　　床号 18-051

影像学所见：

使用呼吸门控设备导航。

肝脏体积不大，各叶比例失调；肝实质内见弥漫分布短T2低信号结节影，间以网格样轻度长T2高信号影，轮廓模糊，肝外缘呈波浪样改变；肝S7段见团块状不均匀长T1低信号、长T2高信号影，轮廓模糊，范围约为5.3cm×6.4cm×5.2cm，扩散加权像上呈高信号影；注射EOB-DTPA后动态增强扫描示：动脉期上述病灶呈明显强化，静脉期略廓清，延迟期强化程度同肝实质，肝胆期呈低摄取。另肝胆期肝S6段见结节状高摄取区，范围约为1.4cm×1.6cm×1.9cm。肝门区结构清晰。胆囊体积稍大，囊壁轻度增厚，腔内未见明显异常信号影。脾脏体积增大，其内未见明显异常信号影及强化灶。胰腺形态、大小、信号强度未见明显异常。腹膜后及肝门区见多发轻度肿大淋巴结影。

MRCP示左、右肝管及肝总管、胆总管无扩张，腔内未见异常信号影；胰管无扩张。

右肾实质内可见类圆形长T2高信号影，轮廓清晰。

共摄胶片 9 张。

影像学诊断：

1. 肝硬化、脾大；
2. 肝S7段病灶；
考虑肝癌可能；
3. 肝S6段肝胆期高摄取结节灶；
RN可能；
4. 胆囊继发改变；
5. 腹膜后及肝门区多发轻度肿大淋巴结；
6. 胰胆管水成像未见明显异常；
7. 右肾小囊肿。

图 4-10-7 上腹部增强核磁检查报告

8. 肝脏弹性成像

肝脏弹性成像：弹性模量 E 约 21kPa（正常值≤ 7kPa）。

具体治疗见本节相关内容。

三、案例分析

1. 病史特点

（1）患者为男性，体检发现肝占位性病变，无肝区不适、乏力、恶心、纳差等，近 1 年体重下降 5kg。

（2）体格检查：无蜘蛛痣、肝掌；腹软，无压痛、反跳痛，肝肋缘下未触及，脾肋缘下可触及，移动性浊音阴性。

（3）患者入院前后辅助检查项目及结果：

腹部彩超、腹部 CT、腹部增强 CT：如前所述。

甲胎蛋白：10.94ng/mL。

腹部增强核磁：肝硬化、脾大；肝 S7 段病灶，考虑肝癌可能；肝 S6 段肝胆期高摄取结节灶，肝硬化结节可能；胆囊继发改变；腹膜后及肝门区多发轻度肿大淋巴结；胰胆管水成像未见明显异常；右肾小囊肿。

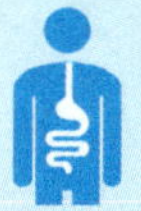

肝脏弹性成像：弹性模量 E 约 21kPa。

2. 诊断和诊断依据

（1）诊断：原发性肝癌、腹膜后及肝门区多发肿大淋巴结、肝硬化、脾大、肾囊肿、2 型糖尿病、银屑病。

（2）诊断依据：①早期无临床症状，多由体检发现，伴体重下降；②体格检查，无蜘蛛痣、肝掌，腹软，无压痛、反跳痛，肝肋缘下未触及，脾肋缘下可触及，移动性浊音阴性；③ AFP 阳性，腹部彩超、腹部增强 CT、腹部核磁提示肝癌，结节 > 2cm。

3. 鉴别诊断

（1）原发性肝癌。多有肝炎病史，腹痛为锐痛或钝痛，几乎无规律，服用解痉药物不缓解，右上腹有压痛，化验甲胎蛋白增高，肝脏肿块多为单个，低密度，B 超或 CT 可协助诊断。

（2）肝囊肿或血管瘤。正常人群均可发生，一般无腹痛及消化系统症状，腹部 CT 或 B 超可见囊性占位，壁光滑，有液性暗区。

（3）转移性肝癌。有原发癌灶，肝脏肿块为多灶性，大小不等，右上腹压痛明显，化验甲胎蛋白正常，B 超或 CT 可协助诊断。

四、处理方案及基本原则

1. 治疗原则

肝癌治疗领域的特点是多学科参与、多种治疗方法共存，常见治疗方法包括肝切除术、肝移植术、消融治疗、TACE、放射治疗、系统抗肿瘤治疗等多种手段，针对不同分期的肝癌患者选择合理的治疗方法可以使疗效最大化。合理治疗方法的选择需要有高级别循证医学证据的支持。目前，有序组合的规范化综合疗法治疗肝癌的长期疗效较佳，但是基于不同治疗手段的现行分科诊疗体制与实现规范化综合疗法之间存在一定矛盾。因此，肝癌诊疗须重视多学科综合治疗协作组（MDT）的诊疗模式，特别是对疑难复杂病例的诊治，从而避免单科治疗的局限性，促进学科交流，提高整体疗效。建议肝癌 MDT 管理应围绕国家卫生健康委员会肝癌诊疗质控核心指标开展工作，但也需要同时考虑地区经济水平以及各医院医疗能力和条件的差异。

2. 针对本案例患者的相关诊治

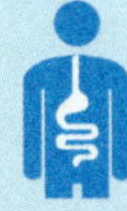

（1）患者入院后进一步完善血常规、肝肾功能、凝血、肿瘤标志物、腹部增强核磁等相关检查。

（2）嘱咐患者糖尿病饮食、软质饮食，加强营养。

（3）给予保肝、抑酸护胃、调整血糖、营养支持等对症治疗。

（4）明确诊断，确定分期；本患者为肝癌Ⅱa 期，因肿瘤结节太大，先行 TACE 联合抗肿瘤治疗；完成在 DAS 引导下腹腔动脉造影 + 化疗药物灌注术 + 肝动脉化疗栓塞术，并加用仑伐替尼（8mg，1 次 / 天）。

（5）患者出院 1 个月后复查胸腹盆增强 CT 及腹部增强核磁，肝 S5、S6、S7 段多发结节灶。与肿瘤介入科会诊后，建议行第二次 TACE。完成第二次在 DSA 引导下腹腔动脉造影 + 化疗药物灌注术 + 肝动脉化疗栓塞术后，继续联合口服靶向药物仑伐替尼（8mg，1 次 / 天）治疗。

（6）1 个月后患者复查腹部 CT 及核磁，评估肿瘤治疗及进展情况。

3. 肝癌基层筛查的机遇与挑战

《中国原发性肝癌基层筛查的机遇与挑战》[①] 指出，原发性肝癌（以下本节简称肝癌）是我国常见恶性肿瘤，严重威胁我国人民的生命和健康。尽管近年来我国的肝癌诊疗技术取得较大进步，其发病率和死亡率有逐年下降趋势，但早期诊断率低，5 年生存率低，是慢性病防控领域亟待解决的重大公共卫生问题。切实有效实施肝癌早筛计划、早发现、早诊断、早治疗是提高根治性治疗率和生存率的重要措施。随着我国分级诊疗制度的不断推进，基层医疗资源配置和卫生服务能力的持续提升，基层医疗卫生机构已成为许多癌症早期筛查的重要力量。

（1）肝癌基层筛查的机遇：

1）基层医疗卫生服务水平的不断提升。我国城乡社区医疗卫生服务体系的不断完善为肝癌的基层筛查提供了新的发展契机。首先，我国社区卫生服务网络基本健全。其次，我国基层卫生人员数量持续攀升，执业结构也不断优化，为肝癌的社区、农村重点人群筛查提供了人力支持。全科医师规范化培训也可提升肝癌基层筛查的科学性与准确性，此外，我国家庭医生签约服务的稳步推进也为肝癌防控知识普及和基层筛查提供了全新的形式，即通过签约家庭医生对肝癌中、高危人群进行定期上门筛查、健康指导和病情监测等服务，以更好地推动重点人群肝癌基层筛查工作的开展。

2）肝病诊治医疗机构规模的持续扩大。传染病医院作为我国救治肝病患者的主要机构，在肝病相关疾病的诊疗体系中承担着重要角色。近些年我国城乡肝病诊治医疗机构的规模持续扩大、诊疗投入持续提升、诊疗资源持续完善，为肝癌基层筛查后续的诊断、

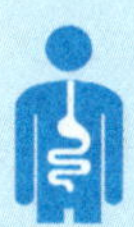

① 王世越，董晨，常楚迪，等．中国原发性肝癌基层筛查的机遇与挑战 [J]. 中国全科医学，2023，26（36）：4498-4504，4520.

转诊与治疗服务提供了重要保障，更实现了社区卫生服务中心与传染病医院防治联合实施的良好机制。

3）肝癌预防与筛查相关指南共识的持续更新。自 2018 年以来，我国各专业委员会从不同角度相继发布了与肝癌筛查相关的“指南”或“专家共识”，如《中国肝癌一级预防专家共识（2018）》《原发性肝癌的分层筛查与监测指南（2020）》《中国肝癌早筛策略专家共识》《原发性肝癌二级预防共识（2021）》《原发性肝癌三级预防共识（2022）》《中国人群肝癌筛查指南（2022，北京）》，有效地推动了我国基层肝癌筛查水平的稳步提升。

4）肝癌筛查技术的推广与创新。我国肝癌基层筛查主要基于血清甲胎蛋白检测和肝脏超声检查开展，近年来经过科学研究和临床实践的推动，肝癌早期筛查技术实现了长足的发展，各种类型的血清标志物检测、影像学检查、风险因素评估模型及液体活检技术层出不穷，为肝癌的基层筛查手段提供了更多的选择，基层卫生人员也开展了对新型筛查技术或风险因素评估模型的实践与探索，此外，我国首个全血一步法甲胎蛋白家用检测试纸以其操作简单、方便快捷、阳性检出率高、诊断特异度高等特点已在肝癌筛查工作中获得了良好的效果反馈。

（2）肝癌基层筛查的挑战：

1）农村地区的肝癌筛查负担仍较重。当前我国涉及肝癌筛查的国家公共卫生服务项目均为人群组织性筛查，多面向特定范围和（或）区域的适龄社区居民，但由于部分农村地区信息交通不畅、医疗水平较差、居民健康素养较低，导致肝癌筛查早诊、早治项目参与率在偏远地区仍较低。在人口基数大、老龄化、低经济发展水平、低健康素养水平等多重负担的作用下，我国农村地区的肝癌筛查负担仍较重。

2）居民对肝癌基层筛查的认知水平仍有待提升。尽管我国肝癌相关的早诊、早治项目进展已经初具成效，但居民对肝癌基层筛查的认知水平仍存在一些问题，主要体现在癌症防治核心知识知晓率、参与肝癌筛查意愿和监测依从性 3 个方面。基于居民肝癌筛查参与意愿和检测依从性相关影响因素的筛查策略可作为未来提升居民对肝癌基层筛查认知水平的有效着力点。

3）当前肝癌基层筛查与监测体系仍不完备。当前我国肝癌基层筛查与监测体系的不完备性主要体现在筛查覆盖率不足、筛查质量不均衡、筛查与监测信息可及性有限 3 个方面。我国肝癌基层筛查体系仍需在全人群参与、高质量推进和多层次质量控制等方面付出更大的努力，以适应当前日益增长的健康需求，将有助于全面推进健康中国建设，更好地把人民健康放在优先发展的战略地位。

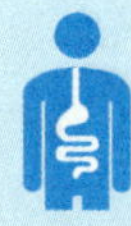

五、要点与讨论

肝癌的诊治流程是，首先确认肝癌，确定分期，根据各相关“指南”及患者、家属情况展开治疗。

1. 肝癌的诊断标准

（1）借助肝脏超声显像联合血清甲胎蛋白进行肝癌早期筛查，建议高危人群至少每隔 6 个月进行 1 次检查。

（2）动态增强 CT、多参数 MRI 扫描是肝脏超声显像和（或）血清甲胎蛋白筛查异常者明确诊断的首选影像学检查方法。

（3）肝癌影像学诊断主要依据“快进快出”的强化方式。

（4）肝脏多参数 MRI 检查是肝癌临床诊断、分期和疗效评价的优选影像技术。

（5）PET-CT 扫描有助于对肝癌进行分期及疗效评价。

（6）血清甲胎蛋白是诊断肝癌和疗效监测常用且重要的指标。对血清甲胎蛋白阴性人群，可以借助 P Ⅳ KA Ⅱ、miRNA 检测试剂盒、甲胎蛋白 -L3 和类 GALAD 模型进行早期诊断。

（7）具有典型肝癌影像学特征的肝脏占位性病变，符合肝癌临床诊断标准的患者，通常不需要行以诊断为目的的肝病灶穿刺活检。

2. 肝癌的分期标准

肝癌的分期标准很多，如 BCLC、TNM、JSH、APASL 等。根据国人的具体情况，中国肝癌分期标准（CNLC）为Ⅰa 期、Ⅰb 期、Ⅱa 期、Ⅱb 期、Ⅲa 期、Ⅲb 期、Ⅳ期。

CNLC Ⅰa 期：体力活动状态（PS）评分 0~2 分，肝功能 Child-Pugh A/B 级，单个肿瘤、直径≤ 5cm，无血管侵犯和肝外转移。

CNLC Ⅰb 期：PS 评分 0~2 分，肝功能 Child-Pugh A/B 级，单个肿瘤、直径 >5cm，或 2~3 个肿瘤、最大直径≤ 3cm，无血管侵犯和肝外转移。

CNLC Ⅱa 期：PS 评分 0~2 分，肝功能 Child-Pugh A/B 级，2~3 个肿瘤、最大直径 > 3cm，无血管侵犯和肝外转移。

CNLC Ⅱb 期：PS 评分 0~2 分，肝功能 Child-Pugh A/B 级，肿瘤数目≥ 4 个、肿瘤直径不论，无血管侵犯和肝外转移。

CNLC Ⅲa 期：PS 评分 0~2 分，肝功能 Child-Pugh A/B 级，肿瘤情况不论，有血管侵犯而无肝外转移。

CNLC Ⅲb 期：PS 评分 0~2 分，肝功能 Child-Pugh A/B 级，肿瘤情况不论，血管侵犯不论，有肝外转移。

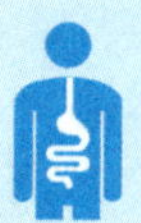

CNLC Ⅳ期：PS 评分 3~4 分，或肝功能 Child-Pugh C 级，肿瘤情况不论，血管侵犯不论，肝外转移不论。

3. 肝癌高危人群的筛查与监测

对肝癌高危人群的筛查与监测有助于肝癌的早期发现、早期诊断和早期治疗，是提高肝癌疗效的关键。肝癌高危人群的快速、便捷识别是实施大范围肝癌筛查的前提，而对人群肝癌风险的分层评估是制定不同肝癌筛查策略的基础。在我国，肝癌高危人群主要包括：具有乙型肝炎病毒和（或）丙型肝炎病毒感染、过度饮酒、非乙醇性脂肪性肝炎、其他原因引起的肝硬化以及有肝癌家族史等人群，尤其是年龄 > 40 岁的男性。目前，尽管抗乙肝病毒和抗丙肝病毒治疗可以显著降低肝癌的发生风险，但是仍然无法完全避免肝癌的发生。由我国学者研发的适用于多种慢性肝病和各种族的肝癌风险评估模型 aMAP 评分，可以便捷地将肝患者群分为肝癌低风险（0~50 分）、中风险（50~60 分）和高风险（60~100 分）组，各组肝癌的年发生率分别为 0%~0.2%、0.4%~1.0% 和 1.6%~4.0%，有助于确定肝癌的高风险人群。借助于肝脏超声显像和血清甲胎蛋白进行肝癌早期筛查，建议高危人群至少每隔 6 个月进行 1 次检查。通过实现社区、医院一体化筛查新模式，做到应筛尽筛、应治早治。

4.《肝细胞癌全程管理中国专家共识（2023）》① 相关内容

（1）CNLC Ⅰ、Ⅱ a 期患者首选手术切除。技术上可手术切除 CNLC Ⅱ b。Ⅲ a 期患者存在高危复发因素，建议先行新辅助治疗。建议根据患者肿瘤特征选择新辅助治疗方案，包括一线靶向 + 免疫治疗或系统治疗联合 TACE（证据等级Ⅱ b，推荐 B），Ⅱ / Ⅲ型 PVTT 放疗等。

（2）对于乙肝相关性肝细胞性肝癌，术后需要继续抗病毒治疗。对于术后高危复发风险的肝细胞性肝癌患者，TACE 辅助治疗可以降低复发率，延长生存时间。对于伴Ⅰ / Ⅱ型 PVTT、窄切缘的肝细胞性肝癌术后患者，术后放疗可改善 DFS 和 OS。肝细胞性肝癌术后使用槐耳颗粒有助于抑制肿瘤复发和肝外转移。对于中晚期肝细胞性肝癌术后患者，推荐靶向药物或者继续原新辅助 / 转化治疗的系统治疗方案 ±TACE 作为辅助治疗。

（3）肝细胞性肝癌的一线系统治疗。包括阿替利珠单抗联合贝伐珠单抗、信迪利单抗联合贝伐珠单抗类似物、索拉非尼、仑伐替尼、多纳非尼、阿帕替尼联合卡瑞利珠

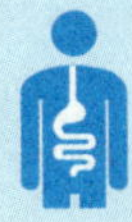

① 中国医师协会肝癌专业委员会 . 肝细胞癌全程管理中国专家共识（2023）[J]. 中华消化外科杂志，2023，22（7）：824-842.

单抗，或仑伐替尼联合帕博利珠单抗。如抗血管生成靶向治疗存在禁忌证，建议考虑度伐利尤单抗联合替西木单抗、度伐利尤单抗、替雷利珠单抗、纳武利尤单抗。不适合靶向和免疫治疗患者可考虑 FOLFOX 方案化疗。不适合或拒绝接受标准治疗，且既往未接受过系统性治疗的患者可有条件考虑阿可拉定。

（4）一线治疗选择需考量患者一般体力状态、肝功能状态、肿瘤特征、治疗风险和治疗目标等。靶向联合免疫治疗是系统治疗的优选，对于免疫检查点抑制剂（ICIs）治疗禁忌或者不愿意使用的患者可考虑靶向单药治疗，对于高出血风险患者可选择双免疫联合治疗或免疫治疗单药。

（5）肝细胞性肝癌的二线系统治疗方案为瑞戈非尼、阿帕替尼、雷莫西尤单抗（甲胎蛋白≥ 400ng/mL）、卡博替尼、帕博利珠单抗、卡瑞利珠单抗、替雷利珠单抗，或阿帕替尼联合卡瑞利珠单抗、纳武利尤单抗联合伊匹木单抗。

（6）二线治疗选择需结合一线治疗方案及肿瘤进展情况，酌情考虑一线治疗不良反应。目前获批二线治疗方案适应证的靶向或免疫治疗单药均为索拉非尼或含奥沙利铂化疗后进展，而二线靶向免疫联合或双免疫联合可能疗效更好。除索拉非尼之外，其他一线治疗方案进展后的二线治疗选择尚无Ⅲ期临床研究支持，从治疗策略上可以考虑序贯靶向治疗或者从靶向治疗转换到免疫治疗或者从免疫治疗转换到靶向治疗，一线免疫联合治疗进展后免疫跨线治疗可能在部分患者中仍有获益。

（7）抗肿瘤系统治疗前须完善病史、体格检查、实验室和影像学检查，充分评估基本器官功能和肿瘤病情；治疗后，需密切随访，通过症状体征和实验室检查等及时发现、评估、处理系统治疗不良反应。根据不良反应的类型和级别，考虑靶向药物减量、暂停或永久停药，或 ICIs 药物暂停和永久停用。

（8）对于中晚期肝细胞性肝癌，靶向治疗联合 TACE 对患者生存有一定改善；靶向治疗 + 免疫治疗联合 TACE 具有较高的肿瘤应答和更好的转化治疗潜能，期待Ⅲ期临床研究证实；TACE 联合免疫治疗有待进一步探索。

（9）靶向治疗基础上联合采用 FOLFOX 方案的 HAIC 治疗可进一步改善晚期肝细胞性肝癌合并 PVTT 患者的生存情况；靶向治疗 + 免疫治疗联合 HAIC 对于中晚期肝细胞性肝癌初步显示较高的肿瘤应答、更好生存和转化治疗潜能。

（10）对于有症状的局部晚期和（或）转移性肝细胞性肝癌，若条件允许推荐肝脏和（或）血管癌栓或肝外转移灶姑息放射治疗，作为单独的治疗或与系统治疗的序贯治疗。放疗联合系统治疗及 TACE 治疗具有潜在协同作用，但仍需前瞻性研究验证。

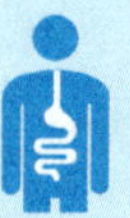

（11）系统治疗联合消融仍有待进一步探索。对中晚期肝细胞性肝癌及合并有

PVTT 的患者，靶向治疗联合消融可能增强疗效；消融联合免疫治疗可能具有协同作用。

（12）对于不可切除（潜在可切除）肝细胞性肝癌，可采用较为积极的转化策略，选择高 ORR 的治疗方案。一线靶向药物 + 免疫治疗 ± 局部治疗是转化治疗的主要方案。治疗后肿瘤退缩或降期患者建议多学科讨论评估手术，未能成功转化患者则依据不可切除肝细胞性肝癌的治疗原则继续治疗。

（13）安全性是肝移植患者系统治疗首要关注的问题。靶向治疗在肝移植患者术前或术后未受到特殊限制。对于肝移植术后肿瘤复发患者，鉴于较高的移植排斥和致死性风险，不常规推荐 ICIs 治疗；如无其他治疗选择时，是否启动 ICIs 治疗需与患者及移植外科医师充分沟通。对于肝移植术前治疗，虽然 ICIs 不是禁忌证，但仍需谨慎，移植术前最佳停药时间也需进一步探索。

（14）肝功能与肝细胞性肝癌患者预后和治疗选择密切相关。对于系统抗肿瘤治疗而言，肝功能 ChildPugh A 级或 B 级≤ 7 分患者可考虑积极的系统治疗；在相对较好的 ChildPugh B 级患者中可考虑谨慎使用靶向药物或 ICIs 单药治疗；ChildPugh C 级患者推荐最佳支持治疗，如肝功能好转再评估系统抗肿瘤治疗。

（15）靶向治疗在合并 AD 的肝细胞性肝癌患者中使用未受到特殊限制。对于轻度活动性或不需要治疗 AD 的患者，ICIs 治疗不是绝对禁忌证，但需慎用。自身免疫性神经系统疾病患者或危及生命的 AD 患者，免疫抑制药物不能控制或需要大剂量激素控制病情的患者，不适合 ICIs 治疗。

（16）由于缺少大样本研究数据和充分临床应用经验，对重度肾功能受损或透析的肝细胞性肝癌患者进行靶向治疗或 ICIs 需谨慎，治疗前应与肾内科专家综合评估。

（17）肝细胞性肝癌患者自确诊即接受对症支持治疗，并纳入肝细胞性肝癌全程管理。乙肝病毒相关肝细胞性肝癌患者抗病毒治疗是延缓疾病进展、防止肝细胞性肝癌复发并延长总体生存的重要环节。患者在接受肿瘤治疗前及治疗过程中应密切监测肝功能，并予合适的保肝治疗。晚期肝癌患者的系列并发症，如严重的腹水、黄疸、出血、肝性脑病等情况，应积极进行多学科讨论，及时启动干预措施。

（18）肝细胞性肝癌患者建议定期随访。根据患者的荷瘤状态以及接受治疗手段，定期对肝内外肿瘤病情进行评估以及对基础肝病和治疗不良反应进行监测。

六、思考题

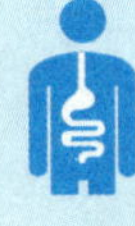

1. 肝癌的诊断要点有哪些？
2. 肝癌分期及治疗方式是怎样的？

3. 抗肿瘤药物有哪些不良反应？

4. 哪些人属于肝癌高危人群？

七、科普小常识

1. 哪些人容易得肝癌？

流行病学及实验研究表明，乙肝病毒和丙肝病毒感染、黄曲霉毒素、饮水污染、酒精、肝硬化、性激素、亚硝胺类物质、微量元素等是肝癌的高危因素。

2. 肝癌患者日常生活管理要注意什么？

合理膳食，适当运动；保持适宜的、相对稳定的体重；食物的选择应多样化；适当多摄入富含蛋白质的食物；多吃蔬菜、水果和其他植物性食物；多吃富含矿物质和维生素的食物；限制精制糖摄入；肝癌患者抗肿瘤治疗期和康复期膳食摄入不足，在经膳食指导仍不能满足目标需要量时，建议在医生或营养师指导下给予肠内、肠外营养支持治疗；肝癌患者可能会感到抑郁、紧张或焦虑，家人应经常予以心理支持。

3. 肝癌病情需要日常监测哪些指标？

肝癌术后患者应进行定期监测、复查、随访，早期发现复发、转移可以让患者更及时的接受治疗，从而有可能改善预后。对于经系统治疗完全缓解后的肝癌患者，推荐在2年之内每3~6个月进行1次血清甲胎蛋白检测和影像学检查，之后每6~12个月检测1次，病毒血清学定量、肝肾功能检测每3~6个月1次。

4. 肝癌怎么预防？

（1）接种乙肝疫苗，从预防慢性乙型肝炎开始，预防肝癌的发生。

（2）慢性乙肝和慢性丙肝患者应接受规范的抗病毒治疗。

（3）避免吃发霉的食物，减少黄曲霉毒素暴露。

（4）避免饮用含有微囊藻毒素的水。

（5）戒烟，限酒，保持健康体重，预防糖尿病；如果已患糖尿病，应重视慢病控制，并加强体检筛查。

（6）肝癌高危人群应进行定期筛查：血清甲胎蛋白和肝脏超声检查是早期筛查的主要手段，建议高危人群每隔6个月至少进行1次检查。

（编者 冯 璟）

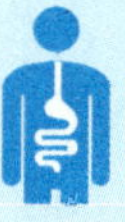

第十一节　肝衰竭（案例 37）

核心提示

❖掌握肝衰竭的诊断要点及分期标准。

❖掌握肝衰竭合并感染时选择抗生素的原则。

❖掌握肝衰竭合并低钠血症、顽固性腹水的处理方法。

一、病历资料

1. 病史

刘 ××，女，54 岁，主因“皮肤、巩膜黄染 4 个月，加重 1 个月”于 2023 年 1 月 29 日入院。

患者 4 个月前无明显诱因出现皮肤、巩膜黄染，伴尿色加深，略感乏力，无明显皮肤瘙痒，无寒战、发热、腹痛、腹胀，无白陶土样大便。2 个月前患者出现腹胀不适，伴腹围增大，进食后明显，排尿后可略减轻，伴乏力、纳差，自行口服“螺内酯”可缓解。1 个月前患者感染新型冠状病毒，对症治疗后腹胀加重，就诊于山西省中医院，给予抗感染、保肝、腹腔穿刺引流腹水等治疗，患者腹胀减轻，皮肤、巩膜黄染进一步加重。为进一步诊治，患者入住我科。

2012 年患者体检时发现“原发性胆汁性肝硬化”，平素口服“熊去氧胆酸胶囊（1 粒 / 次，2 次 / 天）”，后间断复查，发现合并食管直肠静脉曲张、腹腔积液、脾大。患者否认高血压、糖尿病病史；否认食物、药物过敏史。

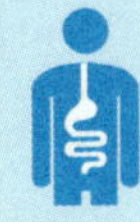

2. 体格检查

体温 36.5℃，脉搏 77 次 / 分，呼吸 20 次 / 分，血压 116/74mmHg。肝病面容；神志清楚，精神正常；皮肤、巩膜黄染，全身淋巴结未触及肿大；双肺未闻及干、湿啰音；心率 77 次 / 分，心律齐，心脏各瓣膜听诊区未闻及病理性杂音；腹部膨隆，腹软，无压痛、反跳痛，肝肋缘下未触及，脾大，脾肋缘下 5cm 可触及，移动性浊音阳性；双下肢无浮肿。

3. 实验室检查和辅助检查

2023 年 1 月 3 日山西省中医院胸部 CT 检查显示：双肺炎症、肝硬化、脾大、腹腔积液。

2023 年 1 月 26 日山西省中医院实验室检查显示：血常规，白细胞计数 12.2×10^9/L、血红蛋白 89g/L、血小板计数 51×10^9/L；肝功能，丙氨酸氨基转移酶 356.7IU/L、天冬氨酸氨基转移酶 299.8IU/L、碱性磷酸酶 241.4IU/L、r- 谷氨酰转肽酶 185.26IU/L、总胆红素 296.84 μmol/L、间接胆红素 66.56 μmol/L、直接胆红素 230.28 μmol/L、白蛋白 30.1g/L；凝血系列，凝血酶原时间 16.2s、活动度 59%、国际标准化比值 1.51、D- 二聚体 737ng/mL。

4. 初步诊断

慢加亚急性肝衰竭 C 型早期、原发性胆汁性肝硬化失代偿期、食管直肠静脉曲张、脾大、腹腔积液、肺部感染、中度贫血。

二、诊治经过

患者有“原发性胆汁性肝硬化失代偿期”病史，主因“皮肤、巩膜黄染 4 个月，加重 1 个月”入院。1 个月前患者因感染引起黄疸进行性加重、凝血功能障碍。实验室检查显示血清总胆红素 296.84 μmol/L、国际标准化比值 1.51。初步诊断慢加亚急性肝衰竭 C 型早期、原发性胆汁性肝硬化失代偿期、食管直肠静脉曲张、腹腔积液、肺部感染。患者入院后监测血常规、肝功能（如表 4-11-1 所示）、肾功能、凝血（如表 4-11-2 所示）、电解质等指标，完善上腹部核磁、胰胆管水成像，复查胸部 CT，给予心电监测、吸氧、保肝、退黄、人工肝血浆置换、抗感染、预防电解质紊乱、纠正低蛋白血症、改善凝血功能、营养支持、对症治疗，等待肝移植。2023 年 4 月 27 日于我院器官移植科行原位肝移植术，术后定期随访。

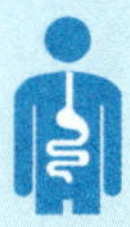

表 4-11-1　肝功动态变化报告

日期	1月30日	2月2日	2月5日	2月8日	2月12日	2月14日	2月15日	2月20日	2月24日
丙氨酸氨基转移酶（IU/L）	159	97.51	107.63	59.65	60.89	45.52	34.44	40.69	26.15
天冬氨酸氨基转移酶（IU/L）	97.2	83.86	117.92	89.26	96.61	80.03	66.78	94.65	86.37
谷氨酰转肽酶（IU/L）	124.07	84.57	116.43	81.47	103.52	99.14	68.23	116.19	90.09
血清总胆红素（μmol/L）	409.76	322.76	347.54	187.73	222.01	196.08	138.8	186.6	317.73
直接胆红素（μmol/L）	211.11	170.83	172.76	102.83	125.11	112.61	80.69	102.3	166.69
日期	2月26日	3月12日	3月15日	3月23日	3月28日	4月27日	4月28日	5月2日	5月22日
丙氨酸氨基转移酶（IU/L）	25.97	60.76	57.09	40.13	102.05	87.32	620.89	127.07	6.46
天冬氨酸氨基转移酶（IU/L）	73.45	148.86	134	112.16	292.59	140.35	893.6	57.85	12.68
谷氨酰转肽酶（IU/L）	66.1	76.79	81.37	51.75	111.89	64.41	43.12	66.39	29.97
血清总胆红素（μmol/L）	306.12	466.86	459.08	296.06	305.7	155.51	123.84	85.86	17.12
直接胆红素（μmol/L）	163.21	223.46	220.6	155.97	162.63	102.79	78.87	50.68	6.61

表 4-11-2　凝血系列动态变化报告

日期	1月30日	2月5日	2月12日	2月20日	2月26日	3月12日	3月28日	4月27日	4月28日	5月2日	5月5日
凝血酶原时间（s）	16.1	25.3	20.2	26.8	33.3	16.8	14.8	28.4	18.7	13.9	11.6
国际标准化比值	1.49	2.36	1.88	2.5	3.12	1.56	1.37	2.66	1.74	1.29	1.07
活动度（%）	57	32	40	30	23	51	63	28	44	69	89

三、案例分析

1. 病史特点

（1）患者为中年女性，以“皮肤、巩膜黄染 4 个月，加重 1 个月”为主诉。

（2）患者有“原发性胆汁性肝硬化失代偿期”病史，4 个月前无明显诱因出现皮肤、巩膜黄染，1 个月前因感染引起黄疸进行性加重、凝血功能障碍，伴乏力、纳差。

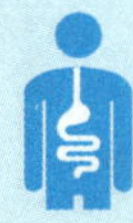

（3）体格检查：肝病面容；神志清楚，精神正常；皮肤、巩膜黄染；腹部膨隆，

腹软，无压痛、反跳痛；肝肋缘下未触及；脾大，脾肋缘下 5cm 可触及；移动性浊音阳性；双下肢无浮肿。

（4）实验室检查和辅助检查：白细胞计数 12.2×10^9/L、血清总胆红素 296.84 μmol/L、国际标准化比值 1.51。胸部 CT 提示：双肺炎症、肝硬化、脾大、腹腔积液。胰胆管水成像：未见明显异常。

2. 诊断和诊断依据

（1）诊断：慢加亚急性肝衰竭 C 型早期、原发性胆汁性肝硬化失代偿期、食管直肠静脉曲张、脾大、腹腔积液、肺部感染、中度贫血。

（2）诊断依据：①患者在慢性肝病（原发性胆汁性肝硬化失代偿期）基础上，4 个月前出现皮肤、巩膜黄染，1 个月前因感染（诱因）引起黄疸进行性加重、凝血功能障碍，伴乏力、纳差，合并腹腔积液；②近期黄疸进行性加重，血清总胆红素 296.84 μmol/L；③国际标准化比值 1.51。

3. 鉴别诊断

患者为原发性胆汁性肝硬化失代偿期基础上因感染诱发的慢加亚急性肝衰竭，需与其他可能导致肝衰竭的疾病相鉴别。

（1）急慢性病毒性肝炎。由甲型、乙型、丙型、丁型、戊型肝炎病毒感染引起，也可由其他病毒（如巨细胞病毒、EB 病毒、肠道病毒、疱疹病毒等）引起，可有乏力、纳差、低热等症状，肝脏可增大或缩小，导致肝功能受损。肝炎病毒（尤其是乙肝病毒）是我国肝衰竭的主要病因。

（2）药物性肝损害。一般有用药史（对乙酰氨基酚、抗结核药物、抗肿瘤药物、部分中草药等），急性起病，常在服药后 6 周内发生，腹胀明显，有时伴恶心、呕吐，实验室检查可见转氨酶明显增高，严重时胆红素增高，CT 有时可见肝脏肿大。

（3）自身免疫性肝炎。女性为主，主要临床表现为乏力、黄疸，血清丙氨酸氨基转移酶显著增高，IgG 增高，1 型 ANA 和（或）SMA 阳性，2 型抗 LKM-1 和（或）抗 LC-1 阳性，3 型抗 SLA/LP 阳性，病理组织学特征性改变为界面性肝炎伴或不伴小叶性肝炎或中央 - 汇管区桥接样坏死。

（4）原发性胆汁性肝硬化。多见于中老年女性，最常见的临床表现为乏力和皮肤瘙痒，生化指标以谷氨酰转肽酶、碱性磷酸酶升高为主，免疫球蛋白以 IgM 升高为主，抗线粒体抗体 -M2 是原发性胆汁性肝硬化特异性血清标志物，病理组织学特征性改变为小叶间胆管和界板胆管的慢性非化脓性胆管炎。

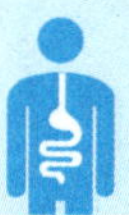

（5）原发性硬化性胆管炎。男性为主，临床表现无特异性，实验室检查血清总胆

红素、直接胆红素、碱性磷酸酶升高，丙氨酸氨基转移酶可轻度升高，胆道造影具有诊断价值，表现为胆管普遍性或局限性狭窄，以肝管分叉部明显，胆管分支减少并僵硬变细，或呈节段性狭窄。病理组织学特征性改变为肝内外胆管慢性炎症、增生，可见洋葱状的胆管纤维化。

四、处理方案及基本原则

肝衰竭的治疗一般包括内科综合治疗、人工肝治疗和肝移植治疗三大方面。《肝衰竭诊治指南（2018）》[①]指出，目前肝衰竭的内科治疗尚缺乏特效药物和手段，原则上强调早期诊断、早期治疗，采取相应的病因治疗和综合治疗措施，并积极防治并发症。肝衰竭诊断明确后，应动态评估病情、加强监护和治疗。

1. 内科综合治疗

（1）一般支持治疗：绝对卧床休息，减少体力消耗，减轻肝脏负荷；加强病情监测（精神状态、生命体征、出入量、血生化指标、凝血系列等）；推荐肠内营养（高碳水化合物、低脂、适量蛋白饮食，推荐多餐、夜间加餐），进食不足者每日静脉补给热量、液体、维生素及微量元素，给予支链氨基酸支持；积极纠正低蛋白血症，补充白蛋白或新鲜血浆，改善微循环，防治或减轻脑水肿及腹腔积液，并酌情补充凝血因子；注意预防或纠正水电解质及酸碱平衡紊乱，特别注意纠正低钠、低氯、低镁、低钾血症；注意消毒隔离，加强口腔护理、肺部及肠道管理，预防院内感染。

（2）对症治疗：

1）护肝药物治疗：推荐应用抗炎类护肝药物（甘草酸制剂，如甘草酸单铵、复方甘草酸二铵、异甘草酸镁、复方甘草酸苷等）、肝细胞膜修复保护剂（如多烯磷脂酰胆碱）、解毒类保肝药物（如还原型谷胱甘肽、N-乙酰半胱氨酸、硫普罗宁等）以及利胆类药物（熊去氧胆酸、S-腺苷蛋氨酸）。

2）微生态调节治疗：肝衰竭患者肠道微生态失衡，建议应用肠道微生态调节剂、乳果糖或拉克替醇，以减少肠道细菌移位或内毒素血症及肝性脑病发生。

3）免疫调节剂的应用：目前对于肾上腺皮质激素在肝衰竭治疗中的应用尚存在不同意见。非病毒感染性肝衰竭，如自身免疫性肝病及急性乙醇中毒（重症酒精性肝炎）等是其适应证。其他原因所致的肝衰竭前期或早期，若病情发展迅速且无严重感染、出

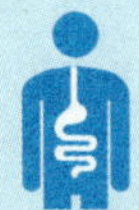

① 中华医学会感染病学分会肝衰竭与人工肝学组，中华医学会肝病学分会重型肝病与人工肝学组. 肝衰竭诊治指南（2018）[J]. 临床肝胆病杂志，2019，35（1）：38-44.

血等并发症者，可酌情使用并及早停药。胸腺肽 α1 用于慢性肝衰竭、肝硬化合并自发性腹膜炎、肝硬化患者，有助于降低病死率和继发感染发生率，对肝衰竭合并感染患者建议早期应用。

（3）病因治疗：

1）针对诱因的治疗：常见的诱因有感染、各种应激状态、饮酒、劳累、药物影响、出血、外科手术等。首先要做到去除诱因，积极控制感染。

2）针对不同病因的治疗：对 HBV-DNA 阳性的肝衰竭患者，不论其检测出的 HBV-DNA 载量高低，建议立即使用核苷（酸）类药物抗病毒治疗；HCV RNA 阳性的肝衰竭患者，可根据肝衰竭发展情况选择抗病毒时机及药物治疗；甲型、戊型病毒性肝炎引起的肝衰竭，目前尚未证明病毒特异性治疗有效；其他病毒感染如疱疹病毒或水痘 - 带状疱疹病毒感染引起的肝衰竭，应使用阿昔洛韦治疗。

因药物肝毒性所致肝衰竭，应停用所有可疑的药物，对乙酰氨基酚过量引起的肝衰竭可用 N- 乙酰半胱氨酸治疗，毒蕈中毒的肝衰竭患者可应用青霉素 G 和水飞蓟素。

急性妊娠期脂肪肝、HELLP 综合征导致的肝衰竭建议立即中止妊娠。甲亢引起的肝衰竭应积极治疗甲亢，纠正高代谢状态。重症自身免疫性肝炎引起的肝衰竭早期激素治疗效果好。组织低灌注导致的急性肝衰竭应积极循环复苏，纠正休克，纠正组织缺氧。

（4）并发症防治：

1）脑水肿：对于列入肝移植的患者应行颅内压监测；颅内高压发生后，应给予甘露醇或高渗盐水及过度通气，襻利尿剂（一般选呋塞米）可与渗透性脱水剂交替使用；肝硬化白蛋白偏低的患者可应用人血白蛋白提高胶体渗透压，可能有助于减轻脑水肿；对于存在难以控制的颅内高压的急性肝衰竭患者可考虑应用轻度低温疗法和吲哚美辛，后者只能用于大脑高血流灌注的情况。皮质类固醇类药物不宜应用于控制颅内高压[①]。

2）肝性脑病：去除诱因，如严重感染、出血及电解质紊乱等；调整蛋白质摄入及营养支持；应用乳果糖或拉克替醇，口服或高位灌肠，调节肠道微生态；酌情使用精氨酸、门冬氨酸 - 鸟氨酸等降氨药物；抽搐患者可酌情使用半衰期短的苯妥英钠或苯二氮卓类镇静药物；Ⅲ度以上的肝性脑病患者建议气管插管。

3）感染：高度警惕以下细菌感染，包括自发性细菌性腹膜炎、院内获得性肺炎、胆道感染、尿路感染及细菌性肠炎。推荐常规进行血液和体液的病原学检测，抗生素治疗的原则是广谱、强效、足量，对于严重的细菌感染，在病原菌未明确的情况下，可以

① 王吉耀，葛均波，邹和建 . 实用内科学（下册）[M]. 北京：人民卫生出版社，2022：1450-1454.

根据常见感染及病原菌，采取联合用药的方法，并及时根据病原学检测及药敏试验结果调整用药。在抗感染的同时应注意防治继发性真菌感染。

4）低钠血症及顽固性腹水：低钠血症是常见并发症。水钠潴留所致稀释性低钠血症是其常见原因，与顽固性腹水、急性肾损伤等并发症相互关联，可应用新型利尿剂托伐普坦治疗，尽量将血 Na^+ 保持在 145~150mmol/L。

对于顽固性腹水患者：推荐螺内酯联合呋塞米，应答差者可应用托伐普坦；特利加压素每次 1~2mg，1 次 /12 小时；腹腔穿刺放腹水；输注白蛋白。

5）急性肾损伤及肝肾综合征：注意纠正低血容量，积极控制感染，避免肾毒性药物，需用静脉造影剂的检查者需权衡利弊后选择，以防止急性肾损伤的发生。

急性肾损伤早期需积极控制感染，减少或停用利尿治疗，停用肾损伤药物、血管扩张剂或非甾体消炎药，可使用晶体、白蛋白或血浆扩充血容量；后期停用利尿剂或使用白蛋白扩充血容量，无效者需考虑是否有肝肾综合征，可使用血管收缩剂（特利加压素或去甲肾上腺素）。伴急性肾衰竭患者如需要透析支持，建议采用持续性而不是间歇性血液透析。

肝肾综合征治疗：监测尿量和血流动力学指标，积极去除或减轻诱因，减少或停用利尿剂，扩充血容量；使用白蛋白和血管活性药物（主要包括特利加压素、奥曲肽、米多君以及去甲肾上腺素，其中特利加压素是首选用药）；肾脏替代治疗（血液透析、血液滤过以及血液透析滤过）；分子吸附再循环系统；经颈静脉肝内门体分流术能够通过降低门静脉压力和 RAAS 活性增加肾脏血流灌注、改善肾功能。

6）出血的防治：使用 H_2 受体阻滞剂或质子泵抑制剂，以预防因应激性溃疡导致的酸相关性胃肠道出血。对门静脉高压性出血患者，首选生长抑素类似物或特利加压素，也可使用垂体后叶素（或联合应用硝酸酯类药物）；食管胃底静脉曲张所致出血者可用三腔管压迫止血，或行内镜下套扎、硬化剂注射或组织黏合剂治疗止血，可行介入治疗，如经颈静脉肝内门体分流术；对弥散性血管内凝血患者，可给予新鲜血浆、凝血酶原复合物和纤维蛋白原等补充凝血因子，血小板显著减少者可输注血小板，可酌情给予小剂量低分子肝素或普通肝素，对有纤溶亢进证据者可应用氨甲环酸或止血芳酸等抗纤溶药物；在明确维生素 K1 缺乏后可短期使用维生素 K1。

7）肝肺综合征：PaO_2<80mmHg 时给予氧疗，通过鼻导管或面罩给予低流量吸氧（2~4L/min），对于氧气量需要增加的患者，可以加压面罩给氧或者气管插管。

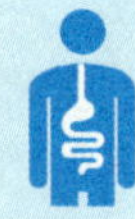

2. 人工肝治疗

人工肝是暂时替代肝脏部分功能的体外支持系统，其治疗机制是基于肝细胞的强大再生能力，通过体外的机械、理化和生物装置，清除各种有害物质，补充必需物质，改善内环境，暂时替代衰竭肝脏的部分功能，为肝细胞再生及肝功能恢复创造条件或等待机会进行肝移植。人工肝分为生物型、非生物型和混合型三种，临床上目前应用成熟且有临床疗效的是非生物型人工肝。人工肝治疗时机的选择应结合患者疾病病理生理特点、人工肝模式原理及治疗目标等多方面因素共同确定，总体原则为“早诊断、早治疗”（详情见《人工肝血液净化技术临床应用专家共识（2022）》[①]）。

3. 肝移植

肝移植是治疗各种原因所致的中晚期肝功能衰竭的最有效方法之一，适用于经积极内科综合治疗和（或）人工肝治疗效果欠佳，不能通过上述方法好转或恢复者。

4. 转诊及社区随访

（1）转诊建议：肝衰竭患者均具有较高的短期病死率，应在三级医院密切监护和治疗，在未达到标准时的前期要提高警惕，做到早期预警、早期诊断、早期治疗，及时转诊。目前尚缺乏可预测进展至慢加急性肝衰竭高危人群的精准模型，MELD<18 分及 <2 个器官损伤可分别在既往代偿的慢性肝病患者及肝硬化急性失代偿患者中安全地排除进展至慢加急性肝衰竭的高危患者，这些患者建议纳入基层医院，按照“指南”“共识”给予标准治疗即可，无须向上级医院转诊。

部分肝衰竭患者在控制临床症状和并发症后，即使肝功能指标未达到完全恢复标准，在做好宣教后，本型患者可以转社区医院或者居家休养，定期门诊复查、随诊。

（2）社区随访：院外患者需定期门诊复查，随访期间定期监测肝功能、凝血系列、肝脏彩超等，另外需对引起肝衰竭的病因及诱因给予及时有效的控制，如长期抗病毒治疗、戒酒、注意药物的使用等。

五、要点与讨论

1. 肝衰竭的定义

肝衰竭是多种因素引起的严重肝脏损害，导致合成、解毒、代谢和生物转化功能严重障碍或失代偿，出现以黄疸、凝血功能障碍、肝肾综合征、肝性脑病、腹水等为主要表现的一组临床症候群。

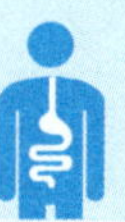

① 中华医学会肝病学分会重型肝病与人工肝学组．人工肝血液净化技术临床应用专家共识（2022）[J]. 临床肝胆病杂志，2022，38（4）：767-775.

2. 肝衰竭的病因

常见病因有肝炎病毒（甲型、乙型、丙型、丁型、戊型肝炎病毒）及其他病毒（疱疹病毒家族、巨细胞病毒、EB 病毒、腺病毒等）感染，药物（如对乙酰氨基酚、异烟肼、利福平、双醋酚丁、四环素、甲基多巴、非甾体类抗炎药、抗抑郁药、抗癫痫药、抗代谢药、化疗药物等）及肝毒物（乙醇、毒蕈），细菌或寄生虫等病原体感染，自身免疫性肝病及妊娠期急性脂肪肝；少见或罕见病因包括遗传代谢异常、血循环障碍引起的缺血缺氧、肝移植 / 部分肝叶切除、先天性胆道闭锁、创伤、辐射等。

3. 肝衰竭的分类和诊断

（1）分类：基于病史、起病特点及病情进展速度，肝衰竭可分为四类：急性肝衰竭、亚急性肝衰竭、慢加急性（亚急性）肝衰竭（ACLF 或 SACLF）和慢性肝衰竭（CLF）。

（2）诊断：

1）急性肝衰竭。急性起病，2 周内出现Ⅱ度及以上肝性脑病（按Ⅳ级分类法划分）并有以下表现者：①极度乏力，并伴有明显厌食、腹胀、恶心、呕吐等严重消化道症状；②短期内黄疸进行性加深，血清总胆红素≥ 10× 正常值上限（ULN）或每日上升≥ 17.1 μmol/L；③有出血倾向，凝血酶原活动度≤ 40%，或国际标准化比值≥ 1.5，且排除其他原因；④肝脏进行性缩小。

2）亚急性肝衰竭。起病较急，2~26 周出现以下表现者：①极度乏力，有明显的消化道症状；②黄疸迅速加深，血清总胆红素≥ 10×ULN 或每日上升≥ 17.1 μmol/L；③伴或不伴肝性脑病；④有出血表现，PTA ≤ 40%（或 INR ≥ 1.5）并排除其他原因者。

3）慢加急性（亚急性）肝衰竭。在慢性肝病基础上，由各种诱因引起以急性黄疸加深、凝血功能障碍为肝衰竭表现的综合征，可合并包括肝性脑病、腹水、电解质紊乱、感染、肝肾综合征、肝肺综合征等并发症，以及肝外器官功能衰竭。患者黄疸迅速加深，血清总胆红素≥ 10×ULN 或每日上升≥ 17.1 μmol/L；有出血表现，PTA ≤ 40%（或 INR ≥ 1.5）。根据不同慢性肝病基础，临床上将慢加急性（亚急性）肝衰竭分为 3 型：A 型，在慢性非肝硬化肝病基础上发生的慢加急性肝衰竭；B 型，在代偿期肝硬化基础上发生的慢加急性肝衰竭，通常在 4 周内发生；C 型，在失代偿期肝硬化基础上发生的慢加急性肝衰竭。

4）慢性肝衰竭。在肝硬化基础上，缓慢出现肝功能进行性减退和失代偿：①血清总胆红素升高，常 < 10× 正常值上限；②白蛋白明显降低；③血小板明显下降，PTA ≤ 40%（或 INR ≥ 1.5），并排除其他原因者；④有顽固性腹水或门静脉高压等表现；⑤肝性脑病。

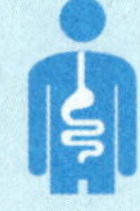

（3）肝衰竭的分期：根据临床表现的严重程度，亚急性肝衰竭和慢加急性（亚急性）肝衰竭可分为前期、早期、中期和晚期。在未达到标准时的前期要提高警惕，须密切关注病情发展。

1）前期：①极度乏力，并有明显厌食、呕吐和腹胀等严重消化道症状；②丙氨酸氨基转移酶和（或）天冬氨酸氨基转移酶）大幅升高，黄疸进行性加深（85.5 μmol/L ≤血清总胆红素＜ 171 μmol/L）或每日上升≥ 17.1 μmol/L；③有出血倾向，40% ＜凝血酶原活动度≤ 50%（国际标准化比值＜ 1.5）。

2）早期：①极度乏力，并有明显厌食、呕吐和腹胀等严重消化道症状；②丙氨酸氨基转移酶和（或）天冬氨酸氨基转移酶继续大幅升高，黄疸进行性加深（血清总胆红素≥ 171 μmol/L 或每日上升≥ 17.1 μmol/L）；③有出血倾向，30% ＜凝血酶原活动度≤ 40%（或 1.5 ≤国际标准化比值＜ 1.9）；④无并发症及其他肝外器官衰竭。

3）中期：在肝衰竭早期表现基础上，病情进一步发展，丙氨酸氨基转移酶和（或）天冬氨酸氨基转移酶快速下降，血清总胆红素持续上升，出血表现明显（出血点或瘀斑），20% ＜凝血酶原活动度≤ 30%（或 1.9 ≤国际标准化比值＜ 2.6），伴有 1 项并发症和（或）1 个肝外器官功能衰竭。

4）晚期：在肝衰竭中期表现基础上，病情进一步加重，有严重出血倾向（注射部位瘀斑等），凝血酶原活动度≤ 20%（或国际标准化比值≥ 2.6），并出现 2 个以上并发症和（或）2 个以上肝外器官功能衰竭。

（4）肝衰竭的诊断书写格式：

在临床实际应用中，肝衰竭完整的诊断书写格式应包括病因、临床类型及分期，建议按照以下格式书写：

肝衰竭（分类、分型、分期）

疾病病因诊断（病毒、药物、酒精等）

4. 肝衰竭发生前期进行早期预警、早期干预，对改善患者预后至关重要

我国肝衰竭的主要病因仍是以乙肝病毒感染为主，但随着国民健康意识增强，各类保健品、膳食补充剂等不规范应用较为普遍，我国药物性肝损伤发病率逐年升高，由此诱发的肝衰竭也呈上升趋势。因此，我们不仅要关注乙型肝炎肝衰竭前期诊疗，对药物毒物诱发的肝衰竭前期也应引起更多的重视。由于肝衰竭患者往往不能在初始起病阶段及时就诊，基层医院对疾病认识程度不够，肝衰竭病因多样，发病诱因不同，研究人群的异质性较大等原因，导致肝衰竭前期的相关研究进展缓慢。因此亟须探索能够准确预测肝衰竭的前期诊断标准，早期识别同时避免过度医疗。目前研究表明影响肝衰竭前期

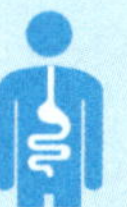

患者进展至肝衰竭的因素主要包括年龄、肝性脑病、基线血清总胆红素、基线 MELD 评分、PTA 水平和 CTP 评分等常见的临床指标。最后需要强调的是，在我国不少肝衰竭患者前期的发生发展与饮酒、劳累、感染、肝毒性药物应用、营养低下、精神紧张有关，它们既可能是诱发因素，也可能是加重因素。因此，出现不适症状后立即禁酒、严格休息、预防感染、慎用药物、合理饮食营养、针对性的精神心理支持都是必要的。

六、思考题

1. 肝衰竭的分类及各自的诊断要点有哪些？
2. 肝衰竭及其并发症的处理方案有哪些？
3. 如何有效地预防肝衰竭？
4. 哪些情况下肝衰竭患者需要转诊？

七、科普小常识

1. 如何预防肝衰竭？

保持健康规律的生活方式，避免熬夜；戒烟，避免饮酒，避免接触化学毒物等；不吃霉变食物，不吃野生蘑菇，不随意生食野外生物；及时接种肝炎疫苗；避免共用针头、剃刀刀片或牙刷，性生活中使用安全套；若有病毒性肝炎暴露风险，及时就医，早期干预；尽量避免服用肝毒性药物，严格遵医嘱、按照药物说明书进行服药；就医时应告知医生正在服用的药物、保健品、草药等。

总之，发现乏力，皮肤、巩膜黄染，尿液加深等情况时，一定要及时就诊！

2. 自行服药需谨慎，常见的用药禁忌有哪些？

（1）严禁几种感冒药一起吃，或者感冒药、止痛药和退烧药一起吃。

（2）严禁随意增加服用剂量或次数。

（3）严禁将头孢类药物与藿香正气水混合使用。

（4）严禁盲目使用非正规渠道出售、来源不清、成分不明、疗效不确切的保健品和中草药。

（编者　赵一青）

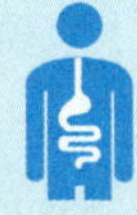

第十二节 布－加综合征（案例38）

核心提示

❖掌握诊断布－加综合征的诊断要点。

❖掌握治疗布－加综合征的方法。

❖学会布－加综合征介入治疗后的抗凝和随访要点。

一、病历资料

1. 病史

王××，女，67岁，主因“腹胀、双下肢肿胀半年余，加重3个月”入院。

患者半年前无明显诱因出现腹胀，双下肢肿胀，口服利尿剂（具体不详）后好转。3个月前患者腹胀症状加重，就诊于临县×医院。腹部彩超提示布－加综合征。患者遂就诊于山西省人民医院消化科门诊。腹部彩超提示：布－加综合征（下腔静脉狭窄型）、腹腔积液。患者为进一步诊治，入住我科。

自发病以来，患者精神状态良好，饮食、睡眠可，大小便正常，近半年体重无明显下降。患者否认肝脏病、高血压、糖尿病、肾脏病、心脏病、脑血管疾病史，否认手术外伤史，否认输血史，否认肝炎、结核等传染病史，否认药物、食物过敏史。患者出生于山西省临县，否认疫区久居史，否认吸烟、饮酒史，否认冶游史。患者19岁结婚，育2子1女，配偶及子女身体健康。月经初潮年龄14岁，闭经年龄50岁，经量正常，否认痛经史。父亲因“急性盲肠炎”去世，母亲因“胃癌”去世，1姐因“肺癌”去世，1兄2弟3妹均健康。

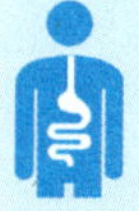

2. 体格检查

体温 36.3℃，脉搏 75 次 / 分，呼吸 20 次 / 分，血压 125/75mmHg，身高 160cm，体重 65kg。一般情况可，皮肤潮湿不明显，弹性可；未见明显突眼，巩膜未见黄染；颈无抵抗；浅表淋巴结未触及；双肺呼吸音清，未闻及干、湿啰音；心率 75 次 / 分，心律齐，心脏各瓣膜听诊区未闻及病理性杂音；腹壁无静脉曲张，腹软，无压痛，无反跳痛及肌紧张，肝、脾肋缘下未触及，移动性浊音阳性；双下肢浮肿；足背动脉搏动未见减弱。

3. 实验室检查和辅助检查

腹部彩超提示：布 – 加综合征（下腔静脉狭窄型）、腹腔积液。

4. 初步诊断

布 – 加综合征（下腔静脉狭窄型）、腹腔积液。

二、诊治经过

患者主因“腹胀、双下肢肿胀半年余，加重 3 个月”入院。

患者腹部超声提示下腔静脉狭窄，需进一步行腹部 CT 平扫 + 增强 + 下腔静脉及肝静脉 CTV 检查，明确病变部位及狭窄程度。患者入院后进一步完善血常规、肝功能、肝纤维四项、凝血检查等相关检查，以明确肝脏受损情况，完善心电图、胸片等术前检查。

患者入院后的相关检查项目及结果如下：

1. 血常规检查（如表 4–12–1 所示）

表 4–12–1　血常规检查报告

项目名称	检验结果	参考值
白细胞计数	3.56×10^9/L	（4~10）$\times10^9$/L
中性粒细胞 %	77.8	50%~75%
淋巴细胞数	0.52×10^9/L	（1~4.4）$\times10^9$/L
红细胞计数	4.17×10^{12}/L	（3.5~5.0）$\times10^{12}$/L
血红蛋白	101g/L	110~150g/L
血小板计数	70×10^9/L	（100~300）$\times10^9$/L

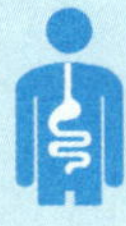

2. 肝功能（如表 4-12-2 所示）

表 4-12-2　肝功能检查报告

项目名称	检验结果	参考值
丙氨酸氨基转移酶	13.15IU/L	0~40IU/L
天冬氨酸氨基转移酶	22.18IU/L	0~40IU/L
总蛋白	68.11g/L	58~80g/L
白蛋白	38.99g/L	38~60g/L
总胆红素	17.75 μmol/L	2~20 μmol/L
直接胆红素	4.07 μmol/L	0~8 μmol/L
间接胆红素	13.68 μmol/L	0~14 μmol/L
r- 谷氨酰转肽酶	27.19IU/L	0~30IU/L
碱性磷酸酶	109.85IU/L	42~140IU/L

3. 凝血（如表 4-12-3 所示）

表 4-12-3　凝血功能检查报告

项目名称	检验结果	参考值
凝血酶原时间	14.2s	9.9~12.8s
正常对照	10.8s	s
国际标准化比值	1.31	0.8~1.1
活动度	74%	80%~160%
活化部分凝血活酶时间	33.5s	25.1~36.5s
凝血酶时间	14.0s	10.3~16.6s
纤维蛋白原	3.14g/L	2.38~4.98g/L
D- 二聚体	161ng/mL	0~250ng/mL

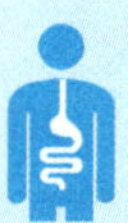

4. 腹部增强 CT 检查（如图 4-12-1 所示）

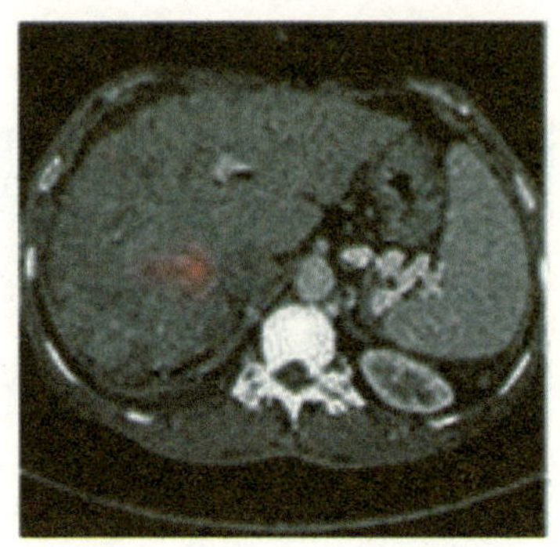

图 4-12-1　腹部增强 CT 检查

具体治疗见本节相关内容。

三、案例分析

1. 病史特点

（1）患者为老年女性，主因“腹胀、双下肢肿胀半年余，加重 3 个月”入院。

（2）患者既往无肝肾疾病史，无饮酒史。

（3）体格检查：心肺无异常，移动性浊音阳性。

（4）辅助检查：腹部彩超提示布 - 加综合征（下腔静脉狭窄型）、腹腔积液。

2. 诊断和诊断依据

（1）诊断：布 - 加综合征（下腔静脉狭窄型）、腹腔积液。

（2）诊断依据：①有腹胀症状；②移动性浊音阳性；③腹部彩超提示布 - 加综合征（下腔静脉狭窄型）、腹腔积液。

3. 鉴别诊断

患者主要表现为腹腔积液，腹水可由多种病因引起，包括肝硬化腹水、癌性腹水、心源性腹水、肾源性腹水、胆 / 胰源性腹水、感染性腹水和其他病因引起的腹水。不同病因腹水的发生机制也会不同。

（1）肝硬化腹水。这是腹水最常见的原因，根据肝病病史、肝功能减退及门静脉高压表现一般不难识别。出现腹水提示肝病进入失代偿期。肝硬化引起的白蛋白降低、持续门静脉高压、内脏血管舒张、肾素 - 血管紧张素 - 醛固酮系统激活和血管升压素的分泌使有效血容量减少和水钠潴留，导致腹水出现。

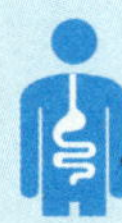

（2）癌性腹水。与肿瘤侵犯腹膜、淋巴管阻塞和肿瘤导致的低蛋白血症等因素有关。

恶性肿瘤引起的腹水，一般是血性的；肿瘤标志物一般比较高，CEA 或者 CA125 升高较为明显，乳酸脱氢酶一般比较高，大于 500IU/L 以上；腹水找脱落细胞往往能找到肿瘤细胞，明确到底是不是腺癌或者是其他的肿瘤；结合 CT、胃肠镜检查能够找到肿瘤的原发灶，这样更能明确癌性腹水。

（3）心源性腹水。与中心静脉压升高、肾素－血管紧张素－醛固酮系统（RAAS）激活和血管升压素分泌增加引起的水钠潴留有关。缩窄性心包炎多起病隐匿，心悸、气急、胸闷伴腹水，可有中心性紫绀、颈静脉怒张、全身浮肿、静脉压增高等心包压塞征象。右心衰竭可有肝脾肿大，腹水，颈静脉怒张，肝颈静脉回流征阳性，并有引起右心衰竭的原发疾病表现。

（4）其他原因引起腹水。如结核、细菌感染和胰腺疾病引起的腹水主要与炎症渗出有关。结核性腹水的检查以淋巴细胞为主，间皮细胞一般少，蛋白质是大于正常值的；腹水的沉渣，往往能够找到这个结核分枝杆菌；腹膜活检阳性率比较高，结核菌素试验（PPD 试验）往往强阳性。

四、处理方案及基本原则

1. 一般治疗

保肝、利尿、抗凝治疗。

2. 针对本案例患者的相关诊治

（1）患者入院后进一步完善血常规、肝肾功能、腹部 CT 平扫＋增强＋下腔静脉及肝静脉 CTV 等相关检查。

（2）嘱咐患者低盐饮食。

（3）给予呋塞米（20mg，口服，1 天 3 次）、螺内酯（20mg，口服，1 天 3 次）利尿治疗。

（4）皮下注射低分子肝素（4 100IU，1 天 2 次）抗凝治疗。

（5）介入治疗，行经股静脉穿刺插管、经导管下腔静脉、肝静脉造影＋下腔静脉球囊扩张成形术。

（6）术后监护、补液，观察足背动脉搏动、间断挤压右下肢静脉回流，预防静脉血栓形成。

（7）复查血常规，监测病情变化。

（8）患者出院后继续口服利伐沙班（10mg，1 天1 次）抗凝治疗，继续口服利尿剂治疗。

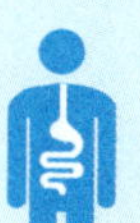

3. 转诊及社区随访

（1）转诊建议：《布－加综合征外科治疗规范的专家共识（2020）》[①] 指出，布－加综合征是由肝静脉或其开口以上的下腔静脉阻塞引起的以门静脉高压或门静脉和下腔静脉高压为特征的疾病。临床主要表现为腹胀、右上腹疼痛、肝脾肿大、黄疸、消化道出血、顽固性腹腔积液等；还可同时伴发双下肢肿胀、浅表静脉曲张、足靴区色素沉着，甚至出现皮肤溃疡、腰背部和胸腹壁静脉曲张且血流向上等症状。B 超或多普勒超声作为简单、迅速、可靠的无创性筛选方式，准确度高达90%。同时还具有无辐射、无造影剂、即刻成像、价格便宜等优点普遍应用于临床，并作为初筛布－加综合征的首选工具。超声检查布－加综合征的特征表现为肝静脉内无血流信号或血栓栓塞、肝内或肝被膜下的静脉增宽及侧支血管形成、肝静脉汇入下腔静脉处可见血流中断，下腔静脉内隔膜及其远端血栓形成或纤维条索改变。布－加综合征的CT 血管成像表现为下腔静脉被代偿性肥大的肝尾状叶压迫，通过冠状位、矢状位重建，可见下腔静脉膜状、短段狭窄或闭塞、腹腔积液、肝脾肿大及侧支循环开放。18%~53% 布－加综合征患者下腔静脉或肝静脉内可见血栓形成。急性期患者可出现肝大且肝内密度下降，慢性期患者肝脏则表现为斑块样不均匀增强。由于动脉－门脉分流，动脉期内可见明显强化或斑片状强化的结节性病灶，而门静脉显示欠清；门脉期邻近下腔静脉的中心位置可见愈加明显的斑片状或点状强化，而周围强化不明显甚至不强化，但仍旧可见楔形的密度相对降低区；延迟期肝内密度相对均匀一致。肝静脉在动脉期、门脉期、延迟期内都会显影，若肝静脉出现闭塞则可能伴或不伴迂曲的肝内侧支。部分慢性期患者肝内亦可见直径0.5~2.0cm的多发再生结节，CTA 平扫可见等密度或高密度的肝内再生结节。磁共振血管造影（MRA）是对血管和血流信号进行特征显示的一种检查方式，具有无创性。布－加综合征急性期，MRA 表现为肝大、T1WI 低信号且T2WI 不均等高信号，以肝脏外周最为明显。布－加综合征慢性期表现为肝脏萎缩、纤维化，信号强度不等，T2WI 信号强度和血管、侧支循环有密切关系。数字减影血管造影（DSA）是布－加综合征诊断的金标准，通过颈静脉或股静脉入路造影可清楚观察下腔静脉病变的位置、范围、程度或有无侧支循环，并可准确测量病变上下两端下腔静脉压力，对诊断或治疗具有指导意义。

布－加综合征的治疗包括保守治疗、介入治疗和外科治疗，保守治疗主要用于围手术期病情的改善及不适合介入及外科干预者。介入治疗已被公认为是布－加综合征首选

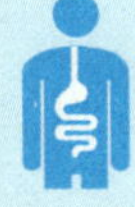

① 孟庆义，朱广昌，鲁冬林. 布－加综合征外科治疗规范的专家共识[J]. 血管与腔内血管外科杂志，2020，6(06)：471－481.DOI：10.19418/j.cnki.issn2096－0646.2020.06.001.

的治疗方法，依据病变部位不同，可采用不同的介入治疗方案，如下腔静脉膜性或短段阻塞或下腔静脉球囊扩张、血管内支架植入以及 TIPS 术。布 – 加综合征外科手术方法分为 6 类：①根治性矫治术；②直接减压术，各种类型的肠系膜上静脉和（或）下腔静脉与右心房或颈内或头臂静脉之间的转流术；③断流术，食管胃底静脉断流术、经食管镜硬化剂注射；④各种帮助侧支循环建立的手术，如脾肺固定术，因其效果欠佳，目前临床已不再应用；⑤间接减压术，腹膜腔颈内静脉转流术、胸导管颈内静脉重新吻合术，因其通畅率低，目前也已较少应用；⑥肝移植术，适用于终末期肝病患者。临床上应根据不同的病变类型制定相应手术方案。

因此，对于有腹胀、右上腹痛等症状患者建议行腹部 B 超检查往往可发现肝静脉及下腔静脉的异常，发现后建议进一步行 CT 肝静脉下腔静脉血管成像检查，或直接转诊至上级医院，进一步明确诊断，及时进行介入或外科手术治疗。

（2）社区随访：患者于上级医院行介入治疗后，需长期口服抗凝药物（华法林），应调整剂量，以维持国际标准化比值在 2~3。患者在介入治疗后的 1，3，6 个月时定期复查腹部多普勒超声，此后每 6 个月随访 1 次。当多普勒超声检查结果不明确时，建议采用增强横断面影像学检查或静脉造影或转上级医院。

五、要点与讨论

1. 布 – 加综合征概述

布 – 加综合征为各种原因所致的肝静脉或其开口以上的下腔静脉阻塞性病变。肝静脉流出道阻塞导致肝窦压力升高，进行性肝细胞缺氧坏死，肝小叶纤维化，最终造成肝硬化。因此，通过恢复肝静脉血流或建立门体分流等治疗手段，肝功能会有所改善。

总体来看，布 – 加综合征属于罕见疾病，年发病率约为 1/100 万，合并发病率为 11/100 万。在西方国家，肝静脉血栓形成是最常见的梗阻类型，骨髓增生性疾病是最常见的病因。然而，亚太地区所报道的布 – 加综合征梗阻类型多以腔静脉膜性病变与肝静脉短节段性病变为主。不同患者布 – 加综合征的临床表现存在显著差异，可能与静脉阻塞严重程度相关，患者可从完全无症状快速进展至急性肝衰竭。肝静脉阻塞型患者的常见临床表现包括腹胀、腹痛、肝脾肿大、不同程度的黄疸、高蛋白、顽固性腹水、消化道出血等。下腔静脉阻塞性布 – 加综合征患者的常见临床表现包括双下肢水肿、腹壁和躯干浅表静脉曲张、色素沉着、反复出现难愈性溃疡。

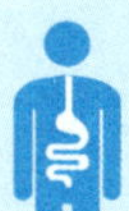

2. 布 – 加综合征的诊断

布 – 加综合征可通过影像学检查确诊。彩色多普勒超声是布 – 加综合征的一线影像学检查方法，其次是增强 CT 或 MRI 扫描。只要临床高度怀疑布 – 加综合征，无论多普勒超声检查结果是阴性还是不确定，均应进行增强 CT 或 MRI 检查，以明确布 – 加综合征的诊断、评估血栓范围、制定治疗计划、排除恶性肿瘤以及评估肝脏结节和肝脏形态学改变。

3. 布 – 加综合征的临床分型

中国医师协会腔内血管学专业委员会制定的《布 – 加综合征亚型分型的专家共识（2017）》① 指出，布 – 加综合征类型与亚型有以下几种：

（1）肝静脉阻塞型，亚型：①肝静、副肝静脉膜性阻塞；②肝静脉节段性阻塞；③肝静脉广泛性阻塞；④肝静脉阻塞伴血栓形成。

（2）下腔静脉阻塞型，亚型：①下腔静脉膜性带孔阻塞；②下腔静脉膜性阻塞；③下腔静脉节段性阻塞；④下腔静脉阻塞伴血栓形成。

（3）混合型，亚型：①肝静脉和下腔静脉阻塞；②肝静脉和下腔静脉阻塞伴血栓形成。

4. 布 – 加综合征的治疗

《2021 年亚太肝病学会共识指导：布 – 加综合征》② 指出，布 – 加综合征患者门静脉高压症的管理应参照肝硬化患者门静脉高压症的推荐意见。对于布 – 加综合征患者，尤其是有短段血栓形成或血管开口狭窄的患者，血管成形术是优选的侵入性治疗方法。在治疗初始过程中，应考虑常规行支架置入术，以减少再干预次数并改善长期通畅率。当布 – 加综合征患者经药物治疗和血管成形术后症状或体征未缓解、肝功能未改善或出现严重难治性门静脉高压症时，应积极明确标准治疗的可行性。对于布 – 加综合征患者，在内科治疗无效、血管成形术失败或不可行时，经颈静脉肝内门体分流术（TIPS）是首选的治疗方法。TIPS 应用聚四氟乙烯薄膜支架可减少再干预次数。TIPS 治疗应在高水平的医疗中心进行。对于不可行 TIPS 的患者，考虑外科分流术。对于不符合上述治疗标准、经上述治疗无效或表现为急性肝衰竭的患者，肝移植术是最后的治疗手段。建议在肝移植术后进行抗凝治疗。图 4–12–2 和图 4–12–3 总结了亚洲地区布 – 加综合征患者的治疗原则。

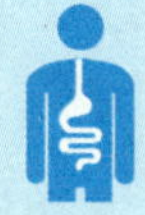

① 布 – 加综合征亚型分型的专家共识 [J]. 临床肝胆病杂志，2017，33（07）：1229–1235.

②2021 年亚太肝病学会共识指导：布 – 加综合征，Hepatol Int. 2021 Jun;15（3）：531–567.

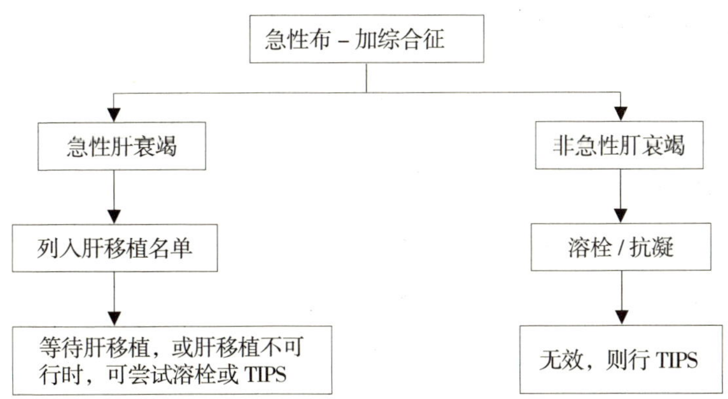

图 4-12-2　急性布－加综合征的管理办法

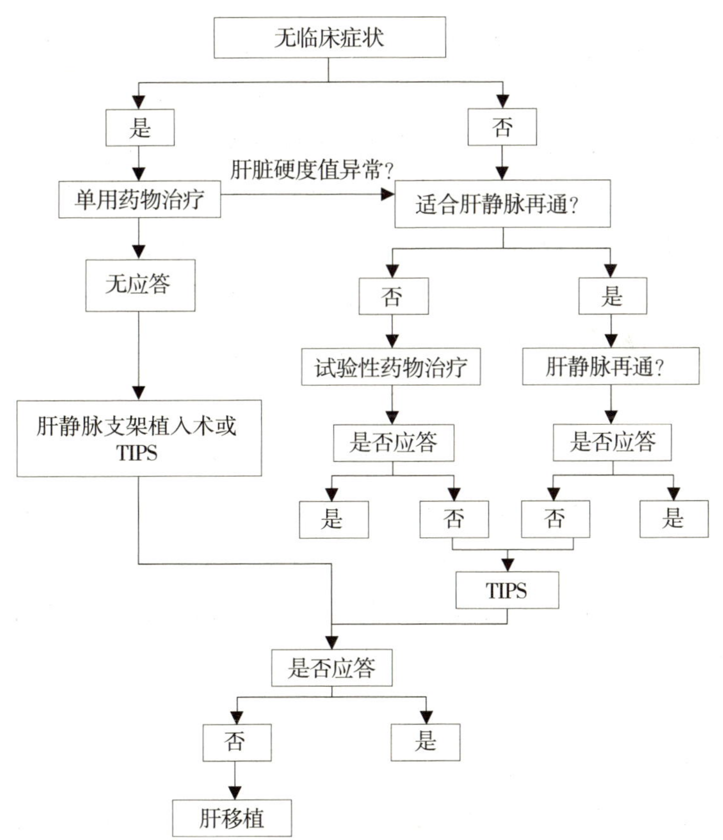

图 4-12-3　肝静脉阻塞所致亚急性或慢性布－加综合征的管理办法

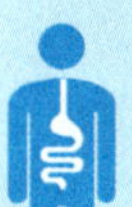

介入治疗后应立即使用低分子肝素和华法林桥接治疗。布－加综合征患者长期口服抗凝药物（华法林）应调整剂量，以维持国际标准化比率（INR）2~3。建议所有患者在介入治疗后的 1， 3， 6 个月时定期复查多普勒超声，此后每 6 个月随访 1 次。当多普勒超声检查结果不明确时，建议采用增强横断面影像学检查或静脉造影。

六、思考题

1. 布－加综合征的诊断要点有哪些?

2. 布－加综合征目前常用治疗方案有哪些?

3. 哪些情况下布－加综合征患者需要转诊?

4. 介入治疗布－加综合征后，抗凝治疗和随访中应注意什么?

七、科普小常识

1. 什么是布－加综合征?

布－加综合征是由各种原因引起的肝静脉流出道阻塞性疾病。阻塞可发生在从肝小静脉至下腔静脉与右心房交汇处的任何部位，亚洲国家以单纯下腔静脉阻塞或下腔静脉合并肝静脉阻塞为主，而欧美国家则以单纯肝静脉阻塞为主。布－加综合征可分为原发性和继发性，前者主要是由于血管本身病变所致的，后者主要是由于静脉外的疾病压迫与浸润引起。布－加综合征的诊断主要依靠影像学检查，其中腹部 B 超和 CT 是诊断布－加综合征方便快捷且可靠的方法；下腔静脉造影提供的肝静脉或下腔静脉阻塞，与侧支循环建立的直接证据，可作为布－加综合征的诊断依据。

2. 布－加综合征遗传吗?

布－加综合征的具体发病原因还不十分清楚。近年来研究发现，布－加综合征的病因和发病机制是非常复杂的，随地域和病理类型而有显著的差异，在西方国家，凝血机制异常导致的血液高凝状态是最主要的因素。在我国，环境因素可能是主要的致病因素，但是这种情况还没有明确的定论，因此不能明确布－加综合征的病因是什么，所以布－加综合征是否有遗传目前医学界尚无定论。

3. 布－加综合征患者生活上应注意哪些细节?

（1）进食软质食物，避免辛辣、油腻和过硬食物。

（2）思想放松，养成有规律的生活。思想压力不要太重，不要熬夜，要有充分的休息，吸烟的患者要尽量戒烟，保持大便通畅，多喝水。

（3）积极寻求医治，不要耽误时间。随着时间的推移，血管的狭窄、闭塞的程度会越来越重，治疗的难度和治疗费用也会越来越高。

（4）行介入治疗或手术治疗后要根据医嘱服用抗凝药物，定期复查。

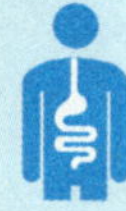

（编者　张　瑜）

第五章

胆道、胰腺病

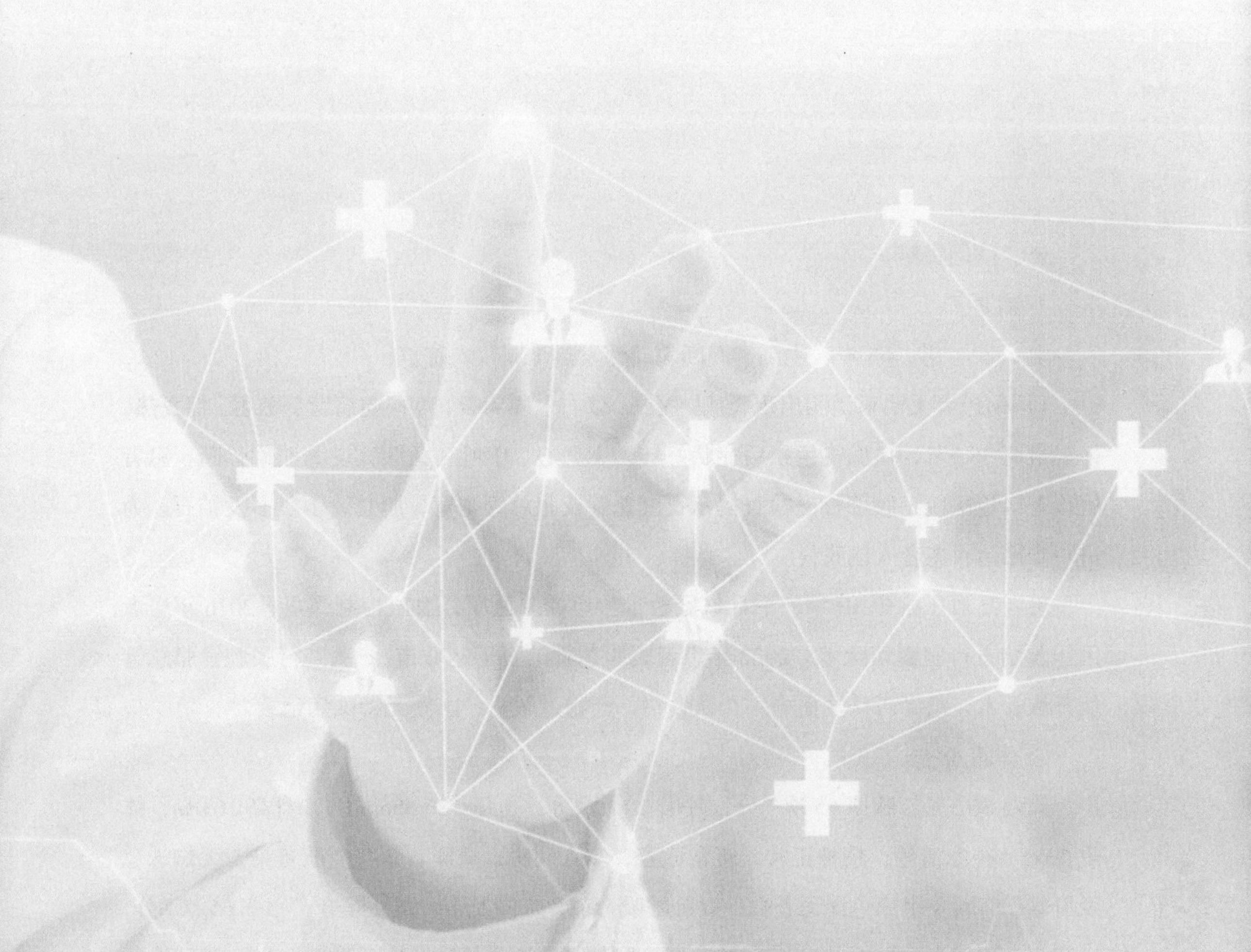

第一节　急性梗阻性化脓性胆管炎（案例 39）

核心提示

- ❖ 了解急性胆管炎典型的临床表现。
- ❖ 掌握急性胆管炎的治疗手段。

一、病历资料

1. 病史

索 ××，男，65 岁，主因“间断腹痛伴发热 1 周”入院。

1 周前患者无明显诱因出现腹痛、腹胀，以右上腹为著，疼痛向肩背部放射，伴发热，体温最高 38.5℃，口服抗生素后症状好转，无恶心、呕吐，无腹泻。为明确诊断，患者就诊于当地医院，腹部核磁检查提示：肝总管及胆总管增宽，胆总管下段多发结石。为进一步诊治，患者入住我科。

患者高血压病史 10 年，平日口服替米沙坦控制血压，血压控制尚可。2016 年患者因胆囊结石行胆囊切除术。2022 年患者因胆总管结石于运城市 × 医院行腹腔镜胆总管切开取石术。患者否认输血史；否认食物、药物过敏史；家族无特殊病记载。

2. 体格检查

体温 36.3℃，脉搏 65 次 / 分，呼吸 20 次 / 分，血压 126/65mmHg，身高 163cm，体重 53kg。神志清楚，精神正常，正常面容，步入病房；巩膜、全身皮肤黄染，无蜘蛛痣及肝掌；口唇及甲床色泽无苍白；双肺呼吸音清，未闻及干、湿性啰音；心率 65 次 / 分，心律齐，心脏各瓣膜听诊区未闻及杂音；腹软，全腹无压痛，无反跳痛，肝、脾肋缘下

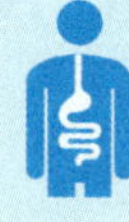

未触及，无移动性浊音；双下肢无浮肿。

3. 实验室检查和辅助检查

腹部核磁：肝右叶小片状长 T 信号，考虑血管瘤，胆囊切除术后，右肾小囊肿，左右肝管，肝总管及胆总管增宽，胆总管下段结石。

实验室检查：白细胞计数 7.49×10^9/L、中性粒细胞 71.7%、血小板计数 143×10^9/L、C- 反应蛋白 1.90mg/L；凝血酶原时间 11.3s，正常对照 10.8s，国际标准化比值 1.05，活动度 93%；丙氨酸氨基转移酶 381.38IU/L、天冬氨酸氨基转移酶 451.39IU/L、总胆红素 198.72 μmol/L、直接胆红素 88.67 μmol/L、淀粉酶 85.00IU/L、尿素 4.69mmol/L、肌酐 74.8 μmol/L、总胆固醇 4.64mmol/L、甘油三酯 3.56mmol/L、钾 4.64mmol/L、钠 140.50mmol/L、氯 105.57mmol/L。

4. 初步诊断

急性化脓性胆管炎、梗阻性黄疸、胆总管多发结石、高血压、胆囊术后。

二、诊治经过

患者主因“间断腹痛伴发热 1 周”入院。

患者入院前有间断腹痛，伴发热，体温最高 38.5℃。患者入院时血清总胆红素明显升高，伴腹痛、发热。

初步考虑急性化脓性胆管炎。

患者入院后的相关检查项目及结果如下：

1. 腹部核磁（如图 5-1-1 所示）

肝总管及胆总管增宽，胆总管下段结石。

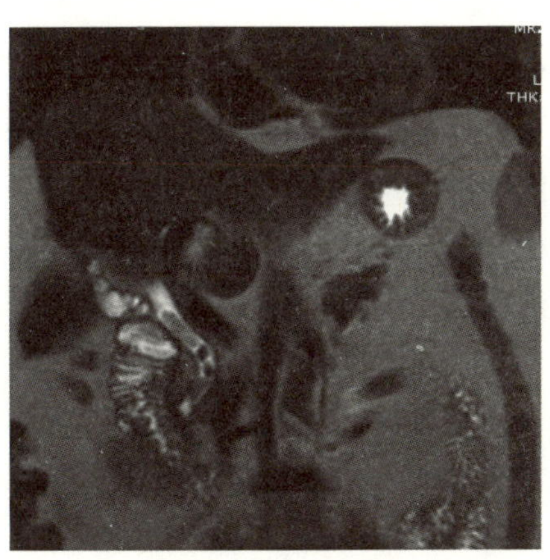

图 5-1-1　腹部核磁

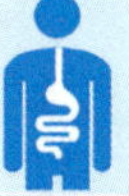

2. 实验室检查

如前所述。

具体治疗见本节相关内容。

三、案例分析

1. 病史特点

（1）患者为老年男性，以“腹痛，皮肤、巩膜黄染，发热”为主诉。

（2）患者有高血压病史10年。2016年患者因胆囊结石行胆囊切除术；2022年患者因胆总管结石行腹腔镜胆总管切开取石术。

（3）体格检查：皮肤、巩膜黄染，上腹部压痛，无反跳痛，肠鸣音正常。

（4）实验室检查和辅助检查：血清总胆红素水平增高，以直接胆红素升高为主，丙氨酸氨基转移酶、天冬氨酸氨基转移酶明显升高。

（5）腹部核磁提示：胆总管下段结石。

2. 诊断和诊断依据

（1）诊断：急性化脓性胆管炎、梗阻性黄疸、胆总管多发结石、高血压、胆囊术后。

（2）诊断依据：①有腹痛，皮肤、巩膜黄染，发热的症状；②上腹部压痛，无反跳痛，肠鸣音正常；③腹部核磁提示，胆总管下段结石；④血清总胆红素水平增高，以直接胆红素升高为主，丙氨酸氨基转移酶、天冬氨酸氨基转移酶明显升高。

3. 鉴别诊断

（1）急性胆囊炎。急性胆囊炎患者可能表现为发热和腹痛。但其胆红素和碱性磷酸酶应该不会显著升高，除非有其他病变引起胆汁淤积，此外，急性胆囊炎的腹部影像学检查一般显示胆总管正常、胆囊壁增厚，以及超声墨菲征阳性。

（2）急性胰腺炎。急性胰腺炎患者通常表现为急性发作的上腹部疼痛。部分患者的疼痛可能位于右上腹。急性胰腺炎患者血清脂肪酶或淀粉酶≥正常上限3倍，且对比增强腹部CT或MRI显示胰腺局灶性或弥漫性肿大。

（3）肝脓肿。肝脓肿患者可表现为右上腹痛、氨基转移酶升高或高胆红素血症。超声和CT可区分肝脓肿与急性胆管炎。

四、处理方案及基本原则

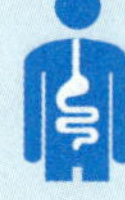

1. 一般治疗

禁饮食，抗感染，抑酸，解痉，补液，营养支持治疗。

2. 针对本案例患者的相关诊治

（1）患者入院后进一步完善血常规、肝肾功能、心脏彩超、拍胸片、心电图等相关检查。

（2）禁饮食。

（3）术前检查，确定没有明显手术禁忌；择期行 ERCP 鼻胆管置入术。

3. 转诊及社区随访

《中国 ERCP 指南（2018）》指出，典型的胆总管结石患者会有腹痛、寒战高热和黄疸（Charcot 三联征），甚至合并血压下降及神经精神症状（Reynolds 五联征）；体检时可发现皮肤、巩膜黄染，右上腹压痛、反跳痛、肌紧张，Murphy 征 +。发作间期可能没有明显的症状或体征，另有少数患者始终没有明显症状。因此对于临床表现不典型者，有必要进行全方位的检查协助诊断。建议在专科医生指导下进行。社区医生应密切关注生命体征变化，出现持续高热，血白细胞、降钙素有持续升高，休克及神经系统症状时应当及时转诊。

评估急性胆囊炎的严重程度：

（1）重度（化脓性）胆管炎。如果急性胆囊炎至少伴有以下任一器官、系统的功能障碍，则可视为重度：

1）心血管功能障碍：存在低血压，且需要以≥ 5 μg/（kg · min）的剂量使用多巴胺，或使用任何剂量的去甲肾上腺素。

2）神经系统功能障碍：存在意识障碍。

3）呼吸系统功能障碍：PaO_2/FiO_2 比值 < 300。

4）肾功能障碍：少尿，血清肌酐 > 176.8 μmol/L。

5）肝功能障碍：PT/INR 比值 > 1.5。

6）血液系统功能障碍：血小板计数 < $100 \times 10^9/L$。

（2）中度急性胆管炎。如果急性胆管炎患者存在以下任何两项特征，则定义为中度：

1）白细胞计数异常（> $12 \times 10^9/L$ 或 < $4 \times 10^9/L$）。

2）发热达到 39℃。

3）年龄≥ 75 岁。

4）高胆红素血症（总胆红素≥ 562 μmol/L）。

5）低白蛋白血症。

（3）轻度急性胆管炎。轻度急性胆管炎是指初次诊断时不符合中、重度胆管炎标准的急性胆管炎。

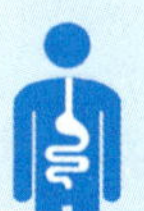

五、要点与讨论

急性胆管炎是胆道淤积及感染所致的一种临床综合征，以发热、黄疸及腹痛为特征。急性胆管炎又称上行性胆管炎。胆管炎由 Charcot 首次报道，被描述为一种危及生命的严重疾病。然而，现在人们认识到急性胆管炎的严重程度既可以为轻度，也可以为中、重度而危及生命。

1. 流行病学和危险因素

在未置入胆道支架的急性胆管炎患者中，胆道梗阻的最常见原因包括胆道结石（28%~70%）、胆道良性狭窄（5%~28%）和恶性肿瘤（10%~57%）。恶性梗阻可能是由胆囊、胆管、壶腹部、十二指肠或胰腺内存在肿瘤导致。胆道良性狭窄可能为先天性，发生于感染后（如 AIDS 胆管病）或为炎症性（如原发性硬化性胆管炎）。

急性胆管炎也可发生于内镜下逆行胰胆管造影后（0.5%~1.7%），尤其是置入支架后的治疗性 ERCP 后；或因胆管损伤或胆肠吻合口狭窄（胰十二指肠切除术、肝移植术、肝切除术和 Roux-en-Y 肝管空肠吻合术）而在术后发生。极少数情况下，胆肠吻合术患者的胆总管远端可能被食物、结石或碎片阻塞（Sump 综合征）。可导致急性胆管炎的其他罕见梗阻原因包括十二指肠壶腹周围憩室引起的胆管外部受压（Lemmel 综合征），急性胰腺炎继发的炎症，或胆囊管或胆囊颈结石嵌塞（Mirizzi 综合征）。

胆道梗阻的内在原因包括血凝块和寄生虫感染（主要是肝吸虫和蛔虫）。残留的寄生虫碎片可作为胆道结石形成的核心，引起复发性化脓性胆管炎。

2. 发病机制

胆道梗阻患者的急性胆管炎主要由细菌感染所致。细菌通常自十二指肠上行，也有极少数患者的感染源为来自门静脉的血行散播。

（1）细菌进入胆道的机制。阻止细菌进入胆道的机制包括 Oddi 括约肌，它是阻止十二指肠反流和细菌上行感染的有效机械屏障，此外，胆汁的持续冲洗及胆盐的抑菌活性也有助于维持胆道的无菌状态。分泌型 IgA 和胆道黏液很可能发挥抗黏附因子的作用，从而防止细菌定植。正常屏障机制被破坏后，细菌可进入胆道。这可发生于内镜下括约肌切开术、胆总管手术或置入胆道支架后。急性胆管炎常发生于内镜或经皮操作后胆管引流不充分的情况下，或为胆道支架阻塞的晚期并发症。胆道梗阻会升高胆道内压力并导致细胆管通透性增加，使门脉循环内的细菌及毒素能够移入胆道。压力升高也有利于细菌从胆汁进入体循环，增加败血症的风险，此外，胆道压力增加也对多种宿主防御机制有不良影响，包括库普弗细胞、胆汁流动和 IgA 生成。

少量细菌也可能自行穿过 Oddi 括约肌。若存在结石或支架等异物，则可成为细菌定植的病灶。取自无胆道梗阻患者的胆汁是无菌或几乎无菌的。相比之下，所有胆石患者中约 70% 都有证据显示胆汁内存在细菌。与胆囊结石或胆囊管结石患者相比，胆总管结石患者的胆汁培养结果更可能为阳性。

（2）微生物学。超过 90% 的急性胆管炎患者的胆汁、胆管结石及阻塞胆道支架的培养结果为阳性，可获得混合生长的革兰氏阴性及革兰氏阳性细菌。最常分离出的细菌来自结肠。大肠埃希菌是分离出的革兰氏阴性菌（25%~50%）、克雷伯菌属（15%~20%）和肠杆菌（5%~10%）等。最常见的革兰氏阳性菌是肠球菌（10%~20%）。拟杆菌和梭状芽孢杆菌等厌氧菌通常是混合感染的一部分，但标准培养技术低估了这些细菌的出现率。厌氧菌在胆管树重复感染或手术后检出的情况可能更常见。

3. 急性胆管炎临床表现

急性胆管炎的典型表现是发热、腹痛和黄疸，不过只有 50%~75% 的急性胆管炎患者存在全部 3 种表现。急性胆管炎最常见的症状是发热及腹痛，见于约 80% 的患者。黄疸见于 60%~70% 的患者。除发热、腹痛、黄疸外，重度（化脓性）胆管炎患者还可能出现低血压和神志改变。低血压可能是老年患者或使用糖皮质激素者唯一的主诉症状。急性胆管炎患者还可出现菌血症的并发症，包括肝脓肿、脓毒症、多器官系统功能障碍和休克。

4. 实验室检查

用于确定诊断和病情严重程度的实验室评估包括全血细胞计数、电解质、综合代谢检查、凝血酶原时间和 PT- 国际标准化比值。所有疑诊胆管炎的患者均应进行血培养以帮助选择针对性抗生素治疗。ERCP 术中抽取的胆汁或取出的支架也应进行培养。

胆管炎患者的实验室检查通常显示白细胞计数升高，且以中性粒细胞为主，以及胆汁淤积型肝功能检查异常，即血清碱性磷酸酶、γ-谷氨酰转肽酶及胆红素浓度升高。

5. 影像学检查

（1）腹部超声。腹部超声检查操作方便、安全、可靠、开展广泛，可显示肝内外胆管及胆囊的病变情况，提示急性胆管炎的特征包括胆道扩张或基础病因的证据。腹部超声检测胆管扩张和胆管结石的特异性较高。超声的优势在于无创，且可在危重症患者床旁实施。但是经腹壁超声检查常不能清晰显示胆总管下段，假阴性率在 30% 以上，且容易将胆管内气体误诊为结石，同时不能提示胆管下段是否存在狭窄，存在一定局限性，因此仅有超声检查结果尚不足以决定是否应该实施 ERCP 治疗，建议进一步接受其他影像检查。

（2）腹部 CT。CT 成像对识别胆管扩张有很高的敏感性，且可识别出胆道狭窄（如胆癌、胰腺癌或硬化性胆管炎），但常规 CT 检测胆管结石的敏感性较低。不推荐将 CT 作为检测胆总管结石的首选方法，但对疑诊合并恶性肿瘤的患者推荐 CT 检查。CT 检查

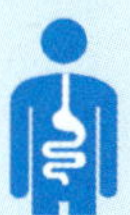

的缺点是费用高于腹部超声检查及有辐射暴露。

（3）MRI、MRCP。若腹部超声或 CT 检查后诊断仍不明确，可行 MRI、MRCP 成像。推荐 MRCP 和超声内镜作为胆总管结石患者的精确检查方法，可结合患者具体情况及所在中心的检查条件具体选择。MRCP 可在不使用造影剂的情况下清晰地显示胆管轮廓，且确定胆道梗阻的原因时，MRCP 的诊断准确性高于 CT 和腹部超声。MRCP 和超声内镜是目前敏感度及特异度最好的检查手段，二者诊断敏感度及特异度相当，且安全性好。MRCP 具有非侵入性的特点，可直观清晰地显示胆、胰管的病变，对≥ 5mm 的结石具有较高的诊断率，急性胆管炎的影像学表现包括：在 T2 加权像上，胆管周围的信号强度增加；在对比增强 T1 加权像上，胆管壁呈不均匀强化。

对于存在颅内金属夹、心脏起搏器、机械心脏瓣膜、幽闭恐惧症和病态肥胖患者，超声内镜检查优于 MRCP。而相对于超声内镜，MRCP 检查过程简单、对肝内胆管成像能力强、成本效益比好，且对于存在胃或十二指肠解剖学改变者使用 MRCP 更加方便可行。通常情况下，MRCP 是患者最安全可行的检查手段，同时对于经验丰富的内镜医生可选择使用超声内镜，少数患者可能需要进行两项检查以确保诊断正确。

（4）胆管腔内超声（IDUS）检查。对 ERCP 阴性的可疑胆总管结石患者的诊断具有补充意义。对于 ERCP 阴性的可疑胆总管结石患者可行 IDUS 检查，与传统 ERCP 相比，其优势在于发现微小结石，避免了 X 射线下胆管造影，避免其可能导致的胆管炎或化脓性胰腺炎，具有一定临床应用价值。

胆总管结石伴急性胆管炎的诊断流程（如图 5-1-2 所示）：有可疑症状体征的患者，通过一线、二线检查逐步确立诊断，进而制定治疗方案；怀疑胆总管结石的患者建议采用创伤小且诊断率较高的影像检查，如 MRCP 或超声内镜，不建议实施诊断性 ERCP；如条件许可，建议 ERCP 前常规接受 MRCP 检查。

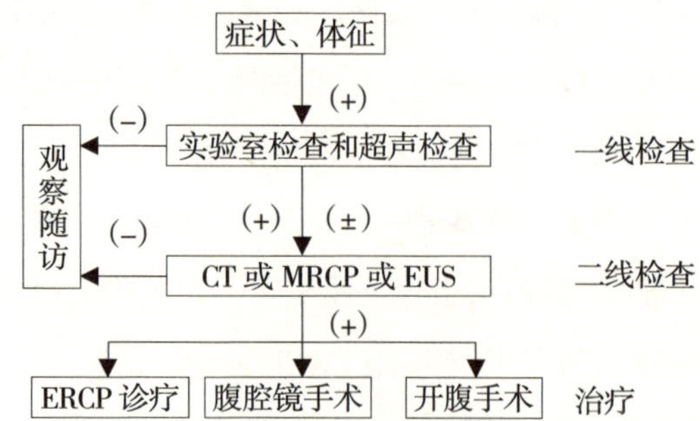

注：MRCP 为磁共振胰胆管造影术；EUS 为内镜超声检查术；ERCP 为经内镜逆行胰胆管造影术

图 5-1-2 胆总管结石伴急性胆管炎的诊断流程

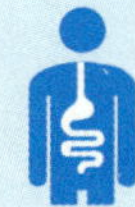

6. 治疗

（1）一般治疗：支持治疗，应将诊断为急性胆管炎的患者收治入院。根据疾病的严重程度，急性胆管炎患者需静脉补液及纠正相关电解质紊乱，并使用镇痛剂止痛，此外，还需密切监测患者是否出现器官功能障碍和脓毒性休克。

（2）抗生素：一般而言，腹腔内感染的经验性疗法包括使用对肠道链球菌、大肠菌群和厌氧菌有活性的抗菌药物。

（3）胆道引流。不同疾病严重程度的治疗时机：

1）初始抗生素治疗对 70%~80% 的急性胆管炎患者有效。对于轻、中度胆管炎患者，应在 24~48 小时内进行胆道引流。

2）对于保守治疗 24 小时无效的轻中度胆管炎患者，以及重度（化脓性）胆管炎患者，需行紧急（24 小时内）胆道减压。

（4）手术选择：

1）内镜下引流：通过内镜括约肌切开进行取石和（或）支架置入（取决于梗阻的原因）是为急性胆管炎患者建立胆道引流的首选治疗措施；行括约肌切开后，90%~95% 的患者可成功去除胆总管结石。与手术减压相比，内镜下引流的总体并发症发病率和死亡率都显著较低。

通常用球囊取石导管或网篮取出结石。对于较大或嵌塞的结石，需通过机械碎石术或胆道镜联合液电或激光碎石术将结石粉碎后再取出。注射造影剂之前，许多内镜医生会抽出胆道内的胆汁和脓液，以试图为胆道系统减压并降低注射造影剂引起菌血症的风险。急性胆管炎患者不应接受闭塞性胆道造影，因为这样会促进败血症的发生。先不行括约肌切开而是直接在胆道中放置支架似乎可以实现充分引流，这可能是凝血病患者的另一个选择。因有凝血病而不能行括约肌切开术时、因存在大结石而不能充分引流时、或因病情危重而不能离开 ICU 接受透视操作时，可通过插入鼻胆管引流。该操作可通过抽吸进行胆总管主动减压，并为冲洗胆道系统提供了途径。不过，这些导管可能意外脱落。如果患者发生 ERCP 并发症的风险高，以及因手术改变解剖结构或肿瘤阻塞十二指肠或壶腹部而导致 ERCP 失败或无法进行，还可通过超声内镜引导下的胆胰管成像联合胆道引流和支架置入进行胆道引流。

2）超声内镜引导下的胆道引流。超声内镜引导下胰胆管造影，如果因外科解剖学改变或十二指肠或壶腹部肿瘤性梗阻无法行 ERCP 或 ERCP，则可通过超声内镜引导下胰胆管造影技术来进入胆管和（或）胰管。左侧肝内胆管、胆总管和主胰管靠近胃和十二指肠，因此在超声内镜上成像非常清晰，经胃或经十二指肠即可进入这些结构。

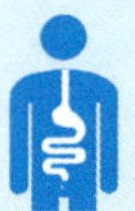

评估胆道超声内镜引导下的胆道系统梗阻减压方法有 3 种：放置支架构建胆管十二指肠瘘；放置支架构建胆管胃瘘；在超声内镜引导下将导丝置入胆总管（经左侧肝内胆管置入胆总管或直接置入胆总管），然后行内镜下逆行胆管造影，并放置胆管支架（也称会师术）（如图 5-1-3 所示）。

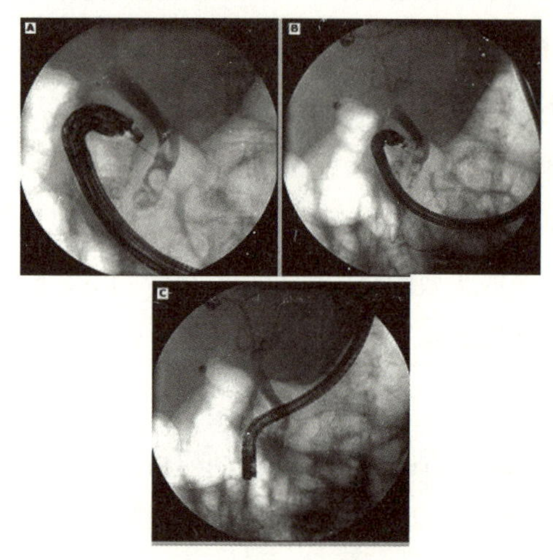

图 5-1-3　在超声内镜引导下将导丝置入胆总管

经超声内镜引导下胆管造影、胆道引流和支架置入现已用于解除胆道梗阻，若常规 ERCP 失败或不可行，或是患者不愿意接受体外引流，则可采用该治疗来替代手术或经皮引流。但是，该治疗的并发症风险也不可忽视，包括出血、胰腺炎、穿孔和支架移位。超声内镜引导下胆道引流应在医学中心由高年资内镜医生和多学科团队完成，且事先要向患者说明每种治疗的利弊。应用带有电凝设备的腔壁贴合型金属支架（EC-LAMS）传送系统可以让支架放置“一步到位”，在恶性胆道梗阻的患者中使用该传送系统行超声内镜引导下胆道引流，支架植入的成功率超过 90%。EC-LAMS 的优势在于递送系统可以一步到位，而传统超声内镜引导下支架放置需要多个步骤，包括刺入经十二指肠穿刺针、向胆管内注射造影剂、扩张胆道，最后放置支架。在超声内镜引导下放置胆道支架的主要不良事件包括致死性出血和因支架闭塞或移位而再次介入。

3）经皮经肝胆道造影（PTC）。当内镜下引流无法实施或不成功时（如患者接受过 Roux-en-Y 吻合术或 Whipple 切除术或存在十二指肠狭窄），可行经皮经肝胆道引流。行 PTC 时，需经肝向胆道插入穿刺针，随后注射造影剂使胆道显影。PTC 可实施多种治疗措施，包括引流感染的胆汁、取出胆道结石、扩张胆管的良性狭窄，或为胆管恶性狭窄放置支架。但经皮经肝胆道引流需要扩张胆道系统，侵入性大于 ERCP。

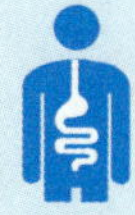

4）手术引流。急性胆管炎的手术引流仅用于其他胆道引流方法无法实施或已失败的患者。对于梗阻性结石所致急性胆管炎患者，可采用开腹或腹腔镜下胆总管探查、取出胆总管结石、放置或不放置 T 管的方式进行胆道减压。对于血流动力学稳定的胆石症患者，可同时行胆囊切除术。对于恶性胆道梗阻所致急性胆管炎患者，可选择的手术包括切除术（如 Whipple 切除术或胆管切除术）、旁路术（如肝管空肠吻合术）和 T 管引流术。对于有医源性胆管损伤、梗阻的患者，需行手术修复（如肝管空肠吻合术）。但在当今的临床实践中，急性胆管炎已很少需要手术引流。

7. 处理易感原因

除抗菌治疗和胆道引流外，还需处理基础病因以防止复发。对于胆石症患者，为防日后胆绞痛发作及预防胆石症并发症，推荐在胆管炎消退后行择期胆囊切除术。即使施行了括约肌切开术，胆管炎的复发概率也很高。

（1）胆道良性狭窄患者可能因胆管损伤而需接受内镜治疗或手术修复。

（2）对于复发性化脓性胆管炎患者，可能需要定期内镜监测，以尽可能多地清除结石和 / 或手术切除受累肝胆段并行胆肠吻合术。

（3）对于有恶性狭窄的患者，处理方法通常是在内镜下胆道引流时置入支架。具体的支架类型取决于患者的期望寿命及支架闭塞的可能性。

（4）急性胆管炎妊娠患者的处理方法与非妊娠患者相同，即采用抗生素治疗及行胆道引流。不过，选择抗生素时应考虑到潜在的胎儿毒性，此外，透视时应采取胎儿屏蔽防护，并尽量缩短透视时间。

8. 预后

针对在 20 世纪 70 年代接受治疗的重症胆管炎患者的研究发现，死亡率超过 50%。随着治疗手段的进步，胆管炎的死亡率有所下降，较近期研究显示的死亡率为 11% 或更低。但即使有所改善，重症急性胆管炎患者的死亡率仍然较高（20%~30%）。导致急性重症胆管炎患者死亡的主要原因是败血症、中毒性休克、胆源性肝脓肿、胆道出血、多器官功能衰竭等病情的严重发展。ACST 的严重性和危害性是全身性的，在机体的种种病变中，有胆道梗阻和感染这样严重的损害，为数甚少，其中 10% 以上病死率难以有效降低，也充分证实了它的危害性。中毒性休克、肝脓肿、胆道出血、多器官功能衰竭可由急性胆管炎引起，但已不是或不再完全是急性胆管炎病变本身，而是急性胆管炎的续发病变和损伤。急性胆管炎由胆管的感染和梗阻造成，两个因素互相作用使病情加重，若未得到有效处理或处理不及时、不恰当，就可导致上述一系列的严重后果。诊断和治疗都准确地完成在急性胆管炎导致发生严重病损之前，这应看作是有效降低临床病

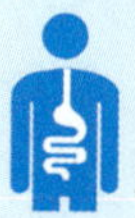

死率的关键一环。急性胆管炎以胆道的梗阻和感染为病理基础。在病理生理变化中，胆道内高压、败血症和毒血症、内毒素血症、高胆红素血症等因素会导致全身代谢和内环境的复杂和严重紊乱，这些因素相互联系，损害肝、肾、肺、胃肠、凝血和中枢神经系统，使脏器组织学上的损害和器官功能的损害相继产生。临床上起病越急，病情越严重，病程越长，损害就越严重，休克发生率和病死率也就越高。

六、思考题

1. 急性胆管炎的临床表现有哪些?
2. 急诊行胆道引流的时机及手术方式有哪些?

七. 科普小常识

胆囊、胆道的结石就像一颗颗“地雷”，特别是胆囊小结石，容易排到胆总管内形成胆总管梗阻，应尽早排除。对上腹部不适的，要定期进行肝胆超声检查，明确有无胆囊或胆管结石。化脓性胆管炎是一种非常严重的疾病，预防是关键，出现症状及时诊断、治疗才能取得良好的救治效果。

日常生活中的预防很重要。①养成健康的饮食习惯。有规律地进食，按时吃早餐，保持清淡的饮食习惯，少吃油腻的、煎炸的、烧烤食物。一定要减少高脂肪食物的摄入，不能长期不吃早餐。②保持适当的运动。可适当锻炼身体，促进胆汁的排泄。③养成良好的卫生习惯。胆管反复发炎跟寄生虫有很大的关系，要注意饮食卫生，尽量远离寄生虫感染的因素。

（编者　彭　鹏）

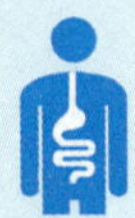

第二节　胆囊炎（案例 40）

核心提示

❖了解胆囊炎的发病特征。

❖掌握胆囊炎的诊断方法、治疗流程。

❖熟悉胆囊炎的治疗原则。

一、病历资料

1. 病史

党 ××，男，74 岁，主因“上腹部疼痛 2 天”入院。

患者 2 天前无明显诱因突然出现上腹痛，表现为上腹部持续性绞痛，伴恶心，不伴呕吐、腹泻、乏力、头晕、胸憋、胸痛、心慌、出汗、颜面苍白、四肢湿冷、烦躁不安、神志不清、发热、寒战，自行口服“多潘立酮片”后症状未缓解，遂就诊于山西省人民医院急诊科。MRCP 检查提示胆囊炎，医生给予解痉、抗感染、补液支持等治疗，腹痛症状较前改善。患者以“慢性胆囊炎急性发作”入住我科。

患者患胆囊炎半年余，无间断发作；高血压病史 5 个月余，血压最高达 160/100mmHg，平素口服药物“盐酸马尼地平片（4mg，1 天 1 次）”治疗，血压控制尚可。5 个月前患者行胃体早癌内镜黏膜下剥离术。患者否认糖尿病病史；父母均去世；已婚，已育；无烟、酒嗜好；否认肝炎、结核病病史；否认重大外伤史，否认输血史；否认食物、药物过敏史；家族无特殊病记载。

2. 体格检查

体温 36.9℃，脉搏 82 次 / 分，呼吸 21 次 / 分，血压 115/80mmHg，身高 168cm，体

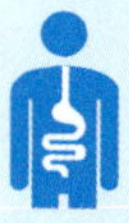

重 53kg。发育正常，营养中等，神志清楚，精神可；全身皮肤及巩膜无黄染，浅表淋巴结未触及肿大；双肺呼吸音清，未闻及干、湿性啰音；心率 82 次 / 分，心律齐，心脏各瓣膜听诊区未闻及病理性杂音；腹部平坦，未见胃肠型及蠕动波，无腹壁静脉曲张，腹软，右上腹部轻压痛，无反跳痛，无胃区振水音，未触及腹部及腹壁包块；肝、脾肋缘下未触及肿大，Murphy 征 +，麦氏点压痛；腹部叩诊呈鼓音，肝肾区无叩痛，移动性浊音 -。肠鸣音 3 次 / 分；肛门及外生殖器未见异常；双下肢无浮肿。足背动脉搏动未见减弱。

3. 实验室检查和辅助检查

山西省人民医院急诊科检查项目及结果如下：

实验室检查：血常规，白细胞计数 12.73×10^9/L、中性粒细胞 91.2%、中性粒细胞数 11.61×10^9/L、血红蛋白 161g/L、血小板计数 164×10^9/L；血生化，丙氨酸氨基转移酶 22.95U/L、天冬氨酸氨基转移酶 27.32U/L、总胆红素 24.33 μmol/L、直接胆红素 5.39 μmol/L、碱性磷酸酶 88.06U/L、谷氨酰转肽酶 15.94U/L、血清淀粉酶 75.18U/L、血脂肪酶 8.75U/L。

腹部彩超：慢性胆囊炎伴胆囊腔内胆泥沉积。

MRCP：胆囊炎，胆囊体附壁结节，息肉可能。

腹部 CT：胆囊增大，壁增厚，其周围可见絮状密度增高影，腔内未见阳性结石。

4. 初步诊断

慢性胆囊炎急性发作、胆囊结石。

二、诊治经过

患者主因“上腹部疼痛 2 天”入院。

患者既往有胆囊炎发作病史，此次发作表现为上腹部持续性绞痛，伴恶心，右上腹部轻压痛，无反跳痛，Murphy 征 +。患者入院时白细胞、中性粒细胞偏高。腹部彩超提示：胆囊炎伴胆囊腔内胆泥沉积。初步考虑慢性胆囊炎急性发作。

患者入院后的相关检查项目及结果如下：

1. 血常规及 C- 反应蛋白的动态变化（如表 5-2-1 所示）

表 5-2-1 血常规及 C- 反应蛋白的动态变化

	6 月 26 日	6 月 30 日	7 月 2 日	7 月 5 日
白细胞计数（$\times10^9$/L）	11.61	5.83	5.92	3.90
中性粒细胞 %	91.2%	78.9%	64.7%	51.1%
C- 反应蛋白（mg/L）		168.17	73.38	17.01

2. 腹部彩超检查（如图 5-2-1 所示）

检查部位：腹部　　　　　　　　　　　　床　号：

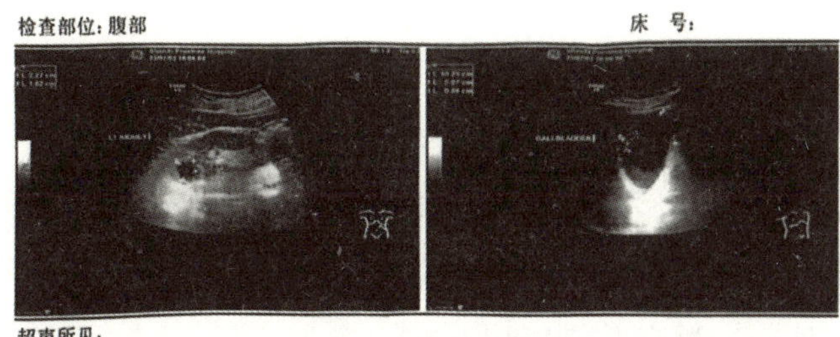

超声所见：

肝脏：位置形态大小正常，肝被膜光滑整齐，肝缘角不钝。肝脏实质回声均匀，肝内管状结构显示清晰，门静脉主干内径约0.9cm，内为向肝血流，流速及频谱正常，流速约20cm/s。

胆囊：轮廓清，位置正常，体积增大，张力高，大小约10.2x5.1cm，壁毛糙增厚，厚约0.8cm，胆囊腔内胆汁透声差，腔内可见等回声沉积，内夹杂点状强回声，随体位改变可移动。因肠气干扰，肝外胆管显示不清。肝内胆管未见明显扩张。

胰腺：位置形态大小正常，实质回声均匀，胰管未见扩张。血流分布正常。

脾脏：位置形态大小正常，实质回声均匀。CDFI血流分布正常。

肾脏：位置形态大小正常，左肾上极可见无回声区，大小约2.3x1.8cm，边界清，内透声好；右肾中部可见无回声区，直径约0.7cm，边界清，内透声好，余皮质回声均匀，集合系统未见分离。肾内血流分布正常。

腹腔：未见明显游离液性暗区。

超声提示：

慢性胆囊炎急性发作伴胆囊腔内泥沙样结石、胆泥沉积

肝外胆管显示不清（请结合核磁）

双肾囊肿

肝、胰、脾及门脉未见明显异常

腹腔未见明显积液

图 5-2-1　腹部彩超检查报告

具体治疗见本节相关内容。

三、案例分析

1. 病史特点

（1）患者为老年男性，以“上腹部疼痛”为主诉。

（2）患者有胆囊炎发作病史，此次发作表现为上腹部持续性绞痛，伴恶心，无发热及黄疸。

（3）体格检查：腹软，右上腹部轻压痛，无反跳痛，Murphy 征 +。

（4）实验室检查和辅助检查：血常规显示，白细胞、中性粒细胞、C- 反应蛋白水平明显升高。腹部彩超显示，胆囊体积增大，张力高，壁毛糙增厚；提示慢性胆囊炎急性发作伴胆囊腔内泥沙样结石，胆泥沉积。

（5）患者入院后经积极治疗，白细胞、中性粒细胞、C- 反应蛋白持续下降至正常，

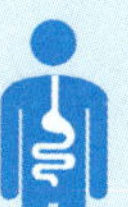

腹痛症状逐渐缓解消失。

2. 诊断和诊断依据

（1）诊断：慢性胆囊炎急性发作、胆囊结石。

（2）诊断依据：①上腹部疼痛伴恶心症状；②体格检查腹软，右上腹部轻压痛，无反跳痛，Murphy 征 +；③彩超显示，胆囊体积增大，张力高，壁毛糙增厚，提示胆囊腔内泥沙样结石，胆泥沉积；④白细胞计数 12.73×10^9/L、中性粒细胞 91.2%、中性粒细胞数 11.61×10^9/L、C- 反应蛋白 168.17mg/L。

3. 鉴别诊断

患者主要表现为腹部疼痛，以上腹部疼痛为主，需与右侧输尿管结石、十二指肠溃疡穿孔、急性胰腺炎、急性冠脉综合征等相鉴别。

（1）右输尿管结石。也可出现右侧腹痛，往往为绞痛，右侧肾区叩击痛明显，伴有血尿，B 超可发现输尿管区有结石。本案例患者无上述症状，暂不考虑。

（2）十二指肠溃疡穿孔。多数患者有溃疡病史，其腹痛程度较剧烈，呈连续的刀割样痛，有时可致患者于休克状态。腹壁强直显著，常呈板样，压痛、反跳痛明显，肠鸣音消失，腹部 X 线检查可发现膈下有游离气体。

（3）急性胰腺炎。腹痛多位于上腹正中或偏左，体征不如急性胆囊炎明显，墨菲征阴性；血清淀粉酶升高幅度显著；B 超、CT 显示胰腺肿大、边界不清楚等，而无急性胆囊炎征象。

（4）急性冠脉综合征。多有心脏病史，心绞痛时疼痛常可涉及上腹正中或右上腹，心电图检测可助判断。

四、处理方案及基本原则

1. 一般治疗

补充足够的热量和营养，如糖、蛋白质和 B 族维生素，注意休息避免过度劳累。急性胆囊炎一旦诊断明确，在评估是否需手术切除或紧急引流的同时，应禁食，并充分补液，维持水、电解质、酸碱平衡。早期应用抗菌药物和镇痛药物，持续监测血糖、尿量、生命体征和血流动力学指标。

2. 针对本案例患者的相关诊治

（1）患者入院后进一步完善血常规、肝肾功能、电解质、C- 反应蛋白、血清淀粉酶、血脂肪酶等相关检查；在解痉、止痛、利胆治疗的同时，根据需要加用抗菌药物治疗。

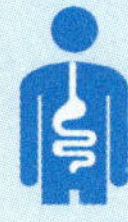

（2）解痉、止痛。患者入院时主诉上腹部疼痛，肌注双氯芬酸钠注射液、静脉输

注间苯三酚注射液对症缓解症状，还可应用盐酸哌替啶注射液、解痉药物盐酸消旋山莨菪碱对症治疗，以减轻患者的痛苦。盐酸消旋山莨菪碱具有外周抗 M 胆碱受体作用，能解除乙酰胆碱所致平滑肌痉挛，也能解除微血管痉挛，改善微循环。对胃肠道平滑肌有松弛作用可解除胃肠道平滑肌痉挛。

（3）液体及营养支持。急性胆囊炎患者，在禁饮食的条件下，应根据患者体重及体质情况静脉补充水分、电解质和营养等。给予患者葡萄糖、氯化钠、氯化钾、维生素等药物以补充患者体内所需基础物质，满足正常机体代谢，维持患者正常生理功能，保持水、电解质、酸碱平衡。

（4）抗感染治疗。胆囊炎的细菌以革兰氏阴性菌居多，主要为肠杆菌，常合并厌氧菌感染，为了预防菌血症和治疗化脓性并发症，选择抗生素应兼顾以上细菌，且在血和胆汁中浓度较高的抗生素应用。因此，在经验性用药时尽量使用广谱抗革兰氏阴性菌药物，同时联合抗厌氧菌药物，应注意避免选用喹诺酮等临床耐药率较高的药物。第三代头孢菌素类抗菌药，对肠杆菌科细菌有强大活性，药物吸收后，体内分布广，尤以胆汁中浓度较高。应考虑以下因素：抗菌谱、药代动力学和药效学、抗菌药物使用史、肝肾功能、过敏史和其他不良事件。如果有胆肠吻合病史，则建议同时进行抗厌氧菌治疗。

（5）抑制胃酸分泌。应用质子泵抑制剂泮托拉唑钠抑制胃酸分泌，可以预防应激引起的急性胃黏膜病变。

（6）复查血常规、C- 反应蛋白、降钙素原等，监测炎性指标动态变化。

（7）药物治疗仅为对症，若不能解除梗阻，可能导致治疗无效，因此应在上述治疗的同时做好外科手术准备，在药物治疗不能控制病情发展时，应及时改用手术疗法切除胆囊。

3. 转诊及社区随访

《急性胆道系统感染的诊断和治疗指南（2021）》指出，急性胆囊炎一旦诊断明确，在评估是否手术切除或紧急引流的同时，基础治疗应禁食，并充分补液，维持水、电解质、酸碱平衡。早期应用抗菌药物和镇痛药物，持续监测生命体征和血流动力学指标。手术风险的判断需结合胆囊炎的严重程度、全身状况和合并症情况综合评估。轻度的急性胆囊炎应在充分评估和准备后早期实施手术治疗；对于中、重度急性胆囊炎，必须同时重视患者全身状况的改善。各医疗机构应充分评估技术条件和患者状况，如病情复杂或接诊单位技术条件有限，应及时请专家会诊或将患者转至更高一级医疗中心。

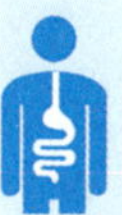

（1）轻度急性胆囊炎的治疗：若符合 Charlson 合并症指数（CCI）≤ 5 和（或）ASA 分级 ≤ Ⅱ 级，则其手术风险可判定为低风险，可尽早行胆囊切除术；而对于

CCI ≥ 6 和（或）ASA 分级 ≥ Ⅲ级的高风险患者，可先行保守治疗，全身情况改善后再判断是否适合手术治疗。在有条件的单位，手术方式可优先选择腹腔镜胆囊切除术（LC），对于操作困难者需及时中转开腹，并采取合适的术式（如胆囊造瘘或胆囊次全切除术）以降低并发症的风险。

（2）中度急性胆囊炎的治疗：①抗菌药物及全身支持治疗有效，且手术风险为低风险者（CCI ≤ 5 或 ASA 分级 ≤ Ⅱ级），在具备条件的医疗机构及时行胆囊切除术。②抗菌药物及全身支持治疗有效，但手术风险为高风险者（CCI ≥ 6 或 ASA 分级 ≥ Ⅲ级），暂时选择继续保守治疗。

（3）重度急性胆囊炎的治疗：

1）积极运用抗菌药物和全身支持治疗，保护重要器官（心、肝、肾、肺、脑）的功能，维持循环稳定。

2）若患者满足 CCI ≤ 3 和（或）ASA 分级 ≤ Ⅱ级；不存在威胁生命的器官功能障碍（威胁生命的器官功能障碍包括中枢神经系统损害、呼吸功能衰竭或肝功能损害）；可逆转的器官功能障碍（包括预后良好的循环障碍和肾功能不全）；就诊于有良好重症监护设施和能胜任复杂胆道外科手术的医疗单位，可考虑及时行胆囊切除术（LC 或开腹）。

3）若患者 CCI ≥ 4 和（或）ASA 分级 ≥ Ⅲ级，或患者就诊的医疗机构不能满足重症监护要求，或术者不具备进行复杂胆道外科手术的情况下，需急诊行胆囊引流术。根据引流后患者全身情况的改善程度，决定是否继续行保守治疗，或 2~3 个月后再次评估全身状态和胆囊炎症情况，符合手术条件者行胆囊切除术。

4）若患者存在威胁生命的器官功能障碍，须紧急行胆囊引流术。

（4）抗菌药物和全身支持治疗无效时，须及时行胆囊引流（穿刺、造瘘），同时行胆汁培养。1~3 个月后再次评估患者全身状态和胆囊炎症情况，符合手术条件者适时行胆囊切除术。

（5）胆囊切除的时机和方式：①胆囊切除术的时机：对于符合手术指征、手术风险评估合适的急性胆囊炎患者，推荐在急性胆囊炎起病的 72 小时内行胆囊切除术，以获得良好的近、远期预后。特殊情况下，如炎症程度较轻、患者全身情况可耐受手术、就诊于具有一定经验的高级别医院的胆道中心，可根据实际情况适时实施胆囊切除术。对于不适合手术的患者，推荐在保守治疗或胆囊引流术 1~3 个月后，再次评估患者的全身状态和胆囊炎症情况，符合手术条件者行胆囊切除术。②胆囊切除方式的选择：若患者情况允许，接诊单位具备相应条件，首选 LC 术。若患者病程较长、急性胆囊炎反复

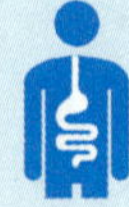

发作、胆囊萎缩，术前怀疑胆囊三角纤维化、Mirizzi 综合征或存在解剖变异，则建议术前完善超声、增强 CT 和 MRCP，对胆囊炎症程度、胆囊三角和围肝门解剖结构等进行仔细评估后再选择手术方式。

（6）在手术时间长、患者全身情况不稳定、术中解剖困难或胆管损伤风险较高的情况下，需果断中转开腹。

（7）对于胆囊萎缩、胆囊壁不规则增厚、胆囊黏膜有可疑占位性病变的患者，术中应送快速冰冻病理学检查，以免漏诊胆囊癌。

五、要点与讨论

1. 急性胆囊炎的发病机制

急性胆囊炎的发病率占所有急腹症的 3%~10%。其中约 95% 的患者合并胆囊结石，为结石性胆囊炎，其余为非结石性胆囊炎。

急性胆囊炎的病因包括胆囊管梗阻、胆汁淤积和细菌感染等，此外，糖尿病、肥胖、蛔虫、妊娠、艾滋病等亦是急性胆囊炎的高危因素。

不同病因的致病机制不同：

（1）胆囊管梗阻：多由结石嵌顿引起，导致胆汁排出受阻、淤积和浓缩，高浓度的胆盐可损伤胆囊黏膜，此外，结石本身亦可直接损伤胆囊黏膜，引起急性炎症改变，而胆囊内的细菌会进一步加速胆囊黏膜炎症的发展。

（2）细菌感染：引起胆囊炎的细菌主要包括革兰氏阴性杆菌和厌氧菌。感染途径为通过胆道逆行进入胆囊、血液途径和淋巴途径。

（3）胆汁淤积：如严重创伤、烧伤、长期胃肠外营养、大手术后等导致的胆汁淤积、胆囊壁缺血状态亦可诱发急性胆囊炎。

2. 急性胆囊炎的诊断标准

（1）局部炎症表现：① Murphy 征；②右上腹包块、疼痛和（或）压痛。

（2）全身炎症表现：①发热；② C- 反应蛋白升高；③白细胞计数升高。

（3）影像学检查：急性胆囊炎的影像学表现。

以上标准中，疑似诊断为（1）1 项 +（2）1 项；确切诊断为（1）（2）（3）各 1 项。

3. 急性胆囊炎影像学检查与诊断方法

（1）超声检查：为急性胆囊炎的首选检查方法，其灵敏度和特异度分别为 81% 和 83%。诊断依据包括：①胆囊壁增厚（厚度 >4mm），胆囊增大（宽≥ 4cm）；②存在胆囊结石（伴或不伴颈部嵌顿）；③胆囊周围积液，胆囊周围可见低回声带、胆囊壁“双

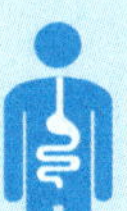

边征”。

（2）CT 检查：腹部 CT 扫描可清晰显示胆囊周围液体聚集、胆囊增大、胆囊壁增厚等征象，可作为急性胆囊炎检查的较好选择（中等质量证据，条件推荐）。在感染进展迅速，高度怀疑坏疽性胆囊炎和气肿性胆囊炎的患者术前诊断时，推荐应用增强 CT 检查，其灵敏度较高，对胆囊三角和肝门部血管的走行方式亦有较好的提示作用。

（3）MRI 和 MRCP：灵敏度和特异度较高。诊断依据：胆囊周围高信号、胆囊增大、胆囊壁增厚。MRI 和 MRCP 的优势在于诊断坏疽性胆囊炎及提示胆管系统的走行方式。

4. 急性胆囊炎严重程度分级

急性胆囊炎的严重程度可分为轻度、中度、重度三级，严重程度不同，治疗方法和预后亦不同。

（1）Grade Ⅲ（重度）急性胆囊炎。

急性胆囊炎合并以下≥ 1 个器官功能不全：

1）心血管功能障碍：低血压需要多巴胺≥ 5 μg/（kg · min），或使用去甲肾上腺素。

2）神经系统功能障碍：意识障碍。

3）呼吸功能障碍：氧合指数 <300mmHg。

4）肾功能障碍：少尿，肌酐 >176.8 μmol/L。

5）肝功能不全：PT-INR>1.5。

6）凝血功能障碍：血小板计数 $<100 \times 10^9$/L。

（2）Grade Ⅱ（中度）急性胆囊炎。

急性胆囊炎合并以下中的 2 项可诊断：白细胞计数 $>8 \times 10^9$/L；右上腹触及压痛的肿块；明显的局部炎症（坏疽性胆囊炎、胆囊周围脓肿、肝脓肿、胆汁性腹膜炎、气肿性胆囊炎。

（3）Grade Ⅰ（轻度）急性胆囊炎。

急性胆囊炎不伴随 Grade Ⅱ和 Grade Ⅲ局部或全身炎症表现。

5. 急性胆道感染的抗菌药物应用指征和用药方案

《急性胆道系统感染的诊断和治疗指南（2021）》指出，任何抗菌药物均不能替代解除胆道梗阻的治疗措施。轻度和中度急性胆道感染应在诊断明确后 6 小时内使用抗菌药物。重度急性胆道感染，通常合并感染性休克的表现，需在诊断明确 1 小时内使用抗菌药物，以及时控制局部及全身炎症反应。

根据全国细菌耐药监测网 2014~2019 年胆汁细菌耐药监测数据及相关的文献报道，胆道外科近年的细菌感染流行病学呈现以下特征：

（1）胆道感染的细菌菌群分布以革兰氏阴性菌为主，约占 70%。前 5 位是大肠埃希菌（30.90%）、肺炎克雷伯菌（12.70%）、铜绿假单胞菌（4.90%）、阴沟肠杆菌（4.50%）和鲍曼不动杆菌（2.20%）；革兰氏阳性菌约占 30%，以肠球菌属为主。

（2）2014~2019 年监测结果显示，大肠埃希菌和肺炎克雷伯菌对第三代头孢菌素的耐药率分别为 33.7%~65.6% 和 23.6%~43.5%，对喹诺酮类抗菌药物耐药率分别为 48.9%~56.6% 和 22.0%~28.5%，耐药率整体较碳青霉烯类和酶抑制剂复合制剂高；铜绿假单胞菌和鲍曼不动杆菌对头孢哌酮 / 舒巴坦耐药率分别为 13.4%~19.0% 和 29.3%~42.7%，对碳青霉烯类抗菌药物耐药率分别为 18.0%~28.0% 和 44.5%~59.9%，对碳青霉烯呈现较高耐药率。肠球菌属也出现了对万古霉素、替考拉宁和利奈唑胺耐药的菌株。

（3）胆道感染通常合并厌氧菌感染，因此，在经验性用药时尽量使用广谱抗革兰氏阴性菌药物，同时联合抗厌氧菌药物，应注意避免选用喹诺酮等临床耐药率较高的药物。在选择抗菌药物时，应考虑以下因素：抗菌谱、药代动力学和药效学、抗菌药物使用史、肝肾功能、过敏史和其他不良事件。如果有胆肠吻合病史，则建议同时进行抗厌氧菌治疗。

轻度和中度急性胆道感染可给予第二、第三代头孢菌素，如头孢呋辛、头孢曲松等，同时联合硝基咪唑类药物；或直接选择头孢哌酮 / 舒巴坦、哌拉西林 / 他唑巴坦；合并基础疾病、高龄、既往有腹腔感染或胆道手术病史等复杂情况时，可使用 β – 内酰胺酶抑制剂复合制剂或碳青霉烯类，如头孢哌酮 / 舒巴坦、哌拉西林 / 他唑巴坦、亚胺培南、厄他培南等。

重度急性胆道感染可给予第三、第四代头孢类，如头孢他啶、头孢吡肟等，同时联合硝基咪唑类药物；或直接使用 β – 内酰胺酶抑制剂复合制剂或碳青霉烯类或替加环素，如头孢哌酮 / 舒巴坦、哌拉西林 / 他唑巴坦、亚胺培南、美罗培南、厄他培南等。

梗阻性黄疸出现胆道感染症状如腹痛、体温升高、白细胞计数 $> 10.0 \times 10^9/L$ 时，在胆汁引流通畅的基础上，需应用抗菌药物治疗。经验性给予第三代头孢菌素，如头孢曲松、头孢他啶等联合硝基咪唑类；或 β – 内酰胺酶抑制剂复合制剂（如头孢哌酮 / 舒巴坦、哌拉西林 / 他唑巴坦）或碳青霉烯类，如亚胺培南、美罗培南、厄他培南等。合并有革兰氏阳性菌感染，必要时可给予万古霉素、替考拉宁或利奈唑胺。尽量取得胆汁进行细菌培养及药物敏感性试验，根据药物敏感性试验结果选择适宜的抗菌药物治疗。依据抗菌药物代谢及效应动力学特点，选择具有高胆汁穿透率的抗菌药物，如头孢哌酮 / 舒巴坦、替加环素等，保证药物在胆汁中达到足够的浓度。选择用于治疗急性胆道感

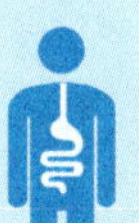

染的抗菌药物时，应结合患者的实际情况，尽可能将影响药效的因素考虑周全。

6. 急性胆道感染患者的停药指征及抗菌药物疗程

（1）停药指征：①体温正常 72 小时以上；②腹痛及腹部压痛、反跳痛等临床表现缓解或消失；③血常规白细胞计数正常；④降钙素原 < 0.05 μg/L；⑤重度以上急性胆道感染患者，血流动力学指标及重要器官功能恢复正常。

（2）轻、中度急性胆囊炎患者抗菌药物治疗仅在术前或术中使用，术后应用尽量不超过 24 小时。重度急性胆囊炎患者经抗菌药物治疗至感染控制（手术切除或胆囊穿刺造瘘术）后 4~7 天。

六、思考题

1. 急性胆囊炎的发病机制是什么?

2. 急性胆囊炎的诊断要点有哪些?

3. 急性胆囊炎手术切除的时机和方式是怎样的?

4. 哪些情况下急性胆囊炎患者需要转诊?

七、科普小常识

1. 胆囊炎患者的饮食应注意些什么?

胆囊炎除药物和外科手术治疗外，营养治疗有相当重要的辅助意义，不容忽视。胆囊炎患者在饮食方面应该注意：

（1）控制脂肪摄入量，减轻或解除疼痛和预防结石的发生。急性发作期的重症患者应禁食，可静脉补给各种营养素；可进食时，应禁食脂肪和刺激性食物，短期可食用含高碳水化合物的流质饮食。随病情逐渐缓解可给予低脂半流质或低脂少渣软食。每天应少食多餐，仍须限制肉及含脂肪的摄入。慢性胆囊炎应给予充足热量的高蛋白质、高碳水化合物和适量限制脂肪的饮食，同时要有丰富的维生素。

（2）要有足够热能，以保证机体的需要。

（3）流质饮食期间，主要的营养物质是糖。每天供给碳水化合物约 300~350g，急性发作期应予静脉补给。

（4）对慢性胆囊炎患者，为了保持身体健康、增进食欲、促进胆囊收缩、利于胆囊排空，适当提高饮食中蛋白质比例。每天蛋白质供给量以每千克体重1.0~1.2g 为宜，但要避免随着蛋白质摄入过量的胆固醇。

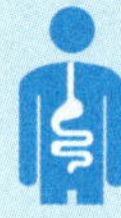

（5）平素宜低脂饮食，由于脂肪能促使病变的胆囊收缩而引起剧烈疼痛，发作期

应对其严加限制。每天脂肪供给量应低于 40g 或禁食，病情好转后可适量进食。

（6）平素一日三餐规律进食，要供给丰富的多种维生素，忌用刺激性食物和酒类。

2. 得了慢性胆囊炎应如何治疗?

慢性胆囊炎通常不需要使用抗生素，如急性发作可经验性使用抗菌药物治疗。慢性胆囊炎的治疗，对无症状的胆囊结石患者，建议随访观察，不推荐预防性胆囊切除。慢性胆囊炎、胆囊结石患者在内科治疗的基础上，如出现以下表现，则需考虑外科治疗：疼痛无缓解或反复发作，影响生活和工作者；胆囊壁逐渐增厚达 4mm 及以上或胆囊壁局部增厚或不规则疑似胆囊癌者；胆囊壁呈陶瓷样改变；胆囊结石逐年增多、增大或胆囊颈部结石嵌顿者，合并胆囊功能减退或障碍。无论症状如何，胆囊息肉直径≥ 1cm 伴或不伴胆囊结石的患者均建议行胆囊切除术。

3. 胆囊炎的预后及随访是怎样的?

急性胆囊炎的病程若未得到控制，可导致近、远期并发症。近期并发症包括胆囊穿孔、胆汁性腹膜炎、胆囊周围脓肿、肝脓肿等；远期并发症包括胆囊结肠瘘、胆囊十二指肠瘘、胆囊－胆管瘘等。尽管急性胆囊炎的总病死率仅约 1%，但由于我国急性胆囊炎患者基数庞大，因此仍不容忽视。

慢性胆囊炎、胆囊结石患者一般预后良好。无症状患者推荐每年进行 1 次随访，随访内容包括体格检查、肝功能实验室检查和腹部超声检查。

（编者　王彦景）

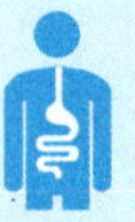

第三节　胆石病（案例41）

❖掌握胆石症的诊断与鉴别诊断方法。

❖掌握胆石症的治疗方法。

一、病历资料

1. 病史

赵 × ×，女，73 岁，主因“阵发性腹痛 6 天”入院。

患者 3 个月前无明显诱因出现右上腹绞痛不适，间断性发作，伴恶心，无呕吐，伴腹胀，无腹泻，巩膜无黄染，无肩背部放射痛，就诊于当地医院。腹部彩超提示：胆囊炎、胆囊结石。医生予以输液抗炎、对症治疗后症状缓解。6 天前患者无诱因再次出现右上腹疼痛，症状较前加重，伴恶心，呕吐物为宿食，伴寒战、发热，伴皮肤、巩膜黄染，休息后无明显缓解，遂就诊于山西省人民医院急诊科。上腹部 MRI+MRCP 提示：胆总管、左侧胆管多发结石伴肝内胆管扩张；胆囊炎，胆囊结石、胆汁淤积；右肾多发囊肿。医生给予 ERCP 引流术对症治疗后，以“急性梗阻性化脓性胆管炎、胆管结石、胆囊结石伴急性胆囊炎、甲状腺功能减退症”收住我科。

患者自发病以来，精神欠佳，食欲减退，睡眠欠佳，大便少，小便正常，体重减少 2.5kg；否认传染病史，否认高血压、糖尿病、冠心病病史，否认手术史、外伤史、输血史，否认食物、药物过敏史。

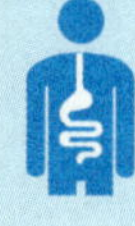

2. 体格检查

体温 36.8℃，脉搏 98 次 / 分，呼吸 22 次 / 分，血压 161/92mmHg。发育正常，营养中等，神志清，精神差，自主体位，查体合作，生命体征平稳；巩膜有黄染；心、肺查体未见明显异常；腹部平坦，未见胃肠型及蠕动波，腹软，右上腹压痛，无反跳痛及肌紧张；肝、脾肋缘下未触及，未触及包块，墨菲氏征阳性，无肝区叩击痛；肾区叩击痛阴性；无移动性浊音，肠鸣音 4 次 / 分，肠鸣音正常。

3. 实验室检查和辅助检查

血常规：白细胞计数 6.63×10^9/L、中性粒细胞 88.6%、中性粒细胞数 5.87×10^9/L。

肝功能：丙氨酸氨基转移酶 399.04 IU/L、天冬氨酸氨基转移酶 287.19 IU/L、总胆红素 122.71μmol/L、直接胆红素 79.79μmol/L、间接胆红素 42.92 μmol/L、r- 谷氨酰转肽酶 804.95 IU/L、碱性磷酸酶 329.12 IU/L。

上腹部 MRI：胆总管、左侧肝管多发结石伴肝内胆管扩张；胆囊炎；胆囊结石，胆汁淤积；右肾多发囊肿。

初步诊断：急性梗阻性化脓性胆管炎、胆管结石、胆囊结石伴急性胆囊炎。

二、诊治经过

患者 3 个月前间断出现右上腹绞痛，就诊于当地医院。腹部彩超提示胆囊炎、胆囊结石。予以对症处理后症状缓解。10 天前患者无诱因再次出现右上腹疼痛，伴寒战、发热，伴皮肤、巩膜黄染，经对症处理疼痛无缓解。上腹部 MRI + MRCP（如图 5-3-1 所示）提示：胆总管、左侧肝管多发结石伴肝内胆管扩张；胆囊炎、胆囊结石、胆汁淤积；右肾多发囊肿。血常规显示：白细胞计数 6.63×10^9/L、中性粒细胞 88.6%、中性粒细胞数 5.87×10^9/L。肝功能显示：丙氨酸氨基转移酶 399.04 IU/L、天冬氨酸氨基转移酶 287.19 IU/L、总胆红素 122.71 μmol/L、直接胆红素 79.79 μmol/L、间接胆红素 42.92 μmol/L、r- 谷氨酰转肽酶 804.95 IU/L、碱性磷酸酶 329.12 IU/L。山西省人民医院急诊科考虑化脓性胆管炎，给予患者 ERCP 鼻胆引流管引流术（食管未见静脉曲张，进镜至十二指肠降段，乳头型乳头，颗粒型开口，跟进三腔切开刀，注射碘海醇 10mL，肝外胆管扩张，左肝管未见显影，下段可见多发 0.6~0.8cm 充盈缺损影，乳头行小切开，可见脓性胆汁流出，顺导丝置入鼻胆引流管于肝门处，过程顺利，引流通畅）（如图 5-3-2 所示），降低胆道压力，解除胆道梗阻。患者症状好转，病情稳定，4 天后行腹腔镜胆囊切除术（麻醉成功后，取仰卧位，常规消毒术，铺巾。脐沿切开皮肤 1.0cm，穿刺针建立 CO_2 气腹，设定腹内压 12mmHg，改体位为头高脚低位及左侧卧位各约 30°

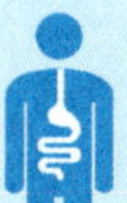

脐沿置 1.0cmTrocar，剑突下置 1.0cmTrocar，右肋缘下于锁骨中线置 0.5cmTrocar，分别置入腹腔镜及相应器械。镜下探查：腹腔无粘连，肝脏色泽、大小、质地正常，胃小弯等均未发现异常，胆囊约 3cm × 7cm 大小，壁稍厚，轻度充血水肿，与周围组织轻度粘连，胆囊三角无水肿，解剖尚清，解剖胆囊角，暴露胆总管，未见胆总管扩张。向外侧牵拉胆囊颈部，仔细分离，游离胆囊管及胆囊动脉，距胆总管 0.5cm 处，施 1 枚血管夹夹闭胆囊管，于远端夹血管夹 1 枚，两者间切断胆囊管，同法处理胆囊动脉，电刀分离胆囊床，黏膜下完整剥离胆囊，胆囊床创面用电灼止血。所切除胆囊自剑突下穿刺孔取出。冲洗术液干净，查无活动性出血及胆漏，于文氏孔置潘氏管 1 根引流，固定。清点器械纱布无误后，排除气腹，拔除各 Trocar，各穿刺口无活动性出血，缝闭戳孔。术程顺利，术中出血少，麻醉效果好，术后安返病房。胆囊内有多发结石，标本家属过目后送病理检查。术中诊断：胆囊结石伴急性胆囊炎、胆管结石伴急性胆管炎术后处理，监测生命体征并观察引流情况）。患者术后血常规显示，白细胞计数 4.8×10^9/L、中性粒细胞 76.6%、中性粒细胞数 3.68×10^9/L；肝功能显示：丙氨酸氨基转移酶 99.23 IU/L、天冬氨酸氨基转移酶 91.66 IU/L、总胆红素 21.66 μmol/L、直接胆红素 11.32 μmol/L、间接胆红素 16.70 μmol/L、淀粉酶 63.69 μmol/L。术后 4 天时给予患者行 ERCP 下胆管取石术（食管未见静脉曲张，进镜至十二指肠降段，乳头型乳头，颗粒型开口，导丝超选进入胆管，跟进三腔切开刀，注射碘海醇 10mL，肝外胆管扩张，可见 1 个大小约 0.6 × 0.8cm 充盈缺损影，乳头行柱状球囊扩张，拖石球囊探查清理胆道拖出结石，再次造影肝内外胆管未见明显充盈缺损影，顺导丝置入鼻胆引流管于肝门处，过程顺利，引流通畅）（如图 5-3-3 所示）。术后给予补液，对症治疗，患者好转后出院。

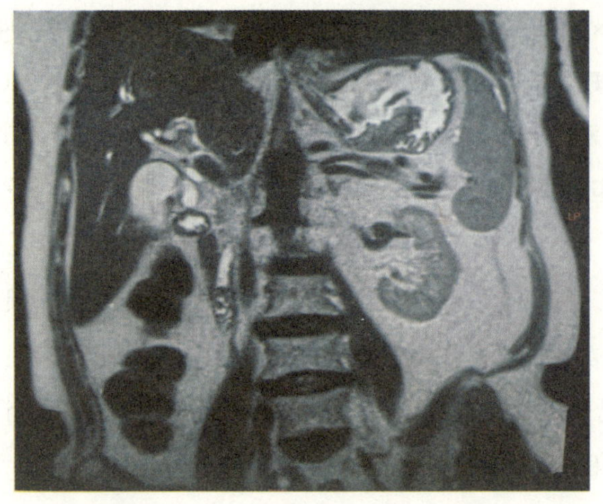

图 5-3-1　上腹部 MRI + MRCP

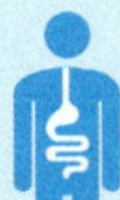

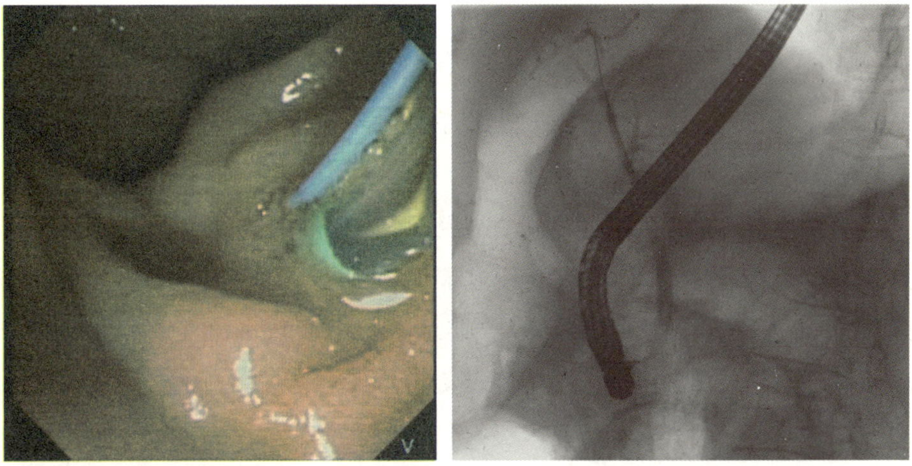

插管　　造影

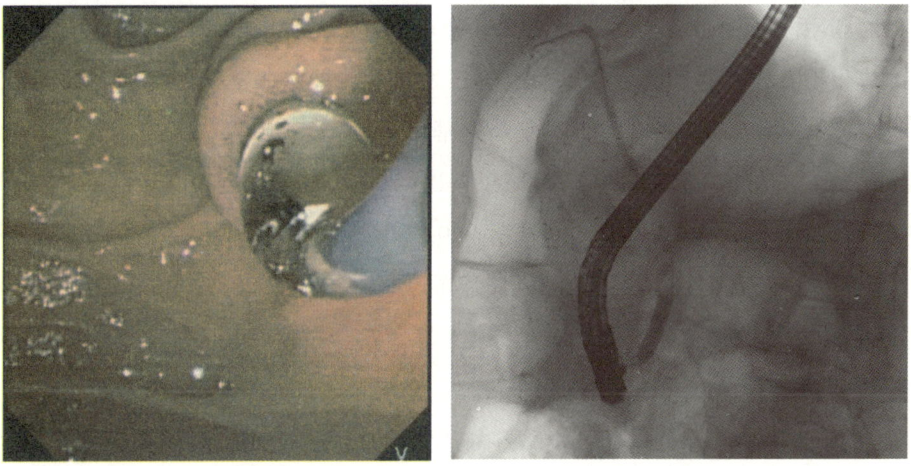

乳头行球囊扩张　　造影

图 5-3-2　ERCP 鼻胆引流管引流术

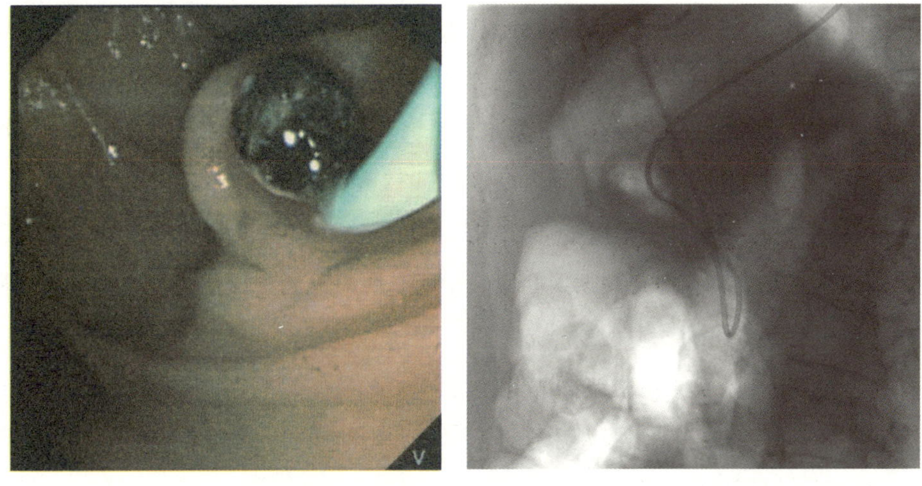

图 5-3-3　ERCP 下胆管取石术

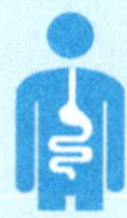

二、案例分析

1. 病史特点

（1）患者为老年女性，以“右上腹部间断疼痛不适，伴寒战发热，巩膜黄染，伴恶心、呕吐”为主诉。

（2）体格检查：巩膜黄染，腹软，右上腹压痛，无反跳痛及肌紧张，墨菲氏征阳性。

（3）实验室及辅助检查：患者炎性指标偏高，肝酶、总胆红素、直接胆红素、间接胆红素指标偏高。腹部核磁检查提示：①胆总管、左侧肝管多发结石伴肝内胆管扩张；②胆囊炎、胆囊结石、胆汁淤积；③右肾多发囊肿。

2. 诊断和诊断依据

（1）诊断：急性梗阻性化脓性胆管炎、胆管结石、胆囊结石伴急性胆囊炎。

（2）诊断依据：①间断右上腹部疼痛，寒战发热，巩膜黄染。②墨菲氏征阳性。③腹部核磁检查提示：胆总管、左侧肝管多发结石伴肝内胆管扩张；胆囊炎，胆囊结石、胆汁淤积；右肾多发囊肿。④丙氨酸氨基转移酶 399.04 IU/L、天冬氨酸氨基转移酶 287.19 IU/L、总胆红素 122.71 μmol/L、直接胆红素 79.79 μmol/L、间接胆红素 42.92 μmol/L、r- 谷氨酰转肽酶 804.95 IU/L、碱性磷酸酶 329.12 IU/L；肝酶升高；总胆红素、直接胆红素、间接胆红素升高，其中以直接胆红素升高为主。⑤白细胞计数 6.63×10^9/L、中性粒细胞 88.6%、中性粒细胞数 5.87×10^9/L。

3. 鉴别诊断

（1）急性或慢性胃炎。可以表现为由轻到重的上腹部不适或疼痛的症状，有些胆囊结石引起的疼痛部位不在右上腹而在上腹部，因此很容易被误诊为胃炎。

（2）消化性溃疡。消化性溃疡一般是规律性的疼痛，即定时定点地出现类似的疼痛，胆囊结石的腹痛症状多发生在进餐后，尤其在油腻饮食后。胃镜检查或腹部 B 超可以将两者鉴别。

（3）急性胰腺炎。胰腺炎常在暴饮暴食后出现，疼痛部位在上腹部，疼痛多呈持续性，此类患者血、尿淀粉酶明显升高，超声检查、CT 检查可发现胰腺肿大等炎性表现。

（4）消化性溃疡穿孔。此类患者往往知道自己存在慢性溃疡病史，如果并发急性穿孔，表现为上腹部剧痛并迅速遍及全腹，全腹有明显压痛和反跳痛，患者既往的慢性溃疡病史，也有助于鉴别。

（5）肾绞痛。始发于右腰或胁腹部，可向右股内侧或外生殖器放射，伴肉眼或镜下血尿，无发热，腹软，无腹膜刺激征，右肾区叩击痛或脐旁输尿管行程压痛。腹部平片多可显示肾、输尿管区结石。

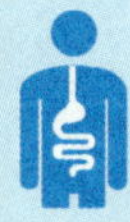

（6）肠绞痛。以脐周为主。如为机械性肠梗阻，则伴有恶心、呕吐、腹胀，无肛门排气、排便。腹部可见肠型，肠鸣音亢进，可有高调肠鸣音，或可闻气过水声；可有不同程度和范围的压痛和（或）腹膜刺激征。腹部平片显示有肠胀气和气液平面。

（7）壶腹癌或胰头癌。黄疸者需进行鉴别诊断。壶腹癌或胰头癌起病缓慢，黄疸呈进行性，且较深；可无腹痛或腹痛较轻或仅有上腹不适，一般不伴寒战高热，体检时腹软、无腹膜刺激征，肝大，常可触及肿大胆囊；晚期有腹水或恶病质表现。ERCP、MRCP、CT 检查有助于诊断。超声内镜检查对鉴别诊断有较大帮助。

四、处理方案及基本原则

1. 一般治疗

（1）胆囊结石治疗。对于静止性胆囊结石或偶有类似上消化道症状的患者，可不需要特殊治疗，推荐每 6 个月随访观察；对于有症状和（或）并发症的胆囊结石，首选腹腔镜胆囊切除（LC）治疗，与开腹胆囊切除相比同样有效，且具有恢复快、损伤小、疼痛轻、瘢痕不易发现等优点。

病情复杂或没有腹腔镜条件也可进行胆囊切除术。

下列情况应考虑行手术治疗：①结石数量多及结石直径≥ 2~3cm；②胆囊壁钙化或瓷性胆囊；③伴有胆囊息肉 > 1cm；④胆囊壁增厚（>3mm）即伴有慢性胆囊炎。

儿童胆囊结石无症状者，原则上不手术。

行胆囊切除时，有下列情况应同时行胆总管探查术：①术前病史、临床表现或影像检查提示胆总管梗阻，包括梗阻性黄疸，胆总管结石，反复发作的胆绞痛、胆管炎、胰腺炎。②术中证实胆总管有病变，如术中胆道造影证实或扪及胆总管内有结石、蛔虫、肿块。③胆总管扩张直径超过 1cm，胆管壁明显增厚，发现胰腺炎或胰头肿物，胆管穿刺抽出脓性、血性胆汁或泥沙样胆色素颗粒。④胆囊结石小，有可能通过胆囊管进入胆总管。术中应争取行胆道造影或胆道镜检查，避免使用金属胆道探子盲目地胆道探查造成不必要的并发症。胆总管探查后一般需置 T 管引流。

（2）肝内胆管结石治疗。无症状的肝内胆管结石可不治疗，仅定期观察、随访即可。临床症状反复发作者应手术治疗，原则为尽可能取净结石、解除胆道狭窄及梗阻、去除结石部位和感染病灶、恢复和建立通畅的胆汁引流、防止结石的复发。

手术方法包括：

1）胆管切开取石：是最基本的方法，应争取切开狭窄的部位，沿胆总管向上切开甚至可达 2 级胆管，直视下或通过术中胆道镜取出结石，直至取净。难以取净的局限结

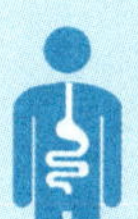

石需行肝切除，高位胆管切开后，常需同时行胆肠吻合手术。

2）胆肠吻合术：不能作为替代对胆管狭窄、结石等病灶的处理方法。当 oddi 括约肌仍有功能时，应尽量避免行胆肠吻合手术。治疗肝内胆管结石一般不宜应用胆管十二指肠吻合，而多采用肝管空肠 Roux-en-Y 吻合。适应证：胆管狭窄充分切开后整形、肝内胆管扩张并肝内胆管结石不能取净者；oddi 括约肌功能丧失，肝内胆管结石伴扩张、无狭窄者；囊性扩张并结石的胆总管或肝总管切除后；为建立皮下空肠盲襟，术后再反复治疗胆管结石及其他胆道病变者；胆总管与十二指肠吻合后，因肠液或食物反流反复发作胆管炎者。对胆肠吻合后可能出现吻合口狭窄者，应在吻合口放置支架管支撑引流，支架管可采用经肠腔或肝面引出，或采用 U 管、两端分别经肠腔和肝面引出，为防止拔管后再狭窄，支撑时间应维持 1 年。

3）肝切除术：肝内胆管结石反复并发感染，可引起局部肝的萎缩、纤维化和功能丧失。切除病变部分的肝，包括结石和感染的病灶、不能切开的狭窄胆管，去除了结石的再发源地，并可防止病变肝段、肝叶的癌变，是治疗肝内胆管结石的积极的方法。适应证：肝区域性的结石合并纤维化、萎缩、脓肿、胆瘘；难以取净的肝叶、肝段结石并胆管扩张；不易手术的高位胆管狭窄伴有近端胆管结石；局限于一侧的肝内胆管囊性扩张；局限性的结石合并肝管出血；结石合并癌变的胆管。

4）术中的辅助措施：为取净结石，术中可应用胆道造影、超声等检查以确定结石的数量和部位，胆道镜还可行术中取石，也可用碎石器械行术中碎石治疗。

5）残留结石的处理：肝内胆管结石手术后结石残留较常见，约 20%~40%。因此，后续治疗对减少结石残留有重要的作用。治疗措施包括术后经引流管窦道胆道镜取石；激光、超声、微爆破碎石；经引流管溶石、体外震波碎石，以及中西医结合治疗等。

（3）肝外胆管结石治疗。肝外胆管结石仍以手术治疗为主。术中应尽量取尽结石、解除胆道梗阻、术后保持胆汁引流通畅。近年对单发或少发（2~3 枚）且直径小于 20mm 的肝外胆管结石可采用经十二指肠内镜取石，获得良好的治疗效果，但需要严格掌握治疗的适应证，对取石过程中行 oddi 括约肌切开（EST）的利弊仍有争议。

非手术治疗也可作为术前准备。治疗措施：①应用抗生素，应根据敏感细菌选择用药，经验治疗可选用胆汁浓度高的、主要针对革兰氏阴性细菌的抗生素；②解痉；③利胆，包括一些中药和中成药；④纠正水、电解质及酸碱平衡紊乱；⑤加强营养支持和补充维生素，禁食患者应使用肠外营养；⑥护肝及纠正凝血功能异常。争取在胆道感染控制后才行择期手术治疗。

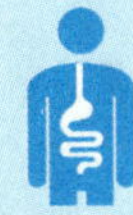

手术治疗的方法。胆总管切开取石、T 管引流术：可采用开腹或腹腔镜手术。适用

于单纯胆总管结石，胆管上、下端通畅，无狭窄或其他病变者。若伴有胆囊结石和胆囊炎，可同时行胆囊切除术。为防止和减少结石遗留，术中可采用胆道造影、超声或纤维胆道镜检查。术中应尽量取尽结石，如条件不允许，也可以在胆总管内留置橡胶 T 管（不提倡应用硅胶管），术后行造影或胆道镜检查、取石。术中应细致缝合胆总管壁和妥善固定 T 管，防止 T 管扭曲、松脱、受压。放置 T 管后应注意：①观察胆汁引流的量和性状，术后 T 管引流胆汁约 200~300mL/d，较澄清。如 T 管无胆汁引出，应检查 T 管有无脱出或扭曲；如胆汁过多，应检查胆管下端有无梗阻；如胆汁浑浊，应注意结石遗留或胆管炎症未控制。②术后 10~14 天可行 T 管造影，造影后应继续引流 24 小时以上。③如造影发现有结石遗留，应在手术 6 周后待纤维窦道形成后行纤维胆道镜检查和取石。④如胆道通畅无结石和其他病变，应夹闭 T 管 24~48 小时，无腹痛、黄疸、发热等症状可予拔管。

2. 针对本案例患者的相关诊治

（1）患者入院后完善血常规、肝功能、凝血系列、传染病系列、腹部核磁等检查。

（2）患者急性梗阻性化脓性胆管炎，急诊给予患者行 ERCP 胆管引流术，降低患者胆道压力，病情稳定后，行腹腔镜胆囊切除术治疗，后行 ERCP 取石术。

（3）术后给予消炎、保肝、补液等对症治疗。

五、要点与讨论

（1）胆石症发病率：近年来，胆石症的发病率随肥胖人口的增加而增加，因此肥胖是胆石症危险因素；肝内胆管结石的发病率随着胆道手术的增加而有所上升。

（2）胆石症发病机制：胆固醇结石形成与胆汁中胆固醇过饱和、结晶化和胆囊收缩性降低有关，与不良饮食习惯（如过量的热量和动物脂肪摄入、长时间禁食、节食，使肠道蠕动减少）、使用口服避孕药、高脂血症、肥胖等因素有关。胆色素钙结石形成的主要原因是胆道感染与胆汁淤积等。

（3）胆囊结石的症状、诊断：

1）症状：大多数胆囊结石患者无症状，急性发作时可出现特征性腹痛、恶心、呕吐等症状，合并急性胆囊炎的病例可有发热。

2）诊断：有症状胆囊结石患者，应行腹部超声（US）和血液学检查。对于胆囊显像不佳或 US 检查结果不确定、疑似胆管炎 / 胆管结石、Mirizzi 综合征、汇合部结石或合并胆囊癌的患者，建议行腹部 CT、MRI、MRCP 和超声内镜检查。

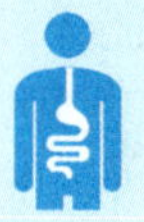

（4）胆总管结石的症状、诊断：

1）症状：胆总管结石患者通常表现为腹痛、后背痛、发热、黄疸、恶心呕吐等症状，有时也无症状。

2）诊断：对于疑似胆总管结石的患者，酌情行腹部 US、CT 和（或）MRI/MRCP 检查。当这些检查不确定时，建议行超声内镜检查。若合并急性胆管炎，建议采用 ERCP 检查。

（5）肝内胆管结石的症状、诊断：

症状：肝内胆管结石患者常出现腹痛、发热和黄疸等症状，然而，目前无症状患者数量也在增加。

诊断：①当怀疑存在肝内胆管结石时，通常行血液学检查，腹部 US、CT、MRI 和 MRCP 等检查，此外，建议检测肿瘤标志物评估肝内胆管癌的风险。②若影像学可见肝内胆管结石并怀疑肝内胆管癌时，需进一步检查确诊肝内胆管癌。③若影像学未见肝内胆管结石但有相关症状时，建议行直接胆管造影、胆管细胞学检查和胆管镜检查。

（6）合并胆囊结石的胆总管结石的治疗：胆总管结石患者合并胆囊结石时，有多种治疗选项，包括：①内镜下胆总管取石后，行胆囊切除术；②同时行胆总管取石和胆囊切除术。

（7）合并急性胆管炎的胆总管结石的治疗。对于合并急性胆管炎的胆总管结石患者，直接取石虽安全可行，但建议在第一阶段仅进行胆管引流，并根据患者的情况进行择期取石。对于合并急性胆管炎的胆总管结石患者，有两种治疗选择：直接取石；第一阶段仅进行胆管引流，并在胆管炎症状改善后再取石。在严重急性胆管炎的情况下，建议短期胆管引流并放置支架［内镜胆管支架（EBS）或内镜鼻胆管引流（ENBD）］。在处理胆管炎时，仅使用 EBS 治疗而无需行 EST，并在急性胆管炎症状解除后择期取石，尽管住院时间会延长，但更为安全。当结石完全取出时，EBS 或 ENBD 等胆管引流措施并非必要。Eto 等在一项研究中报告了直接取石的良好治疗结果，然而，需要注意的是，该研究并未包括严重胆管炎或一般情况较差的患者，此外，存在出血倾向或正在接受抗血小板治疗的患者可在内镜操作（如 EST）中、后发生出血风险，此外，结石的数量和直径也会影响直接取石的难度。因此，在治疗之前应仔细评估患者的一般情况、结石的数量和直径及胆管炎的严重程度。

（8）合并胆囊结石的胆总管结石的治疗。对于合并胆囊结石的胆总管结石，内镜下取石联合外科胆囊切除术（二阶段联合治疗）是否比外科取石联合胆囊切除（一阶段外科治疗）更有益？二阶段联合治疗和一阶段外科治疗在胆总管结石完全清除、结石残

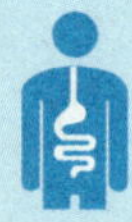

余率、死亡率和并发症方面效果相当，而二阶段联合治疗的患者住院时间更长。在日本，常常采用二阶段联合治疗，即内镜下取石联合外科胆囊切除术。

六、思考题

1. 胆管结石的诊断要点是什么？

2. 胆管结石的治疗方式有哪几种？

3. Charcot 三联征的临床表现有哪些？

4. Reynolds 五联征的临床表现有哪些？

5. ERCP 适应证是什么？

七、科普小常识

1. 哪些人容易得胆石症？

（1）长期嗜食油腻食物、奶类等高脂肪饮食者。

（2）吃甜食过多，会使体内胰岛素分泌增加，促使胆固醇形成和积累，从而容易形成胆结石。

（3）经常不吃早餐，空腹过久，可导致胆汁分泌减少，胆酸含量减少，形成高胆固醇胆汁而生成结石。

（4）中老年人年龄越大越容易发生胆结石。

2. 胆囊切除后，会影响消化功能吗？

胆囊的主要功能是储存胆汁。进食后，胆囊会发生收缩，使储存的胆汁排入十二指肠，帮助食物的消化和吸收。那么，一旦患胆囊病变而切除其胆囊者，会不会影响人体的消化功能和身体健康呢？做了胆囊切除术，虽然失去了胆囊浓缩和储存胆汁的功能，但对患者的消化和吸收功能并无较大影响。研究表明，胆囊切除后患者的消化吸收功能与正常人相比，差别不大。胆固醇结石的患者在切除胆囊后，胆汁中胆汁酸的含量会慢慢增加，这样就能使术前的过饱和胆汁逐步变成正常胆汁。因此，只要在切除胆囊时将胆管结石完全取出，胆固醇结石就不会复发。胆囊切除后，对身体健康和消化吸收不会带来不利影响。再者，胆囊切除后，胆管壁会增厚，胆管的黏液腺会增多，胆管经常将胆汁排入十二指肠，以补偿因失去胆囊储存、浓缩胆汁功能，同时也不至于影响脂肪的消化和吸收。手术后不必忌食油荤。如果人体摄入脂肪过少，对身体并无益处，反而对人体健康不利。当然，手术后身体的恢复及补偿功能的建立要经过一个过程，动物脂肪和鸡蛋的摄入量不宜太多，食物中脂肪含量也应逐渐增加，使身体有一个逐渐适应过程。

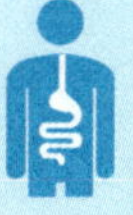

3. 如何预防胆石症?

（1）有规律地进食：按时进餐是预防结石的最好办法，尤其是早餐。

（2）合理的饮食结构：日常生活中应避免进食过多的高蛋白、高脂肪、高热量的食物。适当食用纤维素丰富的饮食，可以改善胆固醇的排泄，防止结石的形成。减少动物性脂肪摄入，如肥肉及动物油脂，适量增加玉米油、葵花籽油、花生油、豆油等植物油摄入比例。保证新鲜蔬菜、水果的供给，绿叶蔬菜可提供必要的维生素和适量纤维素。

（3）注意定期检查：对于家族中有胆结石的人群，更应该注意合理饮食。定期行血脂及消化系统超声检查，及早发现胆结石，防患于未然。

（4）适当运动：平时应结合自身的健康状况，选择合适的运动方式并持之以恒。

4. 什么是 ERCP？

ERCP（内镜逆行胰胆管造影术）是解决胆胰疾病的重要微创手术，我国自 20 世纪 70 年代初开展 ERCP 以来，在短短几十年中 ERCP 在临床上取得了巨大的成绩，已经成为当今胰胆疾病重要的治疗手段。

ERCP 是指将十二指肠镜插至十二指肠降部，找到十二指肠乳头，由活检管道内插入造影导管至乳头开口部，注入造影剂后 X 线摄片，以显示胰胆管的技术。由于 ERCP 不用开刀、创伤小、手术时间短、并发症较外科手术少、住院时间大大缩短，所以深受广大患者欢迎。

ERCP 的应用范围：

（1）治疗胆总管结石。利用 ERCP，医生可以通过口腔的十二指肠镜将结石取出到肠道里，避免了传统手术的创伤和并发症风险。

（2）缓解梗阻性黄疸。ERCP 可以通过插管技术来排除梗阻，缓解患者的黄疸症状，提高生存质量。

（3）治疗胆胰炎。对于重症胆胰炎，及时行 ERCP，可以减压和引流胆汁，明显降低死亡率。

（4）括约肌痉挛或狭窄治疗。ERCP 中的内镜技术可以通过括约肌切开来治疗括约肌问题。

（5）解决胆管瘘等术后并发症。通过 ERCP 将支架置入到疗效范围内达到引流通畅，代替危险性极高的再探查手术。

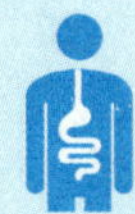

（编者　杨海昆）

第四节 急性胰腺炎（案例 42）

❖掌握急性胰腺炎的诊断要点。

❖熟悉急性胰腺炎液体复苏的注意事项。

❖学会急性胰腺炎的随访管理。

一、病历资料

1. 病史

李 ××，女，42 岁，主因"持续性上腹痛 3 天"入院。

患者 3 天前进食后出现腹痛，以中上腹为主，为持续性，伴有腹胀、腰背部憋胀，有恶心、呕吐，呕吐物为黄绿色胃内容物，量多，呕吐后腹痛不缓解，未重视。次日腹痛、腹胀加剧，伴有发热，体温最高 38.5℃，排便、排气减少，患者遂就诊于临县 × 医院。实验室检查显示，血清淀粉酶 3 414.6U/L；腹部超声显示，胰腺明显增大，边缘欠光整，内部回声呈不均质改变，胰腺后方血管显示不清，提示急性胰腺炎、腹腔积液，诊断为"急性胰腺炎"。医生建议患者去上级医院就诊。后患者就诊于山西省人民医院急诊科，急诊以"急性胰腺炎"收入我科。

患者否认胆囊炎、高脂血症病史；否认高血压、糖尿病等慢性病史；父母已故；已婚，已育；无烟酒嗜好；否认肝炎、结核病史；否认手术、外伤史；否认输血史；否认食物、药物过敏史；家族无特殊病记载。

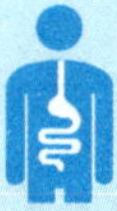

2. 体格检查

体温 38.3℃，脉搏 120 次 / 分，呼吸 24 次 / 分，血压 126/65mmHg，身高 163cm，

体重 75kg。急性面容；皮肤、巩膜未见黄染；双肺未闻及干、湿啰音；心率 120 次 / 分，心律齐，心脏各瓣膜听诊区未闻及病理性杂音；腹膨隆，上腹压痛，无反跳痛，肝、脾肋缘下未触及；双下肢无水肿；足背动脉搏动未见减弱。

3. 实验室检查和辅助检查

患者入院前在临县 × 医院行实验室检查，结果显示：血清淀粉酶 3414.6IU/L（参考值 35~135 IU/L）；腹部超声显示急性胰腺炎、腹腔积液。

患者住院后各项检查项目及结果如下：

实验室检查：血常规，白细胞计数 10.19×10^9/L、中性粒细胞 82.9%；肝功能，丙氨酸氨基转移酶 313.98IU/L、天冬氨酸氨基转移酶 155.95IU/L；肾功能，尿素氮 9.2mmol/L；血脂，甘油三酯 14.2mmol/L。

腹部 CT：急性胰腺炎、腹腔少量积液。

4. 初步诊断

急性胰腺炎（胆源性胰腺炎、初发型、重症）、全身炎症反应综合征、高甘油三酯血症、肝功能不全、腹腔积液（胰周渗出）。

二、诊治经过

1. 液体复苏

患者心肾功能正常，入院后 1 小时内予 1 000mL 生理盐水输注，后以 500mL/h 生理盐水输注，总液体量控制在 5~10mL/（kg · h），监测生命体征，6 小时后进行评估，肌酐下降至 6.8mmol/L，表明液体复苏有效。

2. 镇痛治疗

盐酸布桂嗪止痛治疗。

3. 营养支持

本案例患者腹胀、排便排气减少，考虑胃肠功能不全，予静脉营养支持，病情允许尽早开始肠内营养支持。

4. 病因治疗

患者急性胰腺炎病因为高甘油三酯血症，必要时可用非诺贝特降甘油三酯。

5. 其他治疗

生长抑素抑制胰酶分泌、抑酸、抗炎、抗感染、保肝治疗，同时也可以使用中药（芒硝等）治疗。中药有助于促进患者胃肠道功能恢复，减轻腹痛、腹胀症状。

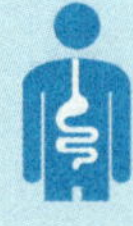

三、案例分析

1. 病史特点

（1）患者为中年女性，以“腹痛、腹胀、恶心、呕吐、发热”为主诉。

（2）患者既往体健，否认胆囊炎及高脂血症病史。

（3）查体：上腹压痛阳性。患者体形肥胖，BMI 28.2kg/m^2。

（4）患者入院前后实验室检查和辅助检查：入院前，血清淀粉酶 3 414.6IU/L；腹部超声示，急性胰腺炎、腹腔积液。入院后，白细胞计数 10.19×10^9/L、中性粒细胞 82.9%；肝功能，丙氨酸氨基转移酶 313.98IU/L、天冬氨酸氨基转移酶 155.95IU/L；肾功能，尿素氮 9.2mmol/L；血脂，甘油三酯 14.2mmol/L；腹部 CT，急性胰腺炎、腹腔少量积液。

2. 诊断和诊断依据

（1）诊断：急性胰腺炎（胆源性胰腺炎、初发型、重症）、全身炎症反应综合征、高甘油三酯血症、肝功能不全、腹腔积液（胰周渗出？）。

（2）诊断依据：①有持续性上腹痛，查体上腹压痛阳性；②血清淀粉酶 3 414.6IU/L（超过正常值上限的 3 倍）；③腹部超声及腹部 CT 提示，急性胰腺炎伴有腹腔积液。患者脉搏 120 次 / 分，呼吸 24 次 / 分，诊断为全身炎症反应综合征。

3. 鉴别诊断

急性胰腺炎需与胆石症、消化性溃疡急性穿孔、心肌梗死、急性肠梗阻、急性阑尾炎等相鉴别。

（1）胆石症。胆石症与急性胰腺炎既有联系又有区别。胆石症可以是胰腺炎早期改变及诱因。如果胆石症表现为胆管结石，那么可以引起胰腺炎、胆管炎等。胆石症与急性胰腺炎均可有腹痛及发热等症状，区别在于腹痛部位不一样，胆石症一般表现为右肋下腹痛（Murphy 征阳性），而急性胰腺炎一般表现为中上腹持续性腹痛。大部分胆石症可通过腹部超声诊断。

（2）消化性溃疡急性穿孔。有较典型的溃疡病史，腹痛突然加剧，腹肌紧张，肝浊音消失，X 线透视见膈下有游离气体等。本案例患者既往体健，入院后行腹部 CT，未见膈下游离气体，可除外该诊断。

（3）心肌梗死。心肌梗死与急性胰腺炎均可表现为中上腹或剑突下持续性腹痛，可通过心电图、化验心肌酶以及淀粉酶来鉴别。本案例患者入院前后心电图示窦性心动过速，入院后心肌酶未见明显异常，可除外心肌梗死。

（4）急性肠梗阻。腹痛为阵发性，腹胀、呕吐、肠鸣音亢进，有气过水声，无排气，可见肠型，腹部 X 线可见液气平面。可通过行腹部 CT 明确诊断。本案例患者入院后行

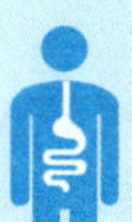

腹部 CT 无肠梗阻表现，可除外急性肠梗阻。

（5）急性阑尾炎。临床工作中偶见将急性胰腺炎误诊为急性阑尾炎后行手术治疗，开腹后发现并不是阑尾炎。急性胰腺炎患者炎症扩散时可出现典型麦氏点压痛阳性，如果不进一步行腹部 CT 检查及化验血清淀粉酶和脂肪酶，很有可能会误诊。

四、处理方案及基本原则

1. 一般治疗

禁饮食、补液、镇痛、营养支持、抑酸、抑制胰酶分泌、抗炎、抗感染、胃肠减压，以及针对病因和并发症的治疗。

（1）液体复苏：一般使用晶体液（乳酸林格液或者生理盐水等）以 5~10mL/（kg · h）的速度进行液体治疗。伴有脱水或休克且心功能正常的患者，患者入院初始，在 30~45 分钟内以 20mL/kg 的液体量输液，随后以 5~10mL/（kg · h）的速度进行液体治疗。补液时每 6 小时评估患者对液体复苏的需求，若血尿素氮呈下降趋势或降低则补液速度可减半。伴有心肾功能不全的危重症急性胰腺炎患者，液体管理需保持足够的心输出量来维持肾灌注，避免液体负荷过重导致组织水肿及器官功能障碍。

满足以下条件提示复苏成功：尿量 > 0.5~1mL/（kg · h）、平均动脉压 > 65mmHg、中心静脉压 8~12mmHg、中心静脉血氧饱和度 ≥70%、心率 < 120 次 / 分、尿素氮 < 7.14mmol/L（若尿素氮 > 7.14mmol/L，24 小时内下降至少 1.79mmol/L）、红细胞比积 35%~44%。

（2）镇痛治疗：是急性胰腺炎的重要辅助治疗手段，可以改善患者预后。对于非插管患者，盐酸二氢吗啡酮的镇痛效果优于吗啡和芬太尼，对于需要长期大剂量阿片类药物治疗的中度重症急性胰腺炎和重症急性胰腺炎患者，可考虑使用硬膜外镇痛。

（3）营养支持：在胃肠功能耐受的情况下早期使用鼻空肠营养管进行营养支持。

（4）抑制胰酶分泌：目前尚无有关蛋白酶抑制剂和胰酶抑制剂的药物，而临床常用的生长抑素及其类似物则能够有效地抑制胰酶分泌。

（5）病因治疗：急诊 ERCP、降低甘油三酯等。

（6）抗感染治疗：不推荐预防性抗感染治疗，但是合并胆囊炎时需要进行抗感染治疗。

（7）中药治疗：中药（大黄、芒硝及复方制剂，如清胰汤、大承气汤等）有助于促进患者胃肠道功能恢复，减轻腹痛、腹胀症状，可选择使用。

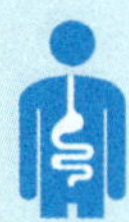

2. 针对本案例患者的相关诊治

（1）患者入院后进一步完善血常规、肝肾功能、腹部 CT 等相关检查。

（2）口服降甘油三酯药物，禁饮食。

（3）予充分补液、抑酸、抑制胰酶分泌、抗感染、抗炎、保肝等治疗，并定期评估。

（4）复查血常规、肝肾功能、淀粉酶及脂肪酶，严密监测患者生命体征，积极评估患者的治疗效果并调整治疗方案。

3. 转诊及社区随访

《急性胰腺炎基层诊疗指南（2019）》① 指出，患者出现以下情况，建议向综合医院转诊，包括有重症医学科（ICU）、影像科、超声内镜科、ERCP 科、介入科等相关科室并能处理胰腺坏死的医院。

（1）紧急转诊：当初诊评估有重症风险时（美国肠胃病学会急性胰腺炎重症风险的初诊评估指标如表 5–4–1 所示），即建议紧急转诊。如患者合并以下并发症时，应先行紧急处置，同时紧急转诊。①急性化脓性胆管炎：需 24 小时内行 ERCP 取石，转诊前如有感染性休克，给予晶体液体输注，去甲肾上腺素抗休克治疗。②低容量休克：有低血压、少尿、皮肤湿冷等低血容量休克表现者，选用乳酸盐林格液或生理盐水，可以每小时 500~1 000mL 快速静脉补液，纠正低血压后再转诊。③急性呼吸衰竭：有呼吸急促，SpO_2 低 90% 转诊时应给予吸氧；严重呼吸窘迫者应气管插管带呼吸机转诊；有腹胀者应插胃管行胃肠减压，防止转诊过程中发生误吸。④严重酸中毒、电解质紊乱：休克可导致严重酸中毒和高钾血症，应给予静滴碳酸氢钠、葡萄糖酸钙等给予纠正，以防止心脏骤停。

表 5–4–1 美国胃肠病学会急性胰腺炎重症风险的初诊评估指标

项目	评估指标
患者特征	年龄 >55 岁 肥胖：BMI>30kg/m^2 精神状态改变 合并基础疾病，如慢性阻塞性肺疾病、心血管疾病、肾脏疾病、肝病等 出现全身反应综合征（SIRS）：脉搏 >90 次 / 分；呼吸 >20 次 / 分或 $PaCO_2$>32mmHg；体温 >38℃或 <36℃；白细胞计数 >12 × 10^9/L 或 <4 × 10^9/L，或不成熟细胞 >10%。 出现 2 项及以上可诊断为全身炎症反应综合征（SIRS）

① 中华医学会，中华医学会杂志社，中华医学会消化病学分会，中华医学会全科医学分会，中华医学会《中华全科医师杂志》编辑委员会，消化系统疾病基层诊疗指南编写专家组 . 急性胰腺炎基层诊疗指南（2019）[J]. 中华全科医师杂志，2019，18（9）：819–826.DOI：10.3760/cma.j.issn.1671–7368.2019.09.004.

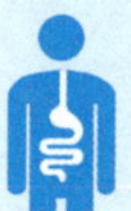

续表

项目	评估指标
化验结果	尿素氮 > 7.14mmol/L 尿素氮进行性升高 红细胞比容 > 44% 红细胞比容进行性升高 肌酐升高
影像学	胸腔积液 肺浸润影或肺不张 多处或广泛的胰周液体积聚

（2）普通转诊：胆源性胰腺炎有胆囊结石者应转至上级医院，行胆囊切除术；胆道结石或梗阻者应转诊至上级医院，行 ERCP；病因不明者也应转诊至急性胰腺炎诊治中心，明确病因并行去除病因治疗，此外，无接诊急腹症条件（如检测血清淀粉酶等）的基层医院，也应及时转诊。

（3）轻症急性胰腺炎禁食 1~3 天，如果没有恶心、呕吐，腹痛已缓解并伴有饥饿感可以考虑饮水及进食，不以血清淀粉酶高低作为进食标准。

（4）建议所有轻症急性胰腺炎患者出院后 1 个月、3 个月、6 个月门诊随访，中度重症及重症患者门诊随访 1 年以上。

（5）对已出院患者门诊随访时进行评估，评估内容包括血常规、肝肾功能、淀粉酶、脂肪酶、腹部超声或腹部 CT 等，对于高甘油三酯血症患者每月复查 1~2 次血脂。

五、要点与讨论

急性胰腺炎诊断的流程是，首先确认是否急性胰腺炎，其次确认急性胰腺炎病因及轻重情况。

1. 急性胰腺炎的诊断标准

（1）上腹部持续性疼痛。

（2）血清淀粉酶和（或）血清脂肪酶高于正常值上限 3 倍及以上。

（3）腹部影像学检查符合急性胰腺炎影像学改变。

上述 3 条至少符合 2 条即可诊断急性胰腺炎。

2. 高危人群管理

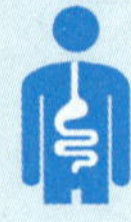

对于基层医生，要求能够掌握急性胰腺炎的诊断要点，同时对胆石症、高甘油三酯血症、孕妇、酗酒等危险人群进行定期复查，有胆总管结石 ERCP 取石；高甘油三酯血

症患者食用低脂饮食控制体重仍不能控制血脂水平时，需服用降血脂药物，定期复查血脂；酗酒者应进行心理干预，彻底戒酒；孕妇是发生急性胰腺炎的高危人群；高甘油三酯血症和胆石症是常见病因，产检时应检测血脂、肝功能和肝胆 B 超，不应过度地补营养；谨慎用药，有些药物如双氢克尿噻、硫唑嘌呤等可诱发胰腺炎。

六、思考题

1. 急性胰腺炎的诊断要点有哪些？

2. 急性胰腺炎如何治疗？

3. 急性胰腺炎的病因及并发症有哪些？

4. 哪些情况下急性胰腺炎患者需要转诊？

七、科普小常识

1. 哪些人容易得急性胰腺炎？

具有以下情形的被视为急性胰腺炎高危人群：既往曾患急性胰腺炎；酗酒；胆石症；服用双氢克尿噻、硫唑嘌呤等药物；肥胖、高脂血症尤其是高甘油三酯血症；孕妇。

对高危人群进行健康宣教，比如低脂饮食、减肥、戒酒等。

2. 急性胰腺炎患者生活上应注意哪些细节？

（1）适当锻炼，并采用低脂饮食，同时增加蔬菜、水果的摄入。

（2）规律饮食，避免暴饮暴食。

（3）戒烟戒酒。

（4）按医嘱及时随访、随诊，预防复发。

（编者　杨　婷）

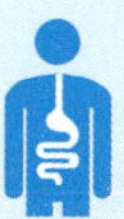

第五节 慢性胰腺炎（案例43）

❖掌握慢性胰腺炎的诊断要点。

❖掌握慢性胰腺炎的治疗要点。

❖掌握胰管结石的处理方法。

一、病历资料

1. 病史

王××，男，64岁，住院号101×××，主因“间断中上腹痛10个多月”入院。

患者10个多月前无明显诱因出现中上腹痛，间断性锐痛，进食后加重，蜷缩位可稍缓解，向后背放射，伴恶心、呕吐，呕吐物为胃内容物，呕吐后腹痛可稍缓解，不敢进食，大便稀，表面未见脂滴，3次/天，体重减轻7kg，无反酸、烧心，自行服用“去痛片”治疗。患者就诊于山西省人民医院，腹部CT提示慢性胰腺炎伴胰管扩张、胰管结石，胰头部假性囊肿形成可能。为行ERCP下胰管结石取石术，患者入住我科。

患者高血压、脑梗死十余年，半年前被诊断为“2型糖尿病”，5年前因胆囊炎行开腹胆囊切除术；否认输血史，否认肝炎、结核病病史，否认食物、药物过敏史；吸烟30年，10支/天；饮酒20年，每周100g；已婚，已育；家族无特殊病记载。

2. 体格检查

体温36.3℃，脉搏60次/分，呼吸16次/分，血压99/50mmHg，身高178cm，体重60kg。痛苦面容，神志清楚；双肺呼吸音清，未闻及干、湿啰音；心率60次/分，心律齐，心脏各瓣膜听诊区未闻及病理性杂音；右上腹部可见长约6cm瘢痕，腹软，中

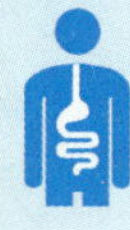

上腹压痛，无反跳痛及肌紧张，肝、脾肋缘下未触及，移动性浊音 -；双下肢无水肿。

3. 实验室检查和辅助检查

腹部 CT：胰腺头颈部形态饱满、密度减低、边缘毛糙并可见多发斑点状钙化灶，胰头部可见类圆形囊性低密度影，直径约 3.4cm，增强扫描未见强化，胰管扩张，最大径约 1.0cm，其内见结节样高密度影。诊断：慢性胰腺炎伴胰管扩张、胰管结石；胰头部假性囊肿形成可能（如图 5-5-1 所示）。

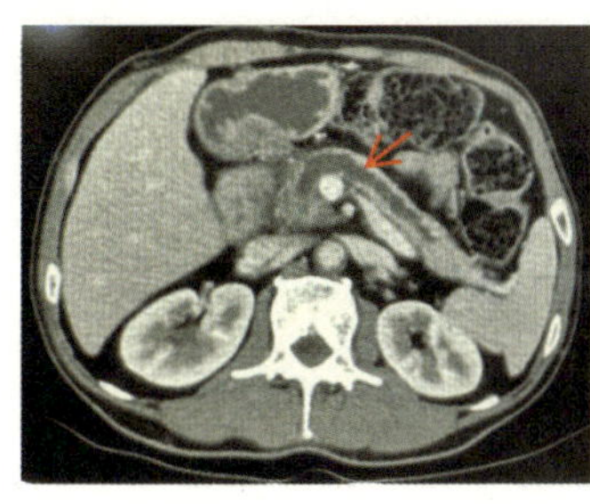
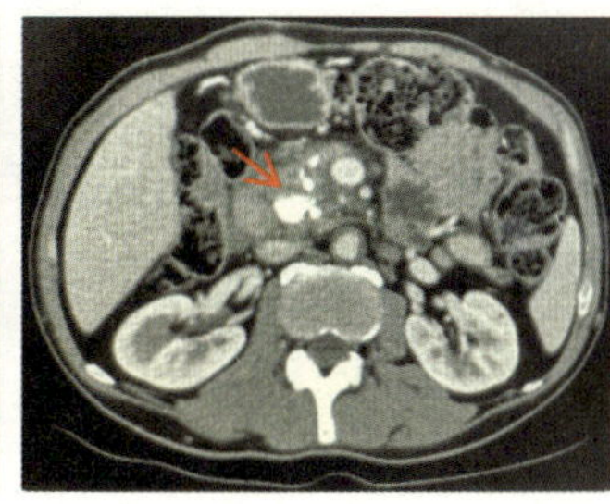
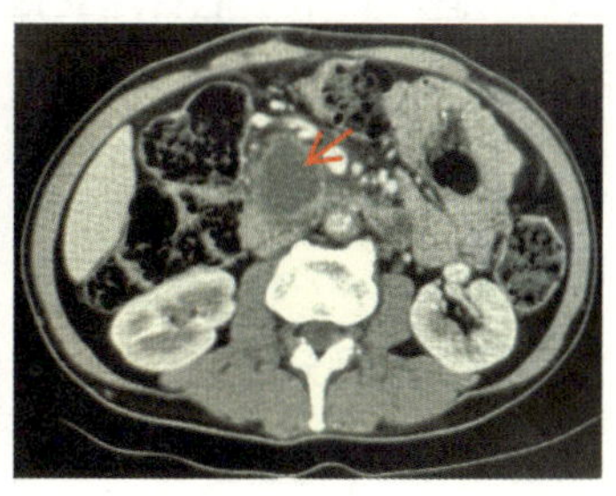

图 5-5-1 腹部 CT

4. 初步诊断

慢性胰腺炎，胰管结石，2 型糖尿病 3C 型？高血压病 2 级（很高危），陈旧性脑梗死。

二、诊治经过

患者主因“间断中上腹痛 10 个多月”入院。

患者长期中上腹痛，间断性锐痛，进食后加重，蜷缩位可稍缓解，向后背放射，伴恶心、呕吐，大便稀，消瘦，糖尿病。CT 提示慢性胰腺炎、胰管结石。

患者入院后的相关检查项目及结果如下：

1. 血常规及生化

血常规：白细胞计数 5.95 × 10^9/L、血红蛋白 127g/L、血小板计数 290 × 10^9/L。

血清淀粉酶：65.66IU/L、脂肪酶 56.63IU/L。

肝肾功能、血钙、血脂大致正常。

CA199 17.7U/mL，免疫功能大致正常，IgG4 0.543g/L。

2. 便常规

便常规：脂肪球 0/μL。

3. 胰腺内分泌功能测定

空腹血糖 6.58mmol/L、糖化血红蛋白 6.5%。

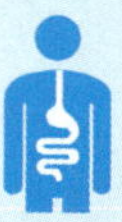

4. 影像学检查

腹部 CT：慢性胰腺炎伴胰管扩张、胰管结石；胰头部假性囊肿形成可能。

患者初步考虑为慢性胰腺炎、胰管结石，为行 ERCP 下胰管结石取石术入院。

ERCP：胰体尾部胰管明显扩张，胰头部胰管可见多发片状不规则充盈缺损影，由于胰管结石较大，取出困难，给予置入胰管支架。

3 个月后再次进行 ERCP：胰管扩张，胰头部可见片状 0.5~0.6cm 充盈缺损影，给予取石网篮取石术 + 拖石球囊拖石术。

嘱咐患者戒烟禁酒，低脂肪饮食，给予 ERCP 下胰管结石取石术、抑酸、胰酶制剂替代、营养、补液、控制血糖、对症治疗。患者好转出院，出院后定期随访。

三、案例分析

1. 病史特点

（1）患者为老年男性，间断中上腹痛 10 个多月，伴大便稀。

（2）10 个月内体重下降 7kg，糖尿病史半年。

（3）体格检查：中上腹压痛。

（4）实验室检查和辅助检查：血清淀粉酶、脂肪酶不高。血糖、糖化血红蛋白偏高。腹部 CT 提示慢性胰腺炎、胰管结石。

2. 诊断和诊断依据

（1）诊断：慢性胰腺炎、胰管结石。

（2）诊断依据：①有中上腹痛症状，腹痛特点为间断性锐痛，进食后加重，蜷缩位可稍缓解，向后背放射；②大便稀；③腹部 CT 提示，慢性胰腺炎、胰管结石。

3. 鉴别诊断

慢性胰腺炎需与胰腺癌、消化性溃疡、胆道疾病、原发性胰腺萎缩等疾病相鉴别。

（1）胰腺癌。肿块型慢性胰腺炎与胰腺癌的鉴别较为困难。可用以下方法予以鉴别：①CT、MRI 有助于诊断；②血清肿瘤标志物，如CA199、CA50、CEA、CA242 等，在胰腺癌诊断中有一定参考价值；③超声或超声内镜引导下胰腺穿刺，如发现癌细胞可确诊，但阴性不能排除诊断；④通过ERCP 获取胰液，如检测出癌细胞可确诊，但阴性不能排除诊断。

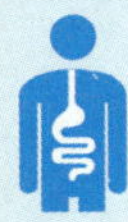

（2）消化性溃疡。十二指肠球部后壁穿透性溃疡可引起顽固性疼痛，其渗出液亦可漫延至胰腺。内镜检查可鉴别。

（3）胆道疾病。胆道疾病与慢性胰腺炎均可表现为上腹痛、消化不良的症状，二者常同时存在，又互为因果，故在诊断胆道疾病时应考虑是否存在慢性胰腺炎。可依靠腹部彩超、CT、MRCP、ERCP、超声内镜等进行鉴别。

（4）原发性胰腺萎缩。多见于老年患者，常表现为脂肪泻、体重减轻、食欲减退及全身水肿等临床表现。CT可显示胰腺萎缩，基本无胰腺钙化、胰管异常、胰腺假性囊肿等。

四、处理方案及基本原则

《慢性胰腺炎诊治指南（2018，广州）》[①]指出，慢性胰腺炎的治疗原则为去除病因、控制症状、改善胰腺功能、治疗并发症和提高生活质量等。

1. 一般治疗

戒烟，禁酒，避免过量高脂饮食，适当运动。

2. 内科治疗

（1）病因治疗：戒酒能使半数以上酒精性慢性胰腺炎患者疼痛缓解，延缓胰腺实质破坏进展。甘油三酯大于5.65mmol/L需降脂治疗。硫唑嘌呤等药物能引起胰腺炎，故应注意清除这些可能的原因。自身免疫性胰腺炎常用药物为泼尼松口服，初始剂量30~40mg/d，症状缓解后可逐渐减量至5~10mg/d。大多数自身免疫性胰腺炎患者病情因此得以控制，但不能完全逆转胰腺的形态学改变。

（2）急性发作期治疗：治疗原则同急性胰腺炎。

（3）胰腺外分泌功能不全的治疗：主要应用外源性胰酶制剂替代治疗（PERT）并辅助饮食治疗，有助于改善消化吸收不良之脂肪泻。首选含高活性脂肪酶的肠溶包衣胰酶制剂，于餐中服用。营养不良的治疗以合理膳食＋PERT为主，症状不缓解时可考虑补充中链三酰甘油。脂溶性维生素缺乏时可适当补充维生素D。

（4）止痛：

1）胰酶制剂等非镇痛药物：胰酶制剂的替代治疗可抑制血清缩胆囊素（CCK）的释放和胰酶分泌而缓解疼痛。H_2受体拮抗剂或质子泵抑制剂可减少胰液分泌，降低胰管内压，减轻疼痛，并可增加胰酶制剂疗效（保持胰酶活性的最佳pH > 6.0）。CCK受体拮抗剂（丙谷胺600mg/d）也有一定疗效。如经治疗疼痛无改善或加重者，可试用生长抑素衍生物奥曲肽治疗，每次餐前100~200μg，皮下注射。

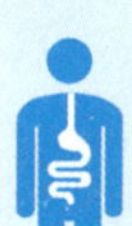

① 中国医师协会胰腺病专业委员会慢性胰腺炎专委会慢性胰腺炎诊治指南（2018，广州）[J]. 胃肠病学和肝病学杂志，2018，27（12）：1321-1328.

2）镇痛药物：根据世界卫生组织提出的疼痛三阶梯治疗原则，止痛药物的选择应由弱到强，尽量口服给药。第一阶梯治疗首选对乙酰氨基酚，其消化道不良反应较非甾体类抗炎药的发生率低；第二阶梯治疗可选用弱阿片类镇痛药如曲马多；第三阶梯治疗选用强阿片类镇痛药，吗啡能使肝胰壶腹括约肌痉挛，应避免使用。

3）内镜介入治疗：因胰管狭窄、胰管结石等引起的梗阻性疼痛，可行内镜介入治疗。其他介入治疗方法如 CT、超声内镜引导下的腹腔神经阻滞术等，短期疼痛缓解率约 50%，但其远期止痛效果不佳，可用于合并胰腺恶性肿瘤的疼痛治疗。

（5）内分泌不足的替代治疗：主要是糖尿病的治疗，改善生活方式，合理饮食。怀疑存在胰岛素抵抗的患者，排除禁忌后可选用二甲双胍治疗，其他口服降糖药物不良反应显著，不作首选；口服药物效果不佳时改为胰岛素治疗。对于合并严重营养不良患者，首选胰岛素治疗。由于慢性胰腺炎合并糖尿病患者对胰岛素较敏感，应注意预防低血糖的发生。

3. 内镜介入治疗

慢性胰腺炎内镜介入治疗的主要适应证为胰管结石、胰管狭窄、胰腺假性囊肿、胆管狭窄等，有利于缓解胰源性疼痛，改善患者生活质量。

（1）主胰管梗阻的治疗：慢性胰腺炎可根据主胰管是否通畅分为主胰管梗阻型与非主胰管梗阻型。主胰管梗阻通常由胰管狭窄、胰管结石、胰管解剖异常等因素导致。对于疼痛伴主胰管梗阻的患者，内镜治疗可有效缓解症状。内镜治疗是解决慢性胰腺炎梗阻性疼痛的首选方法。内镜治疗后，临床上宜评估 6~8 周，如果疗效不满意，可考虑手术治疗。

1）胰管结石的治疗：胰管结石根据 X 射线可否透过分为阳性结石与阴性结石，可单独或多发存在，主要分布于胰头部。对于体积较小的主胰管结石，ERCP 成功完成引流。对于 > 5mm 的主胰管阳性结石，首选体外冲击波碎石术（ESWL）治疗，碎石成功后可再行 ERCP 取石，ESWL + ERCP 的主胰管结石完全清除率达 70% 以上，主胰管引流率达 90%。ESWL 术后并发症主要包括胰腺炎、出血、穿孔、感染等，发生率约为 6%，大多数经内科保守治疗可痊愈。

2）主胰管狭窄的治疗：治疗原则为解除狭窄，充分引流胰液。ERCP 胰管支架置入是最主要的治疗方法，辅以胰管括约肌切开，狭窄扩张等操作，疼痛缓解率可达 70% 以上。ERCP 治疗时，对于主胰管严重狭窄或扭曲，导致反复插管不成功者，可以尝试经副乳头插管；对于 ERCP 操作失败者，可采用超声内镜引导下胰管引流术（EUS–PD），该技术难度大、风险高，仅推荐在有丰富内镜经验的单位开展。

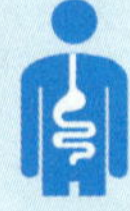

（2）慢性胰腺炎继发胆总管狭窄的治疗：慢性胰腺炎合并良性胆总管狭窄的发生率约为15%，其中约半数患者会出现相应症状。当胆总管狭窄合并胆管炎、梗阻性黄疸或持续1个月以上的胆汁淤积时，可行ERCP下胆道支架置入治疗。

（3）胰腺假性囊肿的治疗：当胰腺假性囊肿引起不适症状、出现并发症（感染、出血、破裂）或持续增大时，应予以治疗。我国慢性胰腺炎假性囊肿的发生率约为18%，男性风险高于女性。对于无并发症的胰腺假性囊肿，内镜治疗成功率为70%~90%，效果与手术相当，是首选的治疗方法。对于与主胰管相通的、位于胰头或体部的小体积（<6cm）胰腺假性囊肿，首选内镜下经十二指肠乳头引流。对于非交通性胰腺假性囊肿，可选择在超声内镜引导下经胃十二指肠壁引流囊液。

4. 外科治疗

手术指征：①保守治疗或者内镜微创治疗不能缓解的顽固性疼痛；②并发胆道梗阻、十二指肠梗阻、胰腺假性囊肿、胰源性门静脉高压伴出血、胰瘘、胰源性腹水、假性动脉瘤等，不适于内科及内镜介入治疗或治疗无效者；③怀疑恶变者；④多次内镜微创治疗失败者。

手术方式：遵循个体化治疗原则，根据病因、胰管、胰腺及胰周脏器病变特点、手术者经验、并发症等因素进行术式选择。主要包括胰腺切除术、胰管引流术及联合术式3类。

5. 针对本案例患者的相关诊治

（1）患者入院后完善血常规、肝肾功能、血脂、淀粉酶、脂肪酶、血钙、免疫功能、IgG4、血糖、糖化血红蛋白、便常规及腹部CT等相关检查。

（2）嘱咐患者戒烟、禁酒，低脂饮食。

（3）米曲菌胰酶片2片，口服，3次/天。

（4）泮托拉唑40mg，口服，1次/天。

（5）针对胰管结石治疗：由于胰管结石较大，取出困难，先给予ERCP下置入胰管支架。3个月后再次进行ERCP下网篮取石术+拖石球囊拖石术。

6. 转诊及社区随访

（1）《慢性胰腺炎诊治指南（2018，广州）》指出，慢性胰腺炎持续进展可发生内、外分泌功能不全或胰腺癌，应定期随访，通过实验室检查、CT、MRI、问卷调查等方式，对患者胰腺内外分泌功能、营养状况、生活质量等进行评估。

（2）鉴于肿块性慢性胰腺炎与胰腺癌鉴别困难，且为胰腺癌的高危因素，建议3个月随访1次，行肿瘤标志物、影像学等检查；若未见明显异常，可适当延长随访时间。

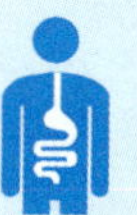

（3）当慢性胰腺炎出现并发症或需内镜、介入、手术治疗时，应及时转诊。

五、要点与讨论

1. 慢性胰腺炎常见病因

（1）胆道疾病。占病因的36%~65%，其中胆囊胆管结石占77%，其次为胆囊炎、胆道狭窄、肝胰壶腹括约肌功能障碍等。胆道疾病可诱发胰腺炎，胰腺弥漫性纤维化、胰管狭窄、钙化。胆囊炎还可通过淋巴管炎引起慢性胰腺炎。

（2）酒精。患者平均乙醇摄入量≥60g/d，持续2年及以上。由于酒精本身和（或）其代谢产物的毒性和低蛋白血症，造成胰腺实质进行性的损伤和纤维化；酒精刺激胰腺分泌，使胰液中胰酶和蛋白质的含量增加，钙离子浓度增高，形成小蛋白栓阻塞小胰管，导致胰腺结构发生改变形成慢性胰腺炎。酒精性慢性胰腺炎会使胰腺钙化较多。

（3）高脂血症。其机制可能：①过高的乳糜微粒血症使胰腺的微血管阻塞；②胰腺毛细血管内高浓度的甘油三酯被脂肪酶大量分解，所形成的大量游离脂肪酸引起毛细血管栓塞或内膜损伤致胰腺炎发生。

（4）自身免疫因素。60%的病例与其他自身免疫疾病有关，包括原发性硬化性胆管炎、原发性胆汁性胆管炎、自身免疫性肝炎和干燥综合征。淋巴细胞浸润是其主要的组织学特征之一。临床上，循环中免疫球蛋白G（尤其是免疫球蛋白G4）可上升至较高水平，尤其是在有胰腺肿块的情况下，应完善IgG4的检查。

（5）高钙血症。约10%甲状旁腺功能亢进患者发生慢性胰腺炎。始动因素是高钙血症。机制：①钙沉积形成胰管内钙化，阻塞胰管；②钙促进胰蛋白酶原活化，促发自身消化；③直接影响胰腺腺泡细胞的蛋白分泌。高钙血症也见于维生素D中毒、甲状旁腺癌、多发性骨髓瘤等疾病。

（6）营养不良。亚非发展中国家最常见类型是营养不良诱发的热带胰腺炎，又称纤维钙化性胰源性糖尿病。

（7）胰管梗阻。各种良、恶性疾病和癌前病变导致胰管的慢性梗阻，包括十二指肠疾病引起壶腹部梗阻（壶腹部肿瘤、克罗恩病等）、重症胰腺炎、胰腺手术或腹部外伤后、胰管恶性狭窄等。

（8）基因突变。如阳离子胰蛋白酶原（PRSS1）基因、囊性纤维化跨膜转导调节因子（CFTR）基因、钙离子敏感受体（CASR）基因、糜蛋白酶原C（CTRC）基因、胰腺分泌型胰蛋白酶抑制（SPINK1）基因、Claudin-2（CLDN2）基因为常见突变基因。

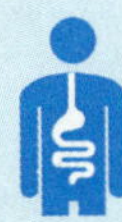

（9）其他因素。①吸烟是慢性胰腺炎剂量相关性独立危险因子；②上腹部手术后

可致肝胰壶腹括约肌痉挛、狭窄，以及胰腺损伤或供血不良而引起胰腺炎；③一部分复发性和急性重症胰腺炎可发展成慢性胰腺炎；④胰供血动脉硬化，以及胃十二指肠后壁穿透性溃疡等。

（10）特发性。占 6%~37.5%，多见于年轻人和老年人，发病率无明显性别差异。随着诊断手段不断提高，所占比例将逐渐下降。

2. 慢性胰腺炎临床表现

慢性胰腺炎的两大临床表现为腹痛和胰腺功能不全。

（1）腹痛。疼痛常在上腹部，呈间歇性或持续性，可放射至左右季肋区、左侧肩部及背部，坐直或身体前倾可部分缓解，进食后 15~30 分钟腹痛加剧。后期随着胰腺内外分泌功能下降，疼痛可能会减轻，甚至消失。

（2）胰腺外分泌不足的表现。重度外分泌不足者表现为食物的消化和吸收障碍。脂肪吸收不良表现为脂肪泻——难以冲掉的稀薄、油腻、恶臭粪便，早于蛋白质缺乏出现。患者还有多种维生素特别是脂溶性维生素缺乏的表现。

（3）胰腺内分泌不足的表现。6%~46% 患者有糖耐量异常或 3C 型糖尿病，糖尿病常在出现临床症状后 5~10 年内发生。

（4）体征。上腹部压痛，急性发作时可有腹膜刺激征。当并发巨大假性囊肿时可扪及包块。由于消化吸收功能障碍可导致消瘦。当胰头显著纤维化或假性囊肿压迫胆总管下段时，可出现黄疸。

3. 慢性胰腺炎并发症

（1）胰源性门静脉高压和上消化道出血。可出现呕血和黑便。病因：①脾静脉受压及门静脉、脾静脉血栓形成引起区域性门静脉高压，脾大和胃底静脉曲张破裂出血；②胰腺假性囊肿壁的大血管或动脉瘤受胰腺分泌的消化酶侵蚀而破裂出血；③胰腺分泌碳酸氢盐减少并发消化性溃疡和出血。

（2）胰腺假性囊肿。见于 10%~18% 的患者。机制：①胰管内压力增高致胰管破裂，胰液外渗。因无活动性炎症，胰液常为清亮。②活动性炎症合并脂肪坏死（也可能有胰腺实质的坏死），胰液自小胰管外渗。因含坏死组织，胰液常有变色。

（3）胆道或十二指肠梗阻。见于 5%~10% 的患者。主要是由于胰头部炎症或纤维化、假性囊肿所致。

（4）胰源性胸、腹水。可能由于胰管破裂，与腹腔或胸腔形成瘘管，或是假性囊肿的破溃致胰液进入胸腔、腹腔。胰源性胸、腹水可呈浆液性、血性或乳糜性，后两者较少见。胰源性胸腔积液以左侧多见，具有慢性、进行性、反复发作及胸腔积液量多的

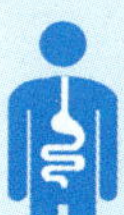

特点。

（5）胰腺癌。随访8年，有1.3%的患者可进展为胰腺癌；随访20年，约4%患者进展为胰腺癌。

（6）胰瘘。包括胰腺外瘘和内瘘。外瘘常发生于胰腺活检、胰腺坏死、外科引流术后、手术中的胰腺损伤或腹部钝伤后。内瘘常发生于慢性胰腺炎主胰管或假性囊肿破裂后。酒精性慢性胰腺炎易出现内瘘。

（7）其他。少数患者可有胰性脑病；脾动脉、肝动脉、胃十二指肠动脉和胰十二指肠下动脉假性动脉瘤等。

4. 慢性胰腺炎实验室检查

（1）粪便的显微镜检查。粪便中含有未消化的肌肉纤维和脂肪滴。

（2）胰腺外分泌功能检测。包括直接和间接试验。直接试验是评估胰腺外分泌功能最敏感、最特异的方法，但因成本高，属侵入性检查，临床应用受限。间接试验包括粪便检测、呼气试验、尿液试验和血液检测，其敏感度和特异度相对不足，常用的检测方法有粪便弹性蛋白酶-1检测、13C混合三酰甘油呼气试验（13C-MTG-BT），胰泌素刺激磁共振胆胰管成像（s-MRCP）可通过十二指肠充盈程度对胰腺外分泌功能进行半定量分级评估。

（3）胰腺内分泌功能检测。糖尿病的诊断标准为空腹血糖≥7.0mmol/L或随机血糖≥11.1mmol/L或口服葡萄糖耐量试验2小时血糖≥11.1mmol/L。3C型糖尿病患者胰岛β细胞自身抗体阴性，胰多肽基线水平下降，存在胰腺外分泌疾病，可与其他类型糖尿病相鉴别。

（4）基因检测。重点对于特发性、青少年（起病年龄低于20岁）以及有胰腺疾病家族史的慢性胰腺炎患者，可行基因检测，以慢性胰腺炎患者外周静脉血DNA为样本，针对我国慢性胰腺炎相关基因，如PRSS1、SPINK1、CTRC、CFTR等进行基因测序分析。

（5）其他实验室检查。急性发作期可见血清淀粉酶升高，如合并胸、腹水，胸、腹水中的淀粉酶含量往往明显升高。血钙、血脂、甲状旁腺素、病毒、IgG4等检查有利于明确病因。慢性胰腺炎也可出现血清CA19-9增高，如明显升高，应警惕合并胰腺癌的可能。脂溶性维生素、血清白蛋白、前白蛋白、视黄醇结合蛋白等指标有助于判断机体营养状况。

5. 慢性胰腺炎的诊断标准

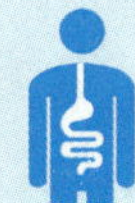

主要诊断依据：①影像学典型表现；②组织学典型表现。

次要诊断依据：①反复发作上腹部疼痛；②血清淀粉酶异常；③胰腺外分泌功能不

全表现；④胰腺内分泌功能不全表现；⑤基因检测发现明确致病突变；⑥大量饮酒史（达到 ACP 标准）。

主要诊断依据满足 1 项即可确诊；影像学或者组织学呈现不典型表现，同时次要诊断依据至少满足 2 项即可确诊。

（1）慢性胰腺炎影像学特征性表现：

1）典型表现（下列任何一项）。胰管结石；分布于整个胰腺的多发钙化；ERCP 显示主胰管不规则扩张和全胰腺散在不同程度的分支胰管不规则扩张；ERCP 显示主胰管完全或部分梗阻（胰管结石或蛋白栓），伴上游主胰管和分支胰管不规则扩张。

2）不典型表现（下列任何一项）。MRCP 显示主胰管不规则扩张和全胰散在不同程度的分支胰管不规则扩张；ERCP 显示全胰腺散在不同程度分支胰管扩张，或单纯主胰管不规则扩张，或存在蛋白栓；CT 显示主胰管全程不规则扩张伴胰腺形态不规则改变；超声或超声内镜显示胰腺内高回声病变（考虑结石或蛋白栓），或胰管不规则扩张伴胰腺形态不规则改变。

（2）组织学特征性表现：

1）典型表现：胰腺外分泌实质减少伴不规则纤维化。纤维化主要分布于小叶间隙，形成“硬化”样小结节改变。

2）不典型表现：胰腺外分泌实质减少伴小叶间纤维化，或小叶内和小叶间纤维化。

6. 慢性胰腺炎临床分期

根据慢性胰腺炎的疾病病程和临床表现进行分期（见表 5-5-1），对治疗方案选择具有指导意义。临床上也可根据胰腺功能是否出现不全表现，分为代偿期和失代偿期。

表 5-5-1　慢性胰腺炎的临床分期

临床分期	临床特征
0 期（亚临床期）	无症状
1 期（无胰腺功能不全）	腹痛或急性胰腺炎
2 期（部分胰腺功能不全）	胰腺内分泌或外分泌功能不全
3 期（完全胰腺功能不全）	同时出现胰腺内外分泌功能不全
4 期（无痛终末期）	同时出现胰腺内外分泌功能不全，且无疼痛症状

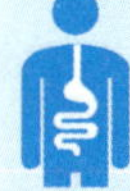

六、思考题

1. 慢性胰腺炎患者为何会消瘦?

2. 慢性胰腺炎患者什么时候需要给予肠内营养?

3. 何种情况下慢性胰腺炎患者需要行内镜或介入治疗?

4. 本案例患者的糖尿病是胰源性的吗?该如何鉴别?

七、科普小常识

1. 慢性胰腺炎患者在饮食方面应该注意些什么?

(1)戒烟禁酒。吸烟和饮酒都可能加重胰腺炎症状。

(2)清淡为上。避免油腻、辛辣和刺激性食物,它们可能会让胰腺“火上浇油”。高盐饮食会增加胰腺充血和水肿。

(3)选择易消化食物。慢性胰腺炎患者的胰腺功能可能会减弱,选择易消化、营养丰富的食物,如蔬菜、瘦肉和水果,能够帮助减轻胰腺的负担。

(4)少食多餐。一次不要吃太饱,让胰腺有时间和空间来处理食物。

(5)少吃产气食物。黄豆、蚕豆、豌豆、红薯等易产气,使患者腹胀,可能加重患者症状。

(6)低糖饮食。慢性胰腺炎患者经常血糖偏高,避免食用过多淀粉、糖类含量高的食物。

2. 慢性胰腺炎会癌变吗?

慢性胰腺炎长期的反复发作,有可能引起胰腺癌。所以诊断慢性胰腺炎后,需寻找并去除病因,还应定期随访。如果没有去除病因,慢性炎症反复刺激,胰腺就会出现纤维化,长期纤维化后,就会导致胰腺的微环境发生变化,这时候就会引起胰腺的腺泡细胞异常增殖,时间长了就有可能引起癌变,此外,定期进行影像学检查,出现病变时早发现、早治疗,避免出现严重后果。

3. 什么情况下需要警惕慢性胰腺炎?

反复发作的上腹痛,可放射至背部、两肋或前胸,饮酒、饱食或高脂肪饮食后加重,伴有消化不良、脂肪泻、消瘦或血糖升高者,尤其有长期饮酒习惯者,应警惕慢性胰腺炎,需前往医院就诊,完善实验室及影像学检查明确是否患慢性胰腺炎。

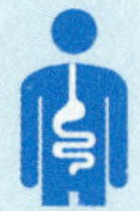

(编者 秦 延)

图书在版编目（CIP）数据

基层医院人才培养系列丛书．消化科 / 李荣山主编．太原：山西科学技术出版社，2025．5．-- ISBN 978-7 -5377-6489-6

Ⅰ．R4；R57

中国国家版本馆 CIP 数据核字第 2025AZ6544 号

基层医院人才培养系列丛书

消化科

出　版　人　阎文凯
丛书总主编　李荣山
主　　　编　汪　嵘
责 任 编 辑　张延河
封 面 设 计　杨宇光

出 版 发 行　山西出版传媒集团·山西科学技术出版社
地址：太原市建设南路 21 号　邮编：030012
编辑部电话　0351-4922135
发行部电话　0351-4922121
经　　　销　各地新华书店
印　　　刷　山西东智印刷有限公司

开　　　本　787mm × 1092mm　1/16
印　　　张　28.25
字　　　数　567 千字
版　　　次　2025 年 5 月第 1 版
印　　　次　2025 年 5 月山西第 1 次印刷
书　　　号　ISBN 978-7 -5377-6489-6
定　　　价　100.00 元